La maternité en souffrance

Emmanuel N'koué SAMBIÉNI

La maternité en souffrance

Socialisation et médicalisation de l'enfantement au nord-ouest du Bénin

Essai

L'Harmattan

5-7, rue de l'Ecole-Polytechnique, 75005 Paris

http://www.harmattan.fr
diffusion.harmattan@wanadoo.fr
harmattan1@wanadoo.fr

ISBN : 978-2-343-07392-7
EAN : 9782343073927

A

Adjara Condé

et

Nékima Florence Bati

Remerciements

Je crois fermement que la recherche en vue du doctorat est une formation à la fois académique et sociale, comme de nombreux autres types d'initiation, d'ailleurs. La thèse ne démarrerait peut-être pas, et surtout n'aboutirait pas, si son auteur se livrait à un *one man show*. C'est un travail collectif, suis-je tenté de dire, car bien de personnes y participent, parfois très activement, sans le savoir, et peut-être même sans le vouloir.

Le Professeur Marc Poncelet, qui m'a pris sous aile et que j'ai fini par considérer plus comme un père que comme un encadreur, est le principal accoucheur de cette thèse, sa disponibilité pour m'encadrer ayant été instantanée, dès l'idée de conception de la thèse, au sens physiologique même du terme. Jean-Jacques Mongbo, ancien étudiant en master de l'Université de Liège, un soir de nos amicales conversations, m'avait demandé si je connaissais le Pr Poncelet. Ma réponse étant négative, il m'avait alors donné l'adresse électronique de ce dernier. La suite du processus de mise en relation a été une succession de bonnes surprises. Nous avons échangé deux ou trois courriels timides, jusqu'au jour où j'ai lu, dans la presse écrite béninoise, que la coopération belge offrait des bourses, avec, comme condition *sine qua non,* l'accord d'un encadreur d'une université belge et d'un co-encadreur d'une université locale. Sans m'avoir vu auparavant, le professeur Poncelet n'a pas hésité à écrire à la coopération belge pour garantir l'encadrement et s'engager à la bonne issue de la recherche qui allait commencer. C'est encore lui qui m'a orienté vers le Pr Roch Mongbo, de l'Université d'Abomey-Calavi, pour négocier la co-promotion, alors que mes premières tentatives dans la quête de cet encadrement local s'étaient révélées infructueuses. Au-delà de cet engagement, qui a grandement facilité l'obtention du financement, les Professeurs Poncelet et Mongbo m'ont réservé un encadrement on ne peut plus franc, proche et convivial. Je me souviens de notre passage, à bord de ma voiture, à Tanguiéta, Cobly et Matéri, dans les maternités urbaines et rurales. Je n'oublie pas les contacts directs que nous avons eus avec des populations enchantées dans les débits de « *tchoukoutou* », la bière de mil, et avec des agents de santé à l'œuvre dans les maternités. Je me souviendrai toute ma vie de tous ces échanges très réconfortants que nous avons eus lors de mon accident, en Belgique comme au Bénin. Je ne dirai pas tout, comme je n'écrirai pas tout, car je suis trop ému. Chers mentors, je ne veux pas vous dire merci, car j'estime que dire ce petit mot courant et familier des rapports sociaux ordinaires n'est pas à votre mesure. Sachez que j'ai pris bonne note de votre grandeur humaine et scientifique. Je puis vous promettre de continuer votre œuvre au cours de ma carrière professionnelle, en transmettant ce que vous m'avez offert gracieusement.

Aux deux autres membres de mon comité de thèse, Elisabeh Paul et Benjamin Rubbers, je tiens à dire ma très profonde gratitude. Alors que la construction de la charpente de mon document et la gestion de bien des moments de frustration et d'égarement sont à mettre à l'actif d'Elisabeth, la posture théorique, avec en toile de fond le concept de gouvernementalité, m'a été proposée en cours de route par Benjamin. Je tiens également à exprimer ma reconnaissance aux Professeurs Yannick Jaffré et Bruno Dujardin, respectivement du Centre national de la recherche scientifique (CNRS) en France et de l'Université libre de Bruxelles, pour avoir accepté de lire en un temps record ma thèse et de siéger dans le jury d'une part, et pour avoir suffisamment investigué sur le sujet où se situe mon objet, à savoir le fonctionnement des services de santé dans les pays du Sud, d'autre part. Leurs productions ont suffisamment renforcé mon inspiration et allégé ma transpiration intellectuelle.

En France, les chercheurs et les enseignants-chercheurs de l'Institut de recherche pour le développement (IRD), à savoir Emmanuelle Simon, Marc Egrot, Alice Desclaux et Bernard Taverne, m'ont soumis à l'expérience de l'écriture après mon DEA, dans le cadre de mon implication dans un programme de recherche sur le sida en Afrique de l'Ouest. Ils m'ont donné la première – voire la plus importante – occasion d'apprendre que l'écriture nécessite un autre apprentissage, que le cursus de formation académique n'offre pas suffisamment, ou peut-être même pas. Je me souviens de quelques moments très difficiles avec Marc Egrot, assez puriste. J'ai beaucoup appris de cette école, qui malheureusement n'a duré que quinze mois.

Avant de fermer le chapitre des ressources académiques de mon soutien, je dois dire ma reconnaissance à tous les enseignants que j'ai eus dans mon parcours scolaire et universitaire, du Sud au Nord, car chacun d'eux a pu m'apporter quelque chose de fondamental dans la production écrite et orale de cette thèse. Je me permets de nommer Ernest Agbo, le tout premier instituteur qui m'a fait découvrir l'école, alors que je sortais du pâturage, derrière les troupeaux de mon père, en automne 1981. Il est resté dans des conditions très difficiles de logement et de ravitaillement à Bagapodi, le petit village qui m'a vu naître, avec l'intime conviction que sa vie spartiate avait un sens, celui de construire de la ressource humaine. Et nous sommes assez nombreux aujourd'hui, de ce groupe de premiers écoliers du village, à avoir profité de ses efforts et de sa noble vision.

J'ai bénéficié dans des conditions idéales du soutien financier de la coopération belge au Bénin. Je tiens à remercier tout le personnel intervenu dans la gestion de mon dossier. Il s'agit de monsieur Englebert, alors représentant de la coopération belge au Bénin, de Vicentia Glèlè, Edwige Dangbo (pour le Bénin), de Célestin Misigaro, Charlotte Standaert, Steven Konkel, Françoise Scieur et Joseph Kabuya (pour la Belgique).

Le réseau des doctorants Santé et Société de l'Ecole des Hautes Etudes en Sciences Sociales, en France, m'a permis de prendre part à plusieurs manifestations scientifiques et de faire un stage de recherche auprès du Professeur Alice Desclaux. C'est à l'occasion d'un atelier d'écriture organisé par ce réseau au Port-d'Envaux, en Charente-Maritime, que j'ai rencontré Martin de la Soudière, Maryvonne Charmillot, Martine Perrot, Sophie Bobbe, tous docteurs en sciences sociales, chercheurs et enseignants, qui nous ont prodigué de très profonds conseils pour l'écriture en sciences sociales. Je leur dis ma gratitude, et surtout à Martin, qui est devenu un grand ami, et qui a lu méticuleusement le premier jet de ma thèse. A tous les amis doctorants rencontrés au Port-d'Envaux, en particulier Moritz Hunsmann, Sébastien Kapp, Olga Pashenko, Oumy Thiongane, Guéda Gadio, Janina Kehr et Aline Hatermann, je renouvelle ma gratitude pour les chaleureux et profitables moments de soutien passés ensemble, avec à l'époque la charge de ma béquille post-accident. Dans le même registre, je me dois de remercier l'Association internationale des sociologues de langue française pour avoir organisé l'université d'été de juin 2010, à Lausanne, en Suisse. J'y ai profité de contacts avec André Petitat, qui en était le président, Jean Peneff, auteur du très célèbre ouvrage *L'hôpital en urgence,* Sandrine de Monsabert, Jean de Munc, et d'autres. Ce séjour d'une semaine à Lausanne, au contact d'une cinquantaine de doctorants et d'enseignants universitaires, a été un moment très enrichissant. Dans les salles de communication, les débats nous décollaient du sol pour nous projeter dans l'univers des idées sociologiques et anthropologiques.

J'ai pu obtenir bien des informations auprès des femmes gestantes, parturientes et accouchées grâce à trois enquêtrices qui m'ont rapporté de très bonnes informations. Elles ont été, elles-mêmes, à la fin des entretiens de terrain, mes enquêtées, leurs comptes-rendus oraux me paraissant plus riches que leurs prises de notes. Je tiens donc à dire ma gratitude à Caroline Douté, Rosalie Kouaro et Antoinette Gnammi, ainsi qu'à Hervé Gbénahou qui, à la période de mon accident, a bien voulu m'appuyer dans la coordination de cette enquête.

Mes séjours de recherche en Belgique, dans le service Pôle-Sud du Professeur Poncelet, se sont passés dans des conditions socialement très chaleureuses, à la faveur de relations cordiales avec des collègues comme Bénédicte Macatory, Joséphine Wouango, Bénédicte Schoonbroodt, Julie Failon, Sophie Grenade, Sonia Mrsic Garac, Aurélie Konen, Lucille Gretty, Ingrid Mulamba, Géraldine André, Kondé Mavungu, Gérard Amougou, et d'autres. Je vous suis reconnaissant pour votre soutien. C'est également le lieu de remercier le personnel administratif de l'Institut des Sciences Humaines et Sociales. Je veux nommer particulièrement Alexia Mainjot, Patricia Born, Stéphanie Pironet, etc. Sur ce chapitre, j'en profite pour remercier tous les autres doctorants suivis par mes encadreurs du Programme inter-universitaire ciblé ou du Groupe de recherche en appui à la politique sur la mise en œuvre de l'Agenda pour l'efficacité de l'aide dans le domaine de la Santé. Il s'agit de Hervé Bonaventure, Peggy Tohinlo,

Cyrille Eteka, Nadine Sossouhounto et Dieudonné Sèdjro Eclou ; nous avons partagé des idées pour avancer.

Ma thèse a aussi été rendue possible grâce à la disponibilité du personnel des services de santé, dans le système de santé béninois en général, et sur le territoire de la Pendjari en particulier. Malgré l'intrusion gênante du chercheur anthropologue dans un espace professionnel comme celui du centre de santé et de la maternité, j'ai rencontré des femmes et des hommes disponibles pour me fournir des informations dans la mesure du possible. J'ai été accepté dans des maternités, en dépit de l'existence des « facteurs de rejet et de résistance », pour observer les moments et les espaces de soins, tels que les consultations pré- et postnatales. Même si je n'ai jamais été admis à observer un accouchement, j'ai pu séjourner dans des maternités pour vivre l'accompagnement de ce processus, discrètement ou visiblement. Je veux remercier tous ces soignants, particulièrement le docteur Ali Imorou (coordinateur de l'équipe d'encadrement de la zone sanitaire de Tanguiéta), le docteur Hakim (chargé de la santé maternelle), les docteurs Chastine Chabi et Romaric Akoha (médecins-chefs respectivement des centres de santé de Cobly et de Matéri). Je n'oublie pas le docteur René Daraté, d'abord gynécologue à la maternité de l'hôpital de zone, puis directeur national de la Santé de la Mère et de l'Enfant, et son épouse Chantal Daraté, sage-femme de la zone sanitaire de Tanguiéta. Elles ont aussi été nombreuses, ces matrones et aides-soignantes de maternité qui m'ont accueilli pour me parler de leur métier, en langue locale pendjarienne ou en français, selon le cas. Je me plais encore très souvent à écouter nos conversations enregistrées, à rire ou à m'attrister selon le cas.

Je suis très reconnaissant aux femmes, gestantes, parturientes et accouchées, ainsi qu'à leurs époux, mères, tantes, co-épouses et belles-mères. Je suis aussi très reconnaissant aux accoucheuses traditionnelles, sentinelles, relais communautaires et tradithérapeutes obstétriciens. Tous ces acteurs de l'enfantement ont accepté de répondre à mes questions ou, à l'inverse, de me soumettre à leurs questionnements. Sans les ressources issues de ces moments d'échanges et de confidences, cette thèse serait une coquille vide.

Je me permets de rendre hommage aux pionniers de ma discipline, tous ces chercheurs qui contribuent chaque jour à édifier les sciences auxquelles je m'abreuve : la sociologie, l'anthropologie et la socio-anthropologie. Dans cette catégorie se trouvent des théoriciens, mais aussi des ethnographes de renommée, mes professeurs, et particulièrement tous ceux qui ont investi les champs de l'anthropologie et de la sociologie de la santé, et plus précisément les systèmes de santé des pays en développement. Je ne peux pas me passer de citer ici Jean-Pierre Olivier de Sardan, Claudine Herzlich, François Laplantine, Jean Benoist, Sylvie Fanzaing, Marc-Eric Gruénais, Alice Desclaux, Laurent Vidal, etc. C'est aussi pour moi l'occasion de remercier des auteurs que je baptiserai de « pendjaristes » du fait de tout ou partie de leurs travaux. Ce sont des ethnologues comme Paul Mercier, Hugo Huber, Maurice Delafosse, Robert Cornevin, et plus récemment Tilo Grätz, Dominique Sewane, Noël Koussey, Rigobert Kouagou, et

Emmanuel Tiando. C'est sur les chantiers de tous ces chercheurs que je me permets de me positionner, espérant apporter ma pierre à l'édifice. De jeunes chercheurs de ma génération font aussi partie de ce groupe, et je veux nommer ici Cofi Sambiéni, Didier N'da, Monique Kouaro, Yantibossi Kiansi, Sotima Sai Tchantipo, Barthélémy Kassa.

Je m'en voudrais de ne pas remercier Abalo Ouboulè, Désiré Hakatomè Kalassi, Osséni Tokorou et tous les autres consultants associés du cabinet R-Sud. Nous avons eu de très bonnes relations professionnelles et amicales, avec des avantages matériels et financiers bénéfiques pour le soutien parallèle de ma recherche. Je veux remercier Victorin Sambiéni, alias « le Belge », qui a été ma famille bruxelloise. Je dois beaucoup à Césaire Gbaguidi, qui a lu très rigoureusement, non pas les phrases, mais surtout les mots de ma thèse.

Je ne peux pas finir ces remerciements sans penser à ma petite famille, pour lui rendre hommage d'avoir subi mes longs moments d'absence et repris mes responsabilités à plusieurs niveaux.

A vous tous et à tous ceux que je n'ai pas nommés, exprès ou par omission, mille mercis.

Toute situation de soin est une situation anthropologique, c'est-à-dire qui concerne l'homme inséré dans son environnement, tissé de toutes sortes de liens symboliques ; aussi l'approche anthropologique paraît-elle la mieux adaptée pour découvrir les personnes soignées et rendre significatives les informations qu'elle contient (Collière, 1982).

Toutes les quatre heures, jour après jour, un jumbo-jet s'écrase et tous les passagers sont tués. Les 250 passagers sont tous des femmes, la plupart au printemps de leur vie, certaines même ont moins de 20 ans… (OMS, 1986).

Avant-propos

A travers cet ouvrage, je me suis permis, en tant qu'enseignant, chercheur et facilitateur du développement, de conduire un colloque auquel participent – parfois en esprit seulement – trois générations. Les auteurs que je vais citer représentent pour chaque catégorie un nombre important de scientifiques que je ne cite pas pour des raisons d'éloignement linguistique, institutionnel et mémoriel.

La première génération est représentée par Pierre Erny, Claude Rivière, Arnold Van Gennep, Louis-Vincent Thomas, Paul Mercier, Hugo Huber, Dominique Sewane. Ils ont presque tout dit sur les institutions de socialisation, l'enfance, l'enfantement et la religion naturelle en Afrique. La deuxième génération est représentée par Yannick Jaffré, Jean-Pierre Olivier de Sardan, Didier Fassin, Marc-Eric Gruénais, Jean Benoist, Raymond Massé, Henri Dorvil, Marc Augé, Danièle Carricaburu, Alice Desclaux. Que peut-on encore apprendre des mécanismes communautaires, sociaux, mentaux et institutionnels de la maladie et de la santé, et du dysfonctionnement des services de santé en Afrique après leurs travaux ? La troisième génération est celle d'Alyos Hakizimana, Gervais Beninguisse, Sylvain Landry Faye, Aïssa Diarra, Hadiza Moussa (par son esprit), et moi-même. Notre génération regarde en profondeur la gestion de la grossesse et de l'accouchement dans les services de santé.

Cet ouvrage permet aux anciens de voir l'avenir et aux nouveaux de prendre en compte le passé. La marche des sociétés n'est pas faite de grandes enjambées. Elle est un mouvement continu du corps et de l'esprit, les premiers pas conditionnant les suivants. Au cœur de cette marche : la naissance et l'éducation. Les sociétés travaillent à se reproduire biologiquement et socialement.

L'enfantement est compris dans le sens biologique et social. La maternité, qu'elle soit biologique ou sociale, est, dans le contexte de cette étude, pénible. Liée au faible développement de la technologie médicale et à la trame de « violentes » institutions socio-éducatives dans le milieu social, cette pénibilité est renforcée par les dysfonctionnements techniques, institutionnels, politiques et éthiques du milieu médical.

Malgré les souffrances et le péril fréquent liés à l'entreprise d'enfanter, femmes et hommes n'arrêtent pas de s'y engager et de croire au miracle. Le poids de la perception naturaliste de la mort maternelle semble ralentir l'entrée de ce problème social sur la scène publique. Presqu'aucune organisation, à quelque niveau que ce soit, ne convoque les dirigeants techniques, institutionnels et politiques au tribunal de cette mort. Pour caricaturer, la maternité, dans le contexte du Bénin en particulier et du Sud en général, est un bateau dont le capitaine ne porte la responsabilité ni de la trajectoire, ni de l'arrivée à bon port.

La mère et l'enfant étant les plus importants organes du corps social, je pense qu'il serait bénéfique, par une gouvernance profitable, de ne pas attendre que les dirigeants des maternités, médicales et sociales, légitiment leurs positions.

Introduction

La santé des populations est de tout temps et en tout lieu un des problèmes au cœur des préoccupations des Etats. Même les pays industrialisés, malgré le niveau élevé des recherches scientifiques et des équipements sanitaires, sont toujours confrontés à des défis de santé de plus en plus complexes. Depuis quelques années, les maladies émergentes non transmissibles, dans les pays industrialisés, et les pandémies comme le sida, dans les pays en développement, font de cette question de la santé une des plus grandes inquiétudes du siècle, à côté des changements climatiques.

Mais alors que de nos jours les pays industrialisés ne font plus face qu'à ces maladies dites émergentes, le plus souvent liées à la consommation ou au rythme de travail, les pays en voie de développement luttent encore contre des pathologies virales, des problèmes nutritionnels et des causes de décès évitables si les progrès scientifiques et organisationnels étaient réellement mis à profit. De nombreux pays en développement peinent toujours à arrêter la mortalité maternelle et infantile qui survient à cause de la faiblesse des systèmes sanitaires et des modes de vie des populations. La situation en Afrique subsaharienne est particulièrement difficile, à cause, entre autres, de son « développement sanitaire cahotant » (Eben-Moussi, 2006). Les agences des Nations unies, et bien d'autres organisations internationales, œuvrent depuis des décennies pour l'amélioration de l'état de santé des femmes et des enfants dans les pays en développement. Leurs investissements se traduisent dans les politiques publiques étatiques avant d'être transformés en actions en fonction des contextes socio-économiques et politiques internationaux et nationaux.

Cette recherche a voulu savoir comment ces politiques publiques normatives sont élaborées, et comment elles sont ou pas traduites en actions concrètes au quotidien dans les consultations prénatales, les accouchements et les consultations postnatales, au niveau local, dans le cadre de la déconcentration du secteur de la santé. En d'autres termes, comment expliquer les nombreux problèmes qui apparaissent au quotidien dans la prise en charge de l'enfantement par les maternités en dépit de toutes les ressources matérielles et immatérielles que fournissent l'Etat et ses partenaires pour améliorer la santé maternelle dans la zone sanitaire de Tanguiéta ? Comment se négocie la relation professionnelle d'offre de services entre les soignants/gestionnaires des centres de santé et de l'hôpital de zone d'une part, et les femmes gestantes/parturientes et leurs piliers sociaux d'autre part ? Et enfin, comment se négocie la relation de soins entre ces deux groupes d'acteurs dans la délivrance des soins obstétricaux, comme par exemple la référence d'urgence ? La santé, la grossesse, l'accouchement, la vie, la mort, les femmes, la politique comme dispositif d'intervention, voilà l'éventail des concepts et des catégories qui tissent la problématique au cœur de la thèse.

C'est dire qu'au-delà de l'exercice méthodologique et épistémologique de toute thèse de doctorat, celle-ci interpelle sérieusement à la fois l'homme ordinaire, le scientifique en général, et le spécialiste de sciences sociales et politiques, le politique, le médical et le gestionnaire en particulier. Car chaque être biologique et social est fortement préoccupé par sa vie ; il craint la mort brutale et précoce. Il a aussi un rapport avec une femme (mère, épouse, sœur, fille, ...), prend soin de son corps et de son mental et se trouve à la fois objet et sujet des interventions politiques. Ce complexe de signifiants fonctionne à l'intérieur d'une boîte sociale elle-même complexe et polysémique : la maternité. En effet, le mot « maternité » a une signification plurielle qui, selon les phrases, se réfère au service dans une maternité, aux congés de maternité, à l'impossibilité d'une maternité, etc. Imaginons une machine qui produit la vie et la mort, gérée par les femmes pour les femmes, sous le contrôle direct d'hommes politiques et de techniciens, et le contrôle en arrière-plan de plusieurs autres acteurs aux couleurs mentales et sociales diversifiées. La sémantique de chaque mot et les contradictions à l'œuvre dans les objectifs de production traduisent la complexité de cette machine. Bref, il n'y a pas matière à s'attarder sur l'importance du sujet.

Au-delà de sa pertinence sociale, le sujet a été insuffisamment étudié scientifiquement, comme le rapportent les travaux d'historiographie de la maternité. Il semble que pour l'heure, et s'agissant du Sud, les travaux en sciences sociales aient beaucoup traité de la mortalité des mères et des pratiques médicales. Bien que partant de cette mode scientifique, notre thèse tente d'apporter une innovation dans l'approche de la maternité. Regarder du côté des pouvoirs dans les maternités, non pas seulement avec les acteurs directs (soignants et soignés) mais avec tous les acteurs en amont, demeure, nous semble-t-il, une problématique peu investie. Si « *La bataille des femmes* » est un titre très évocateur du pouvoir, car la bataille suppose des forces adverses en action, Yannick Jaffré et ses collaborateurs en ont circonscrit le terrain au seul espace hospitalier, dans les couloirs de l'hôpital et dans la salle d'accouchement (Jaffré, Diallo, Vasseur & Grenier-Torres, 2009). C'est dans le prolongement spatial et théorique de cette perspective que nous avons choisi de comprendre les pouvoirs en action, non seulement à l'intérieur de la maternité, mais aussi à l'extérieur, en amont de toute opération technique gynéco-obstétricale.

Travailler sur la maternité, c'est aussi plonger dans le complexe des représentations cosmologiques et des processus cognitifs de la société concernée. C'est forcément chercher à expliquer le fonctionnement du politique et du religieux en tant que cadres sociaux de construction des catégories de la pensée, des modes d'actions des individus, et des modes d'adaptation aux changements qui interviennent dans l'existence sociale.

Ces questions m'ont orienté vers deux pistes de recherche. Alors que la première m'a situé dans le problème de la capacité politique de l'Etat à mesurer concrètement, en toute autonomie, les problèmes de santé maternelle et à prendre des décisions conséquentes, techniques et opérationnelles dans la planification sanitaire, la seconde m'a renvoyé vers le problème de la configuration et du fonctionnement des institutions mettant ensemble les acteurs locaux en relation hiérarchique et fonctionnelle, chargés eux aussi en même temps de concevoir, de recevoir et d'appliquer les actions sanitaires publiques. Pour cela, le travail de recherche a consisté à faire, après une entrée ethnographique sur le milieu humain concerné par le sujet, l'étude des facteurs techniques, politiques, économiques et institutionnels de la mortalité maternelle et des solutions appliquées depuis quelques décennies. En se débarrassant des normes de planification en général et de santé publique en particulier, la recherche a pénétré le quotidien de la maternité béninoise pour y rechercher les traces des politiques nationales/internationales et leurs origines.

Sur le terrain de la maternité, à la fois comme institution médicale et pratique sociale, nous avons mené une analyse socio-anthropologique de la vie et de la mort à l'intérieur de groupes socioculturels déterminés par leur espace et leur temps. La recherche a ensuite été un travail de compréhension du mode de liaison qui existe entre les agences internationales intervenant dans la santé maternelle et les pays en développement, particulièrement le Bénin. Ceci en partant de l'hypothèse que chaque Etat est autonome dans la production et l'orientation de ses politiques sanitaires. Nous avons travaillé sur le territoire de la Pendjari, au nord-ouest du Bénin, constitué des communes de Matéri, Cobly et Tanguiéta et représentant une zone sanitaire, c'est-à-dire un district sanitaire selon la dénomination reconnue par l'OMS (Ridde, 2004 ; Grodos, 2004) et suivant la pyramide sanitaire du Bénin.

Il s'agit d'une recherche essentiellement qualitative, mais qui s'est servie, dans la littérature, de données quantitatives pour caractériser le contexte du sujet et soutenir parfois l'argumentation. Les méthodes de terrain ont été les entretiens semi-structurés et les observations directes dans les services de santé et particulièrement dans les maternités. Les acteurs interviewés sont de trois grandes catégories :

- La première est celles des femmes, gestantes et parturientes, de leurs toiles de parenté (époux, belle-mère, tante, beau-père, etc.), des accoucheuses traditionnelles, des tradithérapeutes et des chefs religieux ;

- La seconde est celle des soignants, composée de sages-femmes, infirmières de maternité, matrones, aides-soignantes, médecins-chefs, infirmiers et infirmières responsables de dispensaires et médecins gynécologues-obstétriciens ;

- La troisième est celle des gestionnaires et acteurs politiques. Elle est composée de l'Equipe d'encadrement de la zone sanitaire (EEZS), du directeur départemental de la Santé et des responsables du service départemental de la Santé de la mère et de l'enfant, du directeur du Centre hospitalier départemental, des responsables des directions centrales du ministère de la Santé et de certains membres des agences des Nations unies et des autres ONG et partenaires intervenant dans le secteur de la santé au Bénin et à Tanguiéta. Le matériau obtenu du terrain a été analysé pour établir, à la fois dans l'obstétrique traditionnelle et dans l'obstétrique moderne, l'état d'émergence et d'application des normes.

Cette analyse s'est appuyée sur un petit groupe de concepts, à savoir l'habitus et la violence symbolique chez Bourdieu, la gouvernementalité chez Foucault, et, plus récemment, le courant de la production socio-anthropologique sur la gouvernance des services publics. La définition que Bourdieu lui-même donne de son concept d'habitus nous situe très bien dans ce contexte : « *(...) il existe dans le monde social lui-même (...) des structures objectives indépendantes de la conscience et de la volonté des agents, qui sont capables d'orienter ou de contraindre leurs pratiques ou leurs représentations. Par constructivisme, je veux dire qu'il y a une genèse sociale d'une part des schèmes de perception, de pensée et d'action qui sont constitutifs de ce que j'appelle habitus, et d'autre part, des structures sociales, et en particulier de ce que j'appelle des champs* » (Bourdieu, 1987). La gouvernementalité foucaldienne suppose, pour un acteur, fût-il l'Etat, la mise en place d'institutions, de réflexions et de tactiques pour dominer d'autres acteurs et avoir des prérogatives sur eux dans le souci premier de leur bien-être. Les agences des Nations unies, orientées vers la santé maternelle, l'Etat central, représenté par le ministère de la Santé, l'Etat local, représenté par l'équipe d'encadrement de la zone sanitaire et élargi aux collectivités, et les responsables des centres de santé et de l'hôpital de zone, constituent les espaces de gouvernement de la maternité. Si ces concepts relèvent fondamentalement de la sociologie, et même de la philosophie, l'anthropologie compréhensive et la socio-anthropologie politique de la santé nous ont fourni d'autres matériaux théoriques pour décrire et analyser la maternité à la fois dans ses dimensions statique et dynamique. Au final, les femmes, à l'intérieur de l'institution hospitalière comme à l'extérieur de celle-ci, sont plus objets que sujets de pouvoir.

Malgré leurs provenances diverses et leurs différences d'origine, les Pendjariens[1] ont fini par construire une homogénéité culturelle pour l'ensemble des sous-groupes. Construite certainement par l'histoire dans la cohabitation, cette homogénéité s'entretient dans le fonctionnement institutionnel du système éducatif. Comme on le sait déjà, en créant « l'homme-en-société », l'éducation fa-

[1] *Au regard de la diversité lignagère et ethnique des groupes de cette aire culturelle de la région de Tanguiéta, Cobly et Matéri, j'ai choisi de parler de « Pendjariens » quand je ne veux pas nommer un groupe spécifique. A l'exception des Mossi, des Haoussa et des Dendi qu'on trouve dans les chefs-lieux de Tanguiéta et de Cobly, tous les autres groupes ethniques sont en général homogènes dans le mode de vie, la religion, le politique et la vie sociale. Dans cette recherche, les principaux groupes qui ont fait l'objet d'investigations sont les Bialbé, les Natemba et les Bèbèlibè. Dans le texte, je nommerai chaque groupe sur les aspects qui lui sont spécifiques et je parlerai de Pendjariens pour les aspects qui sont communs non seulement aux trois, mais à la multitude d'autres petits groupes ou lignages qui leur sont voisins comme par exemple les Gourmantché, les Bètammaribè, les Gangamba, les Moba, etc. Dans la littérature, on rencontre plus Berba pour Bialbé, Nyendé pour Bèbèlibè, Natimba pour Natemba. Ces termes de l'histoire et de l'ethnologie d'une époque un peu dépassée ont connu une évolution.*

çonne tous ses rapports : rapport à la nature, à autrui, à la pensée, aux comportements traditionnels et aux changements sociaux, etc. (Erny, 2006 ; Assaba, 2000).

Dans l'aire culturelle pendjarienne, les normes traditionnelles – ou dites telles – liées à l'enfantement sont nombreuses et riches. Matériellement, elles s'ouvrent à des changements sociaux proposés par la maternité moderne biormédicale, mais des réflexes, qui leur sont liés par le phénomène de la « structuration » de l'habitus maternel, guident chez les gestantes et les parturientes leur rapport à cette obstétrique moderne. Les femmes n'ont pas réussi à faire de leur spécifique pouvoir d'enfantement un pouvoir à leur service dans les rapports avec les autres acteurs. Dans la maternité institutionnelle et dans les espaces bureaucratiques et politiques, il se développe à leur égard des conduites parfois à l'opposé de la vie. Curieusement, ces conduites et inconduites liées à la grossesse et à l'accouchement sont aussi déterminées et soutenues par les femmes elles-mêmes. Ce qui traduit fort bien ce que Bourdieu appellerait « la violence symbolique ». De nombreux acteurs, au-delà du cadre du ménage ou de la famille, participent du contrôle de l'application de ces normes. Cet univers nomatif « traditionnel » est, pour diverses raisons, la partie officiellement silencieuse dans la négociation à l'œuvre à l'intérieur de la maternité comme espace de soins.

Plutôt que de regarder de près à ce niveau et de favoriser éventuellement un consensus en faveur du bonheur des femmes qui désirent donner la vie, l'acteur politique semble aux prises avec un grand mouvement international d'ingénierie en planification sanitaire inappliquée ou faiblement applicable. Les initiatives d'amélioration des conditions socio-sanitaires de la grossesse et de l'accouchement ne sont pas facilement applicables. Les études de cas qui l'ont démontré dans cette recherche sont la Stratégie nationale de réduction de la mortalité maternelle et néonatale (SNRMMN) et l'Initiative Femme pour Femme (IFF).

L'ouvrage est structuré en deux parties. La première situe plus en détail la problématique, le champ méthodologique et épistémologique, et fournit des matériaux empiriques en rapport avec les contextes national et local en matière de mortalité maternelle (chapitres I, II, III et IV). Dans cette première partie, il nous a semblé capital de faire un tableau synthétique de l'univers culturel et éducatif des Pendjariens pour favoriser, dans les chapitres suivants, la lecture et l'interprétation des attitudes, des pratiques et des comportements face aux services de santé, et plus précisément face à l'obstétrique biomédicale représentée par ses acteurs. L'espace géographique, l'organisation sociopolitique, le système éducatif traditionnel, la construction sociale du genre et le cadre matériel et institutionnel des services de santé constituent les différents éléments de cette peinture. Cette partie s'achève par l'étude de la fiabilité de la SNRMMN et des conditions de son émergence.

La deuxième partie (chapitres V, VI et VII) explore l'historique de la décentralisation du secteur de la santé au Bénin ainsi que les conditions de naissance et de renforcement des zones sanitaires et de leurs institutions de gouvernement. Cette partie caractérise plus particulièrement la zone sanitaire de Tanguiéta et examine les conditions d'émergence et de solidité de l'Initiative Femme pour Femme. Elle s'achève par l'analyse concrète de la production au quotidien des soins gynéco-obstétricaux dans les maternités.

PARTIE 1

OBSTÉTRIQUE TRADITIONNELLE ET SANTÉ MATERNELLE :

ELÉMENTS DE CONTEXTUALISATION ET DE RECHERCHE

« Afin d'assurer une rigueur méthodologique dans l'analyse, l'anthropologie de la santé se doit encore d'éviter les dérives narratives et l'intellectualisme. Les réseaux de significations et les récits d'épisodes de détresse qui les mettent en scène ne peuvent être ramenés à de simples textes passifs par lesquels le malade, réel ou en devenir, décrit sa souffrance dans sa globalité, textes qu'il suffirait à l'anthropologue de décoder » (Massé, 2010).

Mobilisant la tradition heuristique de la socio-anthropologie politique de la santé, et plus largement des sciences sociales et politiques, notre étude se voit à l'intérieur de la maternité sanitaire dans un objectif de compréhension du fonctionnement technique et organisationnel, statique et dynamique, à la lumière des politiques publiques animées par la mosaïque des différents acteurs. Comment le gouvernement de la maternité dans les espaces traditionnel et moderne de la Pendjari est-il pensé et appliqué ? Le chapitre I présente les raisons de notre curiosité et les fondements empiriques de notre questionnement. Il propose une visite des méthodes et des outils que nous avons utilisés dans la collecte des données et des informations. Avant de présenter ces outils, nous proposons une brève synthèse de la littérature déjà produite à la confluence des sciences humaines et sociales en rapport avec la problématique de l'enfantement. Le chapitre se termine par des questions de réflexivité et d'essai de décentrement : l'anthropologie « chez soi » tout autant que l'anthropologie « ailleurs » étant toujours une anthropologie en difficulté, requérant une bonne main méthodologique pour réduire les biais de sens et la mésinterprétation. « Ici » ou « ailleurs » désignent un lieu anthropologique, le terrain de recherche par définition. Le chapitre II se focalise sur la description brute, et parfois brutale, des groupes socioculturels sur lesquels porte la recherche. La Pendjari abrite une diversité ethnique où les groupes ont formé une relative homogénéité obéissant à une certaine représentation, à une certaine cosmogonie et à une certaine normativité dans le rapport à l'enfantement, à la maternité, aux maternités. C'est exprès que le mot *maternités* est écrit au pluriel, car au-delà même du fait que le terme est polysémique, nous avons décidé de distinguer la maternité communautaire de la maternité hospitalière. Le chapitre III explore les logiques et les pratiques à l'œuvre dans l'expérience individuelle et communautaire de la maternité. A ce niveau, celle-ci n'exclut pas la paternité, et l'enfant se trouve à la fois objet et sujet de la maternité. Objet quand il est conçu et géré pendant la grossesse, il entre dès la naissance dans une phase active qui le prépare à être parent à son tour. La maternité est aussi un dispositif social de production et de maturation biologique le préparant à être parent, au terme de l'adolescence pour les hommes, et dès le début de l'adolescence pour les femmes. Pour le comprendre, il suffit simplement de lire et d'analyser les sections sur les institutions procréatives décrites dans ce chapitre.

Le dernier chapitre nous invite dans la maternité hospitalière, en commençant par l'origine de ses ressources de fonctionnement : les politiques comme idées, institutions et ressources. C'est par l'ensemble de ces institutions au sein des groupes socioculturels et dans les rouages de l'administration étatique à tous les niveaux que la maternité est appelée à être gouvernée.

Chapitre 1

Entre proximité de terrain et distance du genre : La maternité locale en question

« Le parcours de l'ethnologie, qui postule au départ qu'il y a du même chez l'autre, aboutit à un constat que lui imposent ses nouveaux terrains (ceux de l'ethnologie à domicile) : il y a de l'autre dans le même » (Augé, 1989).

« Le baobab n'est pas le même arbre raconté par la souris qui trotte devant ses racines, par l'éléphant qui vient en brouter les feuilles et par l'aigle qui le survole en quête de sa proie » Proverbe dogon (Ouatara, 2007).

Depuis quelques décennies, une abondante littérature de santé publique et de sciences sociales met en avant de nombreux problèmes de fonctionnement dans les services de santé, et particulièrement dans les maternités chargées d'accueillir les femmes enceintes et de les accompagner pour un accouchement sans risque. Ces problèmes sont déontologiques, éthiques, et plus généralement organisationnels (Diarra, 2010 ; Bergsjo, 2001 ; Fourn, Fayomi & Zohoun, 1998 ; Françoise Grossman-Kendall, 2001 ; Jaffré, Diallo, Vasseur & Grenier-Torres, 2009 ; Sundari, 1992 ; Jaffré & Olivier de Sardan, 2003). Et pourtant des investissements se font progressivement dans un Etat éminemment productif, ou tout au moins réceptif, en politiques publiques. C'est une curiosité légitime de rechercher ces politiques à l'intérieur des services de la maternité. Ce chapitre, à travers ses quatre sections, donne un aperçu des problèmes en question, pose les questions de recherches et en formule les pistes initiales. Il présente les résultats de certaines recherches des différentes disciplines intervenant dans la maternité.

1. Politiques publiques et dysfonctionnements des maternités

Malgré de nombreuses initiatives idéelles et matérielles d'amélioration des conditions d'offres de soins dans les maternités, il persiste beaucoup de problèmes d'ordre organisationnel, déontologique et éthique. Sans forcer le lecteur à aller dans le registre du sensationnel, il est souhaitable d'évoquer quelques cas mettant en relief ces problèmes et ces initiatives d'interventions.

1.1. Initiatives d'amélioration de la maternité

Plusieurs politiques sanitaires au Bénin sont orientées vers la santé de la reproduction, et plus précisément vers la santé maternelle ; certaines sont élaborées au niveau national pour être appliquées à tous les niveaux locaux, d'autres sont directement élaborées au niveau local, comme par exemple l'« Initiative Femme pour Femme » (IFF) de la Zone sanitaire de Tanguiéta. Au niveau international, on peut évoquer par exemple l'Initiative de Bamako (IB), et au niveau national, la Politique de santé familiale/normes et standards des services de santé (PSF-NSSS) et la Stratégie nationale de réduction de la mortalité maternelle et néonatale (SNRMMN).

Tout d'abord, avec l'IB, la promotion de la participation communautaire (pour les soins de santé primaires prenant en compte la santé maternelle), dans le cadre de l'instauration progressive de la « démocratie sanitaire » visant à améliorer la gouvernance du secteur de la santé et la qualité des soins par l'implication des usagers (Mestre, 2003 ; Ridde, 2004), a été une décision capitale. L'IB a conduit à la mise en place des comités de santé de district sanitaire et des comités de gestion pour les hôpitaux et les centres de santé. Le Bénin a progressivement adopté et mis en application cette politique, processus ponctué par la mise en place de plusieurs instruments légaux et réglementaires, à savoir les décrets et les arrêtés.

Le décret ministériel n°2005-611 du 28 septembre 2005, portant réorganisation de la base de la pyramide sanitaire de la République du Bénin, a achevé le processus de mise en place de la Zone sanitaire, qui est pour le Bénin ce que l'IB appelle « district sanitaire ». Selon l'IB, les principaux acteurs dans la délivrance des soins gynéco-obstétricaux au niveau de la Zone sanitaire (ZS) sont le Comité de santé (CS) de la ZS, les Comités de gestion des centres de santé de commune (Cogec), les Comités de gestion des centres de santé d'arrondissement (Cogea), l'Equipe d'encadrement de la zone sanitaire (EEZS) et le Comité de gestion de l'Hôpital de zone (CGHZ). Ils exercent leurs missions en rapport avec les professionnels soignants et la communauté émanant des femmes enceintes. Le CS assure le recouvrement des coûts et la participation communautaire au niveau de l'ensemble de la ZS. Le Cogec et le Cogea font la même chose, respectivement au niveau du Centre de santé de commune (CSC) et du Centre de santé d'arrondissement (CSA). L'EEZS coordonne la gestion du financement communautaire et des subventions des partenaires et de l'Etat pour la ZS. Le CGHZ assure la gestion du financement communautaire et des subventions des partenaires et de l'Etat pour l'HZ. Les professionnels de santé, notamment les sages-femmes, matrones, infirmiers, médecins, techniciens de laboratoires, etc., sont chargés d'offrir les soins techniques aux usagers des services. Les populations, et parmi elles les femmes enceintes, sont chargées de demander et de consommer les soins, de contribuer au financement et à sa gestion. Toute première zone sanitaire au Bénin, la ZS de Tanguiéta a démarré dès 1993 avec l'appui d'un projet bénino-néerlandais piloté par la Direction départementale de la santé. Elle a servi de zone sanitaire pilote avant la généralisation toujours en cours, certaines zones sanitaires n'étant pas encore lancées.

Ensuite, quelques années plus tard, la PSF-NSSS est apparue, fortement influencée par les résultats de la Conférence sur la population et le développement tenue au Caire en 1994, faisant suite à la politique de Maternité sans risque proposée en 1987 par les pays membres de l'OMS à la Conférence de Nairobi, au Kenya. On note dans le document de la PSF-NSSS que « *dans la mouvance de l'après-Caire, le ministère de la Santé publique a pris la résolution de se doter d'une politique nationale en matière de santé familiale adaptée aux réalités béninoises, mais aussi en tenant compte des principales recommandations de la Conférence du Caire* » (Ministère de la Santé, 1998).

Cette politique, élaborée deux ans après l'adoption par le Bénin de la Déclaration de Politique de Population en mai 1996, est aussi influencée par la Table ronde sur le secteur de la santé au Bénin tenue en 1995. C'est une politique en quatre volets : santé de la femme, santé de l'enfant, santé des jeunes et santé de l'homme.

Sur le volet « santé de la femme », des prestations ont été définies pour chaque niveau de la pyramide. Sur le volet gynécologique, le document prévoit la prise en charge des affections gynécologiques pour les femmes en âge de procréer (15-49 ans), le dépistage et le traitement des cancers du col de l'utérus et du sein pour les adolescentes et pré-adolescentes (entre 10 et 19 ans) et pour les femmes ménopausées. Sur le volet Maternité sans risques (MSR), le document prévoit plusieurs activités, dont les plus importantes sont la surveillance de la grossesse et de l'accouchement, le dépistage et la prise en charge des grossesses à risque, ainsi que la vaccination antitétanique des femmes enceintes. Le document programme aussi la prise en charge des urgences obstétricales pour les parturientes, la surveillance postnatale (8e jour à 6 semaines après l'accouchement) pour les accouchées jusqu'à la fin des suites de couches (1 à 42 jours), la prévention et la prise en charge des complications du *post-abortum* pour les adolescentes et les femmes en âge de procréer.

La PSF-NSSS a également programmé la promotion de la prise de conscience par les hommes de leurs responsabilités en matière de santé de la reproduction (SR), d'approvisionner les centres en produits contraceptifs et de les équiper. Elle prévoit aussi l'amélioration des conditions de travail du personnel, la promotion de la Planification familiale (PF) par l'implication des hommes, et celle de la maternité à moindres risques en insistant sur le recours précoce aux services de santé, et sur les effets néfastes des grossesses précoces, tardives, rapprochées, ainsi que des avortements provoqués.

Enfin, le document programme le renforcement de la lutte contre les pratiques néfastes à la santé de la reproduction, comme les mutilations génitales féminines et toute forme de violence et d'agression à l'égard des femmes. Pour l'exécution de toutes ces tâches, il est mentionné un ensemble d'institutions étatiques et de partenaires appelés à collaborer dans l'application des actions.

Aussi, en 2003, l'EEZS a-t-elle initié une politique locale baptisée « Initiative Femme pour Femme ». Elle partait du constat que, malgré tous les efforts, le taux de mortalité maternelle dans la zone était de 500 décès pour 100 000 naissances vivantes (Zone sanitaire de Tanguiéta-Cobly-Matéri, 2010 a ; Zone sanitaire de Tanguiéta-Cobly-Matéri, 2010 c ; Insae, 2007), pour des causes indirectes connues : coût de l'ambulance, de la césarienne, des soins, inaccessibilité géographique et facteurs socioculturels. C'est donc pour faire face à ces facteurs indirects de mortalité que cette Initiative a été créée, avec pour objectif global d'améliorer la prise en charge des urgences obstétricales par la mise en place d'une caisse de solidarité. Celle-ci permet de financer les urgences et de favoriser l'augmentation de la couverture obstétricale et l'accroissement du taux de référence des urgences obstétricales et des interventions chirurgicales en cas d'accouchement difficile. Concrètement, la future mère cotise environ 200 Fcfa[2] à la première consultation pour bénéficier du transport et des soins d'urgence à moitié prix au cas où elle en aurait besoin au terme. C'est une sorte

[2] *Environ 30 centimes d'euro.*

d'assurance-risque. Les ressources mobilisées par un centre de santé sont utilisées pour les femmes qui souscrivent dans ce centre. Le complément de ressources nécessaires à la prise en charge est fourni par le Financement communautaire (FC). Initiée dans sept centres de santé pilotes, cette caisse de solidarité s'est progressivement étendue aux autres, alignée sur les organisations mises en place pour l'animation communautaire, l'encadrement technique et la gestion des ressources générées.

Enfin, et bien plus récemment, l'Etat béninois, avec l'appui du Fonds des Nations unies pour la population (Fnuap), a élaboré la Stratégie nationale de réduction de la mortalité maternelle et néonatale (SNRMNN), qui concentre beaucoup d'activités bien catégorisées suivant les niveaux de services de santé et les agents de santé.

Comme on le voit, ces différentes politiques proviennent des institutions normatives et s'orientent vers les maternités selon leur niveau dans la pyramide sanitaire. Etant un espace de naissance et concentrant un capital très important d'acteurs, la maternité constitue de fait une « société » dont le but est d'encadrer les familles pour les naissances. Elle en a les moyens matériels et sociaux. Elle en a aussi la légitimité. Les écoles de formation du personnel des services de maternité constituent les espaces sociaux de production de normes de fonctionnement et de régulation. Issus de tous les horizons culturels, les usagers apportent chacun les codes et normes de leur vie sociale. L'Etat est un pourvoyeur permanent de politiques qui sont en fait des normes de gouvernance des maternités. Les comités de santé et de gestion, les textes techniques et administratifs de l'IB, la PSF-NSSS, la SNRMMN et l'IFF sont des cadres normatifs. Tout ceci fait de la maternité un lieu de normes politiques où des acteurs sont confrontés à l'expression de leurs pouvoirs singuliers et à la diversité de la communication organisationnelle et interpersonnelle. Cette ingénierie institutionnelle et organisationnelle se justifie officiellement par l'argument que, contrairement à la France par exemple, qui est passée à la Renaissance d'une obstétrique communautaire et féminine à une obstétrique biomédicale et multi-genres (Jacques, 2007), l'Afrique, et particulièrement le Bénin, en est encore – me semble-t-il – à une phase d'incertitude. La communauté villageoise et l'institution médicale sont parfois en confrontation à propos de la naissance et de l'enfantement sur des sujets comme la gestion de la grossesse, de l'accouchement et du post-partum. L'institution médicale est continuellement aux prises avec des cadres sociaux : famille, communauté, Etat, partenaires et institutions de formation et d'administration. Cette pluralité d'acteurs, en négociation à l'intérieur de la maternité comme espace de soins, et au sujet de la maternité comme rapport à la grossesse et à la naissance, produit une situation de dialogue éminemment anthropologique, comme le martèle Marie-Françoise Collière. Le cas des maternités de la ZST est assez porteur de situations intellectuellement intéressantes au regard des actions politiques et des faits concrets. De nombreux incidents, choquants, suivent leurs cours sans être influencés par ces initiatives d'intervention.

Pour preuve, quelques récits de situation de prise en charge de la grossesse et de l'accouchement suffisent.

1.2. Problèmes organisationnels, déontologiques et éthiques

En sciences sociales, peut-être plus que dans les autres disciplines, l'objet d'une recherche est plus ou moins identifié par le chercheur lui-même, fût-elle une recherche dans le cadre d'une formation comme le doctorat[3]. Mais cette liberté de choix est souvent une apparence qui cache des motivations paradoxalement assez contraignantes. A ce titre, on pourrait convenir avec Raymond Massé que « *le choix d'une problématique de recherche, d'un terrain d'observation, des concepts analytiques utilisés ou d'un paradigme épistémologique n'est jamais le fruit du hasard* » (Massé, 2002 : 17). C'est assez souvent un ensemble de motivations, subjectives ou objectives, une histoire personnelle, vécue ou apprise, qui positionne le chercheur sur son objet et sur un terrain. Cette problématique est en construction depuis mon vécu de témoin de prises en charge de grossesses et d'accouchements dans les maternités de la région de Tanguiéta. En voici quelques-unes parmi les plus significatives :

En avril 1998, une gestante, madame C., est admise à l'hôpital Saint-Jean de Dieu de Tanguiéta pour un accouchement. Elle est institutrice dans la commune voisine de Cobly. Elle a suivi toutes les consultations prénatales dans cet hôpital, qui nécessite un trajet de 40 kilomètres à moto depuis son domicile. Lorsque le travail a commencé, alors qu'elle était en congé de maternité dans un village voisin de son milieu de travail, toujours dans la commune de Cobly, elle a sollicité un ami de son époux pour la conduire à moto à l'hôpital. A son arrivée, elle a été admise et examinée à la maternité. Le travail a duré plus d'une douzaine d'heures. L'aide-soignante de garde, madame I. L., faisait des tours de contrôle et répétait régulièrement que le moment n'était pas encore venu pour la naissance. Entre temps, monsieur K., médecin gynécologue-obstétricien, cousin de l'époux de la parturiente, est de passage à Tanguiéta et apprend que l'épouse de son parent est en travail. Il passe par l'hôpital et demande à la voir. Il n'est pas connu dans cet hôpital. Il n'a jamais exercé dans le pays. Il revient d'un pays d'Europe de l'Est où il a été formé et a eu une expérience professionnelle d'une dizaine d'années. Sa demande d'assistance à la parturiente est automatiquement refusée par l'aide-soignante. Face à cette résistance, il présente son identité professionnelle de médecin gynécologue-obstétricien et fait appel à des personnes qui ont entendu parler de lui pour confirmer cette identité. Il ajoute qu'en plus de son profil, il est un parent de la parturiente.

Il est alors autorisé à la voir. De son observation, il conclut que l'accouchement est dystocique[4]. Il décide de le surveiller lui-même et de donner des conseils et appuis techniques pour favoriser l'accouchement. Effectivement, celui-ci finit par avoir lieu. Le

---

[3] *Même s'il existe des appels d'offres de financement des recherches doctorales, le candidat est le plus souvent amené à construire son objet à l'intérieur d'une problématique plus vaste et diffuse provenant de l'organisme de financement.*

[4] *Accouchement difficile.*

bébé naît sans grande difficulté. L'équipe des soignants de la maternité libère les parents quelques jours après. Mais soupçonnant un accès palustre, elle leur donne rendez-vous pour dans une semaine pour le contrôle du traitement antipaludéen prescrit. Le couple rentre au village pour organiser les manifestations de naissance : boissons pour ceux qui viennent saluer la naissance, repas, etc. Une semaine après, alors qu'ils se préparent à reprendre le chemin de l'hôpital pour répondre au rendez-vous du pédiatre, le père du mari lui demande pourquoi il ramène un enfant bien portant à l'hôpital. Pour lui, il n'a besoin ni de consultation médicale ni de soins. Mais les parents, instruits, ne l'entendent pas de cette oreille, répondent que c'est nécessaire, et partent à Tanguiéta le dimanche 12 avril. Une fois à l'hôpital, le docteur trouve l'accès palustre très avancé et décide de soigner le nouveau-né en urgence par perfusion. Le mardi matin du 14 avril, vers 10 heures, le bébé meurt sous la perfusion. Le couple en est à son premier enfant. Il n'a jamais géré la mort avec une aussi grande proximité. Tanguiéta n'est pas son environnement social immédiat. Alors que la mère fond en larmes, le père s'occupe du corps du bébé. Un de ses oncles maternels vivant dans la ville apprend la nouvelle et se présente à l'hôpital pour l'aider à gérer la situation. Aidés par quelques autres ressortissants du village et du quartier Tchoutchoubou de Tanguiéta, ils emmènent le corps pour l'inhumer au cimetière public dans des conditions très difficiles. Le couple revient au village et retrouve ses parents. Avant leur arrivée, un villageois a déjà informé les familles que l'enfant était décédé.

Ce cas soulève en même temps problèmes et curiosité intellectuelle. Le travail de la parturiente a été principalement suivi par une aide-soignante dans un grand hôpital où exercent des sages-femmes et au moins un médecin gynécologue. Jusqu'à l'arrivée d'un médecin extérieur, l'aide-soignante n'a pas alerté ses supérieurs sur la durée anormale du travail indiquant une complication obstétricale. L'offre d'assistance du gynécologue extérieur, d'abord refusée, a été acceptée sur son insistance et la preuve de son identité médicale et sociale. Le paludisme du nouveau-né n'a pas été traité assez sérieusement avant la sortie de l'hôpital. Le grand-père paternel de l'enfant n'a pas trouvé de raisons justifiant un retour à l'hôpital, il aurait refusé ce voyage s'il en eu avait le pouvoir, mais face au statut intellectuel de son fils et de sa belle-fille enseignante, il est resté impuissant. Le nouveau-né, malgré la perfusion en cours, meurt.

Problèmes et curiosités tiennent à la présence d'acteurs différents et de logiques en confrontation ou en articulation. Nous avons un couple d'intellectuels vivant dans un milieu rural qui est le leur, mais comprenant la nécessité de suivre les consultations prénatales et d'accoucher à l'hôpital. Ce couple cohabite en milieu rural avec une population qui ne comprend pas toujours la nécessité de fréquenter un centre de santé en absence de problèmes cliniques. Celle-ci est représentée dans ce récit par le père du mari, qui s'étonne qu'on ramène un enfant « non malade » à l'hôpital. Sa femme abonde dans son sens en ajoutant que c'est parce que le couple a de l'argent qu'il se permet ce luxe. A la maternité hospitalière, on trouve une aide-soignante non inquiétée par les signes de complication et détenant un pouvoir sur l'accès à la parturiente par les parents et par n'importe quel agent de santé. C'est à l'appel des aides-soignantes de l'hôpital que les autres soignants comme la sage-femme, le gynécologue, etc., pourraient intervenir. Un gynécologue venu d'un autre pays, notamment d'Europe de l'Est, s'étonne de la piètre qualité de cette assistance, va jusqu'à s'énerver et à prendre la décision de faire accoucher. Il finit par réussir sa bataille. Au décès de l'enfant, une semaine après sa naissance, la parentèle est mobilisée pour la gestion de la mort. Malgré son statut intellectuel et l'observance des prescriptions médicales d'utilisation des soins maternels, le couple a connu dès sa première expérience un échec. Mais il persévère dans son entreprise d'enfantement pour arriver à une deuxième expérience que voici :

En octobre 1998, soit cinq mois après cette expérience, madame C. est de nouveau enceinte. Cette grossesse est à terme en juin 1999. Le 19 juin, vers 22 heures, le travail commence. La future mère avait quitté Cobly où elle est restée pendant sa grossesse pour Natitingou, la métropole régionale, pour y attendre son accouchement. Aux premiers signes de travail, le couple se rend à l'hôpital de zone de la ville. Il y retrouve une vieille femme, la matrone de la maternité, madame K., qui a suivi le travail. Quelques heures après, elle signale que l'enfant a laissé voir la tête. Elle demande constamment à la parturiente de pousser pour faire sortir entièrement l'enfant. Elle se plaint ensuite de la résistance de la parturiente à pousser. Elle se fâche et va parfois jusqu'à dire : " Je m'en fous, on te dit de pousser et tu ne veux pas ". La situation reste telle quelle jusqu'au matin. La parturiente souffre, l'enfant, dont la tête est accrochée, aussi. Le mari de la parturiente, qui en est témoin, souffre aussi moralement. Vers dix heures du matin, soit environ dix heures après la tentative de sortie de l'enfant, la parturiente pousse des cris de détresse et son époux demande au personnel, qui commence à prendre le problème au sérieux, s'il n'est pas préférable de la référer au Centre hospitalier départemental situé dans la même ville. Sa demande est acceptée et une ambulance transporte la femme en urgence pour le CHD. Là-bas, une sage-femme est présente. Elle accueille la parturiente et procède à l'accouchement instrumental, par ventouse. L'enfant est retiré avec la ventouse en quelques minutes, mais déjà dans le coma. Après quelques minutes de réanimation, il ne se réveille pas. La sage-femme s'apprête à le déclarer mort-né. Mais un infirmier du centre présent, monsieur K., qui est le père d'un ami de monsieur C., se saisit de la situation et s'engage à tout mettre en œuvre pour que l'enfant de son « fils » ne meure pas alors qu'il est là comme agent de santé. Il continue la réanimation et ajoute à l'air offert à l'enfant un massage du corps avec des produits appropriés. Au bout de 15 minutes environ, l'enfant sort de sa crise. Infirmier et parents sont soulagés. Mais les crises convulsives sont fréquentes durant les jours suivants. Mère et enfant ont été gardés à l'hôpital pendant dix-sept jours pour recevoir les soins nécessaires, surtout l'enfant. A la maison, l'enfant n'a pas présenté de mauvais indicateurs de santé. Seulement, il est peu résistant et est souvent ramené à l'hôpital pour des soins, notamment pour du paludisme. Quand vient le moment de s'asseoir seul à l'âge de six mois, les parents se rendent compte qu'il en est incapable malgré son développement physique. Il souffre d'un retard psychomoteur. Les parents et les proches se mettent à en chercher les causes et les soins adéquats. Parmi les raisons évoquées se trouverait la colère de l'une des familles en alliance qui n'aurait pas voulu de cette union, les infections sexuellement transmissibles, la sorcellerie, l'ino-

bservance des interdits de grossesse, etc. Les traitements effectués ont été de quatre types : les prières à l'église catholique, les sacrifices aux autels des deux familles, les tisanes de feuilles, racines et écorces préparées pour la boisson et le bain, et les traitements des guérisseurs combinant les feuilles et la voyance. Alors que les soupçons sur les causes pesaient lourdement sur la qualité de la relation du couple, les traitements pesaient très lourdement sur son budget familial. Des perceptions diverses sont appliquées à l'enfant et au couple. Dans les familles, l'opinion principale est que c'est un enfant diabolique, venu pour faire souffrir ses parents. Il faut trouver des moyens sociaux et magiques pour sa mort. Les parents directs espéraient sa guérison et allaient contre cette perception de la réalité. L'enfant est resté sans autonomie en ce qui concerne la marche, la parole et les autres fonctions psycho-mentales. En février 2008, il est atteint d'une crise de paludisme dont il meurt. Le couple vient de connaître un deuxième échec de parentalité après de longues années de souffrances morales, matérielles et sociales.

Comme le premier, ce cas présente aussi d'importants intérêts intellectuels. Pendant toute une nuit, la maternité centrale d'un hôpital de zone est gérée par une matrone, dans la métropole régionale du pays. Malgré la présentation de la tête de l'enfant, cette matrone ne trouve pas de problèmes graves et condamne la parturiente, qui selon elle, n'obéit pas à la consigne de pousser pour faire sortir l'enfant. Aucun autre agent de santé des services de proximité ne découvre la situation pour demander la référence. Une fois référée, la situation est gérée au mieux par l'utilisation de la ventouse. Selon les normes psychotechniques obstétricales, après cinq minutes, me semble-t-il, la réanimation n'est plus la bonne solution. Mais mettant en avant la parenté et l'amitié entre son fils et le père de l'enfant, un infirmier force la réanimation. Dans le diagnostic social de son handicap, aucun lien n'est fait avec l'histoire obstétricale de sa naissance. La responsabilité est plutôt portée sur ses parents (infections biologiques ou sociales) et sur lui-même (démon venu pour faire souffrir ses parents). Cet état de santé fragilise le couple et les relations entre les familles. L'enfant finit par se retrouver au village, où il est surtout mal vu et où sa mort est perçue comme libératrice pour ses parents et la société toute entière.

En termes d'acteurs, trois nouvelles entrées importantes sont à signaler : l'enfant lui-même, qui est responsabilisé pour sa santé et pour la souffrance de ses parents, la sage-femme absente et celle qui opère par ventouse, l'infirmier réanimateur. Comme dans le cas précédent, la société ne relie pas la maladie et la mort aux soins, c'est-à-dire à leur mauvaise qualité ou à leur absence, mais à d'autres facteurs, individuels et socioculturels.

La troisième expérience du couple a été heureuse, sans pour autant manquer de soulever des problèmes de fonctionnement du service de soins maternel.

Entretemps, courant fin 2003 et début 2004, madame C. est de nouveau enceinte. Le couple sollicite pour suivre la grossesse un gynécologue de Natitingou de très bonne renommée. La grossesse se déroule normalement. Le couple a cependant peur de l'expérience de l'accouchement. Il décide de ne plus faire confiance à l'accouchement par voie basse. Ayant appris de source populaire qu'on peut provoquer l'accouchement artificiellement après huit mois et demi de grossesse, et fort de cette information, le couple propose au médecin traitant, qui accepte, de ne pas attendre le déclenchement naturel de l'accouchement. Un soir de mai 2004, le couple se rend sur rendez-vous à la maternité du centre hospitalier départemental. Une césarienne est pratiquée. Une heure après, l'enfant est né. Il n'y a eu aucun problème. Le docteur, avant de passer à l'acte, a exigé la somme de quarante-cinq mille Fcfa[5]*. Après avoir installé la parturiente sur la table, il est venu réclamer l'argent au mari qui attendait inquiet dans le couloir, car il travaillait « au noir ». Dans cette même ville, il était d'ailleurs de notoriété publique que ce gynécologue se faisait payer directement pour ses consultations et ses césariennes, mais qu'il connaissait et faisait bien son travail. Il a par la suite été affecté ailleurs sur fond de crise avec les autorités sanitaires départementales et hospitalières à cause des soupçons de facturation directe de ses actes.*

Nous voyons ici une relation thérapeutique directe bien réussie. L'objectif du couple d'avoir un enfant a été atteint. Mais sur le plan technique, c'est le couple qui a choisi son médecin et la technique d'accouchement. Il a décidé de payer plus cher, pour le médecin, pas pour la structure hospitalière. Le paiement est ainsi direct, sans reçu, la facturation faite par le médecin traitant.

L'expérience de ce couple est riche de pistes de recherche en sciences de l'homme et de la société. Elle révèle que l'univers de l'obstétrique, traditionnelle comme moderne, est porteur de connaissances à découvrir, lesquelles sont nécessaires pour mieux vivre et pour réussir non seulement les objectifs de procréation, mais aussi la santé physique et morale des couples et des enfants. Des faits étonnants et poussant à la soif de connaître ont été multipliés dès les premiers contacts de terrain dans le cadre de cette recherche. Le cas suivant est l'un de ceux qui complètent l'expérience rapportée.

La scène se déroule un samedi matin de septembre 2009 à la maternité centrale de Cobly. Une seule accouchée, à plat ventre sur un lit d'hôpital, les pieds à terre et son bébé sur le lit à côté d'elle. La salle d'hospitalisation est envahie d'une forte odeur d'urine. Derrière se trouve le logement de la sage-femme responsable de la maternité. Je vais vers elle et lui demande si nous pouvons nous entretenir au sujet de l'accouchée que j'ai vue. *« Oui, mais en fait, l'infirmière de garde est dans la salle de garde, juste à côté »*, me répond-elle. Je décide alors de m'entretenir avec cette dernière. Madame H.A. est infirmière adjointe, formée à l'ex-Ecole nationale des infirmiers et infirmières adjoints du Bénin (ENIIAB). En dehors de quelques stages dans les centres de santé à sa sortie de l'école, elle en est à son premier poste. Je lui parle de l'accouchée que j'ai vue et de l'odeur. Elle m'explique :

« C'est elle-même qui a uriné. Elle souffre d'une infection puerpérale, c'est-à-dire une infection liée à la malpropreté lors de l'accouchement. Ses jambes sont paralysées. Elle ne peut pas bouger de sa position. Dans une situation pareille il faut référer sur Tan-

[5] *68,60 euros.*

guiéta parce que nous n'avons pas les moyens de la soigner. Autrement elle aura une septicémie, une infection généralisée, et elle va mourir. Nous avons eu un cas comme ça l'an dernier. Quand nous avons fait le dossier de référence, son mari est allé chercher l'argent et elle est morte avant son retour. Quant à cette patiente, je l'ai référée, mais elle refuse de partir à Tanguiéta. »

Il était environ onze heures. Je pose directement la question à l'accouchée : « *Pourquoi tu ne veux pas aller à Tanguiéta où l'infirmière t'envoie pour les soins ?* » Elle me répond en ces termes :

« En fait j'ai juste besoin d'une injection sur l'autre jambe. Hier je n'arrivais pas à bouger une jambe. J'ai eu une injection sur la jambe en question, puis après j'ai réussi à la bouger. Aujourd'hui c'est le tour de l'autre jambe. Je demande à l'infirmière de la piquer comme elle a fait hier pour l'autre, mais elle refuse. Il suffit qu'elle me fasse l'injection et je vais me lever. J'ai juste des douleurs pelviennes. Mon pied n'a pas de problème. Le problème que j'ai est récurrent quand je suis enceinte. Il y a des veines qui vont de mon pied au pubis. Pendant mes grossesses, ces veines enflent. Si je me rends à Tanguiéta, l'hôpital va décider de les couper. Mais si jamais on me les enlève je ne vais pas vivre. Ce sont des choses de mon âme. J'ai toujours accouché malgré cela. J'en suis à mon sixième accouchement. Quand j'accouche à la maison, j'ai un traitement traditionnel pour évacuer le mal. Si j'avais accouché à la maison, j'aurais déjà réglé le problème. Je ne veux pas éliminer un problème dont je ne comprends pas bien la nature. Si je le traitais à l'hôpital, je pourrais aussi bloquer mon « pouvoir-accoucher ». Comment se fait-il que je sente le problème seulement pendant la grossesse et l'accouchement ? C'est qu'il y a un lien avec mon « pouvoir-accoucher ». Le mal n'est rien d'autre que l'expression de ce « pouvoir-accoucher ». C'est un sang qui se pose au niveau de mon pubis. D'ailleurs, si je trouve un dix centilitres de sodabi[6], je vais le boire et faire disparaître le mal. »

Après une petite discussion pendant laquelle je tente vainement de la convaincre d'accepter la référence sur Tanguiéta, je quitte les lieux. Je reviens vers 14 heures. L'infirmière est toujours dans la salle de garde. Elle s'est même endormie. L'accouchée est dans la salle d'hospitalisation, avec trois femmes qui lui ont apporté à manger. Elle mange toujours dans la même position. Parmi les visiteuses se trouve une femme plus âgée qui me confie qu'en fait elle a accouché il y a trois jours. Le lendemain de son accouchement, elle était rentrée chez elle sans être officiellement libérée par la sage-femme. Mais après une nuit passée à la maison, elle a senti des problèmes et est revenue. Et l'accouchée d'ajouter aux propos de son accompagnatrice :

« En fait je ne sentais pas de mal après l'accouchement. On m'a fait ma facture, j'ai payé et je suis partie. Quand j'ai senti le mal, mon mari m'a ramenée à vélo. Devant

[6] Le sodabi est une boisson locale très alcoolisée fabriquée surtout dans le Sud du Bénin, à base de vin de palme distillé. De nos jours, elle subit de nombreuses transformations et le marché est inondé de sodabi frelaté, fabriqué à base de maïs et autres céréales, pris pour le sodabi originel. Cette boisson est de plus en plus consommée dans le milieu rural au Nord à cause de son faible prix et de sa forte teneur en alcool. Elle est associée dans de nombreux traitements à base de plantes.

lui, j'ai eu l'injection. Comme ça allait mieux, il est parti. Il devait revenir depuis le matin. Il sera allé au marché de Manta (à 22 km) pour chercher pour moi les racines piquantes destinées à l'alimentation des accouchées. Il va revenir. »

Après cette deuxième discussion qui n'aboutit pas à l'exécution de la référence jugée obligatoire par l'infirmière, je quitte à nouveau les lieux et même la ville. Trois jours après, je reviens au centre de santé pour m'enquérir de son état. La sage-femme principale m'apprend que son mari est venu la chercher, qu'il a promis de l'emmener à Tanguiéta. Après vérification, cette sage-femme n'avait pas été informée par l'infirmière ayant géré le problème du refus par l'accouchée d'aller à Tanguiéta. En fait, l'infirmière, que j'ai retrouvée, n'avait pas pu communiquer avec l'accouchée au sujet de sa nécessaire référence. J'ai servi d'interprète et d'enquêteur à la fois.

Ce cas met en relief un problème de communication et un conflit d'interprétation de la maladie liée à l'accouchement : l'infection puerpérale, la septicémie encourue et la paralysie symptomatique des membres inférieurs. Il révèle aussi un problème d'organisation de la maternité et de communication entre les soignants et entre soignants et soignés.

Les cas rapportés, depuis les périples du couple jusqu'à cette fièvre puerpérale, soulignent des problèmes d'organisation et de délivrance des soins gynéco-obstétricaux dans un espace sanitaire pourtant investi par des politiques destinées à améliorer la situation. Ils permettent de se poser la question sur le sort des normes de procédures techniques, organisationnelles et communicationnelles auxquelles les ressources humaines pourraient être soumises. Ils posent le problème de référence sociale et professionnelle dans le fonctionnement des maternités de cet espace socio-sanitaire. Ce sont des cas qui font s'interroger sur le sens même de « soigner » ou de « se soigner » en matière de grossesse et d'accouchement. Ils permettent de poser le problème plus général de la politique de développement et d'amélioration des services de santé maternelle dans un contexte social, national et local marqué par la promotion de la santé de la mère. De façon générale, les sciences naturelles, humaines et sociales ont sérieusement enquêté sur l'enfantement dans les services de santé et dans les communautés.

2. Apport des sciences biomédicales et sociales à la santé maternelle

En s'inscrivant dans la problématique des politiques publiques de santé maternelle, cette thèse aborde conjointement plusieurs thématiques de recherche que sont la santé/maladie, la morbi-mortalité maternelle, la grossesse, l'accouchement, l'organisation, et particulièrement les services de santé, les politiques publiques, et les femmes plus ou moins dans les rapports de genre.

Une thèse en sciences sociales n'est rien d'autre qu'un processus de questions-réponses entre le terrain et les concepts. Ces questions se posent à tout moment et en tout lieu. S'agissant de la lecture, tout jeune chercheur se demande que lire, quand lire et combien lire. Je me souviens d'un entretien avec Benjamin Rubbers, membre de mon comité de thèse ; j'avais retenu en substance : « ne lire ni trop, ni trop peu ». Toujours est-il que construire son objet de recherche, ainsi que son dispositif méthodologique et théorique, demande une certaine connaissance du développement scientifique du sujet. Dans le cadre d'une recherche, la lecture constitue un affinement et une actualisation permanents, car on est engagé intellectuellement depuis l'entrée à l'université.

Dans le cadre de cette étude, j'ai commencé ma revue de littérature par l'actualisation de mes lectures sur le plan général de l'anthropologie de la santé et de la maladie. J'en avais pris le goût dans le cadre de mon DEA et de mon master de recherche en éducation et promotion sanitaires et sociales à l'Université de Franche-Comté, à Besançon, en France. En effet, le cours sur les représentations sociales appliquées à la santé, animé par le Pr Bertille Patin, s'appesantissait sur l'histoire et le bilan de l'anthropologie de la santé et de la maladie, avec des figures marquantes de l'histoire de cette discipline comme Laplantine, Moscovici, Kaes, Herzlich, Jodelet, etc. C'est toujours un réel plaisir de lire et de comprendre les choses pour lesquelles on a une motivation. Mais l'inconfort moral et psychologique arrive au moment où se pose la question de son utilité contributive. J'ai compris, peut-être à tort, que les concepts de santé et de maladie avaient déjà été suffisamment explorés sous plusieurs cieux. Il existait une abondante littérature assez spécifique sur des maladies précises comme le cancer, et même, plus récemment, pléthorique sur le sida, le paludisme, la tuberculose, le diabète, etc. Je me suis donc orienté non pas sur une maladie spécifique, mais sur la grossesse et l'accouchement, tout ceci relié à la notion de santé maternelle. Cette notion a malheureusement de nombreux collatéraux : santé de la reproduction, planification familiale, santé génésique, santé materno-infantile, santé féminine, etc. Ces thèmes sont développés dans la littérature en démographie, en santé publique, en sciences biomédicales, en sociologie, en anthropologie, en droit, etc. Ce sont des concepts à la fois idéologiques, scientifiques et pragmatiques. La nécessité de bien les comprendre m'a obligé à voyager dans leurs univers historiques et géographiques de production, dans leurs obédiences scientifiques et dans leurs enjeux sociopolitiques nationaux et internationaux. Cette exploration, combien obligatoire et intéressante, m'a permis d'en évaluer les logiques de conception et les perspectives de mise en œuvre nationale. Depuis la Déclaration universelle des droits de l'homme (1948), la santé des femmes a évolué pour se spécialiser et s'approfondir à travers des contextes internationaux. Les conférences sont des moments de grandes décisions internationales qui ont des réponses nationales et favorisent une très grande production scientifique, des plans d'actions et des politiques sectorielles nationales.

Au Bénin, les documents de cette catégorie sont multiples. La liste des plus importants, que j'ai recensés et consultés au ministère de la Santé (MS) et à la Direction départementale de la santé (DDS) Atacora-Donga, sont en annexe 4. A côté de ces documents techniques se trouvent des documents purement démographiques, mais qui renseignent quantitativement sur la santé maternelle et l'utilisation des services. Les rapports d'enquêtes et d'études de l'Institut national de la statistique et de l'analyse économique (Insae), du Fnuap, et parfois de l'OMS, sont à situer dans ce cadre.

En ce qui concerne la littérature purement anthropologique, j'ai suivi un itinéraire de consultation intéressant. J'ai profité de mes nombreux voyages en Europe dans le cadre de cette étude pour me ressourcer. D'abord, et principalement à l'Université de Liège, j'ai fouillé la bibliothèque centrale Léon Graulich et celle du Service de sociologie du changement du Pr Poncelet. Toujours en Belgique, les bibliothèques de l'Université Libre de Bruxelles, de l'Université d'Anvers, et de l'Institut de médecine tropicale d'Anvers m'ont été d'une grande utilité. Mes voyages pour des séminaires et colloques en Suisse (Lausanne), en France (Strasbourg, Aix-en-Provence, Marseille, Paris, Lille, Port-d'Envaux, etc.), au Luxembourg, en Allemagne (Francfort, Mayence) m'ont très souvent conduit dans des bibliothèques privées et universitaires où j'ai toujours trouvé des titres utiles. Au Bénin, à l'antenne de Parakou du Laboratoire d'études et de recherches sur les dynamiques sociales et le développement local (Lasdel), j'ai pu trouver quelques travaux sur la problématique de l'accouchement dans les hôpitaux au Niger et sur les Peulhs. Un court séjour à Dakar, sur financement du Réseau des doctorants santé et société de l'Ecole des hautes études en sciences sociales (EHESS) m'a permis de consulter les bibliothèques de l'Université Cheikh Anta Diop, de l'IRD Dakar, du Centre africain d'études supérieures en gestion (Cesag), du Conseil pour le développement de la recherche en sciences sociales en Afrique (Codesria) et d'Enda Tiers Monde. Le financement de ma thèse avait une rubrique documentation ; elle m'a permis d'aller dans les librairies et d'acheter des ouvrages d'actualité. A tout ceci, il faut ajouter les ressources en ligne relatives à la production scientifique et de développement. De nombreux travaux de thèse en anthropologie ou en sociologie de la santé, et même parfois sur la grossesse ou l'accouchement en Europe et en Afrique, ont été consultés : Emmanuelle Simon sur les initiatives de thérapeutiques traditionnelles et Carine Baxerres sur le marché du médicament illicite au Bénin, Aïssa Diarra sur la socio-anthropologie de la prise en charge de l'accouchement au Mali, Claire Baudevin sur « l'indigence du sang » au Sultanat d'Oman, Cyril Farnanier sur les dimensions sociales d'une politique de santé en France, etc. Dans la plupart de ces thèses, j'ai retrouvé les traces scientifiques du courant anthropologique de l'Apad, avec les marques de Yannick Jaffré, Roch Mongbo, Jean-Pierre Olivier de Sardan, Georgio Blundo, Yves Lemeur, etc.

2.1. Sciences biomédicales et disciplines quantitativistes

L'avènement de la mortalité maternelle (MM) comme objet de sciences sociales est récent. Elle a été longtemps la chasse gardée des sciences biomédicales et de l'épidémiologie. Ces sciences dites « quantophrènes[7] » se sont beaucoup investies dans la définition et l'évaluation de l'ampleur de la MM. Une étude menée au Bénin considérant la période 1996-2006 a montré que 61% des recherches dans ce domaine étaient effectués par les obstétriciens, contre seule-

[7] *Quantophrénie : propension à traduire systématiquement en chiffres les phénomènes sociaux et humains.*

ment 7% par la sociologie et 25% par la santé publique (Gbangbadé, Akoutey & Kanhonou, 2007). Avant d'être investie et approfondie par les sciences sociales, la MM a d'abord été définie par l'épidémiologie descriptive, puis vulgarisée par les organisations des Nations unies. Selon l'OMS, elle se définit comme « *le décès d'une femme survenu au cours de la grossesse ou dans un délai de 45 jours après sa conclusion, quelle qu'en soit sa durée ou sa localisation, pour une cause quelconque déterminée ou aggravée par la grossesse ou les soins qu'elle a motivés, mais ni accidentelle ni fortuite* » (OMS, 2008 : 4). Selon cette même organisation, on parle de « décès maternel tardif » si celui-ci intervient dans ces mêmes conditions après 45 jours, mais avant le terme d'un an. La MM se mesure par trois indicateurs : le ratio de mortalité maternelle (RMM) correspondant au nombre de décès maternels pour 100 000 naissances vivantes, le taux de mortalité maternelle (TMM), correspondant au nombre de décès maternels pour 100 000 femmes en période de procréation et le risque de décès pendant la vie d'une femme. Il se définit par le TMM x 35 années (période comprise entre 15 à 50 ans). Les épidémiologistes utilisent diverses méthodes pour calculer ces indicateurs et déterminer l'ampleur et la sévérité de la MM : enquêtes dans les ménages, autopsies verbales, recensements décennaux, interviews sur des périodes définies, etc.

D'après l'OMS, en 2000, avec 10,3 % de la population mondiale et 20,7 % des grossesses, l'Afrique subsaharienne comptabilise près de 50% des décès maternels mondiaux. C'est en effet depuis 1990 que les organisations des Nations unies œuvrent pour l'estimation des décès maternels, non sans difficultés, comme elles-mêmes le reconnaissent à l'occasion du rapport de 2005 : « *L'Organisation mondiale de la santé (OMS), le Fonds des Nations unies pour l'enfance (Unicef) et le Fonds des Nations unies pour la population (Fnuap) ont déjà tenté à trois reprises d'établir des estimations de la mortalité maternelle qui soient comparables au plan international (pour les années 1990, 1995 et 2000) en utilisant une approche qui recoupe les différentes sources de données, mais la méthodologie adoptée lors de chacune de ces séries d'estimations était différente* » (OMS, 2008). D'après ce rapport, « *sur un total estimé de 536 000 morts maternelles dans le monde en 2005, la part des pays en développement s'élevait à 99 % (533 000 décès). Un peu plus de la moitié des décès maternels (270 000 décès) est survenue dans la seule région d'Afrique subsaharienne, suivie par l'Asie du Sud (188 000 décès). L'Afrique subsaharienne et l'Asie du Sud ont donc représenté à elles deux 86 % de l'ensemble des décès maternels dans le monde en 2005* ». Ces chiffres font de la mortalité maternelle un problème de développement et de santé publique. Les estimations montrent qu'en Afrique subsaharienne, le RMM est passé entre 1996 et 2005 de 1000 décès sur 100 000 naissances vivantes à 900, alors que dans la même période, il est passé de 28 décès à 9 sur 100 000 naissances vivantes en Europe. Le Bénin a un RMM de 840 décès pour 100 000 naissances vivantes (OMS, 2008 : 37). Mais il convient de souligner que certains démographes, au regard des méthodes utilisées par les agences des Nations unies, doutent des ampleurs avancées pour la MM.

Pour Dominique Tabutin et Bruno Schoumaker, tous deux démographes à l'Université catholique de Louvain :

« Peut-être encore davantage que pour le sida, les estimations nationales de mortalité maternelle sont à prendre avec beaucoup de prudence, en Afrique comme ailleurs. En l'absence de statistiques de causes de décès, on ne dispose souvent que d'estimations indirectes, basées sur différentes définitions et méthodes de calcul possibles, qu'il convient simplement de considérer comme des ordres de grandeur probables » (Tabutin & Schoumaker, 2004).

La même année, le Fnuap a publié que *« la vie de ces femmes – et celle de leurs nouveaux-nés – pourrait être sauvée grâce à des soins d'urgence dont les femmes plus aisées disposent facilement »*. Selon cette agence, *« à chaque minute, une femme meurt des complications de l'accouchement ou de la grossesse, et 20 autres subissent de graves lésions ou restent handicapées. Et quand une mère meurt en donnant naissance, les chances de survie du nouveau-né s'effondrent. Les nouveaux-nés sans mère courent 3 à 10 fois plus de risques de mourir que les autres. [...]En prévenant les grossesses non désirées grâce à l'accès à la planification familiale, on éviterait 20 à 35% des décès maternels [...], ce qui sauverait la vie de plus de 100 000 mères chaque année »* (Fnuap, 2005). Cette observation situe en fait les décès maternels selon leurs causes directes. C'est aussi la conclusion, malgré leur méfiance sur l'ampleur officielle du problème, des démographes cités plus haut :

« Sans entrer ici dans plus de détails, la mortalité maternelle est liée à la fois à l'offre de santé (quantité et qualité des services) et à la demande de santé de la part de la population en matière de suivi des grossesses, de conditions d'accouchement (lieu et type d'assistance) et de suivi postnatal des mères. Elle est aussi liée à la fécondité (nombre d'enfants, âge à l'accouchement, etc.) et à l'état de santé des mères » (Tabutin & Schoumaker, 2004).

Faisant écho à ce constat de la dépendance médicale de la mortalité maternelle, le Fnuap a sorti en 2007 une mise à jour de sa documentation sur le sujet, avec un titre très éloquent : *Mortalité maternelle : mise à jour 2006. Grossesse, accouchement et plus : investir dans les sages-femmes et autres personnels compétents dans la pratique de sage-femme.* Dans ce document, le Fnuap déclare que

« des vies humaines plus nombreuses pourraient être sauvées si toutes les femmes avaient accès à des moyens volontaires de planification familiale susceptibles de garantir que toutes les naissances sont bien désirées, à des soins qualifiés lors des accouchements et à des soins obstétricaux d'urgence en cas de complications » (Fnuap, 2007).

Cette position du Fnuap tient au fait que les sciences biomédicales se considèrent responsables directes de la mortalité des femmes ; ces causes médicales (hémorragies, hypertension artérielle, infections, avortements et dystocie) seraient directement responsables de 79 % des décès maternels (Barennes & Prual, 2008). Elles avaient déjà fait l'objet en 2003 de la publication par le Fnuap d'un document à l'intention des planificateurs des soins obstétricaux d'urgence (Fnuap, 2003). Des travaux scientifiques ont mis l'accent sur chaque cause directe. Le plus récent à être revenu sur l'avortement comme cause de mortalité maternelle est celui de Patrick Fernand Thonneau :

« Selon les données provenant de différentes sources (statistiques officielles, études en milieu hospitalier et études au sein des populations) on estime que globalement 46 millions de grossesses – entre 20 et 25 % du nombre total – se terminent chaque année par un avortement, soit 36 millions dans les pays en développement et 10 millions dans les pays développés » (Thonneau, 2001).

La mortalité maternelle est mise en rapport avec l'offre de santé dans les pays. Les systèmes nationaux de santé sont mis en cause dans la production des mauvais indicateurs de santé maternelle, notamment dans la stagnation des ratios de mortalité et de morbidité. Cette situation conduit à s'interroger sur la délivrance des prestations de santé maternelle par les systèmes nationaux de soins. De nombreuses initiatives, telle que la Maternité sans risques de 1987, ont été opérationnalisées pour réduire la tendance négative. Les femmes devraient trouver des espaces sanitaires adéquats pour se faire suivre pendant leur grossesse. Elles devraient y revenir en temps opportun pour les complications ou pour l'accouchement, et bénéficier pour cela d'une assistance de qualité. Dans le cas où les services de santé de proximité n'auraient pas les moyens humains et matériels de délivrance de soins obstétricaux d'urgence, les parturientes ou les gestantes devraient être accompagnées vers les équipements de référence pour en bénéficier. De façon générale, il a été prévu dans les programmes internationaux la délivrance de soins contraceptifs pour permettre aux femmes d'avoir des enfants désirés et d'éviter de nombreuses complications obstétricales qui surviennent dans les conditions de naissances rapprochées, précoces, tardives ou d'avortements provoqués.

C'est pour répondre à ce besoin ressenti et exprimé de contraception que la Conférence internationale pour la population et le développement (CIPD) de 1994 s'est même fixé l'objectif « *d'assurer l'accès universel à la santé reproductive en 2015* ». Le plan d'action de cette conférence, mis au point depuis 1994, a eu un écho favorable dans beaucoup d'Etats. Elle a été pour le Bénin par exemple le contexte de motivation et de stimulation pour l'élaboration de la Politique de santé familiale en 1998. Plusieurs autres pays ont bénéficié de l'appui du Fnuap pour renforcer les services de santé dans la disponibilité des produits contraceptifs, et dans leur gestion à travers l'élaboration d'indicateurs spécifiques et la mise en place de tableaux de bord de sécurité d'approvisionnement de ces produits. Des réflexions ont été menées et des stratégies opérationnelles mises en œuvre pour permettre aux ruraux comme aux urbains, aux analphabètes comme aux instruits, aux pauvres comme aux riches, aux hommes comme aux femmes, aux jeunes comme aux adultes, de pouvoir se procurer la méthode contraceptive de leur choix et de bénéficier de l'accompagnement technique d'un personnel de santé formé et qualifié pour cela. Le Fnuap en a été le principal acteur, mais l'OMS, l'Unicef, l'Usaid et les ministères de la Santé des pays l'ont été aussi.

S'agissant des jeunes, leur sexualité a été indexée comme à risques, vu leur situation générale de dépendance matérielle et morale et leur forte activité en ce domaine. Les actions en leur faveur visent leur protection contre la violence, par exemple le mariage précoce et forcé, leur participation aux décisions politiques et sociales de grande envergure, leur éducation à la sexualité et l'offre de santé sexuelle et reproductive (Fnuap, 2005 ; Fnuap Bénin, 2008) pour éviter les nombreux cas de grossesses non désirées, d'infections sexuelles et d'avortements conduisant à la mortalité ou à la morbidité maternelle de cette couche de la population.

Le sida est une des infections sexuelles qui augmentent considérablement la vulnérabilité des femmes en âge de procréer. L'infection à VIH dans le monde est surtout subsaharienne, avec pour cette seule région une proportion de 70 % des cas recensés, selon l'Organisation des Nations unies pour le sida (Onusida). Elle est malheureusement de tendance féminine en Afrique, les femmes étant faiblement positionnées dans la société globale sur les plans social, économique et politique. De nombreuses pratiques culturelles les soumettent à une contamination structurelle et à la séropositivité. Les conditions sociales de survie et la grossesse en état de séropositivité constituent des risques de mortalité contre lesquels des mesures d'offre de services ont été prises. Il existe dans la plupart des Etats des programmes de prévention de la transmission mère-enfant (PTME) qui ont priorisé au départ le traitement des enfants au détriment des mères, avant de prendre plus tard celles-ci en compte. Malheureusement, ces protocoles de PTME ne sont pas opérationnels dans les services périphériques, et de nombreuses femmes se voient par-là même exclues des prestations fournies. Pire, ce sont des femmes rurales, déjà soumises à la rudesse de l'activité agricole, aux grossesses précoces, rapprochées, multiples et tardives, qui se voient exclues de prestations hautement techniques et matérielles que les services de proximité ne sont pas capables de leur fournir.

Parallèlement à la prise de conscience des causes directes de la MM et à la mobilisation des agences internationales des Nations unies, les travaux des démographes ont souligné qu'en réalité, les causes majeures de la situation critique de la santé des femmes restent d'abord sociales. A ce sujet, et sur le cas des pays d'Afrique du Nord, Dominique Tabutin avait déjà remarqué en 1991 que

> *« les surmortalités féminines, jusqu'à 15 ou 20 ans, ne peuvent être que d'origine sociale ; pratiquement tous les pays du Nord et du Sud les connaissent ou les ont connues dans leur histoire, avec cependant plus ou moins d'intensité. Liées essentiellement à une différence de comportements des familles, des communautés et de la société entre garçons et filles en matière de soins, d'éducation, d'attention ou parfois même de nutrition, elles persistent aujourd'hui à des espérances de vie qui avoisineront bientôt les 70 ans. Ceci est un sujet majeur d'étonnement »* (Tabutin, 1991).

En Afrique de l'Ouest, et plus précisément au Sénégal, une étude démographique a constaté que

> *« la mortalité maternelle varie de 1 à 2 selon le site : elle est la plus faible à Mlomp (436 décès pour cent mille naissances vivantes), la plus élevée à Bandafassi (826) et intermédiaire à Niakhar (516). Ces variations sont fortement liées aux facilités d'évacuation en urgence des femmes ayant des difficultés à accoucher. En revanche, les*

conditions d'accouchement, notamment la proportion de ceux qui se déroulent en maternité, ne semblent pas jouer un rôle aussi important qu'on l'imagine » (Pison, Guyavarch, Kodio, & Etard, 2001).

S'agissant plus exactement du Bénin, une source de sciences biomédicales est à citer nécessairement. Elle a été publiée dans *Médecine d'Afrique Noire,* où les auteurs font remarquer que si depuis 1991, le Bénin a fait des efforts dans la santé de la mère et de l'enfant, il reste des défis considérables à réaliser (Fourn, Fayomi & Zohoun, 1998). Les auteurs avancent que *« le niveau des indicateurs sur les accouchements et sur les issues défavorables de grossesses (décès maternels, décès néonatals, enfants de faible poids à la naissance) est loin des prévisions malgré la tendance à la hausse des utilisatrices des soins prénatals ».* Sur cette dimension sociale du sujet, bien d'autres disciplines se sentent plus concernées.

2.2. Santé publique et socio-anthropologie

Les sciences sociales et politiques de la santé sont techniquement confrontées à la difficulté de mesurer les progrès vers une amélioration de la santé maternelle (Ronsmans, 2001). On sait que l'anthropologie culturelle et sociale coloniale et post-coloniale a été très productive sur le rapport entre la maternité et la féminité en Afrique (Hugon, 2007). Mais, ainsi que l'affirme Lynn Thomas, il y a eu très peu d'études anthropologiques sur l'histoire de la maternité comme institution médicale. Selon elle, c'est seulement vers la fin du 20e siècle que la problématique de la maternité en Afrique a été une question publique (Thomas L., 2003). Ses travaux au Kenya sont une histoire de la publicisation de la question de la reproduction en Afrique subsaharienne, et montrent que les programmes de suivi médical de la grossesse et d'encouragement aux accouchements assistés ont été mis en place dans l'entre-deux-guerres par des colons et des administrations nationales inquiets de la mortalité maternelle et infantile qui décimait la population et posait des problèmes pour la main-d'œuvre nécessaire à l'économie des colonies, rejoignant ainsi Jean-Paul Bado (Bado, 1996).

D'après Anne Hugon, cette introduction de la médicalisation de la grossesse et de l'accouchement assisté en Afrique n'aurait pas connu un écho favorable :

> *« La littérature la plus récente sur le sujet montre comment les sociétés africaines ont répondu de façons diverses à ces efforts (d'ailleurs très partiels) : de la prise d'initiatives au rejet, en passant par une méfiance prudente et des pratiques syncrétiques, la palette d'attitudes est infinie. Elle révèle d'ailleurs les tensions à l'œuvre au sein même des communautés concernées entre différents groupes sociaux. Les paramètres du genre, de l'âge, du statut politique, du lieu de résidence et du bagage culturel montrent que les changements autour de la maternité sont l'objet d'âpres négociations non seulement entre colonisateurs et colonisés, mais aussi entre colonisés »* (Hugon, 2007).

Avec cette remarque, Anne Hugon abonde dans le sens de la prodigieuse et généreuse littérature sur la nature et le fonctionnement des services de santé en Afrique, et particulièrement des services de santé maternelle. A la suite des sciences biomédicales, épidémiologiques et démographiques, la plupart des travaux en anthropologie et en sociologie de la santé confirment que les causes de la mortalité des femmes se trouvent en grande partie dans l'offre de santé. Un titre très provocateur est à retenir dans l'*Internal Journal of Health Services* : *The untold story : how the health care systems in developing countries contribute to maternal mortality* (Sundari, 1992). Dans cet article paru cinq ans après la Conférence de Nairobi sur la maternité sans risques, l'auteur analyse plusieurs facteurs d'accès aux soins par les femmes et conclut que c'est dans le système de santé des pays en développement que se trouvent les facteurs entraînant leur mort. Prenant l'exemple du transport pour la référence en urgence obstétricale, il écrit :

> « *In many instances, the late arrival of a patient at hospital, usually classified as a patient factor, is the result of lack of transportation methods. Poor roads, lack of ambulances or other means of transportation to health facilities, and inadequate means of transporting emergency cases from peripheral to referral hospitals make the essential difference between life and death in most developing countries* » (Sundari, 1992 : 517).

Dans le même sillage, de nombreux travaux de l'Institut de médecine tropicale d'Anvers ont montré plusieurs paradoxes à propos de l'espoir que les agences des Nations unies portent sur les services de santé quant aux soins anténatals, à l'accouchement assisté, aux soins du post-partum et pour l'ensemble des soins obstétricaux d'urgence. En la matière, retenons quelques articles, relevant la plupart de la santé publique. Dans ce cadre, Per Bergsjo a mené une étude qui révèle que les soins prénataux sous leurs formes générales et standards ne sauraient « *réduire la morbidité et la mortalité maternelle* » (Bergsjo, 2001). A sa suite, une autre équipe de chercheurs a montré que l'assistance qualifiée à la naissance devait être révisée, car elle porterait de faux espoirs si elle continuait à être entendue et mise en œuvre telle quelle (Graham, Bell & Bullough, 2001). Malgré le refrain entretenu sur l'assistance technique qualifiée à l'accouchement comme solution, les ratios de décès maternels en Afrique noire restent les mêmes des décennies après la *Safe Motherhood Initiative* (Buttiens, Marchal & De Brouwere, 2004). L'offre et l'utilisation des soins obstétricaux d'urgence ont été analysés sous l'angle de la référence et du transport qu'elle nécessite. Les auteurs sont aussi sceptiques quant aux nombreuses conditions conceptuelles, stratégiques et d'application (De Brouwere & Van Lerberghe, 2001). Ce problème du transport des femmes en urgence vers l'équipement de référence a récemment été rapporté par une équipe du Lasdel à propos de l'accouchement au Niger (Olivier de Sardan & Souley, 2006). Ces chercheurs ont abouti à la conclusion que si l'accouchement sans complication peut se produire à la maison dans des conditions traditionnelles, l'accouchement à problèmes doit être évacué, les « *savoirs populaires en matière d'obstétrique* » étant fort limités d'un point de vue biomédical. Malheureusement, constatent-ils sur le terrain dans le cas du Niger, partout l'évacuation est dramatique pour les villages isolés et éloignés des routes et des dispensaires. Aussi, toujours d'après eux, les décennies de formation de matrones par des projets ont produit peu d'effets : seule leur éventuelle participation aux décisions d'évacuation peut être créditée d'efficacité. Malheureusement, ces évacuations vers des dispensaires ruraux sont loin de régler les facteurs de mortalité maternelle : personnel de santé insuffisamment formé et dépourvu du minimum de matériel obstétrical. Ils soutiennent que

> *« sur ces diverses questions, l'étude socio-anthropologique n'apporte sans doute pas de révélations, mais elle renforce cependant, ou confirme, les hypothèses et les propositions de divers spécialistes de santé publique ou d'obstétrique. Tout le problème est le passage à l'acte en matière de politique de santé nationale ou de coopération internationale, qui est loin d'être fait »* (Olivier de Sardan & Souley, 2006).

Cette étude sur les services de santé, à cheval entre la santé publique et la socio-anthropologie, fait bien la transition vers une série de nombreux autres travaux qui expliquent de façon empirique les raisons profondes des échecs de l'application des différentes réflexions des organisations internationales dans les services de santé. Bien avant 2003, lors d'études de terrain au Burkina Faso et au Cameroun, il est ressorti qu'il manquait à l'appareil biomédical de soins maternels une qualité qui passe par *« un paquet minimum consensuel de soins obstétricaux qui garantisse à la fois l'efficacité clinique et la satisfaction des clients »* (Beninguisse, 2003). Cette remarque rejoint celle de Graham, Bell & Bullough (2001) sur ce que doit être l'environnement obstétrical médical pour favoriser la rhétorique de l'assistance qualifiée, celle-ci souffrant déjà assez du manque de ressources humaines qualifiées dans les services de maternité. Au-delà de la qualité technique, les qualités interpersonnelles et les attitudes des professionnels sont très ou plus importantes dans l'accessibilité et l'efficacité des soins maternels. Ces qualités font malheureusement défaut dans les services de santé en général (Jaffré & Olivier de Sardan, 2003). Le travail en maternité requiert une très grande attention, car des situations, a priori banales, comme « *l'absence d'un agent d'entretien, la défaillance d'une machine, un geste médical oublié ou négligé* », peuvent faire mourir, comme le souligne le Pr Christiane Welffens-Ekra, présidente de la Société africaine de gynéco-obstétrique, dans l'avant-propos de *La bataille des femmes* (Jaffré, Diallo, Vasseur & Grenier-Torres, 2009, p. 4). Ces causes, et bien d'autres plus simples, sont liées *« à divers ensembles, comme l'organisation des soins, la coordination entre les services hospitaliers, le respect d'une éthique professionnelle »*. Et les auteurs soulignent que « … *force est de constater que ces actions – impliquant une continuité dans les décisions et leur mise en œuvre concrète (gardes assurées, cohérence des références, disponibilités des produits, etc.) ne sont que trop rarement effectuées »*. Les situations rapportées dans les cas vécus sont difficiles à imaginer, amenant parfois le lecteur à fermer le livre pour s'éviter larmes ou colère, la vie humaine étant parfois prise moins au sérieux que la poubelle. Des exemples concrets de faits émouvants dans l'expérience des femmes maliennes en quête de soins en maternité médicale ont été rapportés (Diarra, 2010).

La situation des décès maternels dans les maternités des pays en développement observée actuellement est comparable à celle des hôtels-Dieu européens entre le XIVe et le XIXe siècle. Dans un article sur le cas spécifique de l'hôtel-Dieu de Marseille, en France, le bulletin de la Société d'Anthropologie de Paris montre que la fièvre puerpérale a causé pendant des siècles de nombreux décès maternels dans les maternités en France, en Angleterre, en Allemagne, etc., sans que l'étiologie soit bien posée. Citant Lorain, qui a travaillé en 1869 sur la mortalité en couches des femmes en France, les auteurs affirment que *« la fièvre puerpérale trouve dans la promiscuité hospitalière un terrain favorable : les maternités sont des foyers de mort »*. D'après cet article, c'est le Hongrois Semmelweis qui va constater,

> *« qu'il mourait trois fois plus de femmes dans la division où œuvraient les médecins que dans celle où l'on trouvait seulement des sages-femmes. Il comprit que la transmission se faisait lors de touchers vaginaux effectués à main nue par des médecins sortant de salles d'autopsie ; il pensait que la maladie se transmettait par l'intermédiaire de particules putréfiées. […] Après que Semmelweis eut réussi à obtenir que les médecins se désinfectent les mains, la fréquence des décès causés par la fièvre puerpérale tomba de 18 à 1 % à l'hôpital de Vienne. Avant la découverte de Semmelweis, […] la mortalité maternelle variait entre 5 et 20% selon les populations. Dans certains petits hôpitaux où régnait un manque d'hygiène notable, la fièvre puerpérale pouvait atteindre jusqu'à 2 femmes sur 3. Ainsi, à l'hôtel-Dieu de Marseille jusqu'en 1813, les femmes accouchaient dans les salles communes. À partir de 1813, on en fit un service distinct »* (Boetsch, Rabino-Massa & Bello, 1998).

Les sages-femmes ont beaucoup contribué à la baisse de la mortalité maternelle en Occident par leur savoir et leur savoir-faire. C'est aussi le constat fait par Scarlett Beauvalet-Boutouyrie en Normandie rurale et urbaine dans la seconde moitié du XVIIIe siècle, avec la baisse totale des décès suite à la formation des accoucheuses intervenues à partir de 1777 dans certaines paroisses. L'auteure rappelle la correspondance de l'intendant de la Haute-Normandie aux élections de sa généralité, montrant sa préoccupation pour le sort des accouchées.

> *« De tous les arts dont l'exercice peut concourir au bien-être de l'humanité, il n'en est peut-être aucun qui présente des vues plus importantes que celui des accouchements… Malheureusement, un grand nombre de personnes qui se livrent à la pratique des accouchements, conduits par une routine aveugle, immolent tous les jours des victimes à leur ignorance »* (Beauvalet-Boutouyrie, 1994).

Toujours avec la Normandie comme espace social, Marie-France Morel est revenue sur l'ouvrage de Jacques Gélis, faisant l'éloge des chirurgiens-accoucheurs de cette même époque en France. Dans cet ouvrage, Jacques Gélis aurait fait mention du *Traité des accouchements* de G. Mauquest de la Motte, un chirurgien réputé en Normandie à une époque de grande mortalité maternelle (Morel, 1991). C'est ce que démontre Marion Carayol qui, après avoir rappelé l'histoire de cette profession en France, en affirme le rôle capital dans la périnatalité (Carayol, 2004). Mais contrairement à tous ces éloges de la sage-femme et du chirurgien dans l'Occident des XVIIIe et XIXe siècles, les professionnels de la santé n'ont pas toujours eu bonne presse dans la littérature des sciences sociales.

Dans un article publié dans *Sciences sociales et santé,* Yannick Jaffré et Alain Prual remarquent que la profession de sage-femme est récente en Afrique, et que jusqu'en 1991, le Niger n'en comptait que 270. Ces sages-femmes étaient en conflit d'identité entre leurs *« identités professionnelle et sociale »*. Ce conflit s'observe dans le discours et les pratiques et pose de sérieuses difficultés dans les rapports avec les gestantes et les parturientes (Jaffré & Prual, 1993). C'est ce que confirment aussi en 2004 les travaux du Lasdel sur la maternité Issaka Gobé de Niamey, où *« les processus de décision et de gestion du fonctionnement quotidien ne se caractérisent pas par une culture de responsabilité, de comptes à rendre, d'obligation de résultat. La place de l'usager est problématique »* (Souley & Adamou, 2004). Au Niger, cette tension entre soignantes et femmes a été de nouveau observée en 2006 (Olivier de Sardan & Souley, 2006). Elle a été caractérisée par Hadiza Moussa dans son article au titre éloquent : « Devoir de soigner, droit d'exercer la violence ». Elle parle d'une violence qui

> *« ne s'appréhende pas sur le terrain judiciaire. Pour cela, elle interpelle moins le public ; mais il n'en demeure pas moins vrai qu'elle est souterraine et sournoise. On peut à ce titre la qualifier de "violence discrète", "violence occulte" ou "violence passive". Quelle que soit l'acception que l'on retiendra ici, il s'agit d'une violence "privée", généralement sous-estimée, donc banalisée, acceptée et même légitimée. Les rapports qu'entretiennent en général les patients et leurs soignants reposent quasi exclusivement sur cette forme de violence et cela est surtout vrai lorsque l'on se situe dans le contexte des centres des soins maternels et infantiles (PMI et maternités) »* (Moussa, 2007).

La même année, Aïssa Diarra remet en cause la dimension communautaire de la mortalité maternelle en précisant que

> *« les analyses, découlant de nombreuses recherches récentes, montrent que les causes de la persistance de ces taux élevés de mortalité maternelle ne sont plus uniquement attribuées aux populations – qui étaient jusque-là considérées comme seules responsables des échecs parce qu'ignorantes et faisant fi des recommandations émanant des politiques sanitaires – mais aussi à l'offre publique de santé »* (Diarra, 2007).

Cette offre publique de santé, dont Yannick Jaffré a décrit la face cachée par l'expression *« pour de vrai »*, pour y rapporter les différentes dimensions du soin où les interactions entre soignants et soignés sont toujours difficiles, traduit les modèles sociaux du vécu quotidien dans les capitales africaines comme Dakar, Bamako et Niamey (Jaffré, 2006). Les mêmes constats ont été faits dans les maternités en pays anglophones, notamment au Ghana, où des partenaires font savoir que

> *« fewer than half of all women in Ghana give birth in hospital attended by a trained midwife. Some women choose not to give birth in a hospital because of fear of being treated badly by staff. Training health workers to better understand and respond to the needs of pregnant mothers is essential if women are to seek safe and effective maternal care »* (Id.L 21 Health Highlights 23, 2008).

Ces travaux mettant en exergue les compétences techniques et humaines des professionnels de l'obstétrique, comme on le voit très bien avec ce dernier article de Jaffré, pose aussi le problème des politiques sanitaires. De nombreux dysfonctionnements des services de santé s'expliquent par l'absence de politiques sanitaires claires ou par leurs problèmes d'application. Sur cette dimension, le droit a apporté des contributions non négligeables, surtout dans le contexte de la mise en place des normes internationales et nationales.

2.3. Droit et sources humanitaires[8]

Avant toute aventure scientifique sur l'état et l'évolution de la santé des populations, il faut d'abord chercher à comprendre les obligations de l'Etat envers la santé des citoyens. En effet, la santé est reconnue depuis 1948 comme un droit humain que les Etats qui respectent les droits de l'Homme doivent reconnaître, promouvoir et protéger. C'est ce que l'Etat béninois de l'ère démocratique a fait par la loi 90-032 du 11 décembre 1990 portant Constitution de la République du Bénin. Cette loi reconnaît expressément le droit à la sécurité ou à la protection sociale. En son article 8, elle dispose que

> *« la personne humaine est inviolable. L'État a l'obligation de la respecter et de la protéger. Il lui garantit un plein épanouissement. À cet effet, il assure à ses citoyens l'égal accès à la santé, à l'éducation, à la culture, à l'information, à la formation professionnelle et à l'emploi ».*

La santé des mères étant directement rattachée à celle des femmes, celle-ci a évolué dans le temps après les grands rendez-vous internationaux consécutifs à la Déclaration universelle des droits de l'Homme. La Convention internationale sur les droits civils et politiques de 1966, la Convention internationale sur les droits économiques, sociaux et culturels la même année, la Convention sur toutes les formes de discrimination contre les femmes de 1981, la Conférence internationale sur la population et le développement de 1994 et la quatrième Conférence mondiale sur les femmes de Beijing en 1995 ont toutes mis l'accent sur les droits de la femme, ces droits contribuant à sa santé, précisant que la santé « *est un état complet de bien-être physique et social, et ne signifie pas absence de maladie ou d'infirmité* », comme l'indique la constitution de l'OMS. Selon la plateforme d'action adoptée à cette conférence de Beijing, la santé des femmes a été définie comme impliquant « *leur bien-être émotionnel, social et physique et elle est déterminée par le contexte social, politique et économique de leurs vies, de même que par le facteur biologique* » (Kismodi, 2008). Partant de cette considération et des différents textes de l'OMS, Kismodi a identifié plusieurs droits associés à la santé des femmes :

- le droit de vivre et de survivre ;
- le droit à la liberté et à la sécurité de la personne ;
- le droit de non-discrimination ;
- le droit de ne pas subir un traitement inhumain et dégradant ;

[8] *Les organisations humanitaires ne sont souvent pas scientifiques dans leurs positions, et il n'est peut-être pas judicieux de les citer dans un travail de thèse. Mais leur implication sur la question des droits de la femme dans des situations d'urgence m'impose d'en citer quelques-unes, dont Médecins sans frontières Belgique, sans pour autant cautionner aveuglement les déclarations faites.*

- le droit à la santé ;
- le droit de bénéficier des avantages du progrès scientifique ;
- le droit à la vie privée et à la confidentialité,
- le droit à l'information et à l'éducation ;
- le droit de se marier et de fonder une famille ;
- le droit à la protection de la maternité ;
- le droit de décider du nombre de ses enfants et de l'espacement de leurs naissances.

Cette affirmation et cette proclamation des droits de la santé des femmes se manifestent déjà très fortement dans le mot introductif que Ban Ki-Moon, le Secrétaire général des Nations unies, a fait au rapport sur la santé 2007 du Fnuap. En effet, pour lui,

> *« l'expérience faite dans le monde entier nous a enseigné que nous ne pouvons atteindre les objectifs pour lesquels l'Onu a été fondée, tels que le respect des droits humains, la paix et la sécurité, et l'amélioration des niveaux de vie, à moins d'investir dans les femmes. Et pourtant, le potentiel des femmes demeure compromis par la violence sexiste, la discrimination et des taux élevés de mortalité maternelle »* (Fnuap, 2008).

C'est une position politique qui explique, depuis déjà bien longtemps avant ce discours du Secrétaire général des Nations unies, certaines actions programmatiques de l'institution. En 2006, le Fnuap écrivait déjà :

> *« il est impératif de garantir l'accès à l'information, aux services et aux produits de planification familiale pour protéger la santé et le bien-être des femmes, des familles et de la société prise dans son entier. Si le développement économique, les droits humains et la santé dans le monde sont enracinés dans la planification familiale, l'ancrage est pourtant souvent ignoré »* (Path & Fnuap, 2006).

Ces droits s'interpénètrent ; leur violation et leur non-protection forment la trame des causes directes et indirectes de la mortalité des femmes dans les pays en développement. L'évaluation de la santé des mères tente parfois d'intégrer ce discours, surtout dans les domaines du droit à la santé et de la santé génésique. Elle véhicule du côté des agences internationales les concepts de santé en matière de reproduction, de santé sexuelle et de droits afférents à ces deux concepts. Ces agences considèrent que l'émancipation des femmes va améliorer leur santé en matière de sexualité et de reproduction. Mais les sciences sociales n'abordent pas expressément le problème sous l'angle du droit.

Le constat de l'inefficacité des politiques sanitaires maternelles est de nouveau fait au Ghana, où la suppression des frais liés aux soins prénataux et à l'accouchement a certes amélioré sensiblement l'utilisation des services, mais sans en améliorer la qualité. N'ayant pas pu influencer les barrières géographiques, sociales et culturelles, cette utilisation des services n'a pas été durable (Impact, 2007). Cette remarque est tout de même quelque peu contraire aux remarques faites par Médecins sans frontières Belgique dans quelques pays africains. Cette

ONG fait observer que la politique de Bamako, en mettant en avant le financement et la participation communautaire, n'a pas apporté d'amélioration aux systèmes de santé. Elle a au contraire favorisé une déresponsabilisation de l'Etat, des effets pervers en termes de qualité de soins du fait de l'exclusion des pauvres, l'affaiblissement du pouvoir de la communauté, le rationnement – et non la rationalisation – du système. L'ONG estime que si avec cette politique, le système de santé s'est amélioré, c'est seulement pour une tranche de la population : celle des riches (MSF Belgique, 2008). Elle rapporte les cas du Burundi, de l'Ouganda, de la Zambie, du Ghana, du Niger, du Libéria, du Népal et de bien d'autres pays appuyés par des organismes comme la Coopération britannique ou la Banque mondiale. La politique de suppression des frais de soins est intervenue dans plusieurs pays, suite aux constats de l'exclusion des pauvres des soins nécessaires, donc de l'inégalité et de l'iniquité dans l'accès aux soins.

Au Bénin, depuis avril 2008, la césarienne est gratuite ; l'annonce en a été faite par le Secrétaire général du gouvernement le 13 avril 2008 en ces termes : « *A l'analyse de la situation, il est apparu que la césarienne a un coût direct élevé qui est de 126 128 Fcfa*[9] *en moyenne dans notre pays, montant qui n'est souvent pas à la portée des plus pauvres et est source de dérives dans certains hôpitaux et de désagréments pour les familles* ». Une telle décision des Etats vient en réponse à des études de santé publique et de sciences sociales, en général sur l'équité d'accès aux soins, études qui mettent en avant l'exclusion des pauvres, pour la plupart des femmes, dans l'accès aux différents soins (Ridde, 2004). Ce chercheur conclut son travail sur la nécessité de faire des études socio-anthropologiques, précisément sur les acteurs des politiques sanitaires sans lesquels, dit-il, aucune politique ne saurait atteindre ses objectifs. L'ethnologie et l'anthropologie ont une histoire de production très riche et très variée sur la maternité en général et sur la grossesse et l'accouchement.

2.4. Ethnologie et anthropologie

L'ethnologie et l'anthropologie de la maternité comme pratique de l'enfantement, sinon de la grossesse et de l'accouchement, ne sont ni seulement africanistes, ni seulement relatives au XIXe siècle, comme on peut le croire en consultant la littérature coloniale et post-coloniale. L'anthropologie n'est ni jeune ni intruse dans la santé de la femme en général. Il semble qu'

> « *en matière de planning familial, les anthropologues furent parmi les premiers à critiquer de façon constructive les programmes mis en place, à défendre l'idée que le planning ne se limite pas à la contraception, et à aborder la question du rôle et du statut des femmes et du genre, ainsi que celle du pouvoir et de la domination* » (Kendall, 2009 : 163).

Il existe des sources sur les pratiques rituelles liées à la grossesse et à l'accouchement et sur la maternité en Europe, en Asie et dans le reste du monde depuis au moins le Moyen Âge. Mireille Laget, dans un article sur *La naissance aux*

[9] *126 128 Fcfa équivalent à environ 160 euros.*

siècles classiques, fait remarquer que dans l'histoire de la France, l'enfantement n'a pas toujours été une heureuse circonstance vécue par la femme.

« Les femmes françaises, sous Louis XIV[10] *ou sous Louis XV, ne connaissent cette fierté que d'une manière passagère ou diffuse lorsque la vie n'est pas trop dure ou l'organisme trop usé. La grossesse est mal connue et généralement mal vécue. Dans les manuels consacrés aux femmes grosses et accouchées, la femme qui attend un enfant est considérée comme une malade. La « génération » et la période de gestation tiennent peu de place dans quelques pages au plus »* (Laget, 1977).

Mireille Laget peint si étonnamment le tableau de la maternité de l'époque que nous préférons lui laisser la parole :

« La femme ne sait rien d'elle-même et ne veut rien savoir. Nous touchons au cœur de l'ignorance et du blocage psychologique millénaire qui empêchent toute contraception réaliste. Dans cette société imprégnée d'esprit religieux, les familles nombreuses sont bénédiction du ciel, et l'espacement des naissances paraît suspect. Nul doute que plus d'un curé ait cherché à connaître l'intimité des familles où la mère ne conçoit plus. Toute pratique contraceptive pendant des siècles est un " funeste secret " qui engendre la culpabilité du couple. [...] Mais dans la masse des familles anonymes la femme est incapable de dissocier accouplement et " génération ". Elle est en deçà de l'ignorance dans le domaine de l' " impensabilité ". Elle est soumise, " illettrée et durement traitée " en Languedoc comme ailleurs, vraisemblablement surchargée de maternités multiples et parfois d'allaitement mercenaire, méprisée elle est indigente. Elle vit l'attente dans l'épuisement ou l'angoisse. J'entends par épuisement des grossesses et des avortements répétés à une ou deux années d'intervalle, et l'angoisse des femmes qui sont enceintes hors des normes sociales. La femme de la quarantaine n'a pu éviter dix ou douze grossesses même par mariage tardif ou continence. En fin de cycle fécond, elle est au seuil de la vieillesse, elle garde souvent les incurables séquelles des accouchements mal dirigés. Quant aux femmes dont l'enfant est illégitime, la réprobation sociale en fait des êtres traqués cherchant à masquer leur grossesse ou " tuer leur fruit ". Servantes séduites par leur maître, filles enceintes de passagers ou de soldats, rarement consentantes mais toujours accusées, elles apparaissent de plus en plus nombreuses au XVIIIe siècle dans les listes des registres paroissiaux. La famille les rejette. L'opinion publique les condamne, les oblige à se démasquer par tous les moyens juridiques ou psychologiques : déclaration de grossesse publiée au prône (peu respectée surtout à la campagne), aveu du nom du père, extorqué lors des « grandes douleurs », dépositions des sages-femmes et des accoucheurs » (Laget, 1977 : 962-963).

A travers cette citation, il est clair – et on peut le soutenir sans forcément relever de l'évolutionnisme – que les femmes françaises, ou même en général occidentales, aujourd'hui totalement émancipées en matière de sexualité et de reproduction, ont vécu il y a environ quatre siècles des situations assez semblables à celles que la plupart des femmes des pays en développement vivent encore

[10] *Né le 5 septembre 1638, Louis-Dieudonné dit Louis quatorzième, puis Louis XIV, est roi de France de 1643 à 1715, date de sa mort.*

aujourd'hui. Les faits sociaux maternels dont parlent Laget sont certainement aussi les mêmes que décrit Forbes et dont a parlé Nicole Belmont dans le bref compte-rendu qu'elle a fait de son ouvrage publié en 1966 sous le titre *The midwife and the witch* à la Yale University Press de Londres et New Haven (Belmont, 1968). D'après elle, Forbes retrace dans son ouvrage les coutumes et les croyances de l'Antiquité, de la médecine arabe, du Moyen Âge, de la Renaissance et de l'époque actuelle. Il situe la superstition dans des temps assez reculés. Sur cette question de la superstition et en prenant l'exemple de la Turquie, Michèle Nicolas, cité par Aubin, cite de nombreuses

> *« pratiques dont la superstition et la truculence villageoises entourent à la fois la stérilité, particulièrement frappée de réprobation, et l'avortement, le déroulement de la grossesse, l'accouchement, les premiers soins au nouveau-né, sa protection contre le mauvais œil et son allaitement »* (Aubin, 1973).

Dans cette culture, le remède contre la stérilité était à cette époque le pèlerinage. C'est autour d'interdits et d'exigences alimentaires et comportementaux que se structurent ce que cet auteur appelle la « superstition ». En Asie, en Afrique et dans certaines contrées des autres continents, l'ethnologie et l'anthropologie rapportent toujours des faits symboliques et religieux non scientifiques sur la grossesse et l'accouchement, présentant des pratiques sociales relatives à des segments de la société (Bonifacy, 1907; Lestrange & Passot-Guevara, 1981 ; Rivière, 1981 ; Fainzang, 1986, Villeneuve, 1937 ; Bronislaw, 1909 ; etc). Tous ces auteurs, chacun sur son terrain physique et social, ont montré que chaque groupe social a son rapport à la maternité et à ses composantes que sont la grossesse et l'accouchement. Un exemple très parlant est celui des Guilaks de l'île de Sakhaline, en Russie extrême-orientale, chez lesquels

> *« l'accouchement est considéré comme un acte impur. Il ne peut de ce fait avoir lieu dans la maison au foyer domestique. Ainsi, quelle que soit la rigueur de la saison, on conduit la parturiente dans une tente arrangée spécialement pour elle à proximité de la maison. On installe cette tente parmi les arbustes qui servent de cabinet d'aisance aux femmes guilaks, et ceci déjà indique suffisamment combien peu de considération les Guilaks ont pour l'acte de l'accouchement. Aucun homme n'approche jamais cet endroit, dont l'accès est défendu même aux petits garçons. On les prévient que s'ils mettaient les pieds sur des traces de sang de femme, ils contracteraient une maladie spéciale « taremyud », sorte de paralysie, dont on meurt »* (Bronislaw, 1909).

Les rapports de différentes sociétés à la maternité sont tantôt les mêmes, tantôt même assez contradictoires. Chaque société fait intervenir un ensemble assez contrasté d'acteurs « au service » de la maternité.

Au demeurant, toute cette littérature met en évidence deux types d'accusés pour expliquer la MM : d'une part, les professionnels, qui manquent des compétences et des bonnes attitudes à l'intérieur de politiques sanitaires peu viables et inadaptées, et d'autre part une communauté enchaînée par des structures mentales cognitives et normatives scientifiquement éloignées du réel dans le nouveau cadre d'offre de santé. On se trouve dans un dispositif de soins qui semble ne satisfaire ni le soignant ni le soigné. Il est donc important d'interroger le contexte général d'offre et de demande des soins gynéco-obstétricaux. Les facteurs à considérer sont à la fois techniques et politiques (y compris culturels), comme la pression politique engagée par une population sensibilisée au problème, des professionnels de santé fortement impliqués, responsabilisés et bénéficiant de conditions politiques et culturelles favorables, et l'engagement de l'Etat en matière d'investissement et de législation en santé maternelle.

3. Une approche méthodologique essentiellement qualitative

3.1. Questions de recherche

Les interrogations suscitées par les cas rapportés posent à première vue le problème de fonctionnement des normes et de l'éthique dans les maternités. Les normes professionnelles en matière de santé commencent à être inculquées depuis les lieux de formation. Cette socialisation se poursuit dans le milieu de travail. Mais sur le terrain professionnel, l'agent est confronté à plusieurs types de normes, celles apprises théoriquement, et celles vécues dans le cadre opératoire. On constate de nombreux problèmes de délivrance de services de santé maternelle malgré la richesse des partenaires et les moyens d'intervention dans le secteur de la santé d'une part, et la décentralisation de l'administration générale et du secteur de la santé à travers la politique de la zone sanitaire d'autre part. Des politiques au niveau national et local ont été montées et appliquées pour réduire les problèmes de prise en charge des femmes dans les soins de la grossesse, de l'accouchement et du post-partum. Mais malgré ces politiques, les femmes sont toujours confrontées à d'énormes difficultés, comme le révèlent les récits rapportés dans les paragraphes précédents. Cette recherche vise à répondre à la question fondamentale de savoir comment ces politiques publiques normatives sont élaborées et traduites en actions concrètes au quotidien dans les consultations prénatales, les accouchements et les consultations postnatales. En d'autres termes, comment expliquer les nombreux écarts dans le respect des normes liées à la gestion de l'enfantement malgré les ressources plurielles, matérielles et immatérielles, que fournissent l'Etat, ses partenaires et les usagers des soins de santé dans la zone sanitaire de Tanguiéta ? Comment se négocie la rencontre entre les soignants des maternités d'une part, et les femmes et leurs piliers sociaux d'autre part ? Comment se négocie le dialogue entre ces deux groupes dans la fourniture des soins obstétricaux, comme par exemple la référence pour le cas des soins d'urgence obstétricale ?

Ces questions orientent vers quelques pistes de recherche, dont deux ont principalement fait l'objet du dispositif méthodologique avant d'être en permanence revisitées en fonction des matériaux progressivement obtenus et interprétés suivant ce qu'on appelle les modèles interprétatifs issus du terrain (Olivier de Sardan, 2010).

3.2. Premières pistes de recherche

La première piste situe le problème dans la capacité de l'Etat, suivant ses dimensions nationale et locale, à mesurer les problèmes de santé qui se posent et à prendre des décisions techniques opérationnelles dans la planification sanitaire. A y regarder de plus près, il semble que l'Etat est assez dépendant d'acteurs et de mouvements internationaux qui véhiculent des modes d'actions de développement, même dans le secteur de la santé. Ainsi, les problèmes sont le plus souvent traités en tant qu'objets politiques mobilisant de grands enjeux au détriment de réels objectifs de santé des populations. En ce qui concerne la santé maternelle, les politiques semblent satisfaire à cette condition tant au niveau national que local. Ce qui favorise leur inapplicabilité et l'ineffectivité des normes qu'elles proposent.

La deuxième piste situe le problème dans la configuration et le fonctionnement des acteurs locaux chargés de recevoir, de concevoir et de piloter, en relation verticale et horizontale, les politiques sanitaires publiques, en l'occurrence les gestionnaires de la zone sanitaire. Ces derniers, ainsi que les soignants et l'ensemble des autres acteurs éloignés des soins réels, mais directement impliqués dans la planification, rencontrent des problèmes de coordination de l'action. Ils rencontrent aussi le problème de traduction matérielle de la planification sanitaire dans les espaces de soins. Les efforts de planification sanitaire en vue de l'amélioration de la santé maternelle n'ont pas encore totalement transformé les subjectivités des soignants et des soignés pour réaliser une institution médicale et sociale objective et capable d'offrir une bonne prise en charge de la grossesse et de l'accouchement. Le dialogue entre les professionnels et les populations usagères des maternités au quotidien, et même entre les différents ordres d'agents soignants, n'est pas toujours au bénéfice d'un travail de soins accessible et efficace. Ce dialogue souffre encore des conflits de normes entre les professionnels dans les maternités de base et les usagers, limitant l'efficacité des services et la construction d'une image médicale favorable de la maternité. Ces conflits de normes peuvent se traduire dans un travail médical et paramédical porteur de tensions internes et externes et générateur de dysfonctionnements au quotidien. Ces dysfonctionnements et les tensions qu'ils génèrent sont à rechercher dans la capacité de l'Etat à réguler l'ensemble des institutions qu'il met en place pour gouverner les services de santé ou plus précisément la maternité. Avec ces questions et ces pistes de recherche, nous nous situons dans la socio-anthropologie politique de l'action publique en santé.

4. Perspectives théoriques, méthodes et écueils de terrain

La littérature recensée dans la section précédente a permis de faire un choix entre plusieurs perspectives théoriques. Une perspective influence à coup sûr le choix méthodologique. Nous avons choisi d'assembler notre matériau par du matériel qualitatif et de le traiter au travers de deux concepts : la gouvernementalité au sens foucaldien et au sens plus large du pouvoir dans ses rapports avec le savoir et les normes sociétales et professionnelles d'une part, et l'habitus au sens bourdieusien comme structure, structuration, moyen de perception, de conception et de mise en rapport d'autre part.

4.1. Pistes théoriques d'analyse de l'objet

La question de la perspective théorique dans laquelle doit s'intégrer la recherche pour sa thèse provoque très souvent une crise chez le jeune chercheur. Tiraillés entre les grands courants classiques, sociologiques et anthropologiques, malmenés par l'ambition de devenir célèbres comme Durkheim, Mauss ou Weber, les encadreurs de la thèse, les doctorants en sociologie/anthropologie se précipitent vers des théories classiques comme le structuralisme, le fonctionnalisme, l'interactionnisme, le systémisme ou leurs différents dérivés.

Dès que je me suis décidé à travailler sur la délivrance des soins médicaux aux femmes, je me suis mis à chercher le courant théorique qui allait guider mon analyse théorico-empirique. Je me souviens très bien qu'à une de mes présentations d'état d'avancement, j'ai proposé à mon promoteur, avec orgueil, d'analyser mon corpus sous l'angle de la sociologie politique de Luc Boltanski. Et lui de me demander : « *Mais que vient faire Boltanski en Afrique ?* ». Cette question m'a troublé pendant quelques jours, et m'a amené à reconsidérer le recours aux théories interprétatives. Parfois, je me suis mis à lire les ouvrages de synthèse sur les courants sociologiques et anthropologiques pour découvrir celui qui se prêterait le mieux à mon terrain et à mon objet. Mais j'allais de confusion en bouleversement, de peur en angoisse et de lueur en obscurité. J'ai décidé un jour de sortir de cet engourdissement en me disant tout simplement que ce n'est pas la théorie qui génère le terrain, mais bien le contraire. Du moins, je choisis de « faire » mon terrain et de laisser parler le corpus au moyen de mon inconscient savoir théorique en sciences humaines et sociales. Je pensais à un moment donné avoir pris une décision originale, mais j'ai découvert, peut-être tardivement pour ma carrière, que j'étais plus ou moins dans une posture théorique bien connue : la *grounded theory*, développée par Barney Glaser et Anselm Strauss depuis 1967 dans l'ouvrage *The Discovery of Grounded Theory : Strategies for Qualitative Research*, une approche reprise par Jean-Pierre Olivier de Sardan à travers les « modèles interprétatifs issus du terrain » dans son récent ouvrage méthodologique (Olivier de Sardan, 2009, p. 61, et Beaudevin, 2010). Avec des références comme Quivy & Campenhoudt, 1995 ; Paillé & Mucchielli, 2008 ; Olivier de Sardan, 2010 et 2008 ; Bardin, 1977 ; etc., j'allais automatiquement à la recherche d'hypothèses et de concepts opératoires me permettant de définir les variables, les indicateurs et les dimensions de mon objet d'étude. Mais il fallait d'abord trouver et circonscrire cet objet à l'intérieur de la question plus large et plus vague de la santé maternelle. Sur le chemin des hypothèses, je me trouvais aux prises avec la perspective explicative où je cherchais à créer du sens aux actes que je recensais, plutôt que de le découvrir. Au départ, j'étais réellement pressé de trouver une interprétation socio-anthropologique aux moindres actes et à la moindre parole que je recensais sur le terrain. Mais face à l'angoisse pemanente de ne pas toujours réussir à théoriser rapidement, j'ai fini par me dire que je devais d'abord trouver les faits, et réussir à les relater dans leur enchaînement quotidien avant de tenter leur compréhension dans les régularités éventuelles qui les font se reproduire.

Malgré cette option, je n'ai pas hésité à profiter de mon histoire personnelle de formation de chercheur en sciences sociales et en planification sanitaire au cours de laquelle j'ai eu des admirations pour certains corpus théoriques.

A l'occasion d'un contrat de travail à l'Institut de recherche pour le développement (IRD) à Cotonou, j'ai contribué à l'exécution d'un programme de recherche en « anthropologie des traitements néo-traditionnels du sida en Afrique de l'Ouest : Bénin, Burkina Faso et Sénégal », un projet financé par l'Agence nationale de recherche sur le sida et les hépatites virales (ANRS), Sidaction et le ministère français de la Recherche. Dans cette équipe, qui comptait des chercheurs aboutis comme Alice Desclaux, Bernard Taverne, Marc Egrot, Emmanuelle Simon, j'ai développé ma posture de chercheur en sciences sociales tant dans la position théorique que dans le rapport au terrain. J'avais aussi commencé à faire des enquêtes avec l'antenne béninoise du Lasdel, notamment sur le programme « L'Etat local, la gouvernance quotidienne et les réformes du service public dans quatre pays africains ».

Ces deux expériences m'ont conduit aux problématiques scientifiques et théoriques de deux grandes écoles de la socio-anthropologie contemporaine présentes sur les terrains africains, à savoir l'Association euro-africaine d'anthropologie et de développement (Apad) et l'Anthropologie médicale appliquée au développement et à la santé (Amades). Ces deux grands laboratoires portent une anthropologie et une socio-anthropologie qui rompent avec la tradition ethnographique pure pour tenter de se positionner en médiation entre l'Etat (à travers les services publics) et les partenaires avant-gardistes du développement d'une part, et les communautés ou usagers des services supposés bénéficier du développement d'autre part. C'est donc bien le lieu d'une anthropologie d'expertise soucieuse de contribuer à l'amélioration de la qualité de l'offre de services de développement en général, et de santé en particulier. Cette posture semble bien aller avec mon hybridisme professionnel né de ma formation en gestionnaire des programmes de santé, avec quelques années d'expérience de terrain, et de celle d'anthropologue en formation, avec mes travaux de maîtrise, de DEA et de master 2 Recherche.

Au cours de ma revue de littérature, des auteurs ont retenu mon attention par rapport à la solidité scientifique de leurs apports théoriques dans le traitement des questions comme l'action publique, les pouvoirs et les logiques d'acteurs. Ce sont par exemple Bare, 2001 ; Gaudin, 2004 ; Lascoumes & Le Galès, 2007 ; Lascoumes, 1990 ; Boussaguet, Jacquot & Ravinet, 2006 ; Thoening, 1998 ; Surel, 1998 ; Muller, 2000 ; Sabatier & Schlager, 2000 ; Hall & Taylor, 1997 ; Balme & Brouard, 2005 ; Padioleau, 1982 ; Blundo, 2006 ; Foucault, 2004 ; etc.

Au cœur des travaux de ces auteurs se trouve la question de la gouvernance des actions publiques. Sur la gouvernementalité, une des références fondamentales est l'éditorial des numéros 23 et 24 du bulletin de l'Apad. Georgio Blundo y met en lumière ce concept dans le sens d'« … *une conduite qui agit sur d'autres conduites* » (Blundo, 2006). D'après l'auteur, cette conception foucaldienne est assez empirique. Pour lui, elle se prête bien à la socio-anthropologie politique de la santé maternelle en objet de cette recherche. L'utilisation empirique et théorique de ce concept est présentée par Blundo en ces termes :

> *« Comment les différents acteurs et groupes sociaux (étatiques, para-étatiques, privés, etc.) définissent et règlent les affaires qu'ils conçoivent comme publiques, en d'autres termes comment ils se gouvernent au sens premier du terme (et repris par Foucault […] avec la notion de gouvernementalité) ? Quelles sont les formes institutionnelles et politiques réelles qu'ils mettent en place pour assurer l'offre d'un certain nombre de services publics, dans des domaines concrets comme la santé, l'eau, la gestion des ressources naturelles, la fourniture de l'énergie électrique, l'évacuation des déchets domestiques, les transports, l'enseignement, la sécurité, la justice, l'aide humanitaire ou les projets de développement ? Quels sont les acteurs impliqués dans – ou exclus de – ces processus, selon quels critères d'éligibilité et de légitimité ? Comment sont produites, débattues, transformées, mises en œuvre, contrôlées et évaluées les règles de gestion de ces services ? Quelles formes concrètes prend l'interaction entre usagers et fournisseurs des services ? Comment ces services sont-ils constitués, selon les situations concrètes, en enjeux techniques, économiques ou politiques ? »* (Blundo, 2006).

Foucault a développé le concept de gouvernementalité en 1978 au Collège de France dans son cours intitulé « Sécurité, Territoire, Population » (Foucault, 2004) Il lui donne trois dimensions :

- la première est relative aux institutions, procédures, analyses, réflexions, calculs et tactiques du pouvoir sur une population ;

- la deuxième est ce qu'il nomme le « gouvernement », défini comme la tendance d'un pouvoir à dominer les autres ;

- la troisième est le processus par lequel l'Etat s'adjoint des prérogatives sur la population, à savoir la gouvernementalisation.

Dans le cours intitulé « Etats et gouvernementalité en Afrique », qu'elle donne à l'Université libre de Bruxelles, le Pr Véronique Dimer essaie de rendre plus clair et plus saisissable le concept en question. En effet, elle le voit comme le fait pour l'Etat de surveiller et de contrôler les habitants, les richesses, les comportements pour « *disposer des hommes et des choses* », pour maîtriser les relations entre les hommes aux fins de leur protection et de leur bien-être par des politiques, des normes professionnelles, morales et sociales.

Ce fil conducteur qu'est le concept de gouvernementalité va être mobilisé pour analyser le processus et le résultat de la décentralisation du système de soins par la mise en place des zones sanitaires au Bénin, la naissance et l'application des politiques sanitaires pour la santé maternelle dans celle de Tanguiéta, et les interactions entre les différents acteurs de l'espace de la maternité à l'intérieur de cette zone sanitaire. Il est courant de constater que les recherches à propos des interactions dans la production des soins se limitent aux rapports entre professionnels d'une part (Aïach & Fassin, 1994 ; Chevandier, 1997) et entre soignants et soignés (Diarra, 2007 ; Moussa, 2007) d'autre part. Or, l'univers des soins, et particulièrement celui de l'enfantement, met en interaction bien plus d'acteurs que ceux-là. Et les pratiques observées doivent être analysées dans leurs plus profondes racines, sans verser dans le sentiment quel qu'il soit envers l'un ou l'autre de ces acteurs. Malgré son ancienneté, l'anthropologie symbolique a été d'un recours incontournable pour caractériser au départ l'obstétrique traditionnelle dont le fonctionnement impacte à coup sûr celui des services de santé maternelle. Dans cet environnement théorique ou dans son prolongement sociologique, il a été utile de mettre en perspective les concepts de l'habitus et de la violence symbolique dans l'exploration ou l'interprétation des silences étonnants des femmes face à des problèmes manifestes, tant dans les rapports communautaires que dans les rapports aux soignants. L'habitus a été défini par Bourdieu lui-même comme « structures structurées et structurantes », « intermédiation » dans le sens d'« extériorisation de l'intériorité et intériorisation de l'extériorité ». Le rapport des femmes aux soins traditionnels est une disposition inconsciente en elles, une disposition qui gêne ces femmes pour les soins biomédicaux dans les maternités, mais qui n'en bloque pas définitivement leur appropriation pourvu qu'elles s'y retrouvent avec le temps. Violence symbolique ? Si le décès d'une femme est culturellement un problème pour les vivants, la morbidité et la mortalité maternelle ne retiennent pas l'attention collective, ni dans la société tout court, ni dans la société civile. La grossesse et ses difficultés sont considérés comme normales et naturelles. Les plaintes d'une femme enceinte, si elles ne surviennent que tardivement, ne préoccupent ni son mari, ni sa famille ; c'est la grossesse... La femme doit faire l'effort de vivre seule ses problèmes de grossesse et même de déclarer tardivement le début du travail d'accouchement. En ce sens, les femmes elles-mêmes n'ont pas d'exigence de qualité dans leur prise en charge, se contentant très souvent de la présence d'un personnel quel qu'il soit et de la prescription d'un médicament quel qu'il soit.

4.2. Méthodologie qualitative et outils de recherche

Au fur et à mesure que j'avançais dans ma recherche, la question de la méthode m'éloignait mentalement de la possibilité technique de la conduire. L'imprécision, la croyance à une rigueur absolue, la contextualité de l'approche qualitative en laquelle je croyais et où je m'étais engagé m'amenaient régulièrement à paniquer et à perdre mon fil conducteur. Je suis convaincu depuis très longtemps – je l'ai appris des mathématiques – que les choses sont faciles quand on est sur le bon chemin, quand on a la bonne méthode. Plus j'avais peur de perdre du temps à chercher comment j'allais procéder, plus j'en perdais, me rendant compte régulièrement que je devançais les choses dans l'interprétation et que j'allais obliger mes données à prendre un sens qui n'était pas forcément le leur. La lecture de certains ouvrages récemment publiés sur les services de santé (Beninguisse, 2003 ; Bartoli, 2008 ; Jaffré & Olivier de Sardan,

2003 ; Olivier de Sardan, 2006 ; Jaffré, Diallo, Vasseur, & Grenier-Torres, 2009 ; Hakizimana, 2002 ; etc.) me donnait parfois l'impression que je n'avais plus rien à ajouter aux régularités scientifiques qui y sont établies. Dans cette atmosphère, j'ai quand même réussi à poser le problème de la recherche. Et de ce problème qui n'était pas forcément bien posé, j'ai réussi à sortir des pistes de questionnement. J'allais donc sur mon terrain d'étude pour photographier les faits et collecter les discours en général. La passion du terrain, le bonheur ressenti grâce aux informations que je collectais et la motivation pour le sujet m'ont progressivement amené à faire ce que Husserl appelle « *l'épochè* » (Paillé & Mucchielli, 2008), c'est-à-dire réussir à considérer que je ne comprenais rien de ce qui se passait, que j'allais découvrir et non créer le sens de ce qui se passait dans les maternités. Je me suis donc retrouvé par le fait dans l'approche compréhensive, qui est essentiellement qualitative. Comme Paillé et Muchielli le disent si bien, c'est de l'approche qualitative que se développe la méthodologie qualitative. La recherche a été donc menée suivant l'approche qualitative socio-anthropologique. C'est un essai de socio-anthropologie politique de l'enfantement. Elle a combiné des méthodes et des techniques avec des postures à la fois ethnographiques, sociologiques, anthropologiques et de santé publique. L'approche anthropologique a permis de faire des monographies des techniques et logiques d'accouchement appliquées à des groupes ethniques du territoire de la Pendjari. Partant de ces résultats ethnographiques, elle a consisté à mettre les pratiques en rapport avec l'homme en ressortant, sur le plan contextuel, le rapport à l'accouchement, aux différents types d'accouchement (traditionnel et moderne), aux acteurs biomédicaux et institutionnels et aux politiques. Sans trop y établir de murs, l'approche sociologique de cette étude a concerné les aspects organisationnels et de production des services et leurs relations avec l'environnement socioculturel de l'enfantement. Empruntant à la santé publique et aux sciences de la communication, l'étude a essayé une brève évaluation des politiques sanitaires, notamment de santé maternelle, par une revue historique et géographique, avec un accent sur l'application et les résultats dans la zone sanitaire. Au total, l'approche qualitative en œuvre a procédé à la recension et à l'analyse des documents, à l'observation directe et à l'administration des entretiens individuels semi-directifs conduisant parfois à des récits de cas.

Observation directe

L'hôpital et les maternités des centres de santé sont des cadres d'intervention particulièrement propices à l'observation par le socio-anthropologue. Les salles d'attente des patientes, les salles d'hospitalisation, les salles de consultation, les infrastructures, le langage vestimentaire et verbal des professionnels et des usagers, etc., sont des sources de transformation pour l'usine du socio-anthropologue. Dans les centres de santé de commune (CSC) et les centres de santé d'arrondissement (CSA), il existe des infrastructures et des dispositifs techniques pour accueillir les patientes en consultation et garder en hospitalisation les parturientes et les accouchées. L'attente de leur tour de consultation dans les hangars construits à cet effet dans les maternités est un moment fort précieux d'échanges entre les femmes au sujet de leurs soins reçus ou manqués. Les activités promotionnelles de la santé de la mère et les soins apportés à tous ces niveaux, le comportement des patientes, des gardes, des professionnels, des administratifs, sont observables dans les services de santé. J'y ai passé des séjours à « perdre mon temps » dans le seul but de voir et de mettre en relation les faits que j'observais en rapport à l'objet traité. J'y ai même visité et observé minutieusement des salles d'accouchement de CSA qui ne sont pas dans l'échantillon, comme Kountori, à Cobly, et N'Dahonta, à Tanguiéta. J'ai aussi observé les conditions d'attente de la consultation prénatale à Cobly-centre, à Tanguiéta-centre, à Nodi, à l'HZ de Tanguiéta et à Nanagadé. J'ai surpris plusieurs fois, dans les maternités, des épisodes d'accouchement et de gestion du post-partum. Etant homme et non-soignant, j'ai rarement pu m'introduire dans la salle d'accouchement au pic de l'activité, mais je suis souvent resté dans l'environnement immédiat pour voir la relation entre la garde et les professionnels, entre les professionnels dans la gestion de l'activité, et entre les professionnels et la parturiente. Je suis aussi allé observer les conditions de travail des thérapeutes qui interviennent en matière d'accouchement dystocique dans les centres de santé ou à domicile. De plus, au delà des services de santé, les conditions de grossesse dans les villages, les complications d'accouchement non médicalement assistés, les acteurs et les équipements d'accouchement à domicile sont parfois observables.

Enfin, la vie au quotidien et les rites liés à la grossesse, à la naissance et à la socialisation des Pendjariens ont fait l'objet d'une longue période d'observation et de questionnement dès le début de ma carrière de socio-anthropologue vers la fin des années 90.

Entretiens semi-directifs

Pour une recherche, les données de terrain doivent beaucoup parler, dans la mesure où seule la parole facilite l'imagination ou l'interprétation du chercheur, et donc leur transformation en information scientifique. Garantir cette expression oblige le chercheur à se rapprocher des acteurs pour aller au-delà du verbal, et à avoir les armes pour la contextualisation du matériau. La matérialité et la contextualité des données de terrain se produisent lors de la relation d'enquête (Paillé & Mucchielli, 2008). L'important dans une recherche qualitative réside non dans la quantité des informateurs, mais dans l'exhaustivité des sources et la saturation des données collectées. La production voulue ou non des normes techniques, organisationnelles et sociales de fonctionnement des maternités concernent des acteurs directs (professionnels et usagers) et indirects (politiques et développeurs). C'est pourquoi j'ai opté pour l'interview des personnes-ressources au niveau des structures et des organisations nationales (Cotonou) et départementales (Natitingou). A ce niveau, il s'agissait d'une cinquantaine de personnes politiques, administratives et techniques directement impliquées dans les politiques de santé, plus précisément dans les questions de développement des zones sanitaires ou d'amélioration de la santé maternelle. Au niveau du ministère de la Santé, il s'agissait de la Coordination du Programme d'appui au développement des zones sanitaires (PADZS), de la Direction nationale de la santé de la mère et de l'enfant (DNSME), et de la Coordination nationale du Programme de promotion de la planification familiale (PPPF). Au niveau des agences des Nations unies, il s'agissait de l'OMS, du Programme des Nations unies pour le développement (Pnud) et du Fnuap. J'ai visité la Faculté des sciences de santé (FSS) et la Clinique universitaire de gynécologie-obstétrique pour échanger avec des médecins et des sages-femmes en formation. J'ai enfin discuté avec les cadres de l'Agence béninoise pour le planning familial (ABPF). Dans l'Atakora, j'ai pu visiter des structures de coordination ou d'application de référence et discuter avec les responsables administratifs et techniques. C'est le cas de la Direction départementale de santé (DDS), du Centre hospitalier départemental (CHD), et de l'antenne du PPPF. La DDS a l'avantage d'offrir la possibilité de consulter documents de planification et rapports de missions. Elle fournit aussi l'annuaire statistique sanitaire pour le département. Malgré l'autonomie relative des ZS, la distribution des ressources humaines, matérielles et financières passe par le niveau départemental. La question des effectifs et des profils dans les centres de santé et dans les hôpitaux de zone a été discutée et développée au niveau départemental. Les différents statuts des agents, notamment les contractuels sur les mesures sociales, les contractuels de l'Etat et les agents permanents de l'Etat, sont aussi bien définis à ce niveau. Il faut souligner que certaines informations nécessaires à mon travail ont été difficiles à collecter par moi-même du fait du rapport de dialogue que j'ai et que tout homme aurait avec certains participantes à la recherche, comme par exemple les parturientes, et dans une certaine mesure les femmes enceintes et les accoucheuses. Pour cette raison, les entretiens ont été conduits en deux étapes complémentaires : ceux conduits directement et ceux réalisés par des enquêtrices recrutées.

D'abord, dès le choix du sujet et à travers le processus flou de construction de l'objet de la recherche, j'ai commencé par avoir personnellement des entretiens avec certains acteurs. Je me suis surtout entretenu avec une cinquantaine de professionnels en service dans dix des quinze maternités de la ZST et dans ses projets de santé. J'ai aussi eu des entretiens avec une trentaine d'acteurs de l'obstétrique traditionnelle, notamment les tradipraticiens et les maîtres rituels. Ensuite, j'ai pu rencontrer au moins 15 femmes enceintes et accouchées dans chaque commune de la ZST. Cette opération singulière a été entrecoupée par mes trois premiers voyages en Belgique, de 2008 à 2010. Je me rendais progressivement compte que j'allais devoir passer par d'autres canaux, surtout pour faciliter l'expression des femmes. C'est alors que j'ai constitué une petite équipe de trois chercheuses pour m'accompagner dans l'interrogation et l'observation des femmes enceintes, des parturientes et des accouchées. Il s'agissait de deux étudiantes en sociologie et d'une assistance sociale. Les deux premières avaient déjà participé à des enquêtes de ce genre et avaient pour cela des notions plus qu'élémentaires de la relation d'enquête. Chacune parlait les langues des communautés vers lesquelles elle était envoyée. L'assistance sociale avait une formation en sciences sociales et travaillait déjà sur le terrain en collecte de données. Elle aussi comprenait très bien la langue et connaissait le milieu. Les enquêtrices avaient clairement compris la mission pour laquelle je les avais moi-même formées.

La première est partie pour Douani et Tchoutchoubou, deux villages dépendant des arrondissements de Taïacou et de Tanguiéta-centre. La deuxième est allée à Nanagadé et Siénou, deux villages dépendant des arrondissements de Cobly-centre et Tapoga. Quant à la troisième, elle s'est rendue à Sindori et Mahontica, deux villages dépendant des arrondissements de Nodi et Gouandé. Dans chaque village, l'enquêtrice a eu des entretiens avec des femmes enceintes rurales, des nouvelles accouchées, des sages-femmes/infirmières d'arrondissement et, dans la mesure du possible, les époux des femmes enquêtées. L'arrivée et l'intervention dans les villages suivaient une stratégie en tache d'huile. L'enquêtrice contactait la sage-femme ou l'infirmière de la maternité du CSA pour l'informer de l'enquête. Elle réalisait un entretien avec ladite sage-femme ou infirmière, lui demandait son registre de consultations, y identifiait la liste active des consultantes et des nouvelles accouchées du village, puis réalisait les entretiens en commençant par ces deux catégories, et identifiait, à partir de ces listes, les non-consultantes et autres catégories d'enquêtées. La consigne principale en matière de prise de notes était de consigner systématiquement toutes les réponses données par les enquêtés dans le bloc-notes, sans négliger les informations identitaires et socio-démographiques. Par village, l'enquêtrice s'est entretenue avec 5 gestantes suivies, 3 gestantes non suivies, 3 parturientes sans complication (récits de cas), au moins 2 parturientes référées d'urgence à Saint-Jean de Dieu, ou tout au moins au CSC (récits de cas), 2 accoucheuses traditionnelles et 2 femmes ménopausées ayant eu plusieurs enfants. Au total, chaque enquêtrice s'est entretenue avec 17 femmes par village. Elle devait surtout rapporter des récits « bêtement » notés au cours des entretiens ou des notes mécaniques d'observation des faits. Les enquêtes se sont déroulées du 29 janvier au 15 février 2010. Une première rencontre de synthèse s'est tenue le 27 janvier à Natitingou pour favoriser l'appropriation des outils d'enquête et des techniques de réalisation des entretiens sur le terrain. Une seconde réunion de coordination s'est tenue le 6 février, toujours à Natitingou, pour situer l'évolution de l'enquête et apporter des réponses aux questions et aux difficultés. Une dernière réunion de coordination et de synthèse générale a eu lieu le 16 février 2010. Elle a permis de collecter des données d'observations générales et les résultats de l'enquête. Pendant le séjour des enquêtrices sur le terrain, j'ai pu faciliter les contacts avec les professionnels. J'ai été aidé pour la coordination de l'enquête par Hervé Bonaventure, lui aussi doctorant en socio-anthropologie sur le même terrain.

A Tanguiéta, chef-lieu abritant l'HZ et le plateau technique le plus développé, nous avons discuté principalement avec quatre membres de l'EEZS, à savoir le médecin coordonnateur, le médecin chargé de la prise en charge intégrée des maladies de l'enfant (PCIME) et de la santé maternelle (SM), le gestionnaire et la sage-femme de zone. Ces quatre agents se trouvent au niveau du CSC de Tanguiéta, où ils jouent en même temps les rôles de médecin, comptable et sage-femme. Les entretiens avec eux ont porté à la fois sur les questions relatives au CSC et à la ZS. Dans les autres CSC, notamment à Cobly et à Matéri, les entretiens ont été menés avec les médecins et les sages-femmes. Il y a un médecin et une sage-femme au niveau de chaque CSC. Au niveau de l'HZ, les entretiens ont eu lieu avec le directeur administratif, le directeur médical, le gynécologue de la maternité, les aides-soignantes et les sages-femmes. Pour les CSA, j'ai dû opérer un choix raisonné en fonction des groupes ethniques en présence, de la distance avec le CSC et du statut du centre. Dans les CSA, l'entretien s'est fait avec l'infirmier responsable du centre (appelé encore le major[11]), l'infirmière ou la sage-femme responsable de la maternité, les matrones et les aides-soignantes de maternité. Dans la commune de Tanguiéta, le CSA de Taïacou est distant de 10 km de Tanguiéta-centre et abrite le groupe ethnique *natimba*. Le village de Douani, qui a été enquêté, est à 10 km de ce CSA, soit à 20 km de Tanguiéta. Tchoutchoubou, un village de l'arrondissement central, a été enquêté pour le compte du CSC, jouant cumulativement le rôle de CSC et de CSA central. Ceci pour mieux faire ressortir et caractériser une éventuelle « concurrence » avec l'HZ à proximité. Il s'agit aussi d'un centre urbain et multi-ethnique : Natimba, Bialbé, Peulhs, Dendi, Bèbèlibè, etc.

Dans la commune de Cobly, ce sont le CSA de Tapoga, à 9 km, et le complexe sanitaire de Nanagadé, à 15 km, qui ont été retenus, ces deux villages abritant des Gourmantché, des Kountemba et des Bèbèlibè. Le premier centre est public et le second est privé, à but non lucratif. Ce dernier reçoit cependant des subventions de l'Etat pour son fonctionnement. Là, les villages enquêtés sont Nanagadé-centre et Siénou, qui se trouve à 15 km du CSA de Tapoga, à la frontière avec le Togo.

Dans la commune de Matéri ont été retenus les CSA de Gouandé et de Nodi, de même que le complexe sanitaire de Kotari. Gouandé abrite des Bialbé et se trouve à la frontière avec le Togo. Nodi abrite des Moba qui parlent plus le *biali* à cause de la cohabitation avec ce grand groupe du territoire de la Pendjari. Kotari, situé à la frontière avec les communes de Cobly et de Tanguiéta, abrite des Bialbé et des Kountemba. Obéissant à trois critères (administratif, technique et culturel), les trois CSC ont été couverts, en plus des trois CSA et des deux complexes sanitaires, l'un relevant du secteur public et l'autre du privé à but non lucratif. Les groupes ethniques couverts par les villages enquêtés sont tout à fait représentatifs de la diversité des groupes de la ZS. Ce sont à chaque fois les deux plus importants groupes de la commune concernée, ajoutés aux Peuls, minoritaires mais omniprésents.

---

[11] *Ce mot est issu du vocabulaire de la médecine coloniale où les infirmiers étaient des militaires.*

4.3. Le terrain : un espace identitaire et professionnel

Comment ai-je choisi mon terrain pour cette recherche ? A vrai dire, je devrais parler de terrain construit et non de terrain choisi. Pas pour prétendre qu'un espace social et physique de recherche n'existe pas avant et en dehors de moi, mais qu'il s'est présenté à moi suivant un processus social lié à ma propre construction socioprofessionnelle. Il ne m'est pas extérieur comme ce serait le cas si je travaillais dans un autre département ou dans un autre pays que le Bénin. Originaire du territoire de la Pendjari, j'y ai fait mon cursus scolaire. Je suis un produit du système socio-éducatif, sanitaire, économique et religieux qui fait l'objet de ma recherche. Dans le cadre de mon mémoire de maîtrise de socio-anthropologie, j'ai travaillé sur le même terrain, sur les rites de la naissance à la mort et après la mort. J'avais fait non pas une anthropologie de la naissance, mais une anthropologie de l'éducation traditionnelle et de la socialisation ritualisée de l'individu en rapport avec quelques groupes ethniques. Mes travaux de mémoire pour le DEA m'ont ramené sur le même terrain, où j'ai considéré la sexualité exclusivement dans le contexte du sida, et ceci pour interroger, comme je l'ai déjà dit, l'appropriation des méthodes officielles de prévention de cette maladie. Pendant dix ans environ, j'y ai travaillé comme « développeur ». Mon terrain est donc un terrain de naissance, d'évolution bio-sociale et de pratique professionnelle. Et c'est là la difficulté d'un tel terrain. En effet, alors qu'il m'offre pour cela des facilités de pénétration, il pose le problème du mirage de faits qui n'existent peut-être pas et de la cécité mentale envers d'autres qui se présenteraient cependant.

J'ai déjà évoqué plus haut les raisons du choix de mon sujet d'étude : la maternité comme service et espace social de naissance. Les faits à la fois subjectifs et objectifs qui m'y ont conduit se sont produits sur ce terrain.

4.4. La proximité sociale du terrain : un écueil méthodologique ?

Cette recherche a connu des difficultés méthodologiques et épistémologiques. Elles sont en rapport avec ma proximité sociale avec le terrain d'une part, et avec les problèmes de langue, de genre et de profession d'autre part. Les difficultés liées à la proximité du terrain sont déjà une tradition anthropologique, et on peut se référer pour ouvrir le bal à Fatoumata Ouatara.

> *« Si l'altérité du chercheur peut produire des biais, son implication sur un terrain, préalable à la recherche, peut également influer sur la perception de la réalité qu'il tente de restituer »* (Ouatara, 2007).

Chercher chez soi et auprès des professionnels de la santé et des gestantes et parturientes

Je crois que je n'ai ni à me vanter, ni à me plaindre de mon rapport social au terrain de ma thèse. Je dois simplement « faire de l'anthropologie » (Vidal, 2010) Le problème de l'appartenance culturelle, professionnelle, linguistique ou sociale à son terrain d'étude est un débat déjà ancien en anthropologie. Néanmoins, il a toujours un intérêt, et en tant que jeune anthropologue, il me semble très intéressant de faire un compte-rendu réflexif en la matière. Bien que socialement construit sur mon terrain d'étude, je n'en parle pas toutes les langues. Toutefois, malgré les différences linguistiques, les groupes en présence partagent de nombreuses familiarités culturelles, notamment sur les questions de gestion de la grossesse et de l'accouchement, comme on le verra dans les chapitres II et III. L'intérêt de mon compte-rendu réflexif tient au fait que ce terrain est à la fois familier et étranger, car si cette communauté est la mienne, le milieu professionnel de la santé emploie un certain nombre de ressortissants des autres régions du pays. Médecins, infirmières et sages-femmes des maternités sont notamment en grande majorité originaires de l'Est, du Centre et du Sud. Notre relation de travail, dans ce cas, est assurément influencée par le type de rapport que ces professionnels entretiennent avec mes « parents » et parfois, en fonction des contextes, je suis certainement catégorisé. Dans un autre espace, mais s'agissant du rapport social au terrain, Roch Mongbo rapporte :

> *« I realized throughout the research that no matter what the theoretical and political background one might have, one becomes an actor in the game, in the dynamic and conflict-generating social interactions that are being investigated. One is attributed roles in various social dramas, according to where you do or do not go, who you visit or talk to, what you do or do not say, etc. » (Mongbo, 1995 :12)*

C'est dire que malgré tout et avec tout, le terrain nous prête notre rôle social ou nous y remet, en même temps que notre rôle de chercheur.

Comment les professionnels me voient-ils ?

Les médicaux et paramédicaux ont tendance à considérer les autres professionnels non médicaux, comme moi par exemple, comme des gens qui ne comprennent rien à leur métier, à la limite comme des incultes. Ils trouvent souvent impertinent, et parfois gênant, que nous venions sur ce terrain et que nous leur posions des questions. J'en ai déjà une grande expérience au Sénégal où, en tant que stagiaire au Centre de protection maternelle et infantile (CPMI) de Médina, dans le cadre de ma spécialisation en gestion des programmes de santé, je devais faire de grands efforts pour m'intégrer parmi les médecins et sages-femmes et réussir à obtenir des informations sur la fréquentation du centre et sur sa communication interne. J'ai parfois ressenti la même surprise de la part des sages-femmes, médecins et infirmiers de mon terrain quand je me présentais et que je donnais mon objet de recherche abordant la question de l'accouchement et de la grossesse. J'ai souvent dû faire une longue introduction allant jusqu'à dire que j'étais de la santé publique et que j'avais pratiqué dans le secteur depuis quelques années, ce qui me conférait une familiarité avec le jargon et les professionnels. Pour me faire remarquer, je ne manquais pas de prononcer souvent, avec prudence, des termes techniques comme obstétrique, soins obstétricaux d'urgence, CPN, post-partum, sans les définir, invitant ainsi mon interlocuteur à une proximité langagière et technique. Dire que je le faisais dans le cadre d'un doctorat en anthropologie de la santé plongeait apparemment les sages-femmes et les infirmières dans le flou, et elles se voyaient obligées de faire attention à l'intrus.

Sur un autre plan, certains agents m'avaient déjà rencontré dans le cadre de mes activités professionnelles et associatives, comme directeur d'ONG et secrétaire général d'association de développement. Vu sous cet angle, ils m'ont souvent pris pour un contrôleur du fonctionnement, avec le risque d'une éventuelle dénonciation. J'ai parfois senti dans la relation une sorte de crainte et un empressement à justifier certains dysfonctionnements. Aussi, toujours dans cette perception de mon identité, j'ai parfois entendu des discours de revendication dans l'espoir que je pourrais apporter des solutions. Enfin, certains professionnels, notamment les médecins de l'EEZS, les responsables des programmes du ministère de la Santé et les partenaires acceptaient très volontiers de répondre aux questions, mais formulaient très rapidement le souhait de voir les résultats de la recherche, tout en espérant qu'elle permettrait d'améliorer les conditions de travail des agents des services. Elle était attendue aussi pour donner des réponses magiques à la résistance de certaines femmes à suivre les consultations prénatales (CPN), à en respecter le calendrier ou à se rendre suffisamment tôt dans les maternités pour accoucher. « *C'est le travail des sociologues* », me disait-on.

Comment les populations me voient-elles ?

Avec les communautés, et plus précisément les femmes (gestantes, parturientes, accouchées et accoucheuses), le problème de mon implication/désimplication se posait en termes de proximité culturelle et de genre. Je suis du même milieu social, mais non de celui de l'enfantement. Que venait faire un homme, jeune de surcroît, dans la grossesse et l'accouchement ? C'est une affaire de femmes, et à la rigueur de personnes âgées, en l'occurrence celles qui interviennent dans la thérapeutique traditionnelle ou dans les rituels liés à cette dimension de la vie sociale. Trouver des informations exigeait que je me défende sur ce terrain et que je me conforme aux règles de conduite requises. Mais qu'il s'agisse du sexe ou d'autres attributs biologiques et sociaux, le chercheur fait régulièrement face à des contraintes normatives vis-à-vis desquelles il doit faire preuve de créativité et de débrouillardise pour atteindre ses objectifs. En ce sens, Fatoumata Ouatara, en ce qui concerne son étude de cas chez les Sénoufo du Burkina Faso, fait remarquer que « *le conformisme aux normes de conduite locales en matière de respect aurait évidemment limité une diversité des interlocuteurs qui est une procédure sine qua non à toute enquête socio-anthropologique* » (Ouatara, 2007). Elle poursuit en disant qu'

> *« on sait qu'il y a des espaces typiquement féminins et d'autres qui sont réservés aux hommes. Or, pour mieux appréhender la réalité sociale, la démarche ethnographique conduit à franchir ces frontières de « genre » et de ce fait, j'ai partagé, alternativement, les espaces des femmes et ceux des hommes ».*

La difficile relation avec les communautés a aussi eu lieu avec les maris. Pour nombre d'entre eux, il n'était pas aisé de me voir ou de me laisser en retrait avec leurs épouses. Non pas forcément (mais peut-être pour ça aussi) parce qu'ils étaient inquiets d'une éventuelle complicité, mais le plus souvent parce qu'ils se disaient que leur femme n'allait peut-être pas me donner la réponse satisfaisante. Elles étaient jugées timides ou peu savantes du sujet de notre entretien. J'ai eu du mal à éloigner certains maris du cadre de l'entretien. J'en ai parfois laissé certains assis à côté parce que je ne parvenais pas à les repousser. Cependant, je parvenais à éviter qu'ils répondent aux questions. Je faisais mon possible pour comprendre la réponse dans ce rapport en fonction des questions que je posais. J'ai parfois eu la bonne surprise de voir des couples venir ensemble pour les CPN. En marge de la consultation, j'ai parfois réussi à avoir un entretien avec certains.

Malgré les efforts et la disponibilité de certaines femmes, mes informations auraient été incomplètes si je n'avais pas parfois eu recours aux interprètes et si je n'avais pas embauché des enquêtrices. Le multilinguisme pendjarien n'a pas facilité la recherche de terrain.

Enquêtrices et interprètes

Les trois enquêtrices ont été passionnées par le sujet et l'objet de la recheche au terme de la séance préparatoire initiale et surtout en cours de collecte des données. Comme les enquêtées, elles ont parfois cherché à comprendre comment, en tant qu'homme, j'avais pu identifier ce sujet de recherche. Mais ce qu'elles ne savaient pas, c'est qu'aucune problématique n'est totalement neutre (Massé, 2002). Aussi n'avaient-elles pas parfaitement pénétré la problématique. Elles étaient plus attirées par les problèmes rencontrés par les femmes dans les itinéraires de soins et auxquels elles sont elles-mêmes exposées. J'ai compris, à travers les réunions de suivi et d'évaluation de l'enquête, que plusieurs faits, gestes et paroles de grande importance qu'elles rapportaient oralement n'étaient pas notés dans leurs cahiers. Elles avaient simplement fait des prises de notes sans enregistrement des entretiens. J'ai procédé ainsi parce que je n'avais pas les moyens de leur faire faire les transcriptions et je ne comprenais pas toutes les langues pour les réaliser moi-même. Nous avons de ce fait simplement examiné ensemble les conditions d'une bonne prise de notes en situation d'enquête. Par contre, mes propres entretiens ont été le plus souvent enregistrés et transcrits.

L'interprétation primaire des informations a posé le problème d'altérité relative de mon terrain. Les informations étant recueillies dans des langues que je ne parle pas : *biali, gourmantché, dendi,* les enquêtrices ont donc d'abord été parfois mes interprètes. J'ai moi-même connu des situations où une femme ou un jeune homme me traduisait directement. Comme on le sait, nos sens sont toujours sélectifs en fonction de nos sensibilités, de nos intérêts et de nos enjeux contextuels. Je ne peux en aucun cas partager réellement la sensibilité du chercheur et les enjeux avec les personnes qui me transmettent les informations. C'est en considérant le langage non verbal, à la fois de l'enquêté et de l'interprète, que j'ai réussi à réduire la marge de perte, sans pouvoir tout maîtriser. Au final, mes interprètes et mes enquêtrices sont devenus une seconde catégorie d'enquêtées !

Que conclure de ce chapitre théorique et méthodologique ?

Dans les services de santé, et précisément dans les maternités, nous avons noté l'absence de personnes-clés, comme sages-femmes et médecins, à des heures où des parturientes ont besoin de leurs services en urgence. Parfois, ce personnel, même présent, s'abstient du moindre acte médico-professionnel censé sauver la mère et/ou l'enfant. Les rapports sont le plus souvent difficiles entre professionnels d'une part, et entre personnel soignant et soignés d'autre part. La mort ne dit souvent pas grand-chose, encore moins les questions d'erreurs médicales. On pourrait penser que rien n'est fait pour venir à bout de ces problèmes, et par conséquent des souffrances maternelles. Ces faits récurrents m'ont amené à chercher à savoir pourquoi les politiques publiques élaborées – et peut-être appliquées – pour aller à l'encontre de ces faiblesses n'aboutissent pas à de meilleurs résultats. Cette question aurait pu être soupçonnée d'*a priori*. Mais nous avons vu que plusieurs disciplines ont contribué à la connaissance de l'objet d'étude dans sa diversité. Les sciences biomédicales ont mis en avant les causes directes de la mortalité et de la morbidité maternelles. Appuyées par l'épidémiologie descriptive, la santé publique et la démographie, elles ont mis à jour quelques statistiques permettant d'évaluer l'ampleur du problème. Les autres sciences sociales, humaines et politiques ont exploré la grossesse, l'accouchement et les soins du post-partum. Globalement, ceux-ci sont partout gérés par des normes qui interdisent et qui prescrivent des comportements sociaux et des comportements thérapeutiques. La plupart des technologies et des stratégies proposées par les agences internationales pour réduire les risques de la maternité ont montré leurs insuffisances dans la pratique. La méthode qualitative socio-anthropologique que j'ai utilisée a beaucoup servi dans cette entreprise de connaissance de l'univers de la maternité, dans le village et dans le service de soins. Mais pour avoir eu précédemment un rapport au terrain, j'ai connu des écueils méthodologiques et épistémologiques. Ils étaient aussi occasionnés par la nature du sujet et les principaux acteurs que sont les professionnels de santé et les femmes. Les résultats obtenus sont tout d'abord d'ordre purement ethnographique.

Chapitre 2

Histoire et traditions de l'aire culturelle pendjarienne

« Le problème récurrent de l'origine des Peuls, autrefois érigée en imagerie archétypale, aujourd'hui référent obligé des recompositions identitaires, continue d'alimenter des systèmes de représentation largement déconnectés du support matériel des sociétés contemporaines. De fait, tout se passe comme s'il existait un invariant peul *malgré la diversité avérée des situations, comme si, par une espèce de pensée fondamentaliste, ni les évidences ni les conjonctures historiques particulières ne pouvaient influer sur ce symbole identitaire par excellence, le* pulaaku *; comme si, enfin, la fréquence de la relation maître-esclave n'avait pas importé au sein même de nombre de ces sociétés une altérité fondamentale »* (Botte, Boutrais, & *Schmitz, 1999).*

« C'est donc seulement au début du XXe siècle que l'Etat moderne a commencé à pénétrer le milieu, en affrontant une communauté locale hostile. Pendant l'occupation du Nord de l'Atakora, il a subi des attaques des côtés différents. C'est pourquoi il a décidé de fonder un poste à l'entrée de la plaine, surtout pour surveiller la route vers Fada qui avait gagné une importance stratégique et qui devait être aménagée. Par conséquent, en 1912-13, le poste de Tanguiéta fut créé avec une petite équipe de gardes de cercles. Par arrêté n°53 du 30 juin 1913, le cercle de l'Atakora était érigé et divisé en quatre subdivisions. Ainsi naquit la subdivision de Tanguiéta. Le poste de Tanguiéta, avec ses bâtiments érigés de force, comptait un administrateur français, le chef de subdivision (commandant), cinq gardes de cercle, un interprète et quelques secrétaires. C'est à partir de 1916 que l'administration coloniale fut réorganisée et que la subdivision de Tanguiéta connut à sa tête le premier administrateur adjoint Georges Bruno dont le séjour a été bref (du 20 janvier 1916 au 22 juillet 1916). Ensuite, le chef de la subdivision a commencé à signer des contrats avec les différents chefs de la localité » (Grätz, 2003).

Du point de vue méthodologique, l'anthropologie et l'histoire se rejoignent parfois dans l'investigation des phénomènes sociaux pour approcher certains objets. Dans cette étude sur la maternité, il est nécessaire de faire une socio-histoire des groupes socioculturels concernés.

Selon le critère de différenciation, on peut dénombrer deux grands ensembles ethniques qui cohabitent sur le territoire de la Pendjari : ceux qui se réclament de l'autochtonie et y auraient habité en premier, et les seconds, qui y seraient arrivés bien plus tard, dans un cadre commercial presque contemporain. Pour nous épargner des micro-détails identitaires, et du fait d'une relative homogénéité cosmogonique, nous avons choisi d'appeler les uns « Pendjariens » et les seconds leurs « alliés », avec une identification particulière pour les Peuls dans ce second groupe. Malgré la controverse et les spéculations, la plupart des sources écrites situent le peuplement du territoire de la Pendjari entre le XVIe et le XVIIe siècle (Delafosse, 1922 ; Habermann, 1942 ; Mercier, 1954a; Mercier, 1968 ; Huber, 1969 ; Cornevin, 1981; Maurice, 1986 ; Maupoil, 1988 ; Passot, 1996 ; Boesen, 1997 ; Botte, Boutrais & Schmitz, 1999 ; Grätz, 2003 ; Chambeni, 2004 ; Nantet, 2008 ; Chrétien, 2005-2011 ; etc.). Ce peuplement aurait été influencé par la fin des grands empires ouest-africains dont le développement historique aurait eu pour base le commerce des êtres humains.

De nombreux groupes socioculturels vivent dans l'espace du territoire de la Pendjari. Les Pendjariens, malgré les contacts avec les Occidentaux, et bien plus avec les religions révélées comme l'islam et le christianisme, ont maintenu une tradition religieuse de la nature qui s'interpénètre avec une vie sociopolitique souple, sans chefferie centralisée. La réciprocité est le principe de base des alliances, qui font des femmes les personnages principaux de ménages agricoles natalistes. Leurs alliés, démographiquement peu nombreux, ont pour la plupart adopté l'islam, tant dans la pratique que dans la foi, même si celle-ci ne s'est pas totalement libérée de l'influence de cette religion de la nature connue sous le concept d'animisme. Ce sont essentiellement les Peuls, les Yorouba, les Mossi et les Dendi.

1. Peuplement et situation socioculturelle du territoire de la Pendjari

Sur le peuplement et les peuples de cette région, les sources sont assez nombreuses : Salau, 1947 ; Mercier, 1949 ; Mercier, 1954b ; Prost, 1973 ; Koussey, 1977 ; Kouandété, 1978 ; Tiando, 1978 ; N'tcha, 1983 ; Kouagou, 1984 ; N'tia, 1993 ; Tiando, 1993.

1.1. Pendjariens autochtones : entre diversité et unité socioculturelle

Il est difficile de désigner l'espace de la ZST par un substantif administratif ou identitaire – par exemple le nom d'une ethnie – qui soit connu dans le discours de l'administration publique actuelle ou dans le langage sociolinguistique. Parler de groupes *voltaïques*, c'est non seulement aller au-delà de l'espace géographique concerné par cette recherche, mais aussi des groupes visés. La diversité des groupes ethnolinguistiques de cette zone et le découpage territorial actuel du Bénin rendent difficile cette nomination. Pourtant, en 2009, profitant de la volonté populiste du gouvernement de démultiplier les départements et de créer des régions à la veille des élections présidentielles de 2011, les acteurs politiques de la zone ont décidé de scinder le département de l'Atakora en plusieurs nouveaux départements, dont le département de la Pendjari, du nom d'une rivière située dans une réserve de biodiversité à la frontière du Bénin et du Burkina Faso, sur la commune de Tanguiéta du côté béninois. Cette dernière est la plus ancienne des trois communes de la zone, couvrant jusqu'en 1978 tout le territoire actuellement subdivisé en trois entités administratives. Il est historiquement, socialement et géographiquement possible d'en faire effectivement un territoire homogène et un département, et de lui donner une dénomination commune : le territoire de la Pendjari. C'est un espace dont la découverte par l'administration coloniale n'est pas si lointaine : la première pénétration coloniale dans la région date de 1905 (Maurice, 1986, p. 5).

Situé au nord-ouest de la République du Bénin, à la frontière avec le Burkina Faso au nord, le Togo à l'ouest et les communes de Kouandé et de Kérou à l'est, il est limité au sud par la commune de Toucountouna et au sud-ouest par la commune de Boukombé, en territoire béninois. Les montagnes de l'Atakora à l'est, les cours d'eau (Pendjari, Oti) et le Parc national au nord en constituent les limites naturelles. En langage administratif actuel, il est constitué des communes de Cobly, Matéri et Tanguiéta. Celles-ci relèvent du département de l'Atakora, formé de neuf communes : les trois communes de la Pendjari, trois communes centrales du pays *somba*[12] et trois communes à l'est du pays *bariba* de l'Atakora, le territoire du Mékrou. Le territoire considéré s'étend sur une superficie de 11.081 km²[13]. Selon le 3e Recensement général de la population et de l'habitat (RGPH3) de 2002, sa population était alors de 185 100 habitants[14]. Elle est estimée en 2010 à 238 383 habitants, sur la base d'un taux d'accroissement annuel de 3%. Sur le plan socioculturel, elle est constituée de plusieurs groupes ethniques apparentés, relevant de la grande famille *gour*. Les principaux groupes

---

[12] *D'après les études de Paul Mercier, le pays* somba *s'étend dans la région constituée actuellement des communes de Boukombé, Toucountouna et Natitingou. Le groupe majoritaire dans ce pays est celui des Bètammaribè. On y rencontre d'autres groupes comme les Waaba et les Tankamba.*

[13] *D'après les Plans de Développement Communaux, les superficies de Cobly, Matéri et Tanguiéta sont respectivement de 825km², 4800 km² et 5456 km².*

[14] *En 2002, la population était de 46 660 habitants pour Cobly, 83 721 pour Matéri et 54 719 pour Tanguiéta. En 2010, elle est projetée à respectivement 60 505, 108 562 et 69 316 habitants.*

sont les Bialbé, les Natemba, les Bèbèlibè (encore appelés les Nyendé[15]), les Bètammaribè, les Dendi, les Gangamba, les Gourmantché, les Tchokossi, les Peuls et les Tankamba, les Mossi, les Yorouba, etc. Chaque groupe est fait de nombreux clans, allant parfois jusqu'à une très forte distinction dialectale. Il n'est pas facile de parler d'ethnie, ni pour l'ensemble des occupants ni pour les grands sous-groupes *gour*, car il y a toujours des faits matériels, historiques et culturels qui favorisent l'idée selon laquelle des individus se sont rencontrés fortuitement pour cohabiter. On sait que l'ethnie est très souvent une construction sociale (Mercier, 1968 ; Bierschenk, 1995 ; Barth, 1969).

Le territoire est essentiellement rural, avec seulement les chefs-lieux de communes comme agglomérations urbaines naissantes. Malgré sa position de carrefour, l'agglomération urbaine de Tanguiéta-centre n'est pas très étendue. Les villages sont géographiquement distribués dans une végétation qui s'appauvrit graduellement, à en croire les plus anciens, témoins du phénomène depuis quelques dizaines d'années. C'est dans cette savane arbustive de plus en plus désertique, où la terre est progressivement et rapidement domestiquée par l'homme, que vivent ces nombreux groupes socioculturels dont l'origine est mal connue. L'occupation du pays laisse constater une répartition spatiale sociolinguistique. Ainsi, la commune de Cobly, qui est située dans le Nord-ouest du pays, à la frontière avec le Togo, est occupée par les Bèbèlibè, les Kountemba (un clan *natemba*), les Gangamba, les Gourmantché et les Bètammaribè. La commune de Matéri est la seule à abriter un seul groupe linguistique, les Bialbé, qui parlent le *biali*. En tant que communauté linguistique, les Bialbé sont le plus grand groupe du territoire de la Pendjari D'après le linguiste Cofi Sambiéni, il existe au moins quatre variantes dialectales dans ce groupe. Aussi est-il clair que les Bialbé sont unis seulement par le dialecte, avec des provenances et des identités au départ assez différentes. Ceux qui occupent l'arrondissement de Nodi, du côté de Cobly, seraient principalement des Moba du Togo, des Kountemba et quelques Bèbèlibè. La commune de Tanguiéta est occupée par les Natemba à l'ouest (dans les arrondissements de Tanguiéta, Taïacou, N'Dahonta), les Takamba à l'est, dans l'arrondissement de Cotiakou, et les Gourmantché au nord, dans l'arrondissement de Tanongou. On rencontre un petit nombre de Bètammaribè dans l'arrondissement de Taïacou, notamment dans les villages de Bongou et Dondongou, à la frontière avec Manta, un ancien village de Boukoumbé, et quelques villages *bialbé* sur la voie qui mène à Dassari et à Matéri-centre. De nombreuses sources orales évoquent des parentés entre les groupes ou entre les clans. Les Bètammaribè auraient une parenté avec les Natemba et les Bèbèlibè. Certains lignages de ces derniers seraient apparentés aux Bialbé de Gouandé, dans la commune de Matéri. Certains Kountemba de Cobly seraient apparentés aux Bialbé de la région de Kotari et inversement. Il existe à Datori un clan de Bèbèlibè, appelé les Bèdètembè, qui se serait détaché des Takamba de la région

---

[15] *Les plus importants travaux ethnographiques sur les Nyendé ont été menés par Hugo Huber sous le titre « Le principe de la réciprocité dans le mariage Nyendé » en 1969.*

de Toucountouna ou de Natitingou. Les sources orales, pas toujours fiables cependant, racontent divers liens de parenté qui, loin de montrer l'unité historique des groupes, prouvent au contraire la diversité de leurs origines. Seul l'espace social et physique constitue la dimension commune objectivement vérifiable. Car en termes d'origines, les sources orales font état d'une diversité de clans à l'intérieur des groupes, et les quelques sources écrites qui existent ne s'accordent sur aucune souche commune pour l'ensemble des groupes. Si, de façon globale, on s'accorde sur un mouvement migratoire allant du nord-ouest à l'est, il est souvent difficile de dire exactement si les groupes viennent du Burkina Faso (ancienne Haute-Volta) ou du Togo, ou même de plus loin, notamment du Ghana, de la Côte-d'Ivoire, du Cameroun, et même du Tchad (Cornevin, 1981 ; Koussey, 1977 ; Delafosse, 1922 ; Maurice, 1986 ; etc.). Evoquant les célèbres travaux de Robert Cornevin sur l'histoire de l'Afrique noire, Passot désigne les groupes concernés ici sous le vocable de « *paragourma* », du groupe *gour*, parlant les langues *gour* ou les langues voltaïques (Passot, 1996, p. 263). D'après l'auteur, la plupart des groupes comme les Gangamba, les Bèbèlibè, les Bialbé auraient eu des problèmes de cohabitation avec les Tchokossi dont ils ont été les vassaux dans le passé, et auraient quitté l'actuel Togo pour cette raison. Effectivement, les sages du territoire nous ont parfois montré des sentiers très anciens qui furent à une époque les points de passage des Tchokossi sur le trajet de la traite esclavagiste caravanière qui, bien que très ancienne, est encore très vivante dans la mémoire collective et dans l'histoire orale. Celle-ci, ainsi que le commerce transsaharien, aurait occasionné de vastes mouvements de population ayant abouti, entre autres, au peuplement du Nord-Bénin, une région assez proche géographiquement des grands empires de l'aire de l'actuel Mali-Ghana-Burkina Faso-Côte d'Ivoire (Nantet, 2008). Les anciens de certains clans ont été reconnus comme des esclaves échappés lors du transfert ou depuis le lieu d'asservissement, et qui sont revenus portant leur nom d'esclave. Le Nord-Bénin, au-delà même de la traite caravanière, était une région frontalière des anciens royaumes sahéliens, royaumes qui se sont le plus souvent affrontés pour des annexions, des extensions, etc. L'enclavement de cette région en a fait un refuge. Les occupants eux-mêmes, à les entendre, se sont entre-découverts au fil du temps, sans toutefois réussir à établir entre eux d'antériorité territoriale. Dans cette diversité, les auteurs comme Cornevin, et par la suite Mercier, pensent que seuls les Bètammaribè seraient plus vraisemblablement venus du nord-ouest, notamment du Burkina Faso. Plus particulièrement pour les Bèbèlibè, on retient de Huber que « *Les Nyendé, population agricole au nord-ouest du Dahomey, appartiennent au groupe des langues voltaïques. Leur nombre est d'environ 12.000. Ils sont divisés en dix-neuf clans dont les traditions orales et les coutumes actuelles révèlent des origines diverses. Pour des raisons historiques, géographiques ou rituelles, certains d'entre eux se sont alliés, de sorte qu'ils se regardent mutuellement comme frères, ce qui, dans l'une ou l'autre de ces alliances, va jusqu'à la reconnaissance de la loi de l'exogamie* » (Huber, 1969, p 260). De façon générale, les sources s'accordent sur le fait que

« Le peuplement actuel de l'Atakora a débuté sans doute au XVIIIe siècle et s'est étendu progressivement au cours du XIXe siècle. Il représente une des conséquences d'un ensemble complexe de déplacements de populations remontant aux XIVe-XVIIe siècles et liés à la naissance de nouveaux Etats dans les savanes d'entre Niger et Volta (royaumes Mossi, Dagomba, Gourmantché notamment). Certains groupes se réfugièrent dans la montagne : les Bèsorubè précédèrent les Bètammaribè, mais furent à la fois refoulés et assimilés par eux : c'est ainsi que se créa le pays « somba » ou plutôt le Kutãmmâdigu, *en expansion permanente jusqu'au XXe siècle, depuis les crêtes occidentales en direction des collines de l'est (cela aux dépens d'autres peuples comme les forgerons* waaba*). La montagne a donc abrité des groupes d'émigrants, mais ceux-ci en ont fait un « pays » authentique. Tout ce qui précède cette occupation relève des récits mythiques, l'histoire des « Somba » est celle du* Kutãmmâdigu, *pays et peuple à la fois »* (Chrétien, 2005-2011, p.5).

Effectivement, jusqu'ici, les « identités culturelles *somba* » se rencontrent plus au Burkina Faso qu'au Bénin. Des rapprochements sont possibles entre les rites initiatiques des Lobi et des Dagara du Burkina Faso, et ceux de nombreux groupes comme les Kountemba, les Bètammaribè (Sewane, 2003). La dispersion du groupe *somba* originel ferait suite à la déchéance de l'empire du Ghana, avec à sa tête les Sarakolé. Un royaume de l'époque fut dirigé par une reine méritante nommée Pokou. A la mort de celle-ci, le royaume se disloqua, les peuples se dispersèrent, et les Somba sont très probablement issus de cette dispersion. Durant leur séjour chez les Gourmantché et les Mossi, ils eurent à subir la dictature du Moro Naba et préférèrent quitter les lieux (Chambeni, 2004, p.15). Cette histoire, rapportée par un prêtre béninois *otammari*[16] natif de la région de Natitingou, est tout de même sujette à caution. Car une reine, nommée Abla Pokou, de la tribu des Ashanti, a dirigé un royaume en Côte-d'Ivoire après le conflit fratricide qui avait opposé son frère, désigné pour succéder au trône, et son cousin. Après la mort de son frère, elle guida la fuite de son peuple et, sur une révélation divinatoire, sacrifia son fils unique Kouakou, afin de pouvoir traverser le fleuve Comoé et sauver ainsi son peuple poursuivi par la faction ennemie. Le royaume que la reine fonda en terre d'exil au XVIIIe siècle dans l'actuelle Côte d'Ivoire est celui des Baoulé. Le mouvement migratoire des Pendjariens date-t-il de la dislocation du royaume des Ashanti de Koumassi au Ghana après le règne de Pokou, ou de celui des Baoulé[17] d'Abla Pokou en Côte-d'Ivoire ? Il est difficile de répondre à cette question. Géographiquement, le Ghana, et plus précisément la région de Koumassi, capitale des Ashanti, est plus proche de la région de la Pendjari que de la Côte-d'Ivoire. Encore actuellement, des jeunes de la région partent au Ghana, notamment à Koumassi, pour des travaux agricoles rémunérés, et certaines familles s'y sont définitivement installées. Est-il possible de faire l'hypothèse d'un retour aux sources ? Au-delà de toutes les

---

[16] *Otammari est le singulier de Bètammaribè.*

[17] *Baoul-ba ou -li signifie en ashanti « l'enfant est mort », sanglot murmuré par la reine après le sacrifice de son unique enfant.*

considérations et de toutes les éventualités, il est important de remarquer que les réflexions officielles actuelles se font dans un cadre politico-administratif de représentation de l'espace qui n'était pas à l'œuvre au moment des migrations. Celles-ci, libres ou forcées, effectuées par des groupes ou par des individus en quête de butin, se faisaient dans des espaces dénuées des frontières administratives actuelles. Il s'agissait seulement de trouver une terre sûre dans un contexte social peu fiable. Le fait marquant, éminemment significatif dans les hypothèses migratoires, reste cependant la parenté linguistique. La géolinguistique africaine montre bien que les langues voltaïques sont circonscrites dans l'espace du Burkina Faso, du Nord-Togo et du nord-ouest du Bénin. Malgré cela, de nombreuses interférences linguistiques relient les langues du pays de la Pendjari au *moré*[18] et à bien d'autres langues burkinabé. Par exemple, *wafo,* signifiant « serpent » en *moré*, se dit *wafa* en *naténi*[19], et *féwafa* en *ditammari*[20].

1.2. Les groupes étrangers de l'aire pendjarienne

Les Pendjariens autochtones vivent avec d'autres groupes moins nombreux, mais significatifs en matière de particularismes culturels et d'influence dans la vie socio-économique et politique. Ce sont les Peuls, les Dendi, les Yorouba, les Mossi, les Waaba, les Bètammaribè. Bien que chez eux, les deux derniers groupes, pour avoir antérieurement quitté cette région dans leur évolution vers le territoire de l'Atacora, dans la région de Natitingou, sont toujours pris pour des étrangers.

De nombreux chercheurs en sciences sociales, notamment en histoire, en anthropologie et en sociologie, se sont investis sur l'identité et le mode de vie des Peuls à travers le continent : Boesen, 1997 ; Botté, Boutrais & Schmitz, 1999 ; Bierschenk, 1999 ; Pillet-Schwartz, 1999 ; Legrosse, 1999 ; d'Aquino & Dicko, 1999 ; etc. L'unanimité sur l'existence d'un peuple reconnu comme particulier cache des polémiques sur leur généalogie et leurs identités (Boëtsch & Ferrie, 1999). Les Peuls constituent une population africaine importante très répandue et identifiable dans toute l'Afrique de l'ouest et à travers le continent jusque dans l'est du Soudan et au Kenya. Appelés parfois Foulbé ou Foula, ou encore Foulani, ils constituent une grande population africaine. Ils vivent très souvent en groupes démographiquement faibles par rapport aux autres groupes ethniques du même pays, sauf dans certains cas comme la Guinée, le Burkina Faso et le Sénégal, où ils constituent une importante population. Leurs mouvements migratoires datent de plusieurs siècles. Les théories sur leur histoire sont nombreuses et controversées. Pour certains auteurs,

> *« Certains ont vu en eux des Malais, des Pélasges, des Hyksos, d'autres encore ont cru discerner des Romains, des Gaulois, des Tziganes, des Bretons … et ainsi de suite. L'une des plus célèbres de ces théories en a fait des Juifs (judéo-syriens) ; datée de la*

[18] *Langue parlée par les Mossi.*

[19] *Langue parlée par les Natemba.*

[20] *Langue parlée par les Bètammaribè.*

fin du XVIIIe siècle, elle a été reprise par nombre d'auteurs et, en particulier, par Maurice Delafosse » (*Botte, Boutrais & Schmitz, 1999*).

Après avoir démontré que ces textes sur l'europoïdité[21] des Peuls relèvent de l'idéologie, Roger Botte, Jean Boutrais et Jean Schmitz signalent la position de Cheikh Anta Diop pour qui les Peuls sont des « nègres », avec bel et bien une nature « africaine ». Ce dernier *« s'oppose à la recherche forcenée de parents extra-africains à ses "cousins" venus civiliser le continent noir »*. A propos des Peuls du Sénégal casamançais, Sylvie Fanchette nous livre une histoire migratoire. Pour elle, les Peuls sont « *en provenance, à partir du XVe siècle, de l'aire sahélienne entre les fleuves Sénégal et Niger, puis du Fouta Djalon et de Guinée portugaise pour les migrations les plus récentes...* » (Fanchette, 1999). Dans leurs mouvements migratoires, les Peuls se sont sédentarisés à plusieurs endroits et vivent en contact avec d'autres groupes socioculturels. La minorité ethnique peule de la région de la Pendjari proviendrait du Burkina Faso, du Togo et du Niger.

Dans l'aire culturelle de la Pendjari, au nord-ouest de l'Atakora, les Peuls font partie des groupes les plus minoritaires. Contrairement à leurs voisins, ils ont des relations de parenté moins complexes. *« Chaque groupe peul, du fait de sa migration, est ou a été dans un contexte nouveau »* (Pouget, Youssouf & Schlee, 2000). C'est fort de cela qu'Elisabeth Boesen, dans une démarche de clarification conceptuelle, récuse à juste titre toute généralisation et analyse la notion de *pulaaku* pour les seuls Peuls du Nord-Bénin. Ici, pas de discours intemporel et simplificateur sur la « *fulanité* » (Botte, Boutrais & Schmitz, 1999). Nantis d'une histoire de nomadisme individualisé[22], ils découvrent le plus souvent qu'ils vivent à proximité de groupes venus d'ailleurs ou retrouvés sur les territoires (Boesen, 1997). Ce sont très souvent aussi des voisins agriculteurs ou agro-pastoraux ; ceux-ci leur confient en général la gestion de leurs bœufs de pâturage. Les relations de parenté entre Peuls sont celles d'alliance ou de tacite adoption[23]. Le caractère minoritaire du groupe explique la chaleur intense de leurs relations de voisinage, parfois plus fortes qu'entre clans d'une même ethnie de l'aire. L'habitat est toujours isolé dans le hameau, constitué uniquement de quelques concessions, en général deux ou trois (Bierschenk, 1999). Même si quelquefois, les ca ses peules sont construites simplement en paille, on les trouve de plus en plus en banco. La possible mobilité à court et moyen termes de la famille explique la précarité de l'habitation, qui se distingue facilement de celle de ses voisins par les points suivants : les cases sont généralement rondes, construites d'herbe sèche et dure appelée « *secko* », coiffées de chaume et renforcées par des bouses, sans lien matériel entre elles. Les cases sont isolées les unes des autres et ali-

[21] *Europoïdité : présence de caractéristiques biologiques propres aux Européens.*

[22] *Chaque chef de ménage qui décide de quitter son milieu le fait seul et avec sa famille nucléaire. Il ne s'agit pas, dans le contexte de Tanguiéta, de déplacement massif de groupe clanique.*

[23] *Il ne s'agit pas là d'une adoption au sens juridique et occidental. Il s'agit d'intégration totale d'un individu dans une famille, sans que la relation entre cet individu et sa famille soit rompue. Le plus souvent, ce sont des enfants en situation difficile.*

gnées en fonction du nombre des ménages qui vivent dans la concession et du nombre d'épouses par chef de ménage. Elles sont construites en général pour les femmes, celles-ci disposant d'un espace de stockage pour le matériel de cuisine (Bierschenk, 1999). Ce sont aussi elles qui, partageant à plusieurs un seul mari, entretiennent des attitudes de méfiance et de distance dans l'accès aux cases. Les hommes ont libre accès à toutes les cases de leurs épouses. L'absence de vestibule est un fait remarquable de l'habitat peul, contrairement aux autres groupes de l'aire de la Pendjari. Bierschenk a fait une analyse minutieuse des structures spatiales chez les Peuls du nord du Bénin, dont il a particulièrement étudié l'organisation de la ferme, de la case ronde et du hameau.

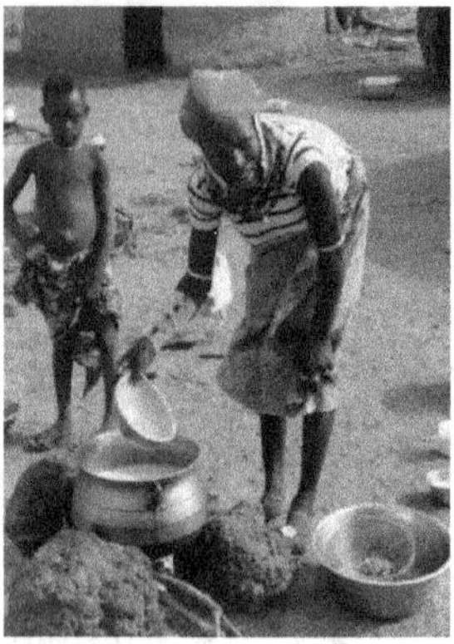

Photo 1 : Femme peule préparant de la bouillie à base de lait de vache et de maïs

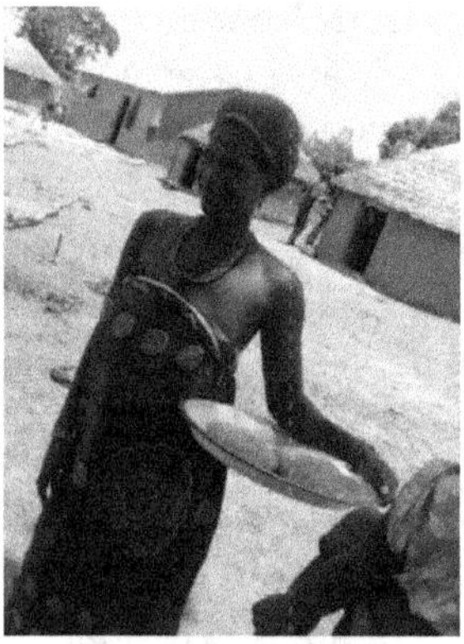

Photo 2 : Femme peule vendant du fromage dans sa concession

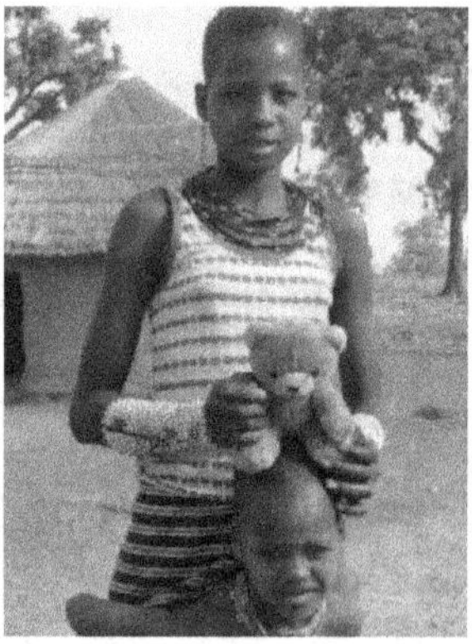

Photo 3 : Petites filles peules dans une concession

Il n'y a pas que les Peuls comme autre groupe socioculturel dans le territoire de la Pendjari. D'un point de vue anthropologique, il est nécessaire de présenter brièvement ces groupes, vu leur démographie urbaine et leurs particularités socioculturelles. Ce sont les Dendi, les Yorouba et les Mossi. D'autre part, les centres urbains, en l'occurrence Tanguiéta et Cobly, connaissent la présence d'autres groupes, essentiellement des commerçants venus de l'ouest ou du nord et des fonctionnaires venus du sud du pays, assez nombreux dans les établissements d'enseignement et dans les services de santé.

Il est difficile de dire exactement qui sont les Dendi, l'identité *dendi* se confondant progressivement avec le parler *dendi*. Celui-ci est la langue de communication dans les espaces commerciaux et urbains du nord en général. De fait, plusieurs groupes ethniques, dont l'activité principale est commerciale et dont le lieu de résidence est urbain, se sont vus progressivement abandonner leur propre dialecte au profit du *dendi*. Dans le territoire de la Pendjari, on trouve des quartiers *zongo* dans les communes de Tanguiéta et de Cobly, notamment au centre-ville. Le mot « *zongo* » signifierait « étranger » en *haoussa*. Ce sont donc des quartiers réservés aux étrangers. Ces derniers ont fini par adopter le *dendi* pour communiquer entre eux et avec les autochtones. Dans le groupe ordinairement nommé *dendi* se trouvent essentiellement des Zerma et des Haoussa. Ils sont généralement venus du Niger. De plus en plus, le groupe des Mossi venus du Burkina Faso adopte aussi le *dendi*. Bien des familles installées depuis quelques décennies ont perdu le parler *moré*, hormis exceptionnellement les pères ou mères qui comprennent la langue ancestrale. Il existe dans les fonds culturels originels *mossi* et pendjariens de grandes similarités liées certainement à l'espace historique de cohabitation (cf. section peuplement) en ce qui concerne la religion, le mode de vie et l'organisation familiale. Mais le groupe actuel vivant à Tanguiéta a fondamentalement changé et se pose parfois en opposition culturelle dans le langage et les échanges avec les Pendjariens. Il vit dans son quartier aux côtés des grands commerçants yoroubas venus du Nigéria. Ces derniers se distinguent des autres par leurs nombreuses scarifications verticales sur les joues. Yorouba et Mossi tiennent les espaces commerciaux, essentiellement des boutiques. Les Dendi et leurs épouses sont investis, de même que les Mossi, dans le commerce des vivriers, des animaux et dans la friperie.

Il est donc difficile de connaître la période de migration de ces peuples alliés. Mais les textes d'anciens administrateurs coloniaux, comme Robert Cornevin et Maurice Delafosse, situent de vastes mouvements de ces groupes vers le XVe siècle. Pour Delafosse,

> *« [...] jusqu'à proximité de la zone côtière, était le domaine des deux empires mossi du Yatenga et de Ouagadougou et, plus à l'est, des royaumes du Gourma (ou des Gourmantché) et du Bergo ou Borgou (ou des Berba ou Bariba), dont la fondation remontait à peu près à la même époque que celle des États mossi et qui possédaient une organisation similaire, mais qui avaient eu une destinée plus modeste quoique non négligeable. (...). En continuant vers l'Est, nous trouvons encore des peuples étonnamment doués aux points de vue intellectuel, artistique et politique. Ce sont les Ehoué du bas Togo, les Mina et les Fon ou Djedji du bas Dahomey, puis, dans un groupe ethnique différent quoique assez voisin, les Yorouba ou Nago, les Bénin ou Edo et les Noupé du Nigeria méridional »* (Delafosse, 1922).

C'est après la dislocation de plusieurs royaumes et empires précoloniaux que les mouvements migratoires se sont intensifiés.

2. Organisation sociale et politique des Pendjariens et de leurs alliés

L'organisation sociale d'un groupe est souvent l'expression d'une représentation de l'existence et de l'univers, ou contribue à la formation des cadres sociaux de construction de ces représentations des choses (Bierschenk, 1999 ; Kouagou, 1984 ; Mercier, 1954b). Elle a des liens avec les règles desquelles les hommes procèdent pour gérer leurs problèmes existentiels, notamment les problèmes de santé. La colonisation a été un fait marquant de la métamorphose ou de la complexification des systèmes sociopolitiques dans les territoires colonisés, et particulièrement les colonies françaises. Malgré tout, même si c'est avec une certaine altération du pouvoir, les groupes ethniques, installés suivant des lignes géographiques et généalogiques, sont gérés par un chef religieux et un chef politique. Le chef de terre, parfois aussi chef religieux, représente, au-dessus des autres chefs religieux de clans, le chef de tous les clans dans la gestion de la terre à cause de l'antériorité reconnue de son clan.

2.1. Croyances, politique, parenté et espace

Croyances

A l'intérieur de chaque groupe ethnique existent au moins trois autorités politico-religieuses traditionnelles : le chef de terre, le chef de lignage et le chef politique. Prenant l'exemple des Bèbèlibè, Huber en présente globalement les différentes fonctions :

> *« A côté du chef de terre […] dont l'autorité est pratiquement limitée aujourd'hui au domaine rituel, et du vieux du lignage […], il y a, depuis le temps des Français, le chef de village […] qui, sous l'autorité du chef d'arrondissement, s'occupe des taxes et d'autres affaires d'administration locale. Quant au vieux du lignage, il a retenu jusqu'à nos jours la plupart de ses fonctions traditionnelles, surtout sur le plan juridique et rituel. C'est à lui de faire l'arbitre entre « frères » de son lignage, qu'il s'agisse de cas d'adultères, d'héritage ou d'autres querelles familiales ou conjugales. On l'informe sur les prestations et les plans d'échange concernant les mariages ; et son veto est encore largement respecté. Il préside aux cérémonies mortuaires ainsi qu'aux rites domestiques, qu'ils soient l'affaire du lignage tout entier, ou bien qu'il soit désigné par le devin »* (Huber, 1969, p. 260).

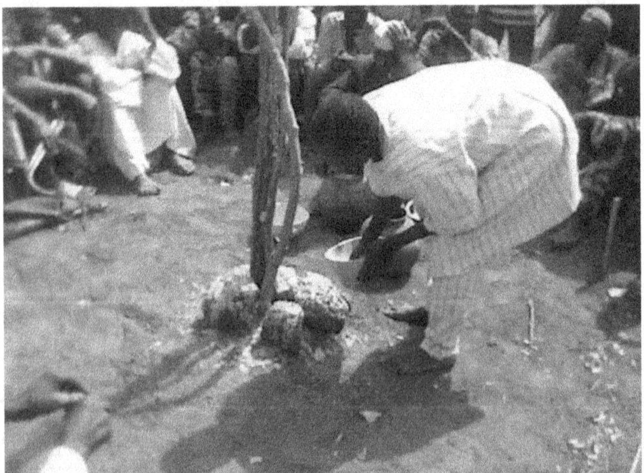

Photo 4 : Un chef de terre sacrifiant pour la création d'un marché.

La croyance fondamentale, qui fonctionne dans les représentations existentielles, est la religion de la nature, dont la pratique essentielle reste le sacrifice des animaux pour la santé humaine, le bonheur, la paix, la fécondité, la productivité, etc. Cette pratique s'organise autour d'un chef religieux officiant pour les différents rites, collectifs ou individuels. Elle se développe grâce à un riche tissu rituel aux dimensions religieuses, idéologiques et philosophiques, constituant le capital des moyens de socialisation et de pérennisation du groupe et de son identité. Les habitations sont construites en fonction de certaines nécessités religieuses, rassemblant par exemple un maximum de figures symboliques de divinités. L'anthropologie et l'ethnologie l'ont déjà signalé depuis longtemps. C'est pourquoi « *dire que les rituels religieux font partie des plus importants mécanismes créateurs d'identité dans toutes les sociétés n'a rien de surprenant pour les sociologues depuis Durkheim* » (Bierschenk, 1995). Lorsque Ludwig Feuerbach disait que « *l'homme est essentiellement religieux* », il voulait simplement signifier qu'en chaque être humain se trouve un sentiment de finitude et d'impuissance par rapport à une réalité infinie et toute-puissante. Mais cette réalité, qui volerait au secours de l'être quand il l'évoque, ou même quand il en a besoin, prend des formes et des contenus divers selon les sociétés. Dans le système religieux à l'œuvre chez les Pendjariens, l'être suprême est appelé Wierien en *naténi* ou Uwienu en *mbèlimè*[24]. Son culte se pratique au moyen d'autels que l'ethnologie évolutionniste a longtemps appelés « fétiches », généralement un ensemble de pierres regroupées au pied d'un arbre, d'un mur ou à l'intérieur d'une case. Certains autels sont simplement posés sur une élévation de terre parmi les concessions ou dans la brousse. Ils se reconnaissent à la multitude de plumes de volailles et au mélange desséché de farine et de sang qui les recouvrent. Très souvent, l'arbre sous lequel l'autel est déposé porte des crânes d'animaux sacrifiés dont le nombre traduit sa fréquentation. Sans être hiérarchisés, les autels peuvent appartenir à toute l'ethnie, à un clan, à un lignage précis, ou même à une famille. Seuls les membres de la cellule sociale d'appartenance ou les enfants dont les mères sont de la cellule peuvent vénérer l'autel. Selon la croyance locale, chaque autel est autonome dans sa relation envers Dieu ou les puissances intermédiaires – les ancêtres ou les esprits selon le cas ; Dieu ne procéderait jamais par un autel quelconque pour répondre aux besoins des adeptes de cet autel. Le *wafa*[25] assure à ses fidèles la productivité, la fécondité, la santé, mais prévoit aussi les sanctions en réponse aux fautes commises et aux transgressions de normes sociales. Par exemple, ᴋesʋąᴋąt̄ɪku est un des *wèki* du lignage *nunfoba* chez les Kountemba de Bagapodi, dans la commune de Cobly. Ce nom signifie « rencontres des familles », ou « rencontre des groupes ». L'autel a pour mission principale d'assurer la fécondité aux membres du groupe. Après plusieurs naissances, les groupes de familles doivent se regrouper pour manifester leur reconnaissance et implorer pour la protection des vivants. Certains autels se trouvent dans le vestibule même de la concession. Ils échappent au nom commun *wafa* et sont appelés « *kpilba* » en *kounténi* ou « *bèyilbè* » en *mbèlimè*. Dans ces différents dialectes, ces deux concepts signifient « les morts ». Chaque père défunt est rituellement déifié et

[24] *Langue parlée par les Bèbèlibè.*

[25] *Comme dit plus haut,* wafa *veut dire littéralement serpent. Mais ce mot désigne aussi de façon générique l'autel. Nous n'avons pas pu connaître la similitude entre le serpent, animal sauvage dangereux et l'autel, institution sociale adorée et bienfaisante. En fonction de ses compétences particulières pour le groupe, le* wafa *a un autre nom propre. Le pluriel du* wafa *est* wèki.

symbolisé par un autel dressé dans le vestibule. Il devient ainsi un ancêtre invoqué par ses descendants lorsqu'ils sont en situation difficile, ou s'ils sentent la nécessité d'être aidés par une puissance surnaturelle pour satisfaire des attentes comme la fécondité, la prospérité, la santé, un accouchement, etc. Comme les *wèki*, les *kpilba* reçoivent du sang d'animaux immolés (volailles, ovins, caprins, bovins). Toutes ces représentations matérielles constituent le substrat de la religion. Edward Burnett Tylor, le « père » de l'animisme, a défini celui-ci comme l'attitude et les pratiques consistant à accorder aux éléments naturels une vie, une force, une puissance. Dans toute religion se trouvent des représentations qui donnent aux fidèles l'impression d'une présence divine, d'où le constat de Claude Lévi-Strauss selon lequel la religion fonctionne comme *« un prodigieux réservoir de symboles »*. La religion « naturelle », comme la nomme Damman (1978), est encore plus riche en symboles que les autres.

Les autels et l'ensemble des cadres matériels religieux sont gérés par un chef religieux, prêtre du clan ou de l'ethnie. Il est investi de son pouvoir par un rituel initiatique au terme duquel il acquiert un accoutrement singulier. On le reconnaît à son habillement, avec sur la tête un bonnet artisanal ceinturé d'un chapelet de cauris – coquillages omniprésents dans le langage cultuel et sacrificiel, comme par exemple dans la pratique divinatoire – le flanc droit couvert d'une peau de mouton accrochée à l'épaule gauche, le postérieur d'une autre attachée aux hanches. Le pubis est soigneusement dissimulé par un cache-sexe artisanal fait de tissu traditionnel teinté en noir et blanc. La main droite tient toujours un petit bâton artisanal et son poignet est ceinturé par un gros bracelet blanc. Il est chargé d'officier pour les rites sacrificiels et initiatiques des membres du groupe à l'échelle de son pouvoir. En même temps, il détient les plus grands secrets du lignage. Reconnu comme très sage, il règle les principaux conflits qui interviennent entre ses membres, gère les questions du foncier, de la sécheresse et des calamités conjoncturelles. Chaque lignage a son chef religieux. Impossible de trouver le chef des Natemba, des Bialbé ou des Bèbèlibè, les chefs sont claniques, à la manière des *wèki*. Pendant certains rites tels que le *fuani*[26] ou le *kundidi*[27], les chefs religieux se retrouvent, obéissant à une hiérarchie de pouvoir fondée sur l'âge des plus anciens chefs de clans et de lignage lors de regroupements d'ordre clanique et non ethnique[28]. C'est là une des preuves tangibles de l'absence de royauté chez ces peuples, qui sont des sociétés de chefferies, de clans, et de lignages. Toutefois, chaque chef de ménage a la possibilité d'officier pour certains rites, surtout les rites sacrificiels de revitalisation. Lorsqu'un enfant est malade, le père de famille seul sacrifie un poulet ou une pintade sur l'autel cla-

---

[26] *Rite d'initiation des garçons adolescents dont le détail sera fait dans la section sur la maternité sociale au chapitre III.*

[27] *Rite d'initiation des jeunes filles, développé dans la section 2 du chapitre III.*

[28] *Le critère de définition de l'ethnie considéré ici est la langue. Trois groupes ethniques sont essentiellement pris en compte, à savoir les Bialbé, les Natemba et les Bèbèlibè. Il n'y a pas de chef religieux au pouvoir étendu sur l'ensemble des locuteurs d'une quelconque de ses langues. Ce sont des sociétés segmentaires à lignages. Le pouvoir des chefs est essentiellement lignager.*

nique, lignager ou familial, plus fréquemment sur les *kpilba* que sur le *wafa* des ancêtres situés à l'intérieur du vestibule de la maison. Le chef religieux, tout comme le chef de ménage, sacrifie sur la base d'un message divinatoire. Mais comment procède-t-il pour cette révélation ? Le devin n'est pas un personnage mystique, il sert de courroie de transmission entre Dieu et les fidèles. Parlant du cas de la société *bisa*, aux caractéristiques sociales très proches de celles des Pendjariens, Fainzang remarque à son sujet :

> *« Investis d'un statut spécifique en vertu de leur position d' « élus des génies » et considérés comme leur porte-parole parmi les humains, les devins [...] sont censés détenir une connaissance supérieure aux communs des hommes et être les seuls susceptibles de pouvoir expliquer la plupart des phénomènes ou en prévoir l'apparition » (Fainzang, 1986, p 118).*

C'est lui qu'on consulte si quelqu'un est malade ou lorsqu'un problème se pose : incendie, rêve traumatisant du chef de ménage, passage d'un animal sauvage dans la concession (serpent, lézard,..) etc. On n'est pas formé à la pratique divinatoire. Le devin tient son pouvoir d'une révélation divine par l'intermédiaire d'un autre devin. Lorsqu'un jeune devin n'a pas été investi de sa mission, il délire très souvent et pique des crises de type hystérique, ce que les Bisa appellent « la folie du cerveau », celle-ci étant considérée comme moindre et réparable. A ces signes, on invite le chef religieux pour le rituel d'investiture et d'initiation à la pratique, au savoir-faire divinatoire, pour lui permettre de guérir de sa « folie » et de servir les consultants qui sollicitent sa prestation divinatoire bénévole. Le consulté doit maîtriser le langage divinatoire, incompréhensible aux non-initiés. En général, au cours de la séance de divination, il pose des questions à sa manière (verbalement ou non) et reçoit des réponses à travers des signes : balancement de la tête, regard fixe sans mot dire... Parfois, le consultant dépose quelques objets (branchettes, cailloux) en assignant à chacun une réponse à son interrogation non extériorisée, c'est-à-dire non verbale. Le devin, sans l'entendre, choisit un objet qui correspond à la réponse à son interrogation silencieuse. C'est pourquoi le devin peut transmettre un message qu'il ignore lui-même. D'ailleurs, les devins disent souvent ne pas se souvenir de ce qu'ils ont transmis aux consultants. La consultation se fait à l'aide de deux principaux éléments : les cauris posés sur le sol et un bâton annelé tiré d'un arbre spécifique qui ne se trouve qu'au bord des cours d'eau. Contrairement aux autres sociétés, le devin n'a pas de statut particulier. Son travail est gratuit, il vit de l'agriculture comme tous les autres. On en rencontre dans tous les clans et lignages, mais la consultation n'a pas de frontières claniques.

Malgré la multitude de divinités, les Pendjariens, à en croire les maîtres rituels que nous avons interviewés, croient en un seul Dieu, les autres divinités ne formant qu'un corps capable d'intercéder pour les hommes auprès de Dieu, logé quelque part dans le ciel. Le terme pour désigner Dieu est parfois le même que pour désigner le soleil. Dieu agit comme présent parmi les hommes. On ne lui adresse des prières que pendant les cultes. A part ça, aucune tradition n'exige qu'en certaines circonstances, le fidèle récite des prières données. Tout ce qui arrive est de Sa volonté : vie, mort, conflits, infirmités, maladies, etc. Tout est destin, il n'y a point de hasard. Il n'est pas uniquement bienfaisant, il fait parfois du mal pour répondre à la demande qui lui est adressée par quelqu'un pour sanctionner un mauvais comportement. Lorsqu'un enfant n'obéit pas à un de ses parents, ou à son oncle maternel en l'occurrence, il suffit de se plaindre à Dieu à travers les *kpilba*. Lorsque deux frères ou deux parents se disputent sur une affaire (partage de la terre, mariage,...) sans réussir à s'entendre, ils se plaignent à Dieu à travers un ou plusieurs *wèki* selon le vouloir de chacun. Dans de telles situations, la sanction ne tarde presque jamais. Le malheur s'abat sur le fautif. Les devins le lui révèlent, et il doit organiser un sacrifice aux *kpilba*, en présence de la victime de son acte, pour réparer le tort social et le malheur qu'il vit. Une fille qui s'oppose au mariage que ses parents lui proposent peut endurer comme malheur, à la suite de la plainte des parents auprès des *kpilba*, la stérilité ou l'instabilité de son couple, des fausses couches ou des décès néonatals. Une accoucheuse traditionnelle nous a confié ceci :

> *« Mon mari a eu trois épouses, dont moi-même. Avec autant d'épouses, il n'a eu que deux enfants, dont ma fille unique. Nous avons toutes les trois eu des problèmes de conception. Notre mari a eu des problèmes avec ses oncles maternels et ils l'ont sanctionné par l'intermédiaire des* wèki. *Je ne saurais te dire l'objet de leur différend »* (Entretien avec T.S. 20 octobre 2009).

En effet, pour les Pendjariens, nos comportements, nos intentions, nos idées et nos pensées nous destinent à vivre heureux ou malheureux sur terre. Les personnes qui ont mal utilisé leurs biens, mal géré leur pouvoir, ou se sont mal comportés connaissent toujours une existence malheureuse. S'ils traversent l'étape de la vie sur terre sans grandes difficultés du point de vue matériel, ils ne rencontrent pas Dieu à leur mort, Son accès leur est impossible. Aussi peuvent-ils renaître et connaître une existence malheureuse quels que soient leur investissement, leur labeur, leur famille. C'est pour toutes ces raisons que l'individu doit bien se comporter. La répression sociale matérielle est très faiblement appliquée. Seule la crainte de Dieu et le système éducatif rituel façonnent le comportement. L'homme lui-même est un être en perpétuel recommencement. Il n'y a pas de première existence, mais des allers-retours entre le monde des esprits et celui des hommes à travers le phénomène de la naissance. A chaque naissance, le chef de ménage consulte le devin pour savoir qui est l'ancien qui est revenu et tous les sacrifices à faire pour favoriser sa nouvelle vie terrestre. Quelqu'un qui était mort à la fleur de l'âge et qui renaît a besoin de sacrifices pour conjurer ce sort. La naissance est un retour, la mort aussi. Ce sont des voyages entre des mondes différents, mais liés. Pendant qu'on gère un corps pour l'inhumation, l'âme est déjà avec Dieu ou à sa recherche, avec ses ancêtres ou à leur recherche. C'est, selon ces croyances, toute l'ambiguïté de l'existence humaine. En principe, les ancêtres devraient déjà être tous revenus. Aucun rituel et aucune représentation ne devraient leur être nécessaires, car ils sont toujours parmi les vivants, la mort n'étant qu'une étape de la vie. On raconte que les patriarches, ceux qui connaissent une très longue vie, renaissent avant même leur décès. Mais selon cette théorie, à leur renaissance, les hommes conservent une dimension cachée et ancestrale. L'être par essence est double. Il vit ici et dans l'au-delà pour que la vie soit possible. La mort est la cessation de la vie ici-bas. On ne peut mourir que si la vie dans l'au-delà, la plus puissante, abandonne la vie ici-bas (Thomas & Luneau, 1980 ; Assaba, 2000 ; Sambiéni, 1999). Cette querelle de l'existence dualiste peut se faire selon la volonté de Dieu ou selon celle de l'homme.

La magie, comme pouvoir extraordinaire, efficace et d'origine imprécise, est fortement présente. Certains individus détiennent selon leur bon vouloir des pouvoirs mystérieux, privés et opposés : bénéfiques et maléfiques. Les premiers servent à racheter les envoûtés et à guérir la plupart des redoutables maladies d'origine mystique. Les seconds servent justement à créer et à renforcer ces maladies, à envoûter, à rendre fou, à faire échouer par exemple un voyage, un examen, une récolte, etc. La plupart des détenteurs de pouvoirs maléfiques sont incapables de réparer leurs catastrophes ; une maladie provoquée ne peut être soignée par eux. Ceux qui détiennent des pouvoirs bénéfiques peuvent nuire, mais dès qu'ils s'y adonnent, ils perdent les aspects bienfaisants de ces pouvoirs. Tout est catégorisé. Les méchants disent le plus souvent qu'ils le sont devenus par suite de méchancetés subies, et les gentils par suite de bienfaits connus : guérison ou protection. Les pouvoirs de ce genre sont détenus ou recherchés dans presque chaque famille ; un bon chef de ménage est celui qui garantit la sécurité des membres de son foyer. Un ménage non protégé est en grave danger. La vie en société est extrêmement tendue, car chaque individu est en éveil constant malgré la collaboration, la solidarité et le voisinage. Et pourtant, la parenté n'a pas de limites.

La filiation est patrilinéaire, les enfants ayant le même totem que leur père biologique. Si la révélation divinatoire ne le confirme pas, le totem de la mère biologique n'en est pas un pour les enfants ; dans certains cas cependant, le devin révèle que l'ancêtre réincarné provient du clan maternel. On envoie alors l'enfant chez le chef religieux de ce clan qui, après un rituel, lui fait porter un bracelet consacrant désormais deux totems correspondant aux deux clans parentaux. Même si à son mariage, la femme rejoint le domicile de son mari, toutefois, dans la plupart des groupes ethniques, les noms de naissance sont donnés en fonction du clan de la mère, ce qui permet de situer l'origine clanique de la mère. Chaque clan a un plan de noms de naissance, à la fois pour les filles et pour les garçons ; les noms se ressemblent parfois à partir du deuxième enfant. Malgré la filiation patrilinéaire, on note une dépendance très forte de l'individu au clan de la mère. L'oncle maternel et tous les membres de son clan ont le pouvoir de vie et de mort sur l'individu, sans avoir l'obligation, en situation normale, de prendre en charge leur neveu, sauf dans les conditions où le père de l'enfant et les oncles paternels s'en montrent incapables. Au vu des relations entre l'individu et sa double filiation, on pourrait parler de bilinéarité ou d'ambilinéarité.

Les pouvoirs de l'oncle maternel ne sont pas reconnus comme mystiques. Ils interviennent surtout en cas de mécontentement, à travers les *kpilba* ou les *wèki*. Il suffit à l'oncle de se plaindre oralement auprès de l'autel de son choix pour qu'en quelques années, des malheurs s'abattent sur le neveu, comme dans le cas du mari de l'accoucheuse précédemment cité. Les fautes lourdes établies pour les neveux sont, entre autres, la dispute avec un membre du clan maternel et l'adultère avec une femme de ce clan. Les principales conséquences en sont la stérilité du fautif, les décès de sa progéniture, les avortements spontanés, la fréquence des maladies dans le foyer. Pour résoudre le problème, le neveu doit confesser et regretter ses fautes, et offrir un sacrifice de réconciliation et de *mea culpa* chez l'oncle offensé, avec la charge des coûts non négligeables du sacrifice. Si l'offensé accorde le pardon, les malheurs du fautif cessent. Sinon, ils continuent, il faut alors refaire un sacrifice et trouver des médiateurs sociaux.

Bien des faits sociaux montrent l'ambivalence de l'appartenance clanique. En effet, pendant les sacrifices conduisant au partage de la nourriture et de la viande, les neveux sont autorisés à recevoir une part dans le clan maternel. Pour tous les rites de naissance et de funérailles dont ils sont récipiendaires, les oncles maternels sont toujours présents, avec le droit à une part incontestable dans le partage alimentaire de la communion horizontale et verticale. A l'occasion du rite d'ancestralisation (dernier rite funéraire) (Sambiéni, 1999) de l'individu décédé depuis un moment, les oncles maternels ont des droits étendus dans l'organisation et la gestion des ressources. Ils ont toujours le dernier mot sur la date et la quantité de vivres à prévoir, etc., et reçoivent pour la circonstance des animaux, des boissons, des céréales, dont la quantité est fonction des clans et du sexe du défunt. Les obligations courantes de courtoisie et de devoir envers les oncles maternels foisonnent, sans pour autant paraître contraignantes. Elles contribuent à maintenir les relations de parenté et à faire respecter les interdits, en l'occurrence sexuels. Les rapports entre les aspects religieux, fonciers et politiques de la vie sont demeurés assez étroits jusqu'à la pénétration des administrations coloniales et postcoloniales (Huber, 1969 ; Grätz, 2003 ; Koussey, 1977).

Système politique traditionnel

Le débat sur l'existence et la forme des systèmes politiques dans les sociétés dites « traditionnelles », « primitives », « archaïques » ou « sans histoire » est très vieux, en anthropologie politique comme en sociologie politique. Sans entrer dans le débat, le présent travail n'étant pas fondamentalement axé sur la vie politique, il est important de souligner qu'il existe dans toute société ce qu'on pourrait appeler « les formes élémentaires » de la vie politique. La politique consistant en tous les «*[...] actes qui tendent à organiser et à diriger la vie en société* » (Assaba, 2000), il semble évident qu'aucune société ou communauté ne peut survivre sans le politique, dont seules les formes et les manifestations peuvent différer. La vie politique authentique des Pendjariens reste encore très dépendante de leur vie religieuse. Elle se joue essentiellement aux différents niveaux de l'organisation sociale : le lignage, le clan et l'ethnie. Le pouvoir est distribué à travers ces cadres sociaux selon les niveaux et les groupes. Chaque lignage possède un responsable qui s'occupe de la résolution des problèmes collectifs nuisant à la survie du groupe : querelle foncière ou conflit portant sur les femmes. Mais ce responsable est très effacé, sans obligation de reddition des comptes et peu sollicité par rapport à celui du clan tout entier. L'activité politique la plus importante est du ressort du chef de clan. Chaque clan organise librement sa vie politique, responsable de son essor et de son péril. Donc, si la religion et la politique sont ailleurs bien distinctes et complémentaires (même si leur distinction dans les sociétés humaines a connu un parcours non négligeable), en milieu pendjarien, elles sont encore très imbriquées. Le chef religieux joue en réalité un rôle éminemment politique. Il est le seul à inspirer la crainte dans les limites claniques ou lignagères. En dehors des actes rituels, il s'occupe de la survie du groupe et de ses rapports avec les autres groupes. Il est le réconciliateur permanent. Il répare toujours, sans sanctionner, en l'absence cependant d'armée ; il voit toujours une possibilité de régler le conflit survenu, presque sans conseillers. Les chefs de lignages et de segments ne lui doivent pas formellement de service. Il est désigné par la révélation divinatoire. Son pouvoir n'est pas légal, il est légitime, sans conditions d'âge, de rang de naissance et de famille à l'intérieur du lignage ou du clan, sauf quand il y a tromperie ou confiscation par une famille ou un individu[29]. D'après nos informateurs, en cas de tricherie ou de perversion, ses offices ne réussissent pas, le groupe souffre de calamités diverses et lui-même court le risque de mourir à la fleur de l'âge. Cette fonction politico-religieuse n'est pas sacralisée, son détenteur menant une vie normale, comme ses consultants, présent aux différentes manifestations selon sa volonté, fréquentant les marchés environnants et menant une vie socioprofessionnelle ordinaire. En dehors de petits cadeaux et des restes de rites sacrificiels, il n'est pas rémunéré pour sa fonction. Mais celle-ci a connu une évolution qui date de l'époque coloniale (Koussey, 1977).

En effet, à cette époque, le chef politico-religieux ne se rendait pas aux séances de travail avec l'administration coloniale, il s'y faisait représenter par quelqu'un à qui il confiait les tâches d'organisation exigées. Ces représentants étaient souvent choisis en fonction de leur docilité, de leur compréhension ou de leur aptitude à comprendre la langue des Blancs. Plus tard, ils sont devenus des chefs à part entière, car les groupes ont voulu distinguer la vie purement liée aux problèmes des Blancs de la vie religieuse, considérée comme plus sérieuse. Aujourd'hui, on trouve dans chaque village un chef politique n'ayant aucune responsabilité religieuse, très souvent issu cependant du même clan que le chef religieux, le clan des autochtones du village. On trouve ainsi des chefs séculaires et des chefs religieux parfois sans ressources charismatiques, mais tenant sur des raisons d'appartenance clanique. En conclusion, le régime politique en territoire pendjarien est du type sans commandement. Le pouvoir central est inexistant à grande échelle, et la coutume est l'élément principal de régulation.

[29] *Il arrive des conflits de succession lorsqu'une famille, après le décès du chef, s'obstine à garder le pouvoir sans s'en remettre à la révélation divinatoire.*

Cadre matériel familial et sociétal

La maison, l'habitation, la concession, le domicile, etc., sont des termes dont l'emploi indifférencié dans le langage courant justifie parfois des abus de langage dans la nomination de réalités sociales matérielles pourtant très précises, et devant être considérées chacune selon sa nature et sa valeur. Ces termes sont polysémiques, mais domicile et concession me semblent plus proches des contructions qu'ils désignent quand il s'agit de décrire le cadre matériel d'habitation des familles élargies du territoire de la Pendjari. La concession est comprise à la fois comme l'habitation et le terrain en lien avec une famille. Le terme de domicile semble plus indiqué. Le domicile caractéristique d'une famille d'un groupe ethnique est aussi caractéristique de la cosmogonie du groupe. C'est le cadre matériel permettant au groupe de comprendre le monde et les éléments naturels et de leur donner forme, à travers l'architecture et/ou l'artisanat (Kouagou, 1984 ; Mercier 1954b ; Padénou & Barrué-Pastor, 2006 ; Sewane 2003). Aussi ceux-ci sont-ils des cadres de référence en matière de conception des choses.

Le domicile traditionnel pendjarien est un ensemble de cases élevées avec un mélange – communément appelée *banco* – de terre argileuse et latéritique pétrie à cause de ses qualités de résistance. Les cases sont de différentes formes dans un même domicile. Les cases rondes ont un diamètre d'environ cinq mètres, avec des murs comportant neuf couches de *banco* en moyenne, de trente centimètres environ chacune. Adaptées aux conditions climatiques, les cases sont relativement plus hautes en contexte de tempêtes rares, tandis que dans le cas contraire, elles le sont moins. Leur intérieur a une organisation standard.

En effet, on y retrouve en général quatre zones correspondant respectivement au couchage, à la transformation des aliments, au stockage, et à la circulation des occupants. L'espace faisant face à l'ouverture est réservée au passage dans la journée, au couchage la nuit. A droite de cet espace en entrant dans la case, se trouve un lit en maçonnerie haut de cinquante centimètres environ. C'est celui de la mère et de ses plus jeunes enfants. Les familles aisées le construisent en ciment, les autres en terre. Le support de couchage est fait de nattes en raphia, en tiges de sorgho ou en feuilles de rônier (grand palmier donnant des fruits comestibles). Parfois, les mères creusent une rigole au pied du lit pour favoriser l'écoulement de l'urine des enfants en bas âge. A gauche de l'allée centrale de la case se trouve le dispositif des meules, le moulin traditionnel : c'est une petite construction intérieure correspondant à la taille moyenne d'une femme. Au-dessus se trouvent deux ou trois meules qui consistent en pierres taillées pour la mouture des céréales, des fruits et des légumes. Au bout de l'allée se trouve une troisième petite construction moins haute servant à stocker les ustensiles et la plupart des objets de la femme. Entre cette construction et les meules se trouve une grande jarre contenant de l'eau potable accessible à tous. De plus en plus, l'introduction du moulin moderne contribue à modifier l'aménagement de la case ronde. On trouve de moins en moins de meules traditionnelles. La case ronde est toujours couverte de paille tressée.

Construite selon les dimensions de la case ronde, mais peu compartimentée, parce qu'abritant les hommes dont la principale activité est l'agriculture se déroulant au-delà de la concession, la case carrée est aujourd'hui en recul. On y trouve couramment le lit en terre battue et le passage. C'est la case du chef de ménage ou des jeunes garçons de la famille. Elle est couverte d'un toit de paille de forme ovale.

La case rectangulaire est aujourd'hui à la mode chez les jeunes, surtout ceux qui sont revenus de la ville. Construite en banco, et parfois en demi-dur par ceux qui réussissent dans la culture du coton, dans l'élevage ou par ceux qui ont des parents fonctionnaires en ville, très peu compartimentée, elle sert essentiellement au sommeil. Divisée en séjour plus une ou deux autres pièces, elle est couverte de chaume ou de tôle selon le degré d'aisance de la famille.

Le vestibule est la principale case du foyer. Ronde aussi, mais plus grande que celle de la femme, elle constitue essentiellement le cœur, l'âme, l'esprit matériel du domicile, son contenu témoignant de ses rôles. Rares sont les domiciles ne comportant pas cette case. Ce n'est ni un espace pour dormir, ni une pièce de séjour. Elle abrite les *kpilba*, les éléments culturels et les grands secrets matériels du ménage. C'est la pièce où accouchent toutes les femmes de la maison, avec l'assistance des femmes âgées et des ancêtres représentés. C'est aussi une morgue, car les corps y sont gardés pendant les rites funéraires. C'est encore le lieu par excellence des réclusions initiatiques. Le vestibule est toujours placé à l'ouest, avec une double ouverture, car en certaines circonstances, femmes et enfants en sont interdits d'accès.

Les cases sont reliées entre elles par des murs hauts de plus de deux mètres. Chacune a une position dans l'ordre de la concession. Les éléments accessoires du domicile sont les greniers, situés à l'intérieur ou à l'extérieur, qui contiennent les provisions pour la période de soudure allant de juin à septembre. À l'exception des enfants, chaque membre de la famille possède son propre grenier. Très souvent, on trouve au milieu de la cour une terrasse dallée qui sert d'aire de séchage. En sortant du vestibule, on trouve à gauche des élévations de terre construites lors des rites de revitalisation des membres de la famille.

Dans la concession, tout le monde n'a pas de case. Les jeunes filles n'en ont jamais, elles dorment avec leur mère ou leur grand-mère. Les jeunes garçons, eux, peuvent, dès l'âge de douze ans s'ils le veulent, construire leur case et cultiver leurs propres champs, en plus de leurs contributions aux travaux du ménage. En général, ils sont très vite indépendants.

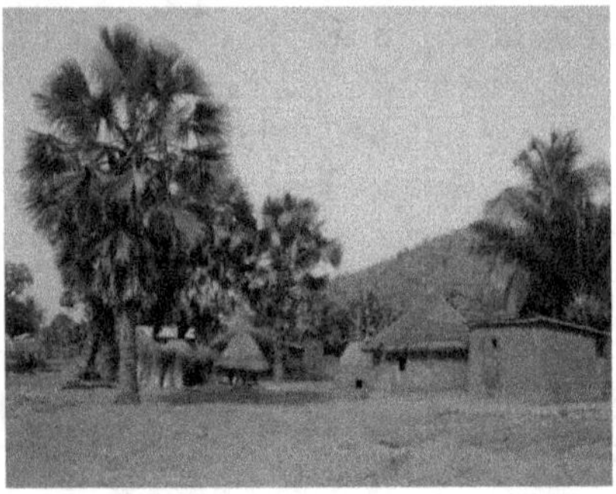

Photo 5 : Un domicile traditionnel typique dans la commune de Cobly

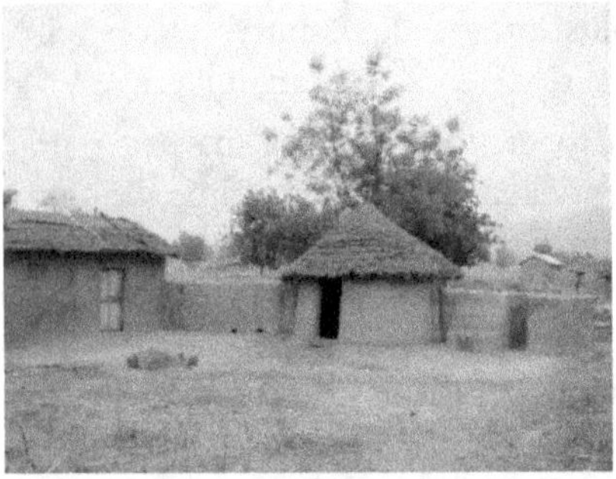

Photo 6 : La position du vestibule dans un domicile traditionnel.

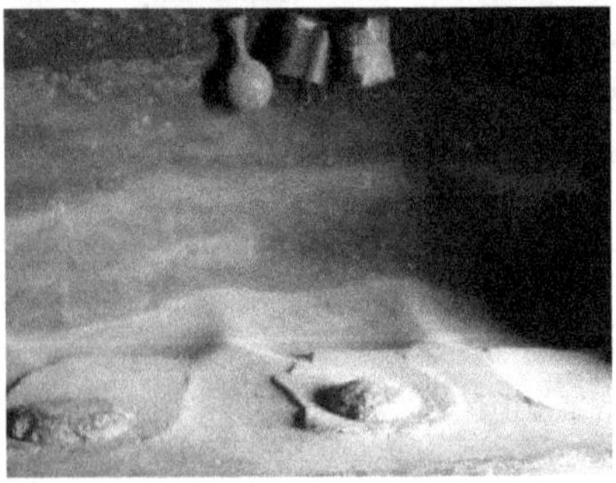

Photo 7 : La zone des meules dans une case ronde de l'habitation

Dans leurs travaux effectués sur l'architecture des Tamberma[30] du Togo, les chercheurs Guy-Herman Padénou et Monique Barrué-Pastor concluent que l'architecture est le signe le plus remarquable de l'identité culturelle. Les cadres matériels de l'habitation du groupe

« représentent, de manière paradigmatique, l'organisation sociale et la personnification symbolique qui intègre la cosmogonie et la cosmologie des Bètammaribè. L'architecture possède en outre un rôle d'interface entre le monde des vivants, des morts et des forces divines. Ce qui en fait une habitation, mais également un temple et un monument » (Padénou & Barrué-Pastor, 2006).

[30] *Au Togo, les Bètammaribè sont aussi appelés « Tamberma ».*

Les domiciles se construisent suivant le lignage, c'est-à-dire le « *baafouondi* », terme signifiant littéralement « l'orifice anal du père ». Ce terme veut simplement désigner les descendants d'un même père.

Dans le langage courant ou administratif, le terme « hameau » semble plus indiqué pour désigner l'ensemble des domiciles construits à distance les uns des autres et habités par les descendants d'un même homme. Ce ne sont pas les enfants d'un père encore vivant ou mort récemment, mais plutôt les descendants d'un ancêtre proche, entre cent et deux cents ans environ, au moins en 3e ou en 4e position générationnelle par rapport au plus ancien membre vivant du groupe.

Chaque domicile est environ à cinq cents mètres du voisin. Le hameau n'est pas seulement une donnée physique ou géographique, c'est une importante variable socioculturelle. Au sein de chaque hameau se trouvent un lieu de rencontre et un responsable religieux et politique. Les membres du hameau partagent la même histoire, les mêmes terres, les mêmes préoccupations de mariage et de procréation, les mêmes divinités particulières et les mêmes rites magiques et religieux spécifiques. Les noms des hameaux sont souvent l'expression de l'histoire des lignages. La solidarité[31] est plus opérationnelle au sein des membres d'un même hameau. Très souvent, on se souvient du nom de l'ancêtre commun fondateur du lignage constituant le hameau.

Le mariage est prohibé entre membres d'un même lignage. Celui-ci se distingue des autres par un élément totémique tantôt végétal, tantôt animal. L'évolution de l'organisation socio-spatiale et les mouvements de populations donnent à voir des éléments étrangers au sein des hameaux. Les villages administratifs sont formés de plusieurs hameaux. La distance minimale entre deux hameaux est d'au moins un kilomètre. Les membres d'un village ont des relations de parenté, très souvent l'ensemble des lignages du clan. La parenté est régie par la filiation, l'alliance, la territorialité et l'adoption. On se souvient très rarement de l'ancêtre commun des clans constituant le village. Il arrive qu'il n'y en ait aucun et que ce soit simplement parce qu'un ancêtre en a hébergé un autre en migration ou encore parce qu'après le mariage d'une fille, un gendre a rejoint la belle-famille. Dans ce cas, l'élément unificateur est la langue. C'est ainsi que plusieurs clans sont apparentés simplement pour avoir adopté la langue et la pratique rituelle depuis un lointain événement, matrimonial ou amical.

La distance entre les domiciles d'une part et entre les hameaux d'autre part servent à donner aux habitants des possibilités de développer des activités culturales. Des espaces spéciaux sont réservés pour les cimetières, séparés suivant les âges et les causes de décès. Le village est un espace vivant et expressif, avec des lieux significatifs qui guident le passage, orientent les initiés en ce qui concerne la culture et traduisent l'histoire. Certains récits sur l'origine se réfèrent

---

[31] *La solidarité se manifeste dans les groupes d'entraide pour les travaux champêtres, dans les emprunts de terre et parfois d'autres biens matériels pour les sacrifices. Il ne s'agit plus d'une solidarité mécanique au sens durkheimien.*

forcément au lieu physique : première installation, décès du premier arrivé en ce lieu, maison d'irruption[32],... En l'absence de marchés et de manifestations rituelles, les réjouissances sont favorisées par les retrouvailles organisées par les ménages autour de jarres de *nãmã*[33]. La boisson est offerte gratuitement et la séance connaît la participation de la plupart des membres du village (Sambiéni, 1999).

2.2. Organisation sociale, politique et familiale chez les alliés

L'univers de l'enfantement, de la mise au monde, de la naissance, est dirigé par des normes qui s'appuient sur des croyances et des connaissances transmises par le cadre social. La similitude dans l'organisation sociale et politique et dans les faits religieux chez les autres groupes amène à brièvement les caractériser ensemble dans cette section. Ces groupes présentent des différences significatives en matière d'habitat, de religion, de mode de mariage et des rapports à la maternité, comparés aux Pendjariens originels.

Habitat, familles et communautés

De nos jours[34], les Dendi, Yorouba et Mossi du territoire vivent dans un habitat regroupant des familles nombreuses, et réparti en communautés inscrites dans un espace social et géographique bien circonscrit dans la ville. Comme il a été dit plus haut, dans les villages du territoire, l'habitat est toujours dispersé, faisant des maisons et des hameaux des unités parfois assez éloignées de leur attachement territorial. Ce n'est pas le cas en milieu urbain. Tanguiéta-centre, et secondairement Cobly-centre, où vivent les voisins des Pendjariens, sont des agglomérations. Les maisons sont de grands ensembles de cases, en général construites en demi-dur, de forme rectangulaire à la fois pour les hommes et les femmes. Il n'existe pas, à l'instar des Pendjariens, de vestibule des ancêtres. Les toits sont en tôle ondulée. Les cases d'une maison sont entourées par un mur de clôture. Les maisons regroupées sont reliées entre elles par des murs. De petites voies ou des sentiers desservent parfois les lots pour permettre aux habitants d'y accéder. Les unités voisines sont souvent habitées par des ménages apparentés, et les quartiers sont constitués sur la base de la parenté. Il est possible de reconnaître la zone des Yorouba, celle des Mossi et celle des Dendi (plus spécifiquement Haoussa et Zerma). La vie politique se joue surtout entre les membres d'un même lignage, avec l'imam central comme interface dans les crises graves. En dehors des parcelles sur lesquelles les maisons sont construites, il n'existe pas de grandes propriétés foncières sur lesquelles se porterait un droit régissant des relations politiques et socioéconomiques.

---

[32] *Habitation qui surgit de façon inattendue du sol. C'est un des mythes qui expriment le manque d'informations sur la trajectoire migratoire des peuples.*

[33] *Nom local de la bière à base de sorgho.*

[34] *Nous n'avons pas connaissance de leur mode d'habitation historique.*

Religion et croyances

L'islam est la religion officielle de ces groupes convertis, car comme on le voit clairement avec les Mossi, il s'agit de groupes relevant originellement de la religion de la nature connue sous le nom d'animisme. Leurs quartiers comportent des mosquées petites ou grandes où se regroupent les fidèles sous le contrôle d'imams désignés en leur sein. Sur le plan vestimentaire et comportemental, on note une relative souplesse dans l'observance des principes islamiques, tant dans l'habillement des hommes et femmes que dans le respect de certaines pratiques. A côté de l'imam reconnu comme le prêtre de la communauté et responsable du lieu de culte, on trouve de multiples personnages connus sous le nom *d'alphas*, c'est-à-dire les marabouts. Ils sont assez proches des magiciens et des devins de l'espace culturel pendjarien. Ce sont eux qui font et défont au quotidien les craintes réelles dans la vie des familles. Ils sont sollicités pour prescrire et proscrire, en fonction des révélations pour lesquelles ils sont seuls techniquement outillés, les pratiques et les comportements adéquats pour prévenir ou guérir un mal, une maladie, une malédiction, etc. La pratique de la prière est routinière et exclusivement du ressort des hommes. Femmes et jeunes en sont exclus, vivant au quotidien un contexte très profane marqué par la crainte d'éléments naturels et mystiques.

3. Mariage et rôle de la femme dans la société chez les Pendjariens

Nous verrons dans la deuxième partie du chapitre III que la maternité est à la fois biologique et sociale. En recréant ainsi l'Homme engendré, elle confirme le couple auteur de la naissance dans plusieurs états : la féminité, la masculinité et la socialité. C'est par la reproduction que la mère, le père et le couple achèvent de démontrer leur nature de femme, d'homme et de couple normal. De ce fait, la formation du couple appelé à jouer ces rôles est socialement très encadrée. Tout se joue pour donner à l'homme et à la femme les moyens de constituer un couple et de tenir leurs rôles sociaux. Le mariage est organisé, au détriment, semble-t-il, du sentiment amoureux, mais plutôt en faveur de la rencontre en vue de la reproduction. Quelles que soient les formes, c'est par un principe d'échange que le couple se forme ou s'entretient.

3.1. Echange direct, indirect et dot : la réciprocité dans le mariage

Trois principales formes d'échange structurent cette institution sociale. La première est l'échange direct, pratiqué surtout par les Bèbèlibè, et consiste à donner sa sœur en mariage au frère de son épouse. Il se présente sous des formes complexes, comme l'a rapporté Hugo Huber, qui a mis en relief le principe de réciprocité (Huber, 1969).

La deuxième est la dot, qui est une forme d'échange indirect selon lequel la famille du futur mari fait de grands travaux agricoles et fournit des ressources alimentaires et animales aux parents d'une petite fille à épouser environ neuf ans plus tard.

« Prendre femme »[35] est une autre forme d'échange. Dans ce type de mariage, la négociation entre les futurs mariés se fait librement. Au cours des diverses manifestations nocturnes ou des marchés, le jeune homme rencontre la jeune fille ou la femme divorcée, ou même parfois la femme mariée. Il lui parle de son amour pour elle avec tout l'art et toutes les techniques possibles, allant jusqu'à utiliser des moyens mystiques au cours d'échanges de poignées de mains et de cadeaux. Chez certaines jeunes filles, on voit très souvent des files d'attente, dans une bonne ambiance malgré la concurrence. Ce qui compte le plus souvent est le crédit social de la famille du prétendant, de sa propre personne, des rapports existant depuis longtemps entre les clans et les familles. Au terme de fructueuses négociations, la jeune femme choisit celui qu'elle aime. Elle lui fixe rendez-vous à son domicile ou au cours d'une manifestation nocturne dans le village. Sans rien dire aux parents, les deux futurs époux se rendent à la maison du garçon. Au matin, les parents, ne retrouvent pas leur fille. Ils devinent qu'elle a suivi un prétendant qu'ils découvriront environ trois jours après. Ils auront à donner leur point de vue. S'ils sont d'accord, le mariage est conclu. L'aspect « échange » de ce type de mariage se joue lors des rites initiatiques de la femme. Aussi ne parvient-on à « prendre » facilement que les jeunes filles dont les parents proches ou lointains ont épousé des femmes du clan du prétendant. Ces dernières contribuent efficacement à la négociation. Pour se marier selon ce modèle, il faut maîtriser l'art de la négociation, avoir une bonne façade sociale, posséder divers talents et être beau ! De toute façon, quelques années plus tard, la famille de l'époux devra payer sa dette en donnant en mariage à la famille de l'épouse une de ses filles ou une sœur de son époux. On voit donc qu'« *ainsi, c'est toujours un système d'échange que nous trouvons à l'origine des règles du mariage, même de celles dont la singularité apparente semble pouvoir justifier seule d'une interprétation à la fois spéciale et arbitraire* » (Lévi-Strauss, 1967, p.548).

Le mariage est exogamique. On n'épouse pas à l'intérieur du clan. Même les rapports sexuels entre membres y sont interdits. L'argument principal fourni est qu'il arrive qu'un seul ancêtre soit réincarné en deux personnes de sexes différents au sein du clan. Si ces deux-là ont par hasard des rapports sexuels ensemble, elles mourront. Aucun individu n'est autorisé à connaître son ancêtre de réincarnation. Seuls les anciens, les détenteurs des savoirs vitaux du clan en sont informés.

Au-delà du clan paternel, les relations sexuelles et matrimoniales sont interdites aussi dans le clan maternel. Toutes les filles du clan de la mère sont identiques à la mère. On les appelle d'ailleurs ainsi, quel que soit leur âge. Leurs maris entretiennent des relations de plaisanterie avec toute personne dont la mère est originaire du clan. Toutefois, cet interdit n'est pas si réprimé, et on rencontre des cas très rares de transgression sans sanction sociale. En définitive, individuellement considéré, chacun a deux clans au sein desquels il ne peut avoir de rapports sexuels.

---

[35] *Traduction littérale de l'expression «* a tanda pouo *».*

Outre cette contrainte, les Pendjariens n'ont pas de règles formelles de préférence matrimoniale. Chacun est libre de se marier à l'intérieur ou à l'extérieur de son grand groupe socio-ethnique. Selon leurs capacités socio-économiques, les hommes ont parfois jusqu'à quatre femmes.

Chez les autres groupes (Dendi, Yorouba, Mossi et Peul), le mariage ne connaît pas le principe de la réciprocité. Il se fait « librement », mais à y voir de plus près, dans la majorité des cas, seuls les parents sont responsables du choix de l'époux de leur fille. Le mariage est célébré par l'imam, sous l'accompagnement ritualisé du groupe des femmes et de la communauté toute entière. La polygamie est de règle dans l'ensemble de ces groupes. En général, un homme a de deux à quatre épouses. La taille du ménage est souvent assez grande. Chaque homme vit dans une maison avec l'ensemble de ses épouses et de ses enfants.

3.2. Femme et pouvoir dans l'espace familial et social

Dans les entretiens que nous avons eus, tant avec les hommes qu'avec les femmes, nous avons pu constater un consensus sur le statut et le rôle de la femme dans le ménage. Cette situation nous replonge dans le sens matériel du concept bourdieusien d'habitus et de violence symbolique. Le mariage contribue à la construction d'un statut de la femme soumise à son époux, très laborieuse, apte à vivre en régime polygamique dans une famille large constituée de plusieurs générations. Elle est un personnage important dans la pièce de théâtre que constitue la vie du ménage, de la famille et du clan. Un homme non marié est socialement rejeté. Il ne prend pas part au partage des ressources du clan lors des cérémonies rituelles. Le célibat est considéré comme infâme, et un homme n'a pas droit à tous les rites s'il décède en cet état.

Dans le ménage, la femme est l'accompagnatrice de son mari. Cependant, en théorie, elle doit être tenue à l'écart des questions qui concernent la vie même du foyer. Elle ne doit pas connaître tous les secrets vitaux, n'a pas voix au chapitre dans les questions comme le mariage des filles et des fils, la scolarisation des enfants, les objectifs quantitatifs de la production, le partage de l'héritage du père ou du mari, la gestion des ressources matérielles et financières, etc. Elle ne participe pas aux réunions de prise de décision ou aux séances de résolution de problèmes. Un petit garçon est socialement plus âgé qu'une femme âgée.

Les femmes restent en général des mineures toute leur vie. Leur éducation ne s'arrête jamais. On n'hésite pas à les frapper en dépit de leur âge lorsqu'elles commettent des « fautes », comme le retour tardif du marché, l'arrivée tardive au champ, la mauvaise cuisine, le retard dans la préparation des repas, l'infidélité, la sorcellerie, les mensonges et calomnies, etc. Considérée comme incapables de nombreuses choses, la femme idéale est celle qui se tient à l'écart des hommes. Elle parle peu et respecte beaucoup. Elle doit le respect à tout homme et même aux petits garçons, à ses propres fils en bas âge. Evitant de s'occuper de la vie sexuelle de son mari, elle n'est pas jalouse et lui cherche parfois d'autres épouses, la polygamie étant signe de richesse.

Le sacré redoute la présence féminine. Les rites des hommes ne connaissent aucune participation féminine au niveau culminant de leur mystique, alors que tous les rites féminins sont dirigés ou codirigés par des hommes. A l'occasion de certains rites, les participants sont obligés de se tenir à l'écart des femmes ou plus précisément du sexe féminin « souillant », comme dirait Mary Douglas.

Dans ce contexte de représentation et d'organisation sociale, les femmes ont ici le même rôle que dans la plupart des sociétés africaines sédentaires et agricoles, participant très activement aux travaux champêtres. Cette situation explique d'ailleurs la forte tendance à la polygamie, qui procure de la main-d'œuvre. Bien que certaines cultures, typiquement féminines, et pour lesquelles elles reçoivent très peu d'aide masculine, leur soient assignées, elles doivent en plus participer aux activités de survie du ménage. L'éducation quotidienne des enfants est de leur ressort. Elles tiennent aussi la cuisine et l'approvisionnement, et participent activement à la construction de la maison : fournir l'eau, transporter le *banco*, crépir la maison, etc.

Dans ce contexte matrimonial, seuls les Peuls sont concernés par le mariage libre entre les membres, sans échange direct, sans réciprocité au sens d'Hugo Huber. Comparées aux femmes pendjariennes, les Peules se tiennent plus à l'écart, restant cependant souvent en groupe entre elles. En groupe, les hommes intègrent les Pendjariens plus facilement que leurs femmes. Le mariage interethnique libre est fondé sur le principe de la négociation individuelle de la future épouse, avec une forte prépondérance pour la polygamie. Comme les premiers, le groupe est aussi patrilocal et patrilinéaire. L'économie de subsistance est surtout à base de produits pastoraux laitiers comme le fromage (Bierschenk, 1999 ; Boesen, 1997). La petite agriculture complémentaire utilise comme engrais organique les bouses des bovins confiés en garde aux bouviers peuls. Les femmes ne contribuent pas beaucoup à l'agriculture, sauf pour les semailles et les récoltes. Elles sont surtout des transformatrices expérimentées du lait de vache dont elles assurent la commercialisation, et qui leur procure de bons revenus.

Contrairement aux Pendjariens autochtones, les femmes *dendi*, *yorouba* et *mossi* sont investies dans le commerce des vivriers, des vêtements et de la nourriture. Elles passent dans les marchés hebdomadaires de la région pour acheter des céréales et les revendre pendant la période de soudure et sur les marchés intérieurs du pays.

Que conclure de ce tableau identitaire ?

Dans cette micro-diversité, tant dans les origines que dans les langues, la tradition, reposant sur les deux piliers essentiels de la vie sociale, à savoir la religion et la politique, est finalement monolithique pour les Pendjariens. La nature, et peut-être les « choses » qu'elle cache ou qu'elle cacherait, structurent une pensée et des pratiques répondant au mystère de l'existence. Divers moyens, répondant au principe de la réciprocité, favorisent l'alliance pour tous les membres. L'exogamie clanique bilinéaire a permis de construire dans l'espace pendjarien une parenté généralisée entre les groupes ethniques. Malgré les différences dialectales, on peut dire que cet espace est un énorme réservoir de parenté à l'intérieur duquel se développent des pratiques religieuses et politiques au fondement commun, à l'exception des autres groupes. Une philosophie appliquée assigne dans le ménage son rôle à la femme pour favoriser, comme nous le verrons dans les prochains chapitres, une maternité sous contrôle.

Dans l'épigraphe de son ouvrage sur le don, Mauss rapporte un vieux proverbe scandinave, assez synthétique de ce qu'est encore aujourd'hui dans une large proportion le mariage dans les groupes de la Pendjari malgré l'introduction de l'école et des médias : « *Je n'ai jamais trouvé d'homme si généreux et si large à nourrir ses hôtes que "recevoir ne fût pas reçu", ni d'homme si … (l'adjectif manque) de son bien que recevoir en retour lui fût désagréable* » (Mauss, 1968, p.145).

Chapitre 3

Ordre biologique et ordre social :

Trajectoire individuelle dans la maternité collective

« Au cours de mes premières excursions ethnographiques chez les Man (ou Yao), j'avais été frappé de l'interdiction qui était faite à la femme enceinte et à son mari de coudre, de planter des clous, de fouiller la terre, de couper du bois. Je constatai plus tard que les Tai, Lakwa, Lati, Lolo, etc., etc., avaient les mêmes croyances ; plus tard encore, à ma rentrée dans le Delta, je trouvai ces interdictions imposées aux Annamites dans les mêmes circonstances. Je m'informai des raisons d'une interdiction si répandue. Il me fut répondu par tous : si la femme, ou son mari, cloue, creuse, fend du bois, le fœtus qui repose dans le sein de la femme sera cloué, creusé, fendu » (Bonifacy, 1907, p.108).

Qu'elle soit prise en rapport avec l'individu, le groupe ou les groupes, la maternité est à la fois un concept et une réalité sociale complexe. Il n'y a pas de comparaison facile de l'expérience maternelle entre deux individus ou entre des groupes différents. Françoise Thébaud, dans l'éditorial du n°21 de la revue Clio, a présenté « *la diversité des expériences maternelles et la polysémie du terme, qui désigne à la fois l'action de porter et mettre au monde un enfant, le lieu (hôpital) où s'effectuent les accouchements, la relation (matérielle et affective) tissée avec des enfants et inscrite dans un réseau de parenté, une œuvre d'art représentant la mère et l'enfant* » (Thébaud, 2005). C'est en considérant ce terme de « maternité » dans sa signification plurielle qu'il faut en établir la dimension sociétale et les implications dans la gestion de sa dimension purement procréative. Les Pendjariens, comme bien d'autres groupes socioculturels ailleurs, ont de la maternité une réglementation et des procédures que porte tant et bien une culture orale faite d'institutions et d'acteurs suffisamment organisés pour se maintenir comme telle dans le temps (Sambiéni, 1999).

Ce chapitre explore cette réglementation ainsi que l'environnement institutionnel de sa gestion. La première section décrit et esquisse une analyse des normes qui gouvernent la grossesse et l'accouchement dans l'espace domestique et communautaire. Elle montre aussi que, malgré les discours et l'émergence des structures biomédicales, accoucher à la maison suivant les normes traditionnelles est toujours d'actualité et concerne beaucoup de femmes et de familles. La deuxième section va au-delà de l'accouchement comme expérience biologique qui lie une mère à une grossesse, puis à un nouveau-né.

L'enfantement est une affaire de couple et de société. Les deux sexes sont concernés, de même que la société tout entière. Elle entre de ce fait dans un rapport à la vie, au sacré. Les rituels de sacralité et de sacralisation qui entourent la grossesse et l'accouchement vont au-delà de cet acte matériel. Soigner la mère et l'enfant, préparer le jeune garçon et la jeune fille à l'enfantement, se font à l'intérieur d'institutions sociales tenues par des acteurs, dans une ingénierie sociale à découvrir dans ce chapitre. Comme Didier Fassin l'a révélé à propos de son expérience de médecin à Calcutta, le social et le culturel ont avec la santé un rapport qui interpelle l'anthropologue (Carricaburu & Cohen, 2002 : 9).

1. Règles et procédures traditionnelles de la maternité

1.1. Normes traditionnelles de la grossesse

Quand on regarde la construction sociale de la femme dans certaines sociétés, comme par exemple dans le territoire de la Pendjari, il semble légitime de parler encore aujourd'hui du « devenir femme », malgré l'évolution très rapide des modes de vie des sociétés, de ce qu'il est convenu d'appeler la modernité ou la modernisation. A partir d'un certain âge, si la jeune femme n'enfante pas, la société commence à se poser des questions sur sa nature de femme. A voir ce qui se passe à ce niveau, on est en droit de penser à la célèbre phrase de Simone de Beauvoir « *On ne naît pas femme, on le devient* ». Sans que le sens en soit exactement le même, il est à constater que devenir femme est le fruit d'une conquête. C'est à travers l'enfantement que la jeune fille devient une femme. La stérilité est l'ennemie des femmes, des couples et de la société. Dans le prolongement géographique du territoire de la Pendjari, Claude Rivière constate chez les Ewé du Togo que

> *« comme partout en Afrique, la vie réussie est celle qui se perpétue à travers une nombreuse postérité, signe de prestige et d'autorité. En revanche, la stérilité représente non seulement la pire des malédictions, mais encore une tare qui peut entraîner la séparation des conjoints. Pour cette raison, les femmes temporairement stériles constituent une bonne partie de la clientèle des géomanciens, prêtres et guérisseurs. C'est dire que dans la maternité, la femme trouve son plein épanouissement » (Rivière, 1981, p.71).*

Comme l'ont révélé les femmes et les hommes interviewés, l'enfantement – et plus précisément la multiparité – continue d'être le critère social pour être une « bonne » femme dans un groupe social. Dans ce contexte, la stérilité est extrêmement préjudiciable pour les couples, et surtout pour les femmes, car ce sont elles qui finissent par subir une sorte d'exclusion si les recours thérapeutiques ne produisent pas de résultats positifs. Les femmes sans progéniture, si elles ne sont pas simplement renvoyées du foyer pour se retrouver à un âge avancé chez leurs parents, doivent accepter que leur mari ait d'autres femmes pour lui faire des enfants. Si la polygamie est libre dans le contexte socioculturel, elle est, dans ce cas, obligée.

Après la constitution d'un couple par le mariage, tout le groupe social dont relève la jeune cellule conjugale est en attente d'une grossesse. Dans le meilleur des cas, c'est dans ce climat social d'affût que la première grossesse survient. Les vieilles femmes surtout sont les premières à la remarquer. Dans certains clans, l'information de la grossesse est protégée et gardée secrète, même à la femme enceinte, tenue dans l'ignorance de sa première grossesse parfois jusqu'à cinq mois. Ce délai répond à la double logique d'être sûr qu'il s'agit effectivement d'une grossesse et d'éviter que la femme finisse par s'en convaincre avant qu'on lui en parle par un procédé rituel. D'après nos informatrices, toutes des femmes âgées maîtresses rituelles et/ou matrones traditionnelles, si l'information est brutale, sans la précaution préalable de prières et de sacrifices, il y aura une interruption de la grossesse.

Le rituel d'information se fait en deux étapes, la première correspondant au terme approximatif de cinq mois et la deuxième à la fin prévue de la grossesse. L'information ritualisée de la jeune femme sur sa prime grossesse nécessite des biens matériels et des acteurs sociaux. Les principaux acteurs[36] de ce rituel d'information sont la tante et le chef religieux du clan paternel de la femme. En témoigne ce récit :

> *« J'ai fait une seule cérémonie qui signifie l'annonce de la grossesse pour ma première grossesse. Ma tante est venue la veille chez mon mari. Le matin, elle m'a fait porter les feuilles pour protéger mes fesses et mon sexe. On a parcouru à pied le chemin ensemble. Moi, je ne devais parler à personne. Je ne devais même pas répondre aux salutations. Elle m'a amenée chez mes parents. Là, il y avait des vieux qui m'attendaient pour la cérémonie. Quand je suis arrivée à la maison, je me suis mise dans le vestibule des sacrifices. Le chef de la délégation est venu prononcer des incantations sur moi. Il a demandé aux mânes de nos ancêtres de garder cette grossesse jusqu'à terme, de me garder aussi. Après cela, on a tué un coq. On a versé le sang aux mânes des ancêtres et on a préparé la pintade que les vieux et les tantes ont mangée. On m'a fait porter les plumes de ce coq. Le lendemain, ma tante m'a ramenée chez mon mari »* (Entretien avec E.T., 20 octobre 2010).

Pour la première étape du rituel, la femme enceinte quitte le domicile de son époux et arrive avec une volaille chez le maître rituel pour y passer la nuit. Au matin, les deux acteurs, à savoir une tante[37], en général bien connue pour ce genre de cérémonie, et le chef religieux, demandent à la jeune femme de se poser sur les *kpilba* à l'intérieur du vestibule. Tour à tour, la tante et le chef passent la volaille sur la tête de l'impétrante. Elle est ensuite purifiée par de l'eau projetée de la bouche des officiants. Le premier tour revient au chef et le second à la tante. Après cette étape, celle-ci lui annonce qu'elle porte une grossesse. Elle lève ainsi l'interdit d'en parler devant elle. Avant ce sacrifice, il était interdit de parler de son état en sa présence. Trois lunes[38] plus tard, la future mère devra retourner chez les mêmes acteurs pour finaliser le rituel. Pour cette seconde étape, elle revient avec des ressources rituelles composées de volailles encore et de vêtements spécifiques, notamment les mêmes que ceux portés pendant le *kundidi*[39], composés pour l'essentiel de fils rouges et de chapelets de cauris. Les volailles sont une pintade et un coq. Les autres objets sont une calebasse vierge et

---

[36] *Chez les Bialbé, c'est un cousin de l'époux qui joue ce rôle.*

[37] *Dans chaque clan, il existe une femme âgée généralement sollicitée pour accompagner le chef religieux dans les différents rites sacrificiels. Elle connaît pour cela les déroulements rituels et les ressources matérielles nécessaires pour chaque étape.*

[38] *La lune est l'équivalent du mois en termes d'unités de mesure de temps. Mais les deux ne sont pas toujours équivalents ; le mois ne finit pas toujours au même moment que la lune. Le premier se sait et le second se voit. « Trois lunes après » correspondant à la fin de la grossesse, cela signifie que le rituel d'information se fait autour de six mois.*

[39] *Rite d'initiation des jeunes femmes en général nouvellement mariées.*

un réceptacle en poterie rempli de sorgho. Les vêtements que porte la récipiendaire sont de diverses catégories et comprennent :

- un cache-sexe féminin ;
- de l'argent remplaçant les cauris d'autrefois, environ cent francs CFA[40] ;
- une lance attachée de peau de mouton à trois niveaux ;
- une queue de cheval séchée et travaillée de façon artisanale, avec un manche en bois ;
- un chapelet de perles traditionnelles ;
- deux gros bracelets forgés traditionnellement à porter aux poignets.

Ils servent à parer la récipiendaire à qui on fait exécuter les pas de la danse traditionnelle du *kundidi*. Le rituel ne dure que quelques heures. Après ce temps, la jeune femme reprend le chemin du domicile conjugal. Pendant tout le trajet de retour, elle ne doit ni tourner la tête, ni regarder derrière elle. Une fois chez son époux, elle entre directement dans la case conjugale, se couche sur son lit pendant quelques minutes avant de se relever pour se déshabiller. Elle prend son cache-sexe qu'elle part jeter quelque part dans la brousse à l'insu de tout le monde. Elle opère ainsi une rupture entre elle et ce vêtement à partir de cet instant, et doit en chercher un autre si elle en a besoin. De nos jours, les femmes, en lieu et place du cache-sexe traditionnel, utilisent une petite culotte, à jeter au moment venu.

Après cela, les provisions sont réparties entre la tante et le chef religieux. La pintade et le sorgho reviennent à la tante et le coq au chef. Ces ressources ne seront consommées par les bénéficiaires qu'à la nouvelle de la bonne issue de la grossesse, donc de l'accouchement de la femme. Elles ne doivent en aucun cas être vendues. Le rite ne se fait pas exactement de la même manière dans tous les clans, encore moins quand on considère les grands groupes comme les Bialbé, les Bèbèlibè et les Natemba. Une informatrice *obièro*[41] a raconté brièvement son expérience en ces termes :

> *« Un matin, ma belle-mère m'a demandé de l'accompagner quelque part. Elle m'a déshabillée et m'a fait porter des feuilles. Elle a mis de la farine dans une calebasse et nous avons pris la voie de la maison de mon père. Je ne saluais personne. A notre arrivée, il y avait un grand nombre de sages qui nous attendaient ; ils ont sacrifié une pintade et un coq. Ils m'ont fait porter les plumes et ils ont préparé ces deux volailles que les enfants et les vieilles personnes ont mangées. Personne ne devait croquer l'os car, disent-ils, ce sont les os de l'enfant qui sont représentés par les os du coq et de la pintade. Pour cela, ce sont les vieilles qui enlèvent la chair pour en donner aux enfants de peur qu'ils broient les os. Le lendemain matin, nous sommes reparties chez mon mari. Je n'ai pas encore eu une autre grossesse, je ne sais pas si les interdits seront les mêmes, mais je ne subirai plus ce rite »* (Entretien avec S.N., 23 octobre 2010).

---

[40] *Environ 15 centimes d'euro.*

[41] *Singulier de Bèbèlibè.*

Une deuxième informatrice rapporte la même chose à quelques différences près :

« Deux jours avant cette cérémonie, ton mari amène le coq et la pintade chez tes parents. Le matin très tôt, ta belle-mère te réveille, te fait porter les feuilles et prend la farine dans une calebasse. Elle te demande de l'accompagner quelque part et de ne répondre à aucune salutation. On se met en route et une fois arrivées, les vieillards nous attendent dans la case des sacrifices. Ils immolent les deux volailles et ils me font porter les plumes. Les vieilles préparent la pâte avec la farine que ma belle-mère tenait et la sauce avec le coq et la pintade immolés. Seules les femmes ménopausées, les enfants, les vieux peuvent manger ce repas ; aucun d'entre eux ne doit être du même clan que toi. En mangeant, on ne croque pas les os, pour cela, ce sont les vieilles qui prennent la chair pour la donner aux enfants. Le lendemain, ma belle-mère et moi reprenons la route de la maison » (Entretien avec N.I., 25 octobre 2010).

Chez les Natemba, certaines femmes ont rapporté que l'annonce de la première grossesse à la future mère s'est faite quand celle-ci a reçu pendant la nuit sur son lit de l'eau fraîche versée sur elle par un membre de la famille ; quand elle a voulu se plaindre, il lui a annoncé que c'était parce qu'elle était enceinte, et que cette eau fraîche était le moyen de l'en informer.

Que dire de ces pratiques sociales ? Elles montrent tout au moins que la grossesse, dès son début, est gérée par un ensemble d'acteurs dépassant l'individu. On observe que déjà à l'apparition de la grossesse, la cellule de proximité, la cellule familiale directe de la jeune femme enceinte, est sensibilisée pour garder secrète la gestation. Même si celle-ci finit par le savoir en remarquant l'attention qui lui est portée et en observant en elle les changements biologiques, elle joue le jeu avec tout le monde. Bien que l'enfant à naître ne soit pas du clan de la femme qui le porte, ce sont les responsables religieux de ce clan qui officient, notamment une femme et un homme. Les soins sont ici portés à la gestante, pas encore à l'enfant à naître. Cela répond certainement à la logique de la confier aux ancêtres, aux divinités et à Dieu pour une sacralisation en vue d'une bonne issue de la grossesse. Le fait marquant, très important, qui est de repartir jusqu'à sa case conjugale sans regarder derrière soi, vise à conjurer le mal, à se détourner du mal éloigné par le rite. Le vêtement en rapport avec son corps, avec son environnement utérin plus précisément, sera ôté et jeté au loin, après qu'elle ait eu un contact avec son lit conjugal d'où est partie la grossesse. Aussi, il semble que le voyage retour se fasse en compagnie des ancêtres et des divinités de la famille, qu'il ne faut cependant pas voir, d'où l'interdit du regard. Ces accompagnateurs s'en iraient une fois la gestante assise sur son lit conjugal.

La grossesse n'est donc pas qu'un mécanisme biologique. Elle s'inscrit dans un ordre social, et même métaphysique. Son caractère a-biologique se concrétise par la pluralité des interdits qui se présentent à la gestante et à son mari. En effet, toute grossesse, même après une première expérience, est soumise à de nombreux interdits de comportements et d'alimentation, aussi bien pour les femmes enceintes que pour leurs maris. Ils sont variables selon le rang de la grossesse. Les interdits en contexte de grossesse sont une caractéristique de plusieurs aires culturelles en Afrique et sous d'autres cieux. Ils ont notamment été rapportés par Bartoli et Fainzang. S'agissant des Bisa du Burkina Faso, cette dernière écrit :

> « *La malformation d'un enfant à la naissance est ainsi généralement imputée à la consommation par sa mère, lors de sa grossesse, de l'animal auquel sa malformation le fait ressembler. Il existe à cet effet un certain nombre d'* « *interdits* » *alimentaires pour la femme enceinte fondés sur l'idée de la contamination possible de l'enfant par l'animal consommé. On citera à titre d'exemple l'interdit pour une femme enceinte de manger de la tortue, à propos duquel on évoque le risque qu'elle encourt d'accoucher d'un enfant au cou étiré ; elle ne doit pas non plus manger la tête d'un silure sous peine de mettre au monde un enfant à la tête grosse et plate comme celle de ce poisson ; elle doit également s'abstenir de consommer du chat, qui risquerait de transmettre son ronronnement à l'enfant, signe d'une respiration difficile. De même, si elle venait à manger du varan (dont le petit est réputé mettre de nombreuses années avant de parvenir à la taille adulte), son enfant risquerait de connaître une mauvaise croissance, etc.* » (Fainzang, 1986, p. 68).

Quelques jeunes femmes, en l'occurrence des Peules, ont répondu pendant les entretiens qu'elles n'avaient été soumises à aucun interdit lié à leur état de grossesse. Dans cette catégorie d'enquêtées, certaines affirment que c'est leur statut de chrétienne évangélique qui les dispense des interdits : « *Le pasteur prie pour que la grossesse évolue bien* ». Ceci est en contradiction avec les déclarations des vieilles femmes, même les Peules et les accoucheuses traditionnelles. Celles-ci, ainsi que la plupart des gestantes, ont dressé une liste d'interdits, les uns en rapport avec le corps et les autres avec l'esprit. S'agissant du lien avec le corps, la plupart des interdits de la gestante concernent des types d'aliments. Sont ainsi proscrits le piment, l'huile, le beurre de karité, le fruit de baobab, le sel. Toujours pour les soins préventifs du corps, il est interdit de trop travailler, de se coucher sur le ventre, de trop dormir, de porter des charges lourdes sur la tête.

Une seconde série d'interdits est relatif à la santé de l'esprit du couple mère-enfant. Ils ont été rapportés dans les entretiens par presque toutes les femmes. L'obscurité et la lumière sont au premier chef des contacts interdits, à savoir que tard dans la nuit noire, ainsi que le clair de lune et le soleil au zénith sont des moments où la gestante doit rester retirée dans sa case ou sous un arbre. La pénétration dans la brousse profonde est aussi interdite. Les autres interdits cités sont les suivants :

- s'arrêter à la porte pendant la sortie ou l'entrée dans une case ;
- laisser les balayures à la porte après le balayage ;
- manger de la viande de quadrupède ;
- avoir des rapports sexuels à partir du 6e mois ;
- se laver tard dans la nuit ;
- manger directement dans la marmite ; il faut se servir dans un bol ;

- informer quelqu'un qu'on est enceinte ;
- saluer ou rencontrer le croque-mort ;
- manger de la viande de mouton et de coq ;
- porter un récipient de boisson locale rempli totalement ;
- consommer un produit totémique animal ou végétal des membres du clan de l'époux.

Dans certains cas, les gestantes pensent qu'

« ici, il n'est pas question d'une première ou d'une deuxième grossesse, les interdits varient selon la puissance de l'incarné que tu portes. Pour l'un de mes enfants, qui d'ailleurs n'est plus, après la consultation chez l'oracle, il m'a été demandé de ne jamais manger dans une marmite noire. On m'a également fait porter une bague pour protéger cet enfant. Sinon, généralement, les interdits qu'il y a sont : ne pas se laver tard dans la nuit, ne pas manger du voandzou[42], *ne pas se promener la nuit ».* (Entretien avec S.S, 23 janvier 2010).

Des interdits s'appliquent aussi au futur père. En général, il ne doit pas recoudre une calebasse fendillée (fermer une ouverture). Il ne doit pas non plus transporter un corps, ni contribuer à le déposer au tombeau. Il lui est proscrit d'attacher le bout supérieur d'une case ronde coiffée de paille (fermer une ouverture) ou d'enlever les sédiments de *nãmã* au fond de la gargoulette (évacuer un dépôt). Il ne doit pas fouiller dans le sol à la recherche des racines dont la décoction sert à purifier les meurtriers et les nouvelles récoltes, ni exécuter la danse des cornes purificatrices. Enfin, il ne doit pas porter sur la tête une jarre ou une meule (un poids). L'analyse des interdits renvoie à ce que Fainzang appelle la pensée analogique, prenant à contre-pied la pensée prélogique de Lucien Lévy-Bruhl, « *dans la mesure où elle cherche à trouver des correspondances entre les éléments de l'univers qui l'entourent, pour en fonder la cohérence* » (Fainzang,1986, p.78). Des croyances de ce type ont été rapportées au Sénégal et montrent plus nettement le visage de la pensée analogique : « *Si une femme enceinte voit un caméléon, son enfant, quand il sera né, va maigrir beaucoup, beaucoup.[...] C'est parce que sa mère a mangé du phacochère pendant sa grossesse que le bébé de N.B., informateur bassari, ronfle et souffle comme un phacochère* » (Lestrange & Passot-Guevara, 1981, p.24). Effectivement, on voit bien ici que les références faites à certains phénomènes sont dues à la ressemblance d'état physique pouvant les contaminer. C'est le cas de la porte et du faîtage du toit en chaume. La porte est comparée au vagin par lequel l'enfant doit sortir. Si la gestante prend l'habitude d'y passer du temps, l'enfant fera de même le jour de sa sortie. En attachant la pointe du toit en paille, l'époux ferme l'utérus ou le vagin de sa femme et cela va empêcher la sortie de l'enfant. S'il débarrasse la jarre de son dépôt de boisson, c'est qu'il évacue l'enfant du ventre de sa mère. Les autres interdits sont relatifs au temps et à l'espace, à cause des représentations sociales de ces catégories. La nuit tardive et le soleil au zénith

[42] *Genre de pois cultivés surtout par les femmes, difficiles à cuire et à digérer.*

sont considérés comme des moments de sortie des génies malfaisants qui pourraient favoriser la fausse couche ou la malformation de l'enfant. La forêt profonde est aussi le lieu où habiteraient certains génies. Les personnes au contact de la mort sont souillées, et la gestante soumettra son enfant en gestation à cette souillure si elle les salue ; la parole est un contact qui peut favoriser la contamination.

Le rituel d'annonce de la grossesse et la gestion des interdits laissent voir l'ensemble des acteurs concernés au premier chef par la grossesse. Bien que créée par le couple, elle fait appel très tôt aux belle-mère, tante, oncles, chefs religieux, devin, vieilles femmes, enfants, etc. Malgré la discrétion qui doit l'entourer même pour celle qui la porte, la grossesse mobilise très tôt la communauté. Sa bonne issue dépend de considérations matérielles simples ou biologiques, comme l'observance de règles hygiéniques et alimentaires et de considérations comportementales liées aux croyances. C'est la bonne observance de toutes ces considérations qui mobilise les différents acteurs dans les rôles qu'ils doivent jouer. Elles montrent que les causes d'une mauvaise issue de la grossesse peuvent se situer à plusieurs niveaux. Les génies malfaisants qu'on rencontre à certains moments et à certains endroits peuvent lui causer du tort. La mauvaise alimentation ou la mauvaise tenue du ventre peuvent aussi en compromettre le cours. Les mauvais comportements sociaux, notamment l'inobservance par la future mère ou le futur père de certaines règles énoncées dans les interdits, peuvent aussi nuire au processus. La probabilité de perdre la grossesse étant malgré tout élevée, des sacrifices sont offerts, surtout si c'est la première fois, aux ancêtres et aux divinités pour protéger l'enfant à naître et la mère qui le porte. La fausse couche amène souvent le responsable de la cellule familiale à consulter le devin pour en découvrir la cause. Les causes biologiques naturelles ne sont pas évoquées au premier chef. Seul le devin peut révéler que c'est un avortement naturel, une affaire de Dieu. Et le plus souvent, il se situe dans l'univers de la réparation d'une faute ou de la prévention d'un malheur plus grave par l'accomplissement d'un sacrifice. Très généralement, ce sont les filles qui n'obéissent pas à leurs parents dans l'observance du mariage par échange qui subissent des interruptions de grossesse et des problèmes d'enfantement. Pour corriger la situation, elles sont parfois obligées d'abandonner le mari librement choisi ou, si ce dernier l'accepte, il devra se conformer à la règle du mariage en donnant en réciprocité sa sœur ou en faisant des sacrifices de réparation.

Il faut souligner que, du point de vue des clans, et même des lignages et des familles, il existe une grande variabilité de situations sociales en rapport avec la grossesse. Si ces situations ont des différences le plus souvent de forme, le fond est le même. Cette variabilité explique que les interdits et divers comportements rapportés dans les paragraphes précédents ne sont pas absolument stricts ni dans le temps ni dans l'espace de la Pendjari. Seulement, malgré cette diversité et ce changement constant, un grand nombre de familles vivent encore dans l'univers magico-religieux de la représentation de la grossesse. Celle-ci, toujours vivante non seulement pour les nombreuses gestantes, mais aussi pour leurs composantes familiales actives, à des répercussions sur le fonctionnement des services de santé en charge de l'enfantement. L'organisation de l'accouchement sur le plan traditionnel montre aussi cette situation.

1.2. Normes traditionnelles de l'accouchement

Comprendre presque exhaustivement le fonctionnement traditionnel de l'accouchement consiste tout au moins à répondre aux questions sur la manière, le sujet, le lieu et aussi le complément de circonstances, sachant que le complément d'objet reste la parturiente et le nouveau-né. Qui participe donc à l'accouchement ? Où a-t-il lieu ? Quel en est le mode opératoire ? Qui y est associé ?

Le lieu de l'accouchement est significatif. Il se faisait dans les temps anciens au domicile du maître religieux du clan et plus précisément dans le vestibule de ce sage de la famille élargie[43]. De nos jours, il peut se faire dans le vestibule de la concession pour toute la durée du travail. Les accouchements exigeant de se rendre chez les chefs religieux sont surtout les parturitions difficiles. Les acteurs accompagnant celle-ci sont aussi socialement bien déterminés. C'est un travail collectif, qui connaît la participation de nombreuses autres femmes et la vigilance des hommes, en l'occurrence les sages de la famille et les responsables religieux du clan. Les femmes qui participent obligatoirement à la gestion de la parturition sont les coépouses, les autres femmes de la maison conjugale, les femmes âgées comme la belle-mère, les marâtres et surtout l'accoucheuse traditionnelle du quartier. Il y en a une dans chaque agglomération. Elle capitalise les expériences des accouchements et sert souvent de guide pour la troupe de personnes accompagnant la parturiente. En fonction des douleurs ressenties, même non exprimées, elle connaît le niveau d'évolution du travail, donne des conseils à la parturiente et oriente vers les pratiques devant faciliter l'accouchement. C'est elle qui recommande certains gestes, comme arroser d'eau les hanches et le ventre de la parturiente, la tenir pendant la sortie de l'enfant, etc. C'est aussi elle qui indique la position à observer en fonction de la complication de l'opération : assise, debout, à genoux, couchée, etc. Le rôle essentiel qui lui donne son importance dans l'opération et pour l'enfant qui naîtra consiste à le « cueillir », à l'accueillir. Il s'agit de tout faire pour qu'en sortant du ventre de sa mère, il ne touche pas le sol, mais qu'il aille directement dans ses mains. C'est un accueil singulier qu'elle offre à cet enfant. Il lui accorde le droit, et même le devoir, de donner un nom au nouveau-né. Ce nom est généralement lié à la famille paternelle de l'accoucheuse. On reconnaît donc facilement les clans des accoucheuses de chaque membre du groupe à partir de ce nom d'accueil de naissance. Ce nom n'est généralement pas le plus utilisé. Il faut quelquefois le demander pour en avoir connaissance.

---

[43] *Dans certaines familles, il est toujours de règle d'aller accoucher dans le vestibule du chef religieux de la famille élargie. Ces familles sont cependant peu nombreuses. La plupart des femmes qui accouchent au domicile sans assistance technique médicale le font dans le vestibule de la concession conjugale.*

Les hommes sont peu présents dans le suivi de l'accouchement. Mais ils jouent souvent un rôle très important. Dès l'annonce du début du travail, le chef de la famille, le mari, ou son père s'il est encore vivant, opère un rituel simple pour faciliter les choses. Il s'agit de prendre une petite calebasse d'eau et d'en verser en trois fois le contenu sur l'autel des ancêtres, devant lequel le collège des femmes se tiendra plus tard. En versant cette eau, il prononce une prière qui consiste à demander aux ancêtres de la famille d'accorder leur assistance à l'accouchement et de veiller à sa qualité, à sa facilité, à sa bonne issue. Cette cérémonie donne l'assurance au chef de famille que tout se passera bien. Le chef sacrificateur ne sera plus consulté par les femmes qu'en cas de complications.

Les suites de couches sont extrêmement importantes en milieu pendjarien. Les pratiques culturelles occasionnées par l'accouchement sont plus intenses après la naissance. Elles durent encore trois jours pour un nouveau-né garçon et quatre jours pour une petite fille. Comme dans la plupart des sociétés africaines, le placenta[44] est géré comme un autre enfant. Il est traité avec précaution et bénéficie à la fois de soins profanes et sacrés. Dans tous les groupes, dès la naissance de l'enfant, on observe le comportement du placenta. Va-t-il vite se détacher de la mère ? Que faut-il faire si ce détachement tarde ? Cela peut nécessiter des rituels en plus. Dès que par « chance » il se détache, lui aussi est « cueilli » et accueilli. Il ne doit pas toucher le sol. Dans certains clans, on le pose sur trois morceaux de tiges de sorgho avant son inhumation. On lui fabrique un « cercueil » composé de deux tessons de canari posés l'un sur l'autre. Ils sont taillés pour contenir le « corps » en fonction de sa taille. Sa tombe est creusée derrière la concession, au pied d'une case. Le paquet est soigneusement déposé dans la tombe en veillant à ce que le placenta à l'intérieur des morceaux de canari ne soit pas touché par le sable qui referme la tombe et qui doit être en contact uniquement avec les morceaux de canari. Il est soigneusement pétri et damé pour empêcher l'eau de pluie de pénétrer le cercueil et de mouiller le placenta. « *Si l'eau mouille le placenta, l'enfant souffrira de douleurs atroces du nombril*[45] ». L'accoucheuse garde l'enfant pendant que les autres participants procèdent à l'inhumation du placenta. Elle le lave ensuite avec de l'eau et part le coucher dans la case de sa mère. Pour poser l'enfant pour la première fois sur le lit de sa mère, il faut une personne de caractère simple, douce et sans relations difficiles avec son entourage social. Si c'est fait par une femme difficile, avare et compliquée dans ses relations avec autrui, l'enfant va pleurer tout le temps dans sa prime enfance.

Après ces premières dispositions commencent les soins infanto-maternels constitués de soins et d'alimentation. La mère et l'enfant doivent subir une toilette à l'eau tiède préparée avec l'écorce d'un arbre appelé *sombou* en *kounténi*, qui

[44] *En* kounténi, *le placenta se dit «* nonri nato *», ce qui se traduirait par « celui qui est venu avec lui ». Le pronom « celui » employé traduit la perception hominisante du placenta que les procédés de son enterrement et les précautions accompagnant cette inhumation viennent confirmer.*

[45] *Propos d'une accoucheuse traditionnelle.*

donne des fruits semblables au raisin, et effectuée par l'accoucheuse. Cette toilette sera renouvelée pendant trois jours pour un nouveau-né garçon et quatre jours pour une fille. L'enfant est baigné dans un récipient traditionnel en poterie, deux fois par jour, le matin et le soir. La jeune maman, debout sur la tombe du placenta et vêtue de feuilles d'arbres sauvages (celles qui sont employées après le *kundidi* et à l'annonce de la grossesse) ou d'un simple pagne manufacturé (ce qui est une nouveauté) reçoit sur tout son corps une aspersion d'eau tiède. Elle tourne sur elle-même au fur et à mesure que l'accoucheuse l'asperge de cette eau tiède à l'aide de feuilles de néré[46] attachées en forme de balai. La toilette maternelle se fait deux ou trois fois par jour. L'alimentation de la mère et du nouveau-né est strictement contrôlée. Celle de la mère est faite de farine grillée, mélangée à du piment, de concentré de baobab, le tout brassé à l'aide de deux bouts de tige de sorgho. La même nourriture, mais sans piment, est donnée au nouveau-né.

Des rites s'appliquent également au père du nouveau-né. Ils sont variables selon le rang de naissance de l'enfant. S'il s'agit du premier, le père ne peut pas le voir sans précaution rituelle. Il faut une tante ou quelqu'un de la famille pour le lui présenter. Le rituel est fort simple. La tante entre les yeux fermés dans la case où se trouve le bébé, l'asperge d'un peu de salive et le prend. Le père entre ensuite, les yeux fermés aussi. La tante lui dit : « *Tiens ton untel…* (nom et sexe de l'enfant). Elle ajoute : « *Tu dois veiller sur lui* ». Pendant trois jours suivant l'accouchement, le père ne doit pas travailler, surtout la terre.

Si l'enfant est mort-né, son corps est placé dans un petit canari fermé et inhumé dans la brousse proche du cimetière des enfants. Ce sont les femmes qui se chargent de cet enterrement. Mais si l'enfant naît vivant et survit quelques heures avant de mourir, ce sont les hommes qui l'enterrent dans une tombe normale. Après l'inhumation, les deux parents de l'enfant mort-né subissent un rituel de purification. Il s'agit de leur raser la tête, de leur faire des toilettes avec des tisanes de feuilles spéciales[47] pour éviter de futurs décès d'enfants, et qui sont mises dans le récipient ayant servi à la toilette de l'enfant à sa naissance. Après cette toilette, le récipient est envoyé en brousse et enfermé sur une termitière. La femme doit porter aux hanches des cordelettes particulières et garder ses nouveaux cheveux sans les raser jusqu'à son retour de couches. Le mari ne doit pas avoir de rapports sexuels avec une autre femme avant les premières règles de l'accouchée. Si cela arrivait, cette femme risquerait d'avoir à son tour un enfant un mort-né. Après le retour des règles, les deux parents reviennent

---

[46] *Le type de feuilles peut changer d'un clan à l'autre. Dans le groupe* bèbèlibè, *les feuilles de néré sont utilisées dans des circonstances faisant appel au sacré et à la souillure, le sacré étant parfois une des faces de la souillure. Ces feuilles sont utilisées dans des rituels de purification des produits des récoltes, ainsi que pour la purification des meurtriers. Leur utilisation dans le contexte de souillure s'inscrit dans leur puissance transformatrice de la souillure en pureté.*

[47] *Il eut été profitable d'avoir la liste et les noms locaux des différentes feuilles. Mais le spécialiste de ce rituel que nous avons rencontré a eu un comportement paranoïaque et a protégé l'information aux motifs exprimés que les jeunes comme nous ne doivent pas s'intéresser à ce domaine.*

chez le maître du rituel qui est pratiquement un guérisseur de ce mal bien connu dans le milieu. Ils y prendront leur douche avec le récipient utilisé après sa naissance pour l'enfant décédé. Celui-ci ne sera plus utilisé à court terme. Seules les vieilles femmes pourront l'utiliser au bout de plusieurs mois.

Chez les Peuls et autres groupes alliés des Pendjariens, le processus de l'enfantement et la gestion de l'accouchement ne sont pas exactement les mêmes que chez ces derniers[48]. L'accouchement y apparaît plus simple. Chez les Peuls par exemple, l'accouchement connaît l'assistance simplifiée des femmes. La belle-mère ne peut assister au travail de sa bru. Il n'existe pas de lieu spécial hautement religieux. Il peut se faire dans la case de la femme, en brousse à côté de la maison ou juste derrière les cases. La femme est très souvent toute seule pendant son travail. Il n'y a personne pour accueillir l'enfant. Il naît, tombe sur le sol, et on le ramasse. N'importe qui peut le prendre. De même, on attend que le placenta tombe et on le ramasse. On l'enterre dans deux morceaux de poterie comme dans les autres groupes, derrière la case avec quelques grains de sorgho. S'il entrait en contact de l'eau, l'enfant tomberait malade. C'est sur cette tombe que la mère et son nouveau-né reçoivent leurs toilettes, qui dureront six jours. Pendant ces six premiers jours, la mère mange ce qu'elle veut, mais le bébé doit se nourrir uniquement du lait maternel.

Alors que chez les Pendjariens, la « levée de marmite » – dont le rituel sera décrit plus loin dans le cadre des quatre grands rites de socialisation – intervient le septième jour, et est l'occasion d'un repas convivial, chez les Peuls, la levée de la marmite d'eau de toilette ne connaît aucun rituel. On la soulève simplement du foyer, sans protocole. On prépare à manger pour tout le monde. Puis on attache une ficelle de linge blanc aux hanches de l'enfant[49]. Son nom lui est donné suivant le jour de naissance ou par les devins qui consultent les divinités. Si l'enfant est mort-né, les hommes partent enterrer le corps. La femme qui vient d'accoucher du bébé mort-né ne subit aucun rituel.

On peut dire que quel que soit le groupe ici considéré, l'accouchement et sa gestion font intervenir de nombreuses pratiques sociales, chaque communauté étant toujours en quête de conservation de son identité. Pour se perpétuer, les groupes ethniques mettent en place des modes de vie et des systèmes sociaux destinés à agir sur la nature pour forger la culture. En effet, plusieurs faits assez triviaux en apparence sont extrêmement significatifs pour les groupes en présence. La grossesse et l'accouchement semblent tous deux situés à une double interface : celle du pur et de l'impur et celle de la vie et de la mort. Il est tout aussi vrai que l'impureté relève du registre de la mort et la pureté de celui de la vie. Les faits qui relèvent de la volonté et des actes de rupture avec l'impur et la mort abondent. Les plus importants restent les sacrifices rituels eux-mêmes. Le

[48] *Dans le cadre de cette recherche doctorale, nous ne saurions approfondir les particularités ou les particularismes de ces autres groupes. Cela relèvera de nos projets professionnels postdoctoraux.*

[49] *Les objets portés à l'enfant le protègeraient contre les mauvais esprits et les méchants de l'entourage social de la famille.*

processus de grossesse-accouchement et de soins postnataux donne lieu à trois sacrifices qui sont des cadres de rupture et de renforcement, rupture avec les puissances maléfiques et renforcement des liens avec les divinités. Des gestes en apparence profanes ne le sont pas du tout. Ce sont le nettoyage matinal de l'espace de préparation des traitements de la nouvelle accouchée, la gestion spéciale des balayures (ordures à jeter sur le chemin de la famille parentale de la femme), la rupture avec le cache-sexe de la période d'avant la grossesse, l'isolement de tout le dispositif matériel des soins postnataux des trois ou quatre jours, la purification même de la gestante, l'interdit pour la femme de regarder derrière elle pendant le retour du rituel d'annonce de la grossesse, etc. Ces actes signifieraient qu'à partir de l'annonce officielle de la grossesse, il faudrait une nouvelle purification à chacune de ses étapes. Un renoncement successif et permanent et une participation de la communauté au suivi de l'événement sont indispensables, ainsi que des ruptures avec la souillure et le souillant. Les moyens utilisés pour effacer la souillure, rétablir la pureté et nouer ou renouer les liens bénéfiques avec les puissances sont d'une part les offrandes (animaux, boissons, eau, etc.) et d'autre part la parole puissante, la parole spéciale du maître rituel ou de la tante qui l'accompagne. Cette dernière, ou l'accoucheuse, tient de la relation parentale qu'elle a avec la famille qui accueille l'enfant, ainsi que de son âge et de son expérience, tout le pouvoir et toute la force nécessaires pour que son geste de poser la marmite sur le sol prévienne « tout malheur contre cet enfant ». Cette parole n'est pas banale. L'accoucheuse a un rôle continu dans le processus de l'accouchement, qui combine le savoir, le savoir-faire et le pouvoir. Se débarrasser de l'impureté autorise la communication avec les puissances. La volonté des dieux sera matérialisée. Des savoirs empiriques locaux sont utilisés pour accompagner cette volonté. La bonne santé de l'enfant et de sa mère sont recherchées par l'utilisation concomitante de branchettes et du jeune plant de baobab pour initialiser son alimentation. Les branchettes, qui sont des déchets et relèvent de l'impureté, sont mises en faisceau avec un jeune plant de l'arbre à grande longévité qu'est le baobab pour signifier ou obtenir que ces ramures et tout ce qu'elles représentent comme souillure ne pourront pas empêcher le petit d'homme de vieillir comme le baobab.

Cet arbre est aussi utilisé dans les rituels de deuil et d'ancestralisation (Sambiéni, 1999), pour représenter le défunt (Sewane, 2003). Dans ce contexte, il symbolise l'éternité. La célébration des rites funéraires met en œuvre une philosophie collective faisant de la mort une autre vie (Thomas & Luneau, 1980). Le défunt, pour qui le groupe se réunit et pour qui il organise la purification, n'est pas mort. Il a connu un contact avec la souillure et doit simplement en être purifié pour son ascension céleste, pour son éternité.

Après l'accouchement, on met autour des hanches de la nouvelle mère et du nouveau-né une ceinture artisanale faite d'une herbe aquatique ; par ce moyen, le groupe les immunise contre le mal qui proviendrait du règne de l'eau, aussi vaste que maléfique. L'eau étant à la fois vie et mort, l'herbe qui vit dans l'eau, dans cette mort, dispose du pouvoir de résister et de composer avec les puissances de ce règne. Elle saura utiliser les forces aquatiques pour protéger l'enfant et sa mère. Et qui ne meurt pas de cette mort vit de cette « mort » même.

Le repas de communion partagé à l'occasion de la naissance célèbre la fin de l'angoisse et du stress de la grossesse, l'arrivée de l'enfant, l'agrandissement de la famille, l'implication de tous dans la vie du nouveau-né, etc. C'est aussi l'occasion de reconsidérer les liens sociaux (Erny, 2006).

S'agissant de la production sociale des Peuls autour de la grossesse et de l'accouchement, on y remarque une plus grande influence de l'islam. La vie sacrificielle et rituelle y est peu développée. Les interdits et prescriptions pendant la grossesse sont peu nombreux. Le père non plus n'a aucune procédure rituelle à respecter pour voir l'enfant dès sa naissance, même s'il s'agit du premier. Les sept jours nécessaires pour les relevailles correspondent au délai du baptême chez les musulmans. Au regard des perceptions, des logiques et des pratiques relatées par les femmes peules âgées sur la grossesse et l'accouchement, qui sont plus simples que chez les Pendjariens, les Peuls étant dans des contextes différents selon les aires, on peut dire que l'enfantement y est moins sacralisé.

Travaillant de différentes manières à l'édification de l'inconscient collectif chez l'enfant et de la conscience collective chez l'adulte, les deux groupes sont appelés à garder leurs identités respectives en dépit de la cohabitation. Cette construction de l'inconscient collectif, et, partant, de l'identité chez l'enfant, provient des différences fondamentales historiques des groupes en présence (Boesen, 1997). Les identités se constituent au travers des faits culturels et se sédimentent dans le temps pour devenir des roches sociales dont l'effritement est difficile malgré les cohabitations ethniques (Bourdieu, 1987 ; Bourdieu, 1980). L'accouchement n'étant pas un fait banal, il connaît une mobilisation doctrinale et sociale et conserve de ce fait, bien que sujet aux différents vents de changement, des particularités anthropologiques sociales (Hakizimana, 2002 ; Beninguisse, 2003). Les uns et les autres sont, malgré le temps passé côte à côte, restés différents sur l'acte qui donne vie et nombre. Comment chaque particularité ethnique dans cet acte d'accouchement peut-elle s'adapter, se reconvertir ou s'opposer face aux formes modernes que proposent les politiques publiques de santé maternelle ?

1.3. Récurrence de l'accouchement non médicalisé

Contrairement à la surmédicalisation de l'accouchement dans les pays industrialisés, notamment en France (Jacques, 2007), certains pays d'Afrique, surtout dans les zones rurales, continuent de fonctionner selon les règles de l'obstétrique traditionnelle. De nombreux facteurs sociologiques expliquent cette situation. Penser que presque toutes les femmes se rendent dans une formation sanitaire pour leur accouchement serait présomptueux. Les statistiques enregistrées par les structures de recherches ou les systèmes de surveillance sont parfois très loin de cet objectif. Le tableau suivant montre que dans certains milieux, 84% des femmes continuent d'accoucher à domicile. Pour l'ensemble de la zone sanitaire concernée, ce taux est estimé à 10%. Les données ont été fournies par des sentinelles recrutées dans les villages. Il est important de noter que les enjeux sociaux ne favorisent pas toujours la signalisation des cas aux sentinelles, le plus important étant que l'accouchement à domicile est de plus en plus stigmatisé, ce qui fait de la sentinelle un dénonciateur, la délation dans un contexte de proximité sociale étant soumise à d'importantes règles d'organisation sociale.

Tableau 1
Nombre d'accouchements à domicile enregistrés en 2009

Aire sanitaire	CS	UVS	Domicile	Autres	HZ	Total	%
Cobly	658	4	47	8	-	717	7
Cotiacou	117	0	103	0	-	220	47
Dassari	503	0	23	1	-	527	4
Datori	421	0	31	0	-	452	7
Gouandé	524	22	35	2	-	553	6
Koronkoré	23	0	145	5	-	173	84
Kountori	451	9	26	3	-	459	6
Mamoussa	198	0	25	0	-	223	11
Matéri	506	89	76	2	-	673	11
Nanagadé	647	0	20	0	-	667	3
N'Dahonta	461	0	20	0	-	481	4
Nodi	422	0	24	1	-	447	5
Porga	188	0	46	1	-	235	20
Taïacou	274	0	74	2	-	350	21
Tanguiéta	379	0	47	0	-	426	11
Tanongou	140	0	134	0	-	274	49
Tantéga	551	20	43	0	-	614	7
Tapoga	243	3	31	0	-	277	11
Tchanhoun	477	3	24	0	-	504	5
HZ	-	-	-	-	1 361	1 361	-
TOTAL	**7 183**	**150**	**974**	**25**	**1 361**	**9 633**	**10**

Source : (Zone Sanitaire de Tanguiéta-Cobly-Matéri, 2010)

Parmi les femmes ayant accouché à domicile que nous avons rencontrées et à qui nous avons demandé pourquoi cela s'était fait à la maison, onze ont évoqué des facteurs explicatifs parfois assez banals, notamment des problèmes d'argent pour se rendre au centre de santé et payer la facture. L'absence de problèmes de santé liés à la grossesse est aussi évoquée comme une cause de non-recours. Ayant une expérience d'accouchement à domicile satisfaisante, certaines femmes ne trouvent pas de raisons de se rendre au centre de santé. La disponibilité et le savoir technique d'une accoucheuse traditionnelle ou d'un tradithérapeute spécialisé dans les soins de l'infertilité et le suivi de l'accouchée expliquent aussi la préférence pour un accouchement non médicalisé. Une autre raison fondamentale, assez proche de l'absence de problèmes de santé, est la surprise dans le déclenchement du travail. Les femmes disent être « surprises par l'enfant ». Accouchant brusquement de retour des champs, du marché, ou dans la maison, elles se font aider par l'environnement immédiat.

> *« J'ai fait tous mes accouchements à la maison. Dès que le travail commence, j'ai ma belle-mère qui sait faire l'accouchement. Elle se réveille et on va dans une chambre de la maison. Cette chambre est réservée aux sacrifices et à l'accouchement. Je me mets à genoux et elle invoque les dieux si l'accouchement devient difficile. L'époux reste dans une autre maison à côté. Mon beau-père prononce des prières au dehors. L'accoucheuse suit de près tout ce que je fais. Ma coépouse chauffe l'eau et nettoie la maison. Après l'accouchement, ma belle-mère me lave et lave aussi mon enfant »* (Entretien avec K.A., février 2009).

Toujours dans la même commune de Cobly, une autre femme, âgée de 25 ans, enceinte pour la deuxième fois et ne se faisant pas suivre médicalement, a partagé son expérience d'accouchement en ces termes :

> *« Je n'ai pas encore visité un agent de santé pour une grossesse. D'abord, j'ai eu ma première grossesse par l'aide d'un vieux guérisseur traditionnel qui est à Namoutchaga. C'est lui qui suivait ma grossesse et j'avais peur de la perdre en allant à l'hôpital. Je n'ai pas encore accouché dans un centre de santé. J'ai accouché mon unique enfant*[50] *à la maison. Dès mon dernier mois de grossesse, je suis restée très proche de mon guérisseur à Namoutchaga. Il a suivi tous mes mouvements ; le jour où le travail a commencé, il m'a amenée dans une chambre où il avait tous ses dieux. Il a prononcé des incantations, il m'a mise à genoux et l'enfant ne cessait de bouger dans mon ventre. Il m'a fait boire une eau et en a versé le reste sur une statuette et quelques minutes après, j'ai accouché. Les autres n'ont rien fait ; il a préparé de la tisane pour notre douche après la sortie du bébé, il l'a nettoyé avec une eau et un morceau de pagne. Je n'ai eu aucune souffrance à part celle de l'accouchement même. Celles qui ont des moyens peuvent aller à l'hôpital pour accoucher auprès des personnes spécialisées pour cela »* (Entretien avec M.C., février 2009).

2. Enfance et adolescence dans les institutions de socialisation

Pour mieux appréhender la construction des logiques de maternité chez les Pendjariens, il paraît judicieux de présenter quelques rituels à l'œuvre dans leur socialisation. Mais convaincu du lien qu'ils entretiennent avec la maternité traditionnelle ou moderne, je pense plus opportun de les présenter après analyse.

Quatre grands rites de socialisation sont retenus et seront décrits dans ce cadre, parce qu'ils contribuent, à mon sens, à la structuration des logiques et des pratiques maternelles pendjariennes. Ces faits rituels ont d'abord fait l'objet de ma recherche de maîtrise et ont aussi été analysés bien avant moi par des auteurs comme Koussey, Kpanikpa, Sewane, Mercier.

Le premier rite est celui des soins post-partum pour la mère et le nouveau-né durant la période allant de la naissance à deux ans environ. Nous avons

---

[50] *Sic. En Afrique francophone, « accoucher » est employé comme un verbe transitif.*

choisi de mettre l'accent seulement sur les soins intervenant dans la première semaine.

Le deuxième est celui des adolescents, c'est-à-dire des garçons âgés de 15 à 18 ans. C'est le *fuani*.

Le troisième est le *piéliku* ; il intervient à la fin de l'adolescence, à la fois pour les garçons et les filles.

Le quatrième, le *kundidi,* est spécifique aux femmes nouvellement mariées ou en instance de se marier.

Les substantifs *fuani*, *piéliku* et *kundidi* sont du *kounténi*, un dialecte *naténi* et l'un de ceux que je parle le plus aisément. Dans les autres dialectes, les radicaux sont les mêmes, seuls suffixes, préfixes et intonations changent. Les ethnies ou lignages du territoire de la Pendjari ne connaissent pas tous et pas toujours tous ces rites. Historiquement, le *kumpolihakridi* (rite de levée de la marmite) et le *piéliku* sont pratiqués par l'ensemble des ethnies, sauf par les Tankamba de la commune de Tanguiéta. Par contre, le *fuani* et le *kundidi* ne sont pas toujours connus des Bialbé.

Comme on va le voir, le premier rite nous situe dans l'univers relationnel de la maternité comme processus allant de la naissance à l'enfance. C'est le cadre par excellence de ce que Jean-Paul Resweber a appelé le sacré symbolique, mythique, mystique, tutélaire et éthique (Resweber, 2007) dans la relation maternelle, paternelle et sociale. Les autres rites viennent en complément du travail de socialisation qui se joue dans l'espace micro-familial et dans le milieu social au quotidien pour plonger le récipiendaire dans l'univers cosmogonique, dans le but non seulement de lui assurer la maturité, mais aussi pour son contrat social. C'est avec et par les rites que les jeunes, garçons et filles, comprennent l'univers et acquièrent les moyens sociaux, humains et spirituels d'enfanter.

2.1. Mère et nouveau-né : les soins traditionnels du post-partum

Deux principaux rites concernent le petit d'homme : la levée de la marmite et la sortie de l'enfant. Le jour dit pour le premier rite, très tôt, vers cinq heures du matin, l'accouchée doit se lever, retirer les écorces et autres végétaux de la marmite, ramasser la cendre du foyer et aller tout déposer au carrefour de deux chemins du côté de son village natal, ou de la maison de ses parents si elle est mariée dans son propre village. Elle revient balayer la cour et l'extérieur de la concession. Pendant ce temps, l'accoucheuse traditionnelle est à la recherche de nouveaux ingrédients : plantes, écorces et herbes, à préparer pour laver le bébé jusqu'à la marche « à quatre pattes ». De retour dans la famille où a eu lieu la naissance, elle s'apprête à soulever la marmite par un acte sacrificiel. Pour cela, elle verse de la farine de sorgho dans une calebasse d'eau, prend une poule et asperge de farine mouillée le couvercle de la marmite en s'aidant des plumes des ailes de la volaille qu'elle tient en main tout en prononçant des paroles incantatoires. Ensuite seulement, elle soulève la marmite du foyer et la pose à terre. Une fois la marmite posée, les femmes de la famille se mettent à préparer un grand repas de convivialité connu sous le nom de « piment de l'accouchée ».

L'expression pour ce repas est : « *Allons manger le piment de l'accouchée* ». Tout simplement parce que les femmes mettent beaucoup de piment dans la sauce ; c'est un plat très brûlant. Mais avant de le partager, on pose un acte cultuel. Car, comme l'a remarqué Lise Bartoli,

> « *selon la croyance des pays, les dieux, les ancêtres, quelquefois les esprits seront remerciés, car on pense que c'est grâce à leur action que l'accouchement s'est bien déroulé. Les offrandes et les sacrifices ont également pour fonction de préserver de bonnes relations avec ces êtres surnaturels pour qu'ils continuent de protéger l'enfant dans sa vie future* » (Bartoli, 2008, p.205).

Puis l'accoucheuse mêle ensemble des brindilles de balai de meule[51], de racines de jeune plant de baobab et d'une herbe qu'on trouve uniquement autour des cases habitées (*tenkakouni* en *kounténi*). Elle en fait trois tas qu'elle distribue à trois femmes, dont l'accouchée. Celles-ci mettent le mélange dans leur bouche. L'une après l'autre, elles crachent le produit sur le nouveau-né tenu par une autre femme au milieu de l'entrée de la case de sa mère. Après ce rituel, l'accouchée, dans sa case, reçoit d'une femme postée dehors trois boules de pâte à la sauce pimentée, les deux autres femmes étant debout de part et d'autre de l'entrée. La troisième boule, plus grosse que les deux premières, lève l'interdit alimentaire de l'accouchée qui peut désormais manger normalement. Ensuite, de petits bouts de pâte sont jetés sur le nouveau-né. Des femmes de la famille mangent dans le même récipient que l'accouchée, sauf l'accoucheuse, à qui ce repas sacrificiel est interdit. On lui prépare un repas spécial composé de pâte de sorgho et de viande de pintade.

En marge des rites culinaires, hommes et femmes ont aussi leurs obligations structurelles. Le chef de famille, le père de l'enfant, ou son grand-père paternel, consulte le devin de la localité pour avoir des informations ontologiques sur le nouveau-né : sa nature, et les précautions sacrificielles et comportementales nécessaires à sa survie. De cette consultation, il peut ressortir que des sacrifices sont à accomplir pour l'enfant dans les prochains jours. Le devin est aussi instruit de l'identité de l'ancêtre réincarné en ce nouveau-né, et doit prendre des précautions pour protéger cette information dangereuse. Si par hasard, l'enfant venait à entendre le nom de l'ancêtre réincarné en lui, il pourrait avoir des problèmes allant jusqu'à la mort. Le nouveau-né sera soigneusement traité jusqu'à sa sortie du domicile.

L'expression locale pour désigner la sortie de l'enfant est *biyanidi*. Elle s'est substituée dans le temps au vocable *bicîndi* qui signifie « descente de l'enfant », qui était employé lorsque les habitations étaient à étage, notamment les *sikiens,* communément appelés « *tata somba* ». Après sa naissance, l'enfant ne doit pas être emmené au-delà de l'enclos reliant les cases du domicile. Du temps des *sikiens*[52] (Mercier, 1954b), l'enfant ne devait pas descendre au rez-de-chaussée.

---

[51] *C'est le balai qui sert à nettoyer la meule utilisée pour moudre les condiments et les céréales dans la maison.*

[52] *Les* sikiens *n'existent plus que dans les communes de Boukombé, de Natitingou et de Toucountouna. Ils sont très rares dans le pays de la Pendjari, encore moins chez les Bialbé, Bèbèlibè et Natemba. Les anciens disent*

La durée de cet interdit variait de trois mois à deux ans selon les enfants. C'est par une révélation divinatoire que l'enfant demandait à descendre ou à sortir du *takienta*[53]. Cet interdit est de moins en moins respecté dans les familles contemporaines. Au cours de cette période d'isolement de l'enfant, sa mère est interdite de déplacements longue distance et de plus d'une journée. Ceux-ci concernent essentiellement les champs, le marché ou la visite aux parents en cas d'urgence. Elle ne peut pas se rendre dans des fermes éloignées des habitations, et s'occupe de la culture de case. Pendant ces courts déplacements, l'enfant est gardé par une jeune fille et allaité au besoin par n'importe quelle autre femme allaitante du voisinage. La garde de l'enfant est elle aussi confinée essentiellement à la concession, elle est libre seulement quand il dort. Durant cette période, le bébé, souvent isolé, bénéficie d'un respect seigneurial. Pour pénétrer dans la case où il dort tout seul (par exemple au cours de la journée), il faut s'annoncer et attendre un moment. Cette précaution est fondée sur la croyance selon laquelle l'enfant qui dort seul se transforme en vieillard, se relève, se met assis ou debout. L'annonce requise lui permet de regagner son corps d'enfant et de continuer à dormir.

Pour procéder à la sortie de l'enfant, le père de famille consulte le devin, surtout si l'enfant se plaint (pleurs réguliers, maladies, …). Ses parents préparent une grande quantité de bière de sorgho. Le jour dit de la cérémonie, le chef religieux du clan, prêtre du rite, arrive vers dix heures. La personne qui garde le bébé (jeune homme ou petite fille d'environ dix ans) ou bien sa mère le sort et le met dans les bras de l'officiant. Celui-ci le dépose, torse nu, à même le sol à l'entrée du vestibule. Sa mère le reprend et le lui remet. Il l'emmène sur un sentier qui sort du domicile et le dépose encore à même le sol. De nouveau, la mère le reprend. Il sera ainsi déposé sur trois ou quatre sentiers selon qu'il s'agit d'un garçon ou d'une fille. A chaque fois, la mère, avant de le reprendre, l'asperge d'eau. Cette scène, l'une des plus importantes séquences rituelles, est suivie d'un sacrifice. L'officiant procède à l'élévation d'une butte de terre d'une hauteur variant de quarante centimètres à un mètre, suivant les clans et les enfants. De forme conique, elle est construite du côté gauche en sortant du vestibule. L'officiant y immole trois animaux : un poulet, une pintade et un bouc. On y verse aussi un mélange d'eau, de bière et de farine de sorgho, puis le sang des animaux et les plumes des oiseaux. On peut aussi faire porter à l'enfant un bracelet comportant des nœuds (un, deux ou trois nœuds suivant les révélations divinatoires).

L'opération se fait en présence de la foule imposante des chefs de famille du clan, des jeunes et de tous les autres habitants du village. La viande des animaux sacrifiés sert à la préparation du repas cérémoniel. En attendant que les femmes l'apprêtent, hommes et femmes âgées boivent de la bière en bavardant de divers

---

que c'était aussi l'architecture des deux derniers groupes, vivant géographiquement plus près des Somba. Les Bialbé doivent l'avoir peu pratiqué.

[53] *Singulier du mot* sikiens.

sujets comme la saison des pluies, les problèmes de famille, les animaux domestiques, etc. Toutes les femmes de la famille élargie doivent s'affairer à cuisiner. Dès que les plats sont prêts, l'officiant jette quelques boules de pâte et de viande sur les *kpilba* avant qu'il soit permis aux vivants de manger. Une tante maternelle de l'enfant doit être honorée par un repas plus copieux fait de viandes spéciales et de boisson. Après le repas, la foule continue de boire de la bière jusqu'à la tombée de la nuit. Chaque participant est libre de se retirer dès qu'il est repu. Le lieu se videra quand le chef de famille annoncera que la boisson est totalement épuisée.

L'accomplissement de ce rite lève l'interdit de sortir l'enfant. Alors, la mère peut effectuer des déplacements à distance avec son bébé. Celui-ci est désormais introduit dans les manifestations sociales. Il acquiert une certaine socialité et passe pour être un humain, un corps profane. Il n'inspire plus de crainte, et la révérence envers lui perd en intensité. La réclusion postnatale et sa rupture après une longue période cherchent à

> *« [...] limiter la perturbation qu'entraîne l'arrivée de l'individu dans le monde et dans le groupe social, maîtriser cet événement par des rites qui réalisent l'agrégation progressive du nouveau venu. La naissance physique n'est à vrai dire qu'un changement de résidence, le transfert à la lumière du jour. Elle devra être suivie d'une naissance sociale grâce à laquelle le nouveau-né revêt la condition d'homme d'ici-bas »* (Erny, 2006, p. 127).

Dès sa naissance, le nouveau-né devient un être social. Il doit sa vie à son entrée dans le groupe. C'est le cadre familial et lignager qui doit l'aider à retrouver son destin et à se faire accepter par la société. C'est pourquoi sa naissance est organisée, ses premiers jours aussi. La gestion de l'accouchement, du nouveau-né et de sa mère répond à la fois à une préparation biologique et sociale de gestion de la maladie.

Après la naissance, la gestion de la mère et de l'enfant entre dans l'univers nosologique et étiologique des groupes. La pensée analogique ayant favorisé la construction sociale de la gestion de la grossesse se met à l'œuvre dans la gestion des problèmes de santé de la mère et de l'enfant. Comme le démontre Fainzang chez les Bisa, l'étiologie constante relevant des connaissances populaires de la maladie et de ses causes est mise en avant dans le traitement préventif ou curatif de la santé de l'enfant et de sa mère. Pour cela, selon les lignages et les ethnies, il existe des rituels destinés à protéger l'enfant contre les maux de la société. La claustration de l'enfant et de sa mère après sa naissance est une pratique assez répandue dans les sociétés africaines. Evoquant le cas des Ewé du Togo, Claude Rivière s'inquiète en ces termes : « *L'un des principaux risques de cette claustration de la première semaine réside en ce que l'enfant malade peut mourir parce qu'on n'ose pas le sortir* » (Rivière, 1981, p.77). L'ethnologue P. Erny constate que

> *« l'examen du folklore des peuples montre d'autre part que rien ne préoccupe autant les humains que la venue ou le départ de l'un d'entre eux. Naissance et mort sont, avec la puberté, les moments décisifs et critiques par excellence où s'accomplit un pas-*

sage radical et où l'on touche du doigt les mystères inhérents à la condition humaine » (Erny, 2006 , p.11).

Au programme du conditionnement pour la vie sociale et la multiplication du groupe se trouvent des rites de passage des adolescents distincts selon le sexe.

2.2. Puberté, genre, et reproduction sociobiologique

Le fuani et/ou le piéliku

Des dispositifs institutionnels sociaux bien rodés servent à construire le corps et l'esprit des adolescents, filles comme garçons. Alors que le *fuani* intervient dans la région de Tanguiéta et de Cobly de façon cyclique tous les quatre ans, le *piéliku* est saisonnier et intervient en Pendjari pendant la saison sèche, de janvier à juin, à l'exception de la zone occupée par les Tankamba.

Les faits que nous relatons ci-dessous proviennent de mes observations en tant que participant récipiendaire d'une part, et en tant que chercheur par la suite d'autre part (Sambiéni, 1999). Ils sont complétés par la littérature anthropologique sur le sujet (Kouagou, 1984 ; Koussey, 1977 ; Maurice, 1986 ; Mercier, 1968 et 1954b ; Sewane, 1999 et 2004) et par les données de nos entretiens.

Il est difficile de donner le sens premier du mot *fuani* en *kounténi* (*difoni* en *ditammari).* Le sens figuré de *fuani* ou *difoni* est proche de chaud, dur, difficile, violent, pénible. Pour dire en *kounténi* « je vais te frapper », on dit souvent « *n mafuani* ». En somme, le *fuani* est une nébuleuse. C'était au départ une affaire des Bètammaribè seulement. La mythologie raconte que le *fuani* a été découvert dans la brousse par un petit berger clairvoyant à qui un esprit aurait révélé tous les principes rituels. Venu donc des régions *bètammaribè* de Natitingou, le rite s'est répandu jusqu'à Cobly et Tanguiéta. Cela peut se comprendre, car les groupes ethniques présents dans ces espaces ont une parenté historique et des relations de voisinage culturel très étroites. Avec le phénomène de la diffusion culturelle, le rite est devenu la pratique de plusieurs ethnies. C'est le rite le plus sacré, le plus isolé et le plus respecté, même par ceux qui disent être éloignés de la tradition. Concernant seulement les garçons, il se pratique tous les quatre ans en deux séquences rituelles de neuf jours pendant l'année rituelle, et regroupe des clans et des ethnies distincts. La dernière campagne *fuani* a eu lieu en juin 2014.

Le temps rituel est annoncé par le son d'un gros tam-tam appelé *benfa* posé dans les bois sacrés. A cette annonce, le maître rituel fixe le jour de démarrage et communique la période à ses pairs et à son peuple. Un des moments significatifs est le passage dans les bois sacrés. La veille de l'entrée solennelle dans le rite, l'après-midi, vers quinze heures, les mères rasent la tête des récipiendaires entre 13 et 15 ans, souvent des dizaines d'adolescents par clan. Le lendemain matin, ils doivent être regroupés dans un même village, celui du maître rituel principal du clan. Très tôt le matin, ils y sont conduits par leurs frères aînés d'environ deux ou trois ans, et tous ceux plus âgés qui sont disponibles. Ils font le trajet en petites foulées, en rang derrière les aînés, presque nus, chacun tenant un poulet en main. Les aînés, portant chacun un casque couvert d'une queue de cheval ou d'une peau de mouton, une peau de mouton ou de singe attachée aux hanches, tiennent à la main droite un fouet ou une chicotte de tamarinier, et à la main gauche une canne longue de deux ou trois mètres servant à se protéger contre le fouet de l'adversaire rituel. A quelque cent mètres du domicile rituel se tient une foule d'hommes de tous âges. De nombreux adolescents sont là, tous entièrement nus. A première vue, cela fait peur de voir que chaque participant a en main une chicotte ou un fouet fait de peau de bœuf bien travaillée. La foule a l'air sur le pied de guerre. Des mélodies de flûte annoncent le sérieux des choses, dans une ambiance de fête, mais d'angoisse pour les récipiendaires qui en font l'expérience pour la première fois. Sur ordre du maître principal, ils doivent ôter leur caleçon, seul vêtement encore autorisé jusqu'à ce signal, formant un rang dans lequel la position de chacun est déterminée par l'âge des pères à l'intérieur des lignages. La position des lignages est déterminée par la parenté mémorielle.

Juste au sud de la concession du maître du rite se trouve le grand *takienta* rituel qui comporte une pièce centrale au rez-de-chaussée entourée de cinq à six petites pièces rondes d'environ deux mètres de diamètre. On aligne les garçons devant le vestibule de ce *takienta* géant (Sewane, 2002), dallé de gros tronçons de bois sec enfouis dans la terre argilo-latéritique bien pétrie pour résister des dizaines d'années aux intempéries.

Les adolescents entrent dans le vestibule à reculons, recevant sur la tête chacun à son tour une aspersion d'eau crachée par le maître rituel pendant qu'il leur passe les poulets par trois fois sur les épaules. Après ce premier rite, ils se retrouvent par centaines dans le *takienta* rituel. Contre toute attente, au lieu de préserver une ambiance amicale et une solidarité de situation, les jeunes, rassemblés par groupes de lignages, se montrent souvent hostiles, avec bousculades, injures et coups.

Leur première épreuve sera leur premier repas : une pâte de sorgho avec de la volaille, le tout extrêmement chaud[54], servie depuis les marmites encore au feu directement dans leurs mains. Ils sont obligés de l'engloutir brûlant, au prix de sévères châtiments corporels des aînés, un peu après midi, et doivent ingurgiter entièrement ce plat pris en commun, dit « dangereux[55]» et destiné en exclusivité aux futurs initiés, car il est interdit aux autres, surtout aux femmes et aux enfants. Plus on est rapide dans la consommation de sa part, moins on est battu par les superviseurs. Les plus rapides viennent au secours des plus lents. C'est un repas pris dans la compétition, la solidarité et la violence.

Dans l'après-midi, le groupe se scinde en plusieurs sous-groupes suivant la distance sociale entre les lignages. Les grands lignages repartent dans leurs villa-

---

[54] *Dans certains clans et lignages, le repas est servi froid. C'est surtout chez les Kpétemba du village de Kpétiénou que le repas est très chaud et le rite connu pour sa plus grande violence.*

[55] *Ici, le mot « dangereux » traduit un ordre sacré ; le repas est seulement pour les récipiendaires et seulement à ce moment du processus.*

ges avec leurs jeunes pour les garder dans les vestibules de leurs maîtres rituels, ceux-ci étant des adjoints du grand maître. Les groupes restent séparés pendant sept jours et sept nuits. Pendant ce séjour, ils mangent très souvent la pâte chaude sans sauce, quelquefois avec de la sauce de volaille et de chien servie très chaude immédiatement dans leurs mains. Les aînés immédiats (ou tout autre initié) ont le droit, et même le devoir, de les fouetter sévèrement au cours des repas. Ils mangent au moins deux fois par jour, le matin et le soir. Il leur est interdit de boire de l'eau et de voir le soleil. Pour éviter cela, ils sortent la tête baissée pour aller faire leurs besoins, un encadreur derrière eux pour contrôler l'observance de l'interdit et les fouetter immédiatement en cas de transgression. Chacun est accompagné d'une jeune fille, sa sœur ou sa cousine de même génération, qui moud les céréales et va chercher du bois et de l'eau. Ces accompagnatrices sont nues pendant toute cette période, c'est la condition pour servir. Deux jours sont consacrés à aller rendre visite, en rang et par petites foulées, à leurs oncles maternels, quelle que soit la distance pour arriver dans leurs villages. Au cours de ces voyages et malgré la dépense physique, ils ne doivent pas boire d'eau. Certains d'entre eux tombent d'épuisement et sont ramenés par des encadreurs obligés de les prendre sur leurs épaules, un sort qu'il est socialement honteux de subir.

La nuit, chaque groupe peut s'entretenir avec le responsable à la formation qui lui est affecté. Celui-ci leur fournit des informations, leur pose des questions individuelles, et les fouette sérieusement pour leur faire dire des choses qu'ils auraient pu lui cacher sur leur vie privée depuis leur naissance, notamment leurs expériences sexuelles. En effet, il est interdit de coucher avec une femme avant d'avoir subi le rite. Le « juge d'instruction », délégué lui aussi à la formation, leur parle chaque soir en particulier, et chacun doit lui redire, après une écoute attentive, ce qu'il vient d'entendre. Avant de pouvoir se faire aider, ceux dont la mémoire est faible paient de lourds tributs. Le « juge » les informe des mystères qu'ils vont vivre au cours des huitième et neuvième nuits, ainsi que des attitudes à avoir et expressions à employer en fonction de chaque séquence du rite. Il finit en les informant qu'ils passeront la neuvième nuit dans un bois sacré où sont posés des *wèki* sacrés et dangereux. Quiconque aurait déjà couché avec une femme pendant sa puberté en est interdit d'accès. Il est dit que s'il s'y rend, il devra mourir la nuit même. La mission de l'instructeur est d'aider chaque impétrant à éviter la mort en l'amenant par tous les moyens à lui déclarer son expérience sexuelle, en fonction de laquelle il sera géré au moment de l'entrée dans les plus hauts espaces et moments sacrés. Tous répondent souvent qu'ils n'ont jamais pratiqué la sexualité. Il les fouette sérieusement pour les amener à dire la vérité. Qu'ils avouent avoir connu le sexe ou pas, ils savent que de toute façon, ils subiront le fouet chaque soir, soit pour l'avoir pratiqué, soit pour avouer la vérité s'ils disent ne pas l'avoir connu. Donc, toutes les soirées, en plus des violences alimentaires, sont rythmées de coups de fouets poussant à dire la vérité. De toutes les façons, au terme des sept nuits, le chargé d'instruction réussit à savoir qui, parmi les récipiendaires, est pur et qui est impur, l'impureté étant caractérisée par le contact sexuel.

La huitième nuit, les récipiendaires sont à nouveau tous regroupés chez le maître principal. Les activités commencent à minuit. Non-initiés et femmes sont interdits de passage dans l'espace rituel. Dans le village, ces dernières, ainsi que les enfants, doivent s'enfermer dans les cases pour ne pas voir la foule et les manifestations rituelles. Les récipiendaires sont d'abord répartis en petits groupes dans les petites pièces rondes du vestibule, puis tous ensemble dans la grande. Ils vivent de lugubres, angoissants et troublants mystères produits à la fois de l'extérieur et de l'intérieur du vestibule, qui sont les manifestations concrètes des enseignements théoriques reçus. C'est un grand jour ; tantes et mères viennent de leurs villages respectifs pour loger chez le maître rituel où sont développés les mystères. Juste après, femmes et enfants sont autorisés à sortir et à se joindre à la foule rituelle. Les récipiendaires sortent alors du grand vestibule, leurs mères et leurs tantes à l'affût pour s'assurer qu'ils ont survécu aux mystères. Ils sont ensuite installés sur un grand tas de feuilles. Au rythme de chants rituels exécutés par les mères et les tantes fières de les retrouver, les aînés immédiats, ainsi que les enfants, dansent en cercle autour d'eux, avant qu'eux-mêmes se joignent à la danse. Interdits avant et après, les chants entonnés le sont uniquement en ce moment précis. Au cours de cette danse spéciale en cercle, les participants mangent du petit mil mouillé à l'eau salée depuis la veille. La danse dure environ deux heures. Après cette étape, beaucoup d'interdits sont levés : ils sont autorisés à boire et à manger des repas tièdes, à voir le feu et le soleil, à lever la tête, à sortir pour se promener à l'air libre. Néanmoins, ils demeurent entièrement nus et munis chacun d'un bâton de fécondité détenu par le maître rituel et transmis depuis les temps immémoriaux à l'occasion du rite.

Si cette première nuit de mystères est une phase importante du rite, elle l'est moins que la suivante, au cours de laquelle la foule des initiés, du plus âgé survivant jusqu'aux récipiendaires, veillera dans les bois sacrés.

Ce jour-là, en début d'après-midi, l'endroit du village où se déroule le rite est déclaré sacré. Il est interdit aux non-initiés, et même aux initiés absents lors de la campagne en cours, de passer par cet espace, bref, de voir les participants. Les rites sacrés commencent en début d'après-midi. Au signal d'une flûte à la mélodie spéciale, femmes et enfants du village s'enferment dans les cases pour y rester jusqu'au lendemain en fin de matinée, sous peine de mourir immédiatement. Devant la foule bien rangée, le grand maître rituel, en tête du rang, avec le plus jeune récipiendaire du plus jeune lignage en queue, visitera en procession tous les *wèki* du lignage principal pour des prières spécifiques avant l'entrée dans les lieux saints, c'est-à-dire les bois sacrés. Au départ du *takienta*, les récipiendaires ayant déjà eu une relation sexuelle sont retenus dans le vestibule, de même que les initiés. Le rang formé est long d'au moins trois kilomètres. Le rituel est le même depuis des milliers d'années. Durant ce trajet, des enseignements pratiques sont fournis aux néophytes par le maître. Des chants spéciaux retracent l'historique du rite et racontent les actes de bravoure des lignages. C'est aussi par ces chants que des prières sont adressées à Dieu pour solliciter la santé et surtout le « pouvoir de donner la vie » aux lignages et aux récipiendaires. Il existe des chanteurs reconnus pour leur connaissance de l'histoire des lignages et des fonctions thérapeutiques et sociales des *wèki* à visiter.

En effet, chaque autel a ses chants spécifiques. La foule marque un arrêt devant chacun, les récipiendaires se mettent à genoux, et le maître principal, suivi d'un adjoint, symbolise la violence en frappant légèrement le dos des néophytes et de leurs aînés immédiats avec un petit faisceau de lanières en peau de bœuf. C'est dans cette atmosphère que le cortège pénétrera dans les bois sacrés aux environs du crépuscule avancé. L'entrée est lente et pleine de précautions. De temps en temps, les récipiendaires sont invités à fermer les yeux, puis à les rouvrir. Ce jour-là, une grande pluie s'abat souvent sur eux alors qu'ils sont torse et pieds nus, le sol boueux alourdissant leurs pieds. Mais ils demeurent stoïques, et finissent par pénétrer à la nuit dans le bois sacré, excepté ceux qui ont déjà eu une expérience sexuelle. Avec des chants accompagnés d'instruments de musique, le cortège passe la nuit dans le bois « isolé ». C'est la seconde nuit de mystères.

Le lendemain matin, le fait le plus marquant est la terrifiante épreuve de la flagellation que le maître rituel inflige à la classe immédiatement supérieure à celle des récipiendaires, qui subit ainsi sa dernière étape de formation. Après cette épreuve corporelle laissant des ruissellements de sang sur le dos des aînés, le cortège se lave dans un ruisseau à proximité. Les récipiendaires sont lavés et chacun reçoit sur le front une croix d'argile ; on dirait les chrétiens du mercredi des Cendres dans la liturgie catholique ! Après ce marquage symbolique, ils vont dans le désordre faire une course d'endurance, prévenus auparavant par le formateur du soir qu'ils doivent prendre des précautions pour éviter de tomber sous peine de mourir quelques années plus tard. Ils vont ensuite entamer la marche de retour vers le vestibule central, situé à des kilomètres des bois sacrés. A partir de cet instant, des chants proposent aux jeunes générations, sauf à celle des récipiendaires, des flagellations mutuelles et amusantes. L'harmonie musicale annihile la peur et lance les jeunes dans cet exercice d'agressions corporelles réciproques. Pour ce faire, le rang est rompu et la foule s'agite derrière le maître principal. Les récipiendaires portent les chicottes de tamarinier qui servent à la flagellation. Cela se passe ainsi jusqu'au vestibule du grand maître. A ce niveau, les manifestations s'interrompent, chacun se nettoie de nouveau avec de l'eau puisée dans des récipients déposés là pour la circonstance. Cette eau lève l'interdit de voir la foule et permet aux femmes et aux enfants du village de sortir des cases.

On retrouve de nouveau les mères et tantes curieuses du sort de leurs enfants et neveux. Surtout parce que, selon la croyance, si des récipiendaires ont caché leur expérience sexuelle, ils ne reviendront pas des bois sacrés. Cette peur hante les parents qui s'empressent de vérifier le retour de leur fils. Ce retour est la fin religieuse du rite. Les néophytes sont alors autorisés à cacher leur sexe avec des peaux d'animaux travaillées pour la circonstance.

Au soir de cette journée, les néophytes dansent ensemble autour du *benfa,* posé à terre et battu par un initié. Le lendemain, ils se répartissent chez les maîtres rituels pour travailler dans les champs de ces derniers avant de retourner chez eux. Pour avoir subi le rite, les néophytes ne peuvent plus s'amuser avec des bandes de non-initiés et se faire insulter par eux. Ils ne doivent pas non plus raconter les mystères qu'ils ont vécus.

Le second rite de passage est le *piéliku* ; il concerne presque tous les groupes ethniques et intervient entre 18 et 20 ans sans différenciation sexuelle. En *kounténi*, le terme *piéliku* se traduit par « énigme ». Mais subir le rite se dit « *ayiéra* », « se faire immoler » en français. D'après un maître rituel, les personnages du mythe de la naissance du *piéliku* sont de toute nature : choses, animaux, humains. Celui-ci nous a conté que :

> *« Le « couteau » avec lequel on « immole » les récipiendaires appartenait à Dame pluie. La pluie eut un jour une dispute avec un arbre. Pour combattre l'arbre, la pluie lui lance le couteau. Mais le couteau rate la cible et se fixe dans le sol. En construisant sa demeure souterraine, le caïman découvre le précieux outil en métal. Le caméléon le lui vole. A l'approche des feux de brousse, le caméléon, sans force, sollicite le secours des autres animaux pour déplacer l'objet. Il bénéficie d'abord de la gentillesse de la guêpe maçonne, toute désireuse de le servir. A mi-chemin, elle est fatiguée et sollicite à son tour un chasseur* gangamba. *Le chasseur, en déplaçant le couteau, rencontre un génie qui lui explique l'usage de l'objet : le* piéliku. *C'est pourquoi la guêpe maçonne fait séjourner ses petits dans une hutte murale avant leur passage à l'âge d'adulte, à la manière des enfants du chasseur* gangamba *qui campent dans une hutte de brousse pour devenir adultes »* (Entretien avec K.N., maître rituel à Cobly, juin 2008).

Le rite serait donc parvenu du chasseur *gangamba* à l'ensemble du groupe et aux groupes voisins. Toutes les ethnies de la région n'ont pas connu au même moment cette pratique culturelle. Le *piéliku* est l'un des plus longs rites de passage. Il se fait en six étapes significatives : la préparation, la rupture, la réclusion, la renaissance, la réjouissance et la réintégration.

La préparation dure environ un an pour le récipiendaire et ses proches. Elle relève de la seule responsabilité du jeune homme ou, pour la jeune fille, de son futur époux. Une saison agricole avant le rituel, le jeune homme doit devenir autonome par sa production agricole et animale, afin de réunir tous les moyens matériels nécessaires à la prise en charge de son initiation. Concrètement, il doit cultiver son champ et élever ses volailles et ses porcs, car il aura besoin de s'alimenter en abondance et de nourrir beaucoup de gens à une étape du rite. Il aura aussi besoin d'argent pour réunir les vêtements rituels qui se louent chez des propriétaires bien connus. C'est la réussite du champ préparatoire qui prouve que le jeune homme est effectivement mature pour subir le rite. Quant au futur époux, il est appelé à augmenter sa production agricole, agrandir ses champs, élever plus de porcs et de volailles, car il doit nourrir grassement son épouse pendant le rite et organiser de grandes festivités pour ses beaux-parents. Au-delà de la dimension matérielle, la préparation au rite consiste pour le récipiendaire à avoir un bon comportement pour éviter de subir des châtiments corporels sévères. La dernière étape de la préparation consiste à se rendre quelques semaines avant le rite chez ses parents maternels et à obtenir leur autorisation pour l'accomplir. Cette autorisation ne se fait pas au hasard. L'oncle maternel part consulter un devin pour savoir si l'aventure est bénéfique ou maléfique. En fonction de la révélation divinatoire, il l'autorise ou l'interdit. C'est une des raisons pour lesquelles il existe un groupe social de personnes qui ne l'ont pas subie. Si l'accomplissement est déclaré bénéfique, il faut réunir le jour même les ressources matérielles pour le maître rituel. Chaque candidat doit choisir un parrain ou une marraine de son choix chargé de l'assister et de le préparer au bon comportement rituel, et parfois de le protéger contre ceux qui profitent de cette initiation pour le châtier assez méchamment.

La *rupture* est la première étape concrète du rite. Elle consiste en une journée de travail au domicile du maître rituel, et réunit ce dernier, ses collaborateurs directs, les récipiendaires, leurs parrains/marraines, leurs parents, des enfants en pré-initiation et une foule d'initiés qui désirent participer à cette étape de l'initiation. Les récipiendaires viennent chacun avec un lot de matériel pour le maître rituel. Il s'agit pour le garçon d'une botte de paille, d'un poulet, de 333 cauris (ou 150 Fcfa[56]), d'une mesure locale de sorgho (environ 10 kg) et de la boisson locale. La jeune fille apporte 444 cauris (ou 200 Fcfa), une vieille pâte de petit mil, une pintade et une certaine quantité de sorgho. Chaque récipiendaire se munit de deux chapelets de cauris pour en mettre un sur sa tête rasée et l'autre aux hanches.

Au début de cette séquence, tous les récipiendaires, déjà rasés chez eux depuis la veille, sont déshabillés et restent nus pour toutes les autres étapes. Le maître rituel prépare devant son vestibule un lit de feuilles fraîches d'arbres sauvages qui ont été cueillies par le groupe des plus jeunes venus pour la pré-initiation. Les récipiendaires sont emmenés à un marigot pour y recevoir des ablutions. Le trajet se fait en foule, avec des chants accompagnés de tam-tams, qui reviennent en général sur la nécessité pour un jeune de respecter les plus âgés, et aussi sur la fonction éducative du rite, ses méthodes violentes, mais bénéfiques. C'est au retour du bain rituel que les récipiendaires, sur une distance d'environ 500 mètres, sont soumis à une course d'endurance qui doit se terminer sur le lit de feuilles. Chacun cherche à être le premier et doit se laisser tomber dessus à l'arrivée. C'est très glorifiant d'être le premier ou d'avoir son enfant parmi les premiers arrivants. Au milieu d'une grande foule et des chants rituels, récipiendaires et spécialistes visitent les *wèki* du lignage du maître rituel. De retour de cette visite d'adoration, les premiers intègrent le vestibule avec les initiés et le collège du maître. C'est à cette étape que les faits hautement cultuels et reli-

[56] *Environ 23 centimes d'euro.*

gieux s'approfondissent. Les récipiendaires y retrouvent le matériel rituel du maître : au milieu d'un tas de feuilles, une partie d'un corps humain teinté de noir, rouge et beige. La teinture est faite au charbon de bois et à la cendre. Le corps est étendu sur le dos. A côté, un couteau, une corne, une peau d'animal, et un canari rempli d'eau contenant une calebasse fermée. Devant ce matériel, et en présence de la foule de parents, amis et parrains/marraines, tous déjà initiés, le maître interroge chaque récipiendaire. Le dialogue est composé des questions du maître dont les réponses ont auparavant été fournies au récipiendaire par le parrain ou la marraine. Il se déroule ainsi :

- *Que cherches-tu ici ? Tu es pareil à un nouveau-né.*
- *Je cherche à grandir.*
- *Tu veux grandir comme qui ?*
- *Comme tous ceux qui sont passés par ici.*
- *Si tu grandis, auras-tu toujours du respect pour les autres ?*
- *Oui, j'observerai du respect pour les autres.*
- *Que vois-tu là devant toi ?*
- *Je vois le léopard du maître.*
- *Est-il vivant ou mort ?*
- *Il est vivant, maître.*
- *L'avais-tu déjà jamais vu ?*
- *Non maître, je le vois seulement ici pour la première fois.*

En fait de léopard, il s'agit du corps teinté gisant entre les feuilles sauvages. Les récipiendaires sont ensuite couchés à plat ventre, le visage contre le sol. Cette position permet au maître rituel de faire lever le faux léopard à leur insu. Celui-ci est débarbouillé pour être méconnaissable des récipiendaires et rejoint la foule dans laquelle il se fond. L'endroit où il était couché est couvert de feuilles. Le maître relève ensuite les récipiendaires. Il leur dit que le léopard qui est sous ces feuilles attaque régulièrement les animaux sauvages. Ils doivent l'attraper pour le maîtriser. Ils se jettent alors tous sur les feuilles et se rendent compte que l'endroit est vide. Il leur demande de bien fouiller dans l'amas de feuilles, le léopard doit être quelque part à l'intérieur. Dans leur fouille, ils vont découvrir un couteau, des cornes et une peau d'animal. Le maître va les tourner en dérision pour avoir assimilé des cornes à un léopard. Le maître pose les cornes sur sa tête et s'adresse aux récipiendaires en ces termes : « *Souvent, quand vos aînés vous demandent des services en application du droit d'aînesse, vous demandez à voir les cornes de cet aîné en niant ce droit. Ces cornes que vous demandez sont maintenant là* ». Il pique ensuite une colère et demande aux récipiendaires de dégager de son vestibule à cause de leurs mauvais comportements habituels. Les récipiendaires se confondent en excuses et promettent d'adopter désormais de bons comportements. Acceptant les excuses, le maître brandit le couteau devant chaque candidat et l'informe que c'est le couteau pour l'immoler. La communication se passe en ces termes :

- *Veux-tu toi aussi te faire égorger par ce couteau ?*
- *Oui je le veux, maître.*

Le maître prend le cou de chaque récipiendaire et fait semblant de l'immoler par un passage symbolique du couteau sur sa gorge. Il dépose ensuite le faux cadavre à plat ventre entre les pieds du parrain ou de la marraine assis à même le sol, chacun devant son filleul. Quand tous les récipiendaires sont couchés le visage au sol, le maître creuse dans la terre un trou à l'aide de la corne pour y mettre de la cendre. Les récipiendaires sont ensuite relevés. Il leur demande de donner le nom de l'arbre dont la cendre a rempli le trou. Chacun cite des espèces végétales, mais aucun ne trouvera la bonne réponse. Il reviendra au maître de la donner en ces termes :

> *« Cette cendre est celle du corps calciné d'un homme qui a dévoilé le secret de ce que nous sommes en train de faire. Après avoir dévoilé le secret de l'initiation, cet homme a attrapé une maladie dangereuse se manifestant par un amaigrissement progressif profond et un ballonnement du ventre*[57]*. A cause de cette maladie, sa famille l'a isolé ; il a fini par en mourir. Son corps a été jeté dans la brousse sans inhumation, ni organisation de funérailles dignes. Un feu de brousse allumé par un chasseur a brûlé tout son corps qui s'est embrasé. Informé, je suis allé ramasser la cendre de ce corps calciné pour vous la montrer. Si quelqu'un parmi vous décide de raconter aux non-initiés tout ce que nous faisons en ce moment, il mourra en brousse, n'aura pas de dignes funérailles et son corps sera carbonisé ».*

L'histoire achevée, le maître demande à chaque récipiendaire de la lui répéter. L'infidélité au récit conduit à de sévères châtiments corporels. Le maître passe de la cendre sur le corps de chaque récipiendaire, des coudes jusqu'aux pieds, en prononçant la parole suivante :

> *« Tu n'es plus un enfant. Tu cesses de t'amuser partout, sur le sol, derrière la case, dans les champs. Tu es maintenant un adulte, un homme/ une femme majeur(e) ».*

Successivement, au moyen des cornes et d'une pierre rouge, le maître touche les articulations de chaque récipiendaire : coudes, genoux, hanches, etc. Les jeunes sont à nouveau couchés au sol et reçoivent une aspersion d'eau froide, pendant que la foule entonne des chansons rituelles scandant la valeur socialisante du rite. À cette étape, les récipiendaires sont considérés comme morts et jouent bien le jeu. Le maître doit les ressusciter au moyen d'un son spécial de la calebasse plongée dans l'eau du canari. Cette musique est le son de la première renaissance. Ils se relèvent et reçoivent du maître une bénédiction et des prières de santé, de prospérité, de fécondité, etc. Ce dernier trace sur le côté de leur cou et sur leurs avant-bras trois ou quatre scarifications matérialisant l'accom-

---

[57] *Les maladies qui causent l'amaigrissement profond (le sida, le ballonnement de ventre, la cirrhose de foie) sont expliquées comme des transgressions d'interdits sociaux comme manger son totem, dévoiler les secrets rituels, etc.*

plissement du rite. La dernière étape de cette séquence consiste à absorber une bouillie froide de pâte de mil. Les familles conduisent séparément leurs jeunes dans des huttes construites pour leur réclusion. Le voyage retour se fait en sons des tam-tams et des chants. Pendant ce voyage, les récipiendaires s'habillent avec des vêtements de leurs parrains pour ne pas être facilement identifiés dans le grand groupe, car ils doivent vivre reclus pendant un certain temps.

La réclusion a une durée variable selon le récipiendaire ou sa famille, et varie de quelques jours à trois mois. De nos jours, sa durée est de moins en moins longue, simplement de trois semaines le plus souvent. Elle se fait normalement dans une hutte construite de gros bois et de tiges de sorgho. Il arrive parfois que certains récipiendaires, le plus souvent des filles, subissent la réclusion à domicile, dans une case qui sort momentanément de l'usage domestique et traditionnel pour servir à cela. La hutte devient le seul espace de séjour des récipiendaires, parfois en groupe s'ils sont socialement proches, sans considération de sexe pendant tout le temps de la réclusion. Les parrains ou les marraines sont aussi régulièrement présents pour veiller au bon comportement rituel. Tous ceux qui sont déjà initiés et tous les enfants appelés à subir l'initiation plus tard peuvent venir à la hutte à tout moment. Les aînés ont le droit, et en profitent souvent, de demander des choses difficiles aux récipiendaires, de leur faire subir des châtiments corporels ou de les obliger à manger surabondamment, en les chicotant. C'est un séjour pendant lequel garçons et filles, parfois sans lien matrimonial, sont entièrement nus, logés ensemble. Ils parlent à voix très basse pour ne pas être entendus du dehors. Ils ont un langage rituel et ésotérique à apprendre et à utiliser en permanence, ainsi qu'un cours tous les soirs pour apprendre une danse spéciale à exécuter le dernier jour. Ils doivent se laver au moins deux fois par jour. De grandes quantités de céréales et de volaille sont mobilisées pour les gaver. En plus de deux repas complets par jour, ils doivent boire quotidiennement au moins cinq fois une lourde bouillie froide à base de pâte de sorgho ou de petit mil. Ils ont le droit de se faufiler la nuit dans la basse-cour de leurs parents pour leur « voler » des volailles. C'est un vol rituel, socialement admis et encouragé, l'alimentation surabondante visant à leur faire prendre du poids, les faire changer de corpulence et les rendre plus beaux à la fin du processus. La fin de la réclusion est l'occasion d'un ensemble de cultes et de rituels de la seconde naissance.

La seconde naissance est la troisième phase du rituel. Il s'y joue effectivement la dialectique de la vie et de la mort. La séquence dure toute une nuit. Les récipiendaires sont regroupés au domicile de celui dont le père ou l'époux est le plus âgé des pères ou des époux. S'ils le désirent, ils peuvent se retrouver chez le maître rituel. La foule est encore nombreuse, composée des initiés hommes et femmes, du maître rituel ou de son représentant, des parrains, des marraines, d'un chanteur, et même à certains moments d'enfants non-initiés. Les fournitures nécessaires sont la bière locale pour la communion, une volaille par récipiendaire, des objets rituels, comme le chapelet de cauris, la calebasse musicale, etc. Les activités proprement dites commencent au crépuscule. Les récipiendaires sont instruits par les parrains de sortir de la hutte de réclusion par une ouverture opposée à l'entrée habituelle[58]. Chacun ouvre sa hutte à l'est et sort en courant comme pour échapper à une agression. En fuyant de la hutte par une ouverture inhabituelle, le récipiendaire lance un cri spécial ayant une signification en langage ésotérique. Tous se retrouvent au domicile retenu pour les activités de cette phase. Ils y sont placés en cercle devant le vestibule, selon l'ordre d'alignement habituel. Le maître ou son représentant allume une botte de paille. La torche en main, il tourne autour du cercle des récipiendaires avant de lancer la grande nuit de chants et de danses rituels. Au début de cette cérémonie, les non-initiés doivent s'éloigner pour permettre aux seuls initiés d'assister au lancement des manifestations et à la mise en place des instruments de musique. Il s'agit principalement de plonger la calebasse à l'envers dans un canari contenant de l'eau. Après cela, la foule se regroupe. Les récipiendaires sont au milieu du grand cercle formé des participants, tantôt assis, couchés, à genoux ou en position animale en fonction des chants et des gestes qui doivent les accompagner. C'est une nuit de formation sociale. Par des chants et des gestes symboliques, les néophytes savent désormais qu'ils doivent travailler au champ, moudre les céréales, avoir des rapports sexuels pour faire des enfants, etc. Tout est mimé par la foule dans l'harmonie, la joie et les réjouissances. A l'aube, pour clôturer la cérémonie, les néophytes sont mis à plat ventre par terre pour recevoir sur le dos une aspersion d'eau fraîche du représentant du maître rituel. Cette nuit précède la grande nuit de réjouissances populaires.

La grande réjouissance populaire se passe le lendemain de la renaissance. Si elle est l'étape la plus profane de cette phase, elle n'est cependant pas totalement dénuée d'actes cultuels et rituels. Elle dure un jour et une nuit et se tient au domicile ayant abrité la renaissance la veille, en regroupant, au-delà des participants habituels, une bonne représentation des parents pour les filles et des parents maternels pour les jeunes gens. A cette occasion, ceux-ci sont des invités de l'époux pour les filles et du récipiendaire lui-même pour les garçons. Les ressources mobilisées dans la phase préparatoire sont surtout destinées à cette étape. Les beaux-parents ou les parents maternels, selon le cas, sont à l'honneur. Ils ont droit à la plus grande hospitalité, doivent manger copieusement et repartir le lendemain matin avec de la nourriture aussi bien préparée que crue (viande, céréales, boissons, miel, etc.). En retour, ils fournissent les vêtements rituels du récipiendaire. Selon la quantité et la qualité de ces derniers, ils apportent aux parents honneur ou déshonneur. La compétition se fait autour de la richesse des accoutrements et de la générosité de l'hospitalité offerte.

La séquence devient plus sérieuse en fin de soirée. Au rythme spécial d'un tam-tam retentissant, parrains et marraines mettent des chapelets sur les têtes et les hanches de leurs néophytes. Accompagnés d'une grande foule, chantant et dansant au rythme du tam-tam spécial, ils se rendent à la rivière la plus proche.

---

[58] *L'entrée habituelle d'une habitation et des huttes en question est toujours du côté ouest. Cette règle de sortie par une entrée inhabituelle au point cardinal opposé peut se lire comme une analogie à la naissance, l'enfant sortant non pas du côté de la bouche de la mère, mais du côté opposé par un exercice de force.*

Les chants scandent le courage, la résurrection et la victoire des récipiendaires contre la mort. Une fois à la rivière, ils s'y lavent. Si le lit est vide du fait de la sécheresse, parrains et marraines viennent avec des récipients d'eau à verser sur eux. Le retour au domicile après la toilette se fait encore dans une grande ambiance de fête. Parvenus à destination, les récipiendaires sont portés sur les épaules de volontaires parmi les participants, le plus souvent les parrains. Toujours en foule, chantant et dansant, le cortège fait un tour complet de la concession. Au-dessus des épaules, chaque néophyte tient deux petites lames de bois taillé qu'il fait claquer pour accompagner les chants et les tam-tams. A la fin de la procession, les récipiendaires se mettent religieusement en rang devant le vestibule de la concession. Tout se passe devant la foule de tous les villageois, sans distinction de catégories sociales. C'est l'heure de donner à chaque néophyte son nom d'initiation dans un registre de nominations spéciales et selon le sexe. Bien avant ce jour, chaque chef de famille a consulté le devin pour connaître le nom de destin et de bonheur de son néophyte. Mais la cérémonie n'est pas une simple attribution de nom. La personne qui doit le lui attribuer est le chef familial du domicile retenu. A chaque fois qu'un récipiendaire, une volaille dans sa main gauche, une calebasse contenant de l'eau dans sa main droite, arrive devant lui, il lui passe la volaille sur les épaules et lui propose une série de noms, en finissant par le nom retenu, dont le récipiendaire est auparavant informé. Il refuse tous les noms jusqu'à entendre le vrai. Il y a un langage de refus et d'acceptation à tenir. Après l'acceptation, il entre à reculons dans le vestibule[59]. On met aux garçons un cache-sexe fait de pagne tissé noir et blanc et aux filles des bouquets de feuilles d'arbres sur les fesses et le pubis.

Une pause intervient entre midi et quinze heures. Pendant ce temps, les familles sont affairées aux préparatifs des festivités. Les hommes s'occupent de l'abattage des porcs, des moutons et des volailles pendant que les femmes regroupent les farines, les fagots de bois, les condiments et l'eau. Elles veillent à la propreté des lieux où seront installés les différents groupes de parenté.

En début d'après-midi, chaque récipiendaire est habillé par ses parents maternels pour les garçons et ses parents biologiques pour les filles. Il y a une différence d'accoutrement entre les jeunes filles et les jeunes gens. Ces derniers portent un bonnet rouge, de gros bracelets aux poignets, des perles de différentes couleurs aux hanches, un gourdin rituel à la main gauche, une queue de cheval à manche de bois à la main droite, une peau de panthère au bas du dos, des lunettes, une clochette à la hanche, et des chapelets de petites perles accrochés aux épaules et pendant sur tout le corps. Les jeunes filles portent aussi des perles, des bracelets, plus une grande jupe faite de fil rouge, un foulard noué sur la tête où sont attachées des photos de leurs parents, ainsi qu'une clochette et des

[59] *L'entrée à reculons pourrait signifier un retour du récipiendaire qui avait quitté le domicile en sortant normalement du vestibule il y a des mois. Après l'opération de rupture, de formation et de renaissance, il rentre différent, et donc différemment, de ce qu'il était au moment de la sortie.*

bracelets de cauris aux genoux. Elles sont en général maquillées avec de l'argile et des craies de couleur.

L'habillement des récipiendaires se fait au son des tam-tams. Les accoutrements sont faits pour organiser la danse rituelle, différente selon les sexes. Plusieurs tam-tams l'accompagnent. Grâce aux cours, les récipiendaires savent quels gestes de danse sont attendus en fonction du rythme des tams-tams. Les danses durent au moins deux heures, avec une pause.

C'est pendant cette pause que se déroulent les festivités proprement dites. Les parents sont installés pour boire et manger. Autour de minuit, parrains et marraines se retirent, et certains initiés accompagnent les récipiendaires et le maître rituel en brousse pour leur « ouvrir les yeux ». Le maître rituel a une technique pour redonner la vue à ces récipiendaires qui sont dits « aveugles » après la danse, et qui jouent le jeu de la cécité[60]. Après le recouvrement de la vue, les récipiendaires, guidés par des jeunes garçons ou des jeunes filles selon le cas, se promènent dans la foule, en fléchissant le genou comme des handicapés, en demandant de l'argent avec un langage spécial. Les garçons se servent de la queue de cheval à manche de bois pour frapper les non-initiés ou leur faire peur.

Les manifestations prennent fin à l'aube, pour donner lieu dès le lendemain à la phase de réintégration sociale.

La *réintégration sociale* est la dernière étape rituelle. Elle dure trois jours pour les garçons et quatre pour les filles, et se passe dans l'environnement général du village des initiés. Pour cette étape, ils sont accompagnés de guides plus jeunes, non-initiés et du même sexe. A cette occasion, ils se promènent en groupe de maison en maison pour quémander de l'argent et des biens comme des volailles. Chaque personne rencontrée ou trouvée chez elle leur donne une pièce si possible[61]. Les pièces sont collectées par les guides. Chaque soir, le groupe se partage la monnaie collectée. Parfois, ils sont reçus dans des familles pour manger la pâte et la sauce de poulet pour les garçons, et de pintade pour les filles. Les repas sont offerts selon le degré de parenté. En général, ce sont les parents maternels qui reçoivent leurs neveux ou nièces chez eux. Pendant cette étape, les récipiendaires se débarrassent de jour en jour des éléments de leur accoutrement rituel. Le dernier jour, ils enlèvent presque la totalité de la tenue. Les jeunes gens gardent encore quelques jours le fouet en peau de bœuf en main et le chapelet de cauris sur la tête.

Le *piéliku* constitue la première phase communautaire et initiatique des jeunes filles. En outre, une seconde initiation rituelle leur est propre : le *kundidi.*

---

[60] *Il faut dire que dans cet espace social, quiconque n'est pas encore passé par ce rite est dit « aveugle », celui qui ne voit pas. C'est en s'opposant à la cécité rituelle que les adolescents s'empressent d'accomplir le rite malgré ses contraintes matérielles.*

[61] *Cette collecte de fonds et de ressources fait penser à la pratique des talibés des écoles coraniques.*

2.3. Féminité et maternité : le « pouvoir accoucher » ritualisé

Entrant dans la catégorie générale des rites de socialisation, le *kundidi*, que Dominique Sewane nomme *dikuntri*, terme *otammari*, est particulièrement invoqué pour faire des jeunes filles des femmes « pouvant accoucher », en symétrie du *fuani* qui doit faire des jeunes gens des hommes « pouvant engendrer ». Comme l'auteure le montre dans l'étude qu'elle a faite de ce programme de socialisation, la plus approfondie jamais conduite, le *kundidi* est un condensé de rites cultuels et récréatifs, sacrés et profanes, de vie et de mort, de joie et de peur, etc. Parlant de la danse rituelle, elle écrit que :

> *« les novices sont alignées sous l'arbre autour duquel elles tournaient la nuit précédente avec leurs perches : l'arbre poussé sur la tombe du premier ancêtre du clan, à proximité du sanctuaire du serpent. Toutes identiques, rasées, huilées, vêtues du même cache-sexe de fibres retenu par un collier de cauris. Leur beauté tient à leur similitude, l'ordre parfait de leur alignement. Les deux nuits passées ensemble les ont soudées les unes aux autres »* (Sewane, 2002 p. 113).

Ce rite est essentiellement féminin, hormis le maître rituel et les quelques vieux qui l'accompagnent. C'est l'équivalent du *fuani*. Il est dirigé par une maîtresse rituelle aidée du maître du *fuani*. A la différence de ce dernier, les récipiendaires du *kundidi* ne sont pas des adolescentes célibataires vierges, ce sont des jeunes femmes mariées. Ici, l'interdit sexuel ne couvre donc que la période du mois précédant le rite, au début duquel les maîtres rituels leur donnent de simples libations d'eau et leur retirent tout objet matériel (perles, bracelets, bagues, …) sauf le pagne. Contrairement au *fuani* qui dure neuf jours seulement, le *kundidi* dure deux à trois mois. Mais tout comme pour la première phase, les forts moments rituels se jouent en une semaine. Le reste du temps est réservé aux festivités. La semaine rituelle connaît à peu près les mêmes activités que le *fuani* (séjour dans le vestibule, procession en rang vers les autels claniques, nuit dans les bois sacrés, …). Pour cette dernière, les initiés du dernier *fuani* se joignent[62] au groupe des femmes. Après cette nuit-là, ces dernières organisent des danses spéciales chez les maîtres rituels des clans, au terme desquelles elles s'organisent pour danser chez les maris de toutes les initiées. Ceux-ci fournissent les accoutrements pour les danses à l'occasion desquelles ils ont l'obligation d'organiser de grandes festivités. A défaut, les beaux-parents se sentiraient insultés et cela pourrait compliquer les relations d'alliance. Ce sont ces manifestations successives chez chacune qui font durer les rites, une campagne initiatique pouvant regrouper une cinquantaine de récipiendaires.

Pour clore le cycle, tous les groupes se retrouvent chez le maître rituel pour des cérémonies religieuses : sacrifices, libations, coiffure.

Comme tous les autres, ce rite est riche en interdits. Pendant toute son déroulement, les novices ne doivent consommer ni perdrix, ni biche noire, varan, lézard, poulet ou caprins, et ne doivent pas échanger de parole avec leur mari.

---

[62] *C'est souhaitable, mais de plus en plus facultatif.*

Après le rite, la consommation de viande de poulet, de varan et de lézard reste interdite toute la vie. C'est le dernier rite de passage des femmes. Après l'avoir subi, elles sont supposées avoir acquis toute la maturité et toute la purification indispensables à l'existence humaine et surtout à l'accomplissement de leur mission de procréatrices.

Que retenir de ces moments rituels dans la construction de l'identité et de la socialité ?

Dans ces institutions de socialisation, tout est fait pour mobiliser une efficacité dans la socialisation des enfants et des adolescents et dans la fixation symbolique et matérielle de leur statut et de leur rôle dans les systèmes de représentations du monde et des choses de leur environnement social. Cette socialisation est résumée dans la réflexion de deux chercheurs en anthropologie culturelle française :

> *« Unir le groupe, sublimer les tensions sociales, résoudre les conflits, régénérer la collectivité, maîtriser les aléas du clan destructeur, assurer la continuité du phylum*[63] *clanique, se concilier les puissances telluriques et numineuses*[64]*, telles sont les principales fonctions de l'activité rituelle, de ses drames culturels libérateurs d'énergie longtemps refoulée »* (Thomas & Luneau, 1980, p. 204).

L'efficacité des stratégies opératoires des institutions éducatives à l'œuvre chez les Pendjariens du Bénin est à plusieurs niveaux : maturation du corps et de l'esprit à travers la violence en tout genre, révélation de l'être au moyen du culte et du sacrifice permanent, communautarisation de l'individu par la formation, les festivités, la souffrance partagée, etc.

En effet, les quatre programmes rituels décrits font montre d'une violence systématique au cœur de la pratique. Dans les soins à l'accouchée et au nouveau-né, on trouve le piment très piquant, l'eau chaude.

Pour l'enfant toujours, qui doit rompre sa réclusion postnatale, il y a son abandon sur plusieurs sentiers menant au domicile alors qu'il crie et que sa garde le reprend pour le remettre au maître rituel.

La violence est à son comble à l'adolescence. Le jeune récipiendaire du *fuani* doit affronter les repas trop chauds et surabondants, la soif, l'interdiction de regarder le soleil, les coups de branche de tamarinier, la course sans arrêt pendant deux jours de suite, la nuit au froid dans les bois sacrés. Il doit vivre des circonstances lugubres dans une petite cellule du vestibule la huitième nuit de son initiation et doit contenir sa peur et son angoisse. Chaque nuit de sa période rituelle, il doit répondre à coups de chicotte à des questions sur sa sexualité. Celui

---

[63] *La lignée.*

[64] *Le numineux est, selon Rudolf Otto et Carl Gustav Jung, ce qui saisit l'individu, ce qui venant « d'ailleurs », lui donne le sentiment d'être dépendant à l'égard d'un « tout autre ». C'est « un sentiment de présence absolue, une présence divine. Il est à la fois mystère et terreur.*

qui a connu une relation sexuelle auparavant va vivre le comble de la violence et garder sur le corps de sérieuses séquelles de flagellation.

La violence semble avoir été à la genèse du développement des humains. Claude Assaba évoque les termes de « violence fondatrice » et de « violence éducative ». « *Dire que toute vie naît de la violence revient à reconnaître que toute recherche du mieux exige un effort graduel du désordre ou du chaos vers l'ordre* » (Assaba, 2000, p.98). Toute cette violence rituelle, matérielle et psychologique, ainsi que la douleur physique et morale qui l'accompagne, construit le rapport à la souffrance sociale et physique de l'enfantement pour les femmes, et de la guerre pour les hommes.

La formation du corps et de l'esprit est aussi l'œuvre de Dieu, des divinités, et des ancêtres. Cette croyance explique la transversalité des prières et des offrandes dans les programmes de socialisation. Tous les rites font appel à un ou plusieurs sacrifices. L'accoucheuse traditionnelle, le chef de famille et les maîtres rituels utilisent souvent l'eau, la farine, le sang de volaille pour faire des sacrifices aux divinités et aux ancêtres, notamment avant le premier repas de la jeune mère et de son nouveau-né, ainsi qu'avant l'entrée de l'impétrant dans le vestibule pour tous les programmes de socialisation de l'adolescence. Il n'est pas de rites significatifs sans la procession aux autels de la famille paternelle et/ou maternelle. Avant de se présenter pour le *piéliku,* le jeune garçon ou la jeune fille retourne vers ses parents maternels ou paternels qui, après la consultation du devin, versent de l'eau sur les autels de leurs ancêtres pour conjurer le mauvais sort éventuel dans cette entreprise de vie et de mort. Comme dans la plupart des religions, y compris révélées, le feu, l'eau et la terre sont présents dans tous les rites. Alors que le feu détruit la mort et crée la vie, ou qu'il transforme l'être par un processus de renaissance, l'eau vient laver, nettoyer, purifier. Le recours à la rivière voisine ou à l'eau contenue dans un récipient emporté en brousse est récurrent dans les rites d'initiation des adolescents. Combien de fois le maître rituel met-il les novices à plat ventre pour les asperger d'eau froide ? Le sang, bien que relevant de la fin d'une vie, est l'expression de la vie. Offrir du sang de volaille aux puissances tutélaires, c'est négocier la vie des novices auprès de ces puissances. Pouvoir accoucher ou plus exactement pouvoir enfanter, qu'on soit homme ou femme, requiert cette formation du corps et de l'esprit. Et pouvoir enfanter est un des critères forts de la pleine socialisation.

L'entreprise de socialisation et de révélation de l'être se fait par et pour la société. Aucun acte n'est posé par un petit groupe. Même s'il y a toujours des acteurs spécialisés pour chaque instant rituel, les moments les plus importants occupent toujours la grande communauté. Malgré les tensions, toutes les catégories sociales se mettent ensemble à l'occasion du rite pour manifester leur unité. Les différentes festivités (ou moments de convivialité) favorisent la communion entre les vivants et entre eux et les puissances de l'au-delà. L'ordre omniprésent de positionnement dans les alignements et les cercles permet aux générations de se connaître et de favoriser une bonne harmonie de fonctionnement du groupe. Au-delà de la mission socialisatrice du rite, il donne à chaque acteur une réelle lecture de sa position et de son interdépendance. Tout est au fond construit et joué dans un groupe uni par la diversité de l'âge, du sexe, de la famille et des rôles.

Au total, des éléments matériels et immatériels forment la trame de l'imaginaire de cette société en rapport avec la vie, la nature, la mort et le temps. Si la naissance est saluée comme assez bénéfique pour le groupe en ceci qu'un semblable s'ajoute, elle ouvre la voie d'une longue entreprise de domestication de la nature humaine et d'accélération de la mutation physiologique de l'adolescent. Violence, sacrifices, offrandes et symboles, paroles et aliments bien choisis contribuent à façonner l'individu au moyen et pour le bénéfice de la société.

Ces rites prolongent l'enfantement biologique. A la maternité biologique se substitue la maternité sociale. Toutes ces expériences rituelles plongent l'individu dans l'univers symbolique, cosmogonique, cosmologique, moral et spirituel des Pendjariens. C'est seulement par ce moyen qu'il vient socialement au monde et devient apte à mettre au monde. Si l'enfant est objet de la maternité pendant la grossesse et lors de l'accouchement, il deviendra progressivement sujet de la reproduction dès le rite de la levée de marmite et jusqu'à l'âge adulte.

Ce qu'il faut retenir de ce chapitre

De l'individu au groupe, la naissance présente des étapes sacrées qui se font et s'entretiennent non seulement dans le rapport à la femme, mais aussi dans le rapport à l'homme et au groupe tout entier. Si l'enfant vient au monde par l'intermédiaire d'une femme, il doit aussi venir dans un monde particulier et y vivre par les soins d'un homme et de la société tout entière. La maternité est un processus continu qui commence et s'achève par les hommes et les femmes regroupés dans des institutions sociales. Comme le dit si bien Jean-Paul Resweber, si le fœtus et l'enfant entretiennent avec la mère le « sacré tutélaire », ils entretiennent avec le père « le sacré éthique ». Pour lui,

> *« le sacré de la maternité inaugure le sacré de la paternité : ces deux dimensions du sacré sont complémentaires. La dyade tutélaire risque, en effet, de se refermer sur une sacralisation mythique, étouffante et mortifère si elle ne s'ouvre pas à la parole paternelle qui transforme la dyade inauguratrice « mère-bébé » en une trinité fondatrice. En réalité, on ne saurait séparer le sacré maternel de type tutélaire du sacré paternel de type éthique et symbolique, puisque le père est « l'actif initiateur du sens à l'agir »* (Resweber, 2007 : 8).

Si, à sa première expérience de grossesse, la jeune femme est dépossédée même de l'information sur son état, c'est bien pour inscrire la maternité dans un ordre social plus élevé que l'espace individuel. L'intervention des institutions dès cette première expérience, et l'implication des acteurs les plus représentatifs de l'ordre social – les tantes, les oncles, les responsables religieux – constituent un témoignage très fort de la primauté du social sur le biologique dans la maternité. Que pourrait signifier d'autre toute cette machinerie institutionnelle prenant en charge le nouveau-né et l'adolescent ? Sinon que la maternité est éminemment sociale. Tenant dans le couple, le ménage et le village une position secondaire du point de vue du pouvoir, la femme accompagne son propre processus d'enfantement sans en avoir la pleine décision. Des institutions et des pratiques gouvernent l'enfantement dans ses faces matérielle et immatérielle. La matérialité de la gestion de la grossesse et de l'accouchement est manifestement assurée par les femmes proches des gestantes et des parturientes, et en lien avec les familles du couple. Mais la philosophie même de l'enfantement, et les logiques qui en structurent la gestion, sont entretenues par le cadre plus général de la société, aux différents plans politique, économique, symbolique et religieux. Les soins, la gestion de la douleur, de la réussite ou de l'échec d'une grossesse ou d'un accouchement puisent dans cet univers de croyances, d'attitudes, et de perceptions.

L'observation prolongée du milieu et les paroles d'acteurs permettent de noter un affadissement dans les faits et croyances, notamment dans la trame des interdits. Mais l'immatérialité construite historiquement par ces croyances et ces pratiques gouvernent toujours les comportements en cas de recours aux soins médicaux modernes par les gestantes et les parturientes. En tant que telle, la maternité traditionnelle est-elle réceptive à l'obstétrique moderne ?

Chapitre 4

L'obstétrique moderne : Une autre forme de maternité, morbide et mortelle

« A l'hôpital, les femmes meurent. »
(Des Forts, 2001)

« L'élaboration du remède et des modalités de la cure résulte donc d'une mise en ordre intellectuelle donnée, fondée sur le principe selon lequel l'efficacité n'est jugée possible que si elle est intelligible »
(Fainzang, 1986, p.109).

Le système national de santé et de soins est attendu dans la résolution de l'épineux problème de la mortalité des mères et de leur morbidité sur le chemin de l'enfantement. Si, avant les indépendances et le développement des services de santé, cette morbi-mortalité s'expliquait par les difficultés de l'obstétrique traditionnelle prise dans la pauvreté matérielle, technologique, technique et cognitive, elle ne s'explique pas aisément plus de cinquante ans après les indépendances. Et encore moins après les années 1980, qui ont connu d'innombrables initiatives de prévention et de gestion de la naissance médicalisée. Malheureusement, nous verrons dans ce chapitre que l'Etat béninois n'a pas adopté de politique de planification sanitaire avant la période du post renouveau démocratique. Malgré les ambitions et les opportunités de cette période, la santé maternelle aura mis du temps à être prise au sérieux et à être gérée en tant que telle. Les efforts en la matière sont peu souvent endogènes, bénéficiant surtout d'une action exogène menée par les agences internationales, celles-là mêmes qui insufflent les réformes et les politiques nationales à la conditionnalité du financement. L'exogénéité de ces politiques s'accompagne de leur faible ancrage social et culturel ; elles oublient que derrière l'espace administratif et opérationnel, il existe une grande quantité d'acteurs importants sans lesquels elles ne sont pas applicables. C'est pourquoi, après l'amer constat de leur éloignement, elles négocient avec peine leur entrée et leur influence dans les maternités.

Comme on va le constater, le ratio de mortalité maternelle, principal indicateur d'impact des politiques de santé maternelle, est resté pendant longtemps peu influencé par ces politiques. Si sa mesure pose des problèmes de méthodes, de moyens et de cultures professionnelles et organisationnelles, il sera néanmoins mesuré à partir de 1992 et se montrera constant. Les indicateurs d'utilisation des prestations de santé reproductive, notamment des soins obstétricaux ordinaires, se montrent satisfaisants (à l'exception de la contraception), mais leur satisfaction statistique ne s'accompagne pas de faits significatifs d'amélioration de la santé ou de réduction de la morbi-mortalité.

La première partie du chapitre donne à lire une brève histoire nationale de l'implantation de l'offre de soins. Elle met l'accent sur l'émergence de la Stratégie nationale de la réduction de la mortalité maternelle et néonatale (SNRMMN), et plus précisément sur ses dimensions politiques et techniques.

La seconde laisse à voir les différents dispositifs de mesure de la mortalité maternelle et d'utilisation des soins biomédicaux obstétricaux.

1. La santé maternelle dans l'offre nationale de soins au Bénin

L'état et le fonctionnement des services de santé dans la zone sanitaire de Tanguiéta sont tributaires de l'organisation administrative nationale de l'offre de santé.

1.1. Bref historique du système national de soins

Il est plus aisé de parler du développement du système national de soins de santé au Bénin que de sa création. Car si ce développement est tout récent – à partir du régime marxiste-léniniste de 1972 et du renouveau démocratique de 1991 – sa création est liée à l'histoire coloniale et politico-administrative dont les traces écrites sont rares, ou perdues à cause de la mauvaise gestion des archives, comme c'est en général le cas dans les pays en développement. On sait que dans les Etats coloniaux, la médecine fut portée par les missionnaires et les militaires (Bado, 1996). Même en Occident, la médecine a toujours eu de fortes racines confessionnelles, on en sait long sur la naissance et le développement de l'hôpital (Adam & Herzlich, 2007 ; Chevandier, 1997 ; Steudler, 1974). Les vêtements encore en usage par les professionnels de santé (par exemple les robes blanches, et, récemment encore, les voiles blancs des infirmières) et les termes militaires (par exemple le « major ») désignant les infirmiers constituent des témoignages vivants de l'influence de l'Eglise et de l'armée dans l'histoire médicale africaine.

Le Bénin, pays d'Afrique de l'Ouest, a fait partie de l'Afrique Occidentale Française (AOF) avant son indépendance en 1960. Avant même l'invasion coloniale, et jusqu'à présent, le Bénin est un pays reconnu pour sa richesse mystique et sa médecine traditionnelle (Maupoil, 1988 ; Simon, 2004 ; Baxerres, 2010), etc. Ces sources et bien d'autres nous apprennent que la médecine traditionnelle a été non seulement un recours pour les soins de l'individu et de la famille, mais aussi du pouvoir politique traditionnel pour les soins aux armées.

Avant l'Etat moderne, le sud du pays a connu de nombreux royaumes (Allada, Abomey, Porto-Novo, Ouidah), de même que le centre et le nord (Savè, Parakou, Kouandé, Nikki, Djougou, etc.). Maurice Delafosse, gouverneur de l'AOF de 1915 à 1918, rappelle (Delafosse, 1922) que le Bénin a connu une grande histoire, mouvementée, du XVIIe au XIXe siècles, qui montre des gouvernements locaux aux services publics bien organisés, comme celui de la santé des citoyens. Mais cette thèse est refutée par Maupoil, cité par Julien Pesse, pour qui l'offre sanitaire est faite de savoirs phytosanitaires, magiques et religieux que le colonisateur, à son arrivée, va qualifier d'« *amalgame incohérent et inefficace* » (Pesse, 2006). Cette médecine aura fonctionné sans influence externe jusqu'en 1850 avant de subir la pénétration des premières tentatives de colonisation.

Le système de soins traditionnels n'avait pas une organisation et un fonctionnement formels. Il est possible d'oser dire qu'il n'y avait pas de véritable gouvernement de santé à une échelle politique quelconque. Les principaux acteurs en étaient les professionnels et les usagers. Les premiers étaient des détenteurs de savoirs et de pratiques, généralement reçus d'un parent direct ou d'un ami de la famille. L'élection au métier de thérapeute se faisait soit par simple motivation personnelle, soit par incitation des ascendants sur la base des présomptions de compétences parmi la descendance. Les savoirs et pratiques thérapeutiques étaient disponibles dans les espaces sociaux en fonction des pathologies courantes. La nature était le pourvoyeur des matériaux de composition et de transformation. Chaque thérapeute était son propre maître, seul responsable de ses moyens et de ses résultats. De façon concrète, on trouvait au sein des familles des individus qui savaient associer éléments végétaux, minéraux et animaux pour prodiguer des soins. Lorsque, dans la famille, le spécialiste ne réussissait pas à apporter la satisfaction thérapeutique, ou lorsque la famille n'en disposait pas pour la pathologie survenue, les soins étaient sollicités à l'extérieur. Dans les Etats précoloniaux, rois ou chefs religieux capitalisaient autour d'eux l'ensemble des savoirs thérapeutiques disponibles dans l'espace de pouvoir et faisaient soigner les personnes appelées à rendre service à l'entité administrative (Bado, 1996). Le droit d'être soigné s'appliquait surtout aux citoyens appelés à une fonction publique, notamment militaire. Les autres avaient le devoir et la responsabilité totale de leur santé, celle-ci étant organisée et gérée dans l'espace familial, ou à la limite tribal. A en croire Maupoil, l'Etat traditionnel précolonial n'a pas connu d'organisation politique de la fonction thérapeutique. Les chefs politiques, loin de penser la santé publique sur leur territoire, s'appuyaient sur les individus en bonne santé pour défendre leurs intérêts et ceux de l'Etat (Maupoil, 1988). Le débat entre Delafosse et Maupoil peut se comprendre à la lumière de la notion d'Etat et de ses contextes. Car le contexte de Delafosse est bien plus éloigné dans le temps, et l'Etat à l'époque de Delafosse ne couvre pas les mêmes dimensions politiques, territoriales et économiques que celui de l'époque étudiée par Maupoil.

De 1886 à 1904, le territoire qui deviendra plus tard le Dahomey, puis le Bénin, a été tantôt autonome, tantôt dépendant du Sénégal. Entièrement rattaché à l'AOF, il lui faut devenir indépendant en 1960 pour avoir son premier gouvernement post-colonial doté d'un ministère de la Santé. C'est donc en tant que territoire français d'outre-mer jusqu'en 1960 que le Bénin a été desservi par le système de soins français. Le premier gouvernement mis en place a été très dépendant jusqu'en 1972 de l'ancienne métropole sur les plans politique et financier. Le nouvel Etat indépendant a tout de même réussi à mettre en place des postes de santé, tenus par des infirmiers blancs et les premiers agents de santé noirs. Comme nous le verrons au chapitre V, à Tanguiéta, l'hôpital Saint-Jean de Dieu date de cette époque, ainsi que le centre communal de santé communément appelé Bongou, ce nom étant celui du premier infirmier local.

En 1972, les militaires prennent le pouvoir avec le coup d'Etat conduit par le commandant Mathieu Kérékou. Sous son premier mandat, qui aura duré de 1972 à 1990, le pays est déclaré révolutionnaire, selon l'idéologie marxiste-léniniste, sans grande capacité matérielle et financière pour la mise en place d'infrastructures de santé. Les soins préventifs, autour de la vaccination, et la prise en charge des endémies furent, dans la suite logique de la médecine coloniale, les grandes actions sanitaires du régime. D'obédience socialiste dite « scientifique », le pays a été gouverné selon des concepts peu producteurs de richesse et peu efficaces dans le contrôle et la gestion des investissements. Les crises économiques à répétition et la misère sociale ont favorisé des révolutions dans la révolution qui ont abouti à la Conférence nationale de 1990. Celle-ci a provoqué un changement politique en faveur du renouveau démocratique, type de gouvernance en cours jusqu'à présent. Cette rupture idéologique orienta le pays vers les Etats capitalistes et ouvrit de nouveaux chantiers dans les secteurs sociaux. Le système de soins a donc évolué en rapport avec le système politique. Les rapports entre ces deux systèmes peuvent se résumer dans le tableau suivant :

Tableau 2
Les grands moments politiques de l'histoire du Bénin

Période	Caractéristiques sociopolitiques	Implications politiques sanitaires
17e siècle-1886 : période précoloniale	Royautés au Centre et au Sud et chefferies traditionnelles au Nord. Pas d'Etat à la mesure de l'ensemble du territoire. Conflits permanents d'annexion, d'esclavage et d'expansion entre royaumes du centre/sud et autres royaumes des territoires voisins comme l'actuel Nigéria (Delafosse, 1922).	Offre de santé constituée de savoirs et de pratiques phytosanitaires, magiques et religieux (Maupoil, 1988). Tentatives évoluées d'organisation de la fonction publique thérapeutique dans les petits Etats royaumes.
1886-1960 : période coloniale	Le territoire passe d'établissement rattaché à la colonie du Sénégal à colonie indépendante en 1893, à colonie du Dahomey et dépendances en 1894, et à territoire de l'Afrique Occidentale Française en 1904, avec capitale Dakar.	Médecine coloniale orientée vers les grandes endémies africaines, les soins des missionnaires, etc., (Bado, 1996).
1960-1972 : période postcoloniale	Gouvernement politiquement et financièrement dépendant de la métropole, et troubles politiques internes de grande ampleur.	Médecine postcoloniale, absence de politiques sectorielles majeures. Période culminante de l'Etat-providence
1972-1990 : période révolutionnaire	Rupture philosophique avec l'ancienne puissance coloniale et orientation idéologique marxiste-léniniste.	Renforcement des activités préventives (vaccination, santé infantile et maternelle, planification familiale, hygiène et assainissement, information et éducation), des activités curatives (politique pharmaceutique, réhabilitation et construction d'infrastructures sanitaires).
Depuis 1991 : renaissance politique, renouveau démocratique	Rupture politique et réorientation vers les Etats capitalistes d'Europe de l'Ouest et d'Amérique.	Démocratisation entraînant flux financiers et appuis de partenaires. Etats généraux de la santé et élaboration de nombreuses politiques sanitaires.

Source : Auteur, à partir de la littérature, juillet 2010

Ce tableau tout simple cache d'innombrables réalités culturelles et sociopolitiques en lien direct non seulement avec la possibilité et le développement des stratégies politiques, mais aussi avec le contexte social et technique de leur mise en œuvre. Si la période coloniale a été marquée par la médecine de cette époque, centrée sur les grandes endémies et tenue par des missionnaires, d'abord militaires, puis progressivement civils confessionnels (Bado, 1996), la période postcoloniale a d'abord été celle de l'Etat-providence, avec des « soins » théoriquement gratuits. Mais la réduction de la mortalité, conséquente à la lutte contre les endémies et les épidémies, va entraîner un accroissement démographique et une demande de santé que l'Etat, nouvellement indépendant, politiquement instable, sur-aidé, surendetté et « prédateur », ne peut offrir. De nombreux efforts ont été faits dans les plans quinquennaux de santé de la période révolutionnaire, avec un accent mis sur l'intégration de la médecine traditionnelle, mais les discours-programmes d'obédience socialiste-léniniste n'ont pas eu les moyens techniques, politiques et matériels de leurs ambitions.

1.2. Organisation nationale de l'offre de soins

Le système national de soins de santé au Bénin est à trois niveaux : périphérique, départemental et central. Le niveau périphérique est constitué de l'ensemble des zones sanitaires réelles ou potentielles[65]. Le niveau départemental est formé d'un ensemble de zones sanitaires et d'un centre hospitalier départemental (CHD). Il existe au total six départements sanitaires. Le niveau central est constitué des directions centrales et des programmes du ministère de la Santé, des centres hospitaliers universitaires (CHU), de l'Hôpital de la Mère et de l'Enfant et du Centre psychiatrique. Il existe deux centres hospitaliers universitaires, l'un à Cotonou, le CNHU Hubert K. Maga, et l'autre à Parakou, le CHU Borgou.

[65] *D'après les documents du ministère de la Santé, il est prévu d'organiser le système national de soins en 36 zones sanitaires. Selon ces prévisions, deux ZS ne sont pas encore fonctionnelles.*

Graphique 1
Pyramide sanitaire nationale du Bénin

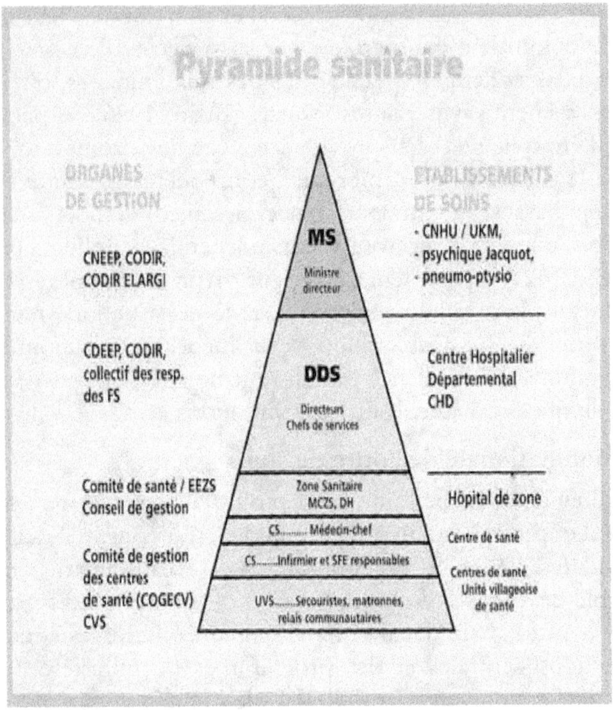

Source : http://www.ministeresantebenin.com/pyramidesante.php consulté le 20 juin 2010

Une étude du système de soins réalisée par le ministère de la Santé a révélé les points forts et les points faibles du système (Ministère de la Santé, 2007).

Sur les points forts, l'étude constate l'existence des éléments-clés de la structure du système de santé sur le plan législatif, ainsi que de la politique sanitaire, de la structuration du service public de santé, du réseau d'établissements de soins, de la politique du médicament, etc. Il existe aussi une concertation avec les partenaires techniques et financiers et une mise en œuvre d'un système décentralisé doté d'organisations communautaires (comités de gestion, comités de santé) pour assurer une participation locale à l'administration du système de santé. La décentralisation en application depuis 2002 est en mesure de permettre aux collectivités locales de contribuer au développement du domaine de la santé par le transfert de pouvoir. La couverture géographique en infrastructures est acceptable, avec 89 % en moyenne de la population vivant dans un rayon de 5 kilomètres d'une formation sanitaire de base. Il est aussi appliqué une approche de planification financière favorable à une rétention au niveau local des recettes du recouvrement pour le fonctionnement des services déjà approvisionnés partiellement par des crédits de l'Etat central aux zones sanitaires. De nombreuses ressources humaines sont disponibles, avec des réserves de personnel non utilisées par le secteur public. La planification se nourrit d'informations sanitaires de gestion collectées et traitées par un système bien organisé. L'approvisionnement des médicaments est assuré par la CAME (Centrale d'achat de médicaments essentiels), structure publique à statut autonome qui facilite l'accès aux médicaments génériques et aux consommables biomédicaux pour les services publics et privés. Le secteur privé, caractérisé par sa richesse en structures et en ressources humaines, coopère – surtout le privé confessionnel – avec l'Etat pour l'application des politiques, notamment celle de décentralisation du système à travers les zones sanitaires. Il existe aussi un Fonds sanitaire des indigents, fonctionnel depuis 2005. Le Programme élargi de vaccination (PEV) fait, selon l'étude, partie des plus performants d'Afrique.

Quant aux points faibles, l'étude en souligne plusieurs. Malgré la disponibilité des infrastructures, l'offre de soins reste incomplète, n'assurant pas partout la permanence des services. Les soins ne sont pas toujours de bonne qualité et le système ne fait montre d'aucune politique d'assurance-qualité. Cette peu satisfaisante qualité des soins expliquerait la faible utilisation des services par la population dans le secteur public, (0,4 contact curatif par habitant et par an et 23% de couverture des besoins obstétricaux d'urgence). Même les données du système national d'information de gestion sanitaire sont difficiles à contrôler, et les indicateurs, déjà peu satisfaisants, sont faiblement contrôlables. Le rapport insiste sur le fait que les ressources humaines, bien que nombreuses, sont inadaptées. Le personnel est en général trop peu « engagé » dans son travail. Sa formation de base n'est pas adaptée aux besoins du terrain. Les multiples formations continues qui cherchent à pallier cette déficience initiale ne sont pas efficaces et aggravent l'absentéisme. La répartition du personnel entre secteurs public et privé, entre milieux urbain et rural, entre pratique clinique et gestion, est déséquilibrée. Le personnel qualifié est trop souvent éparpillé dans le pays, sans recherche de synergies et d'économies d'échelle. Les normes pour la prestation des soins de première référence par des médecins spécialistes apparaissent irréalistes au regard des possibilités du pays à court et moyen terme. Les supervisions sont peu efficaces ; et les cas de pratiques illicites de la part du personnel sont fréquents (ministère de la Santé, 2007, pp. 3-4). Aussi, souligne le rapport, le fonctionnement des zones sanitaires est insuffisant, marqué par un premier niveau de soins éclaté « *en une variété de structures publiques et privées aux prestations et à la légalité variables* ». Très souvent, les hôpitaux de zone présentent des problèmes de leadership et de performances. La déconcentration du système n'est pas allée jusqu'au bout, avec des directions départementales de la santé et des centres hospitaliers départementaux sans rôles précis.

Ce système de soins de santé est appuyé par une vingtaine de projets et programmes. Les plus importants sont les suivants (Ministère de la Santé, 2006) :

- Programme national de construction et d'équipement des formations sanitaires ;
- Programme national de réhabilitation et de construction des centres hospitaliers ;

- Projet de renforcement des ressources humaines et des structures de gestion et de coordination du secteur santé ;
- Projet de la promotion de l'hygiène et de l'assainissement ;
- Programme national de lutte contre la lèpre et l'ulcère de Buruli ;
- Programme national de sécurité transfusionnelle ;
- Programme national de lutte contre les maladies transmissibles ;
- Programme national de lutte contre les maladies non transmissibles ;
- Programme national de la médecine traditionnelle et de sa pharmacopée ;
- Programme national de lutte contre le sida ;
- Programme national de lutte contre le paludisme ;
- Programme national de lutte contre la tuberculose ;
- Programme national de lutte contre la drépanocytose ;
- Programme national de santé de la reproduction ;
- Programme élargi de vaccination ;
- Projet régional commun de prévention et de prise en charge des IST/VIH/sida le long du corridor de migration Abidjan-Cotonou-Lagos ;
- Programme d'appui au développement du système de santé.

Cette liste – peut-être même non exhaustive – des projets et programmes de l'Etat dans le seul secteur de la santé, ne laisse voir aucun projet/programme spécifiquement orienté « santé maternelle ». Celle-ci est supposée être prise en compte par la santé de la reproduction. Quoiqu'il en soit, il existe, depuis 2006, une Stratégie nationale de réduction de la mortalité maternelle et néonatale (SNRMMN). Le plus judicieux ici est de procéder à la découverte de cette Stratégie. Comme on va le constater, ses conditions d'émergence et de développement sont essentiellement exogènes et internationales.

1.3. Facteurs exogènes de la politique de santé maternelle

Depuis 1976, début de la Décennie des Nations unies pour la Femme, de nombreux événements ont permis une prise de conscience progressive du drame des décès maternels. La Conférence de Nairobi sur la maternité sans risques de février 1987, la Conférence internationale du Caire sur la population et le développement en 1994, la révision de la Politique nationale de population au Bénin en 1996, et la Table ronde sur le secteur de la santé en 1995 ont d'abord influencé l'élaboration d'une politique nationale de santé familiale. Celle-ci, qui date de 1998, a proposé des normes et des prestations en quatre volets que les différents niveaux de services de la pyramide sanitaire sont appelés à offrir pour réduire les risques de décès pour les femmes engagées dans la maternité. Bien évidemment, de nombreuses actions antérieures ont été menées depuis l'Etat colonial et postcolonial en vue d'améliorer la santé des mères. L'histoire des services de Protection maternelle et infantile (PMI) le montre très bien. Vincent De Brouwere et Wim Van Lerberghe, dans un article intitulé « Etat et Santé en

Afrique », affirment que déjà en 1950, une cohorte de femmes était suivie pour des soins prénataux à Cotonou. Malgré tout, c'est seulement en 1998 que l'Etat élabore un premier document clairement orienté vers la santé familiale. Cette politique demeure d'ailleurs assez vague et peu ambitieuse sur la santé maternelle. Le Programme de promotion de la santé de la reproduction élaboré en 2003 est plus avancé dans la fixation des objectifs de santé maternelle. C'est en 2006 que la première Stratégie nationale de réduction de la mortalité maternelle et néonatale (SNRMMN) est élaborée. Elle pose clairement une vision, des objectifs et un plan d'action opérationnel visant à améliorer l'état sanitaire des mères et des enfants. Des événements politiques internationaux ont influencé cette initiative récente. L'influence la plus significative est, semble-t-il, celle de la conférence du Caire, qui a lancé dans bien des pays les premiers documents de politique de santé familiale. Celui du Mali, élaboré en 1996 (ministère de la Santé, de la Solidarité et des Personnes âgées, 1996) est identique dans la forme et dans le fond à celui du Bénin élaboré en 1998, et ce malgré les différences de contexte. Dans son avant-propos, le Professeur Dorothée Akoko Kindé-Gazard, ministre de la Santé d'alors, et à nouveau ministre de la Santé depuis mai 2011, a tenu à faire remarquer le paradoxe entre la forte utilisation des services et l'ampleur de la mortalité maternelle et néonatale. Alors que, dit-elle, neuf femmes enceintes sur dix utilisent les services de consultation prénatale, et qu'au moins sept femmes sur dix accouchent dans une maternité, les indicateurs de mortalité maternelle et néonatale demeurent toujours élevés : 474 décès maternels pour 100 000 naissances vivantes, et 38 décès de nouveau-nés pour 1000 naissances vivantes depuis 1992 (ministère de la Santé Publique, 2006). La ministre y mentionne l'alignement rigoureux de cette politique sur la feuille de route de l'Union africaine. Elle rappelle aussi que cette stratégie vise, entre autres, la réalisation des Objectifs du millénaire pour le développement (OMD). Elle remercie enfin les contributeurs techniques et financiers que sont la Banque mondiale, l'OMS, le Fnuap, l'Unicef et l'USAID. Plus loin, les auteurs remercient le Fnuap et l'USAID pour avoir contribué depuis quelques années à l'élaboration, dans le domaine de la santé maternelle, de quatre documents antérieurs à la Stratégie, à savoir :

- Politique, normes et standards des services de santé familiale de 1996 ;
- Guide des Soins obstétricaux néonatals d'urgence (Sonu) ;
- Programme national de santé de la reproduction 2003-2008. Ce dernier a, en son sous-programme 8, libellé un objectif de contribution à la réduction de la mortalité maternelle et néonatale par l'amélioration de la prise en charge de la grossesse, de l'accouchement et du post-partum ;
- Stratégie spécifique de communication en santé de la reproduction.

Aussi, dans la problématique même de la santé maternelle, le ministère cite-t-il comme opportunité le regain d'intérêt des partenaires comme l'Unicef, le Fnuap, l'OMS, la Coopération suisse et la Coopération belge dans le cadre des OMD. L'initiative « Vision 2010 des Premières Dames », la feuille de route de l'Union africaine et la campagne mondiale d'éradication des fistules obstétricales sont d'autres opportunités mises en relief.

Les deux tableaux suivants récapitulent les principaux événements internationaux et nationaux portant sur le secteur de la santé et ayant influencé la naissance de la Stratégie béninoise de réduction de la mortalité maternelle. Ces différents événements traduisent la naissance et l'évolution de la rhétorique de la RMM. La Stratégie nationale, comme on le verra, récupérera, trente ans après le lancement de la Décennie des Nations unies pour la Femme, des concepts et des objectifs nés des différentes rencontres mondiales.

Tableau 3
Rencontres internationales en lien avec la politique de santé maternelle

N°	Année	Evénement	Objectifs	Pays/Ville
1	1976	Lancement de la décennie des Nations unies pour la femme (1976-1985).	Améliorer la santé des femmes et réduire les taux de mortalité maternelle en Afrique, Asie, Moyen-Orient et Amérique latine.	USA (New-York)
2	1978	Réunion pour les soins de santé primaires.	La santé pour tous en 2000.	Kazakhstan (Alma-Ata)
3	1985	Réunion technique de l'OMS sur la santé de la femme	Préparer l'Initiative Safe Motherhood	Suisse (Genève)
4	1987	Initiative de Bamako	Assurer le financement des soins de santé primaires et la participation communautaire	Mali (Bamako)
5	1987	Safe Motherhood Initiative	Attirer l'attention sur la mortalité maternelle et inciter à une action immédiate et concertée au niveau national et international en vue de mettre un terme à la tragédie de la mortalité et de la morbidité maternelle (Banque Mondiale ; OMS ; UNFPA, 1987).	Kenya (Nairobi)
6	1989	Initiative Maternité Sans Risque	Reprise en pays francophones de l'initiative de Nairobi.	Niger (Niamey)
7	1994	Conférence internationale sur la population et le développement	Réduire de moitié le nombre de décès maternels en 2000 et assurer l'accès universel à la santé reproductive en 2015. Adoption du concept de santé de la reproduction.	Egypte (Le Caire)
8	1995	Quatrième Conférence mondiale sur les femmes	Réduire la mortalité maternelle et attirer l'attention sur les objectifs du Caire 1994.	Chine (Beijing)
9	2000	Sommet des Nations unies sur les OMD	Réduire de trois quarts entre 1990 et 2015 le taux de mortalité maternelle et rendre universel l'accès à la médecine procréative d'ici 2015.	USA (New York)

Source : Auteur, à partir de la littérature, juillet 2010

Tableau 4
Evénements nationaux en lien avec la politique de santé maternelle

N°	Année	Evénement	Objectifs
1	1995	Table ronde sur le secteur de la santé	Restructurer le système de santé en zones sanitaires
2	1996	Déclaration de la Politique de population au Bénin	Améliorer le niveau et la qualité de vie de la population. Dans le domaine de la santé, relever l'espérance de vie à la naissance de 59,2 ans en 2002 à 66 ans en 2016 d'une part, et promouvoir la fécondité responsable d'autre part.
3	1998	Premier document de Santé familiale, politique normes et standards des services	Promouvoir la prise de conscience par les hommes de leurs responsabilités en matière de santé de la reproduction (SR). Approvisionner les centres en produits contraceptifs, les équiper et améliorer les conditions de travail du personnel, promouvoir la planification familiale (PF) par l'implication des hommes, promouvoir la maternité à moindres risques en insistant sur le recours précoce aux services de santé, et sur les effets néfastes des grossesses précoces, tardives, rapprochées, des avortements provoqués, renforcer la lutte contre les pratiques néfastes à la santé de la reproduction
4	1999	Journée de réflexion sur la réduction de la mortalité maternelle	Faire l'état des lieux de la situation de la mortalité maternelle au Bénin
5	2002	Programme National de Santé de la Reproduction 2003-2008	Promouvoir la santé familiale au Bénin (Ministère de la Santé Publique, 2002)
6	2002	Sonu communautaire	Promouvoir les Sonu communautaires dans la zone sanitaire de Malanville-Karimama
7	2003	Vote des lois N°2003-03 et N°2003-04 de mars 2003	Réprimer les mutilations sexuelles féminines et protéger la santé de la reproduction
8	2003	Lancement de l'Initiative « Prévention des hémorragies du post-partum »	Mieux gérer activement la troisième période de l'accouchement dans les maternités
9	2004	Adoption du Code des personnes et de la famille	Protéger la femme et l'enfant dans le mariage et la gestion des biens dans la famille et dans la communauté

Source : Auteur, à partir de la littérature, juillet 2010

Ces événements aux plans international et national ont favorisé, bien avant l'avènement de la SNRMMN, quelques expériences pratiques de promotion et d'organisation des soins maternels. Les plus significatifs, dont les leçons pourraient avoir contribué au montage de la Stratégie, sont :

- les audits des *near-miss*[66] dans cinq maternités du Bénin. Le rapport de ces audits a conclu que les services de soins maternels n'étaient pas encore en mesure de prendre réellement en charge les soins obstétricaux. Celles qui ont échappé de justesse à la mort ont fait de terrifiants témoignages de rapports difficiles avec le système de soins ;
- le projet d'appui au renforcement des soins obstétricaux et néonataux d'urgence à l'Hôpital de la Mère et de l'Enfant Lagune ;
- le projet d'amélioration de la qualité des soins obstétricaux d'urgence ;
- la revue des soins obstétricaux d'urgence dans les hôpitaux de référence en 1998 et l'évaluation de leur qualité en 1999 ;
- l'évaluation des besoins obstétricaux non couverts en 2000.

Comme on le voit, la mortalité comme problème de santé s'appréhende progressivement par le biais des politiques internationales et nationales.

1.4. Stratégie de réduction de la mortalité maternelle et néonatale

La Stratégie a été élaborée en 2006 par trois médecins, à savoir le Dr Sourou Gbangbadé, consultant du Fnuap, le Dr Noël Anoumou Ekué, gynécologue alors directeur de la Santé familiale au ministère de la Santé publique, et le Dr Alban P. Quenum, pédiatre et chef du service de santé maternelle et infantile au même ministère. Les auteurs ont utilisé le cadre de deux ateliers régionaux pour valider à mi-parcours les résultats du processus. D'après les informations disponibles sur le pilotage méthodologique du processus, il est notoire que l'approche utilisée a été ou pourrait être qualifiée de *top down*[67]. Seul le niveau supérieur, représenté par le ministère de la Santé et ses partenaires, a préparé et conduit les étapes de l'analyse situationnelle, de la définition de la vision et des objectifs, et de la programmation. Les acteurs opérationnels ont été convoqués pour valider les fruits de ce pilotage d'en haut. La base n'apparaît pas dans le dispositif méthodologique. Après avoir rappelé la situation critique de la santé maternelle et néonatale et la riposte nationale depuis quelques années, le document présente aux niveaux stratégiques des cadres de mise en œuvre et de suivi-évaluation. Il présente ensuite les coûts de la mise en œuvre. C'est une stratégie pour la période 2006-2015, mais dont le cadre opérationnel porte sur la période 2006-2010.

Dans son analyse situationnelle, la Stratégie expose les éléments fondamentaux critiques de l'état de fourniture des services de santé maternelle. C'est à défaut de donner une estimation exacte de l'indicateur d'impact que constitue le ratio de mortalité maternelle après 2002 que le rapport s'est appuyé sur les données disponibles sur les indicateurs de processus, notamment la couverture des soins, leur utilisation, etc. D'après le diagnostic, très peu de services de santé

---

[66] *Near-miss : terme anglais signifiant : « celles qui l'ont échappé belle » (femmes qui ont failli mourir pendant la grossesse ou lors de l'accouchement) ;*

[67] *Top-down : pilotage d'un projet par le haut de la hiérarchie, de la pyramide ;*

sont à même d'offrir réellement les soins obstétricaux d'urgence (Sou) suivant les normes édictées par le Fnuap ; seul 1,4 centre de santé pour 500 000 habitants fournirait des soins obstétricaux d'urgence de base (Soub), contre une norme de 4 centres. Les indicateurs d'utilisation de ces Sou sont naturellement au niveau minimal acceptable : la proportion de naissances vivantes dans les établissements de Sou est de 12,6% au lieu de 15%, les besoins satisfaits en services de Sou sont de 22,9% au lieu de 100% ; le nombre de césariennes rapporté au nombre total de naissances est de 3,5% au lieu de 5%. Le rapport signale aussi que le taux de létalité obstétricale, dont la norme est de 1%, et qui indique la qualité des Sou, est de 3,5%. Curieusement, le rapport affirme que la situation est la même dans les zones d'intervention que dans les autres zones et pour tout le pays. Malgré l'appui de certains partenaires, la situation est parfois même encore plus critique. C'est donc, concluent les auteurs, le système de santé qui explique la stagnation du ratio de mortalité maternelle depuis plus de dix ans : « *Chaque système est parfaitement conçu pour atteindre exactement les résultats qu'il atteint* » citant ainsi Donald Berwick (Ministère de la Santé publique, 2006, p. 7). Allant dans le sens de la compréhension de la responsabilité du système de soins dans l'état de santé des mères, les auteurs découvrent que :

- le pays n'avait jamais connu de politique spécialement orientée vers la réduction de la mortalité maternelle ;
- les actions des Soins obstétricaux néonataux d'urgence (Sonu) programmées depuis 2001 au niveau départemental n'ont pas été appliquées ;
- les services de soins gynéco-obstétricaux ne sont ni disponibles en permanence, ni accessibles, ni utilisés par les femmes ;
- les soins disponibles sont de mauvaise qualité.

De nombreuses faiblesses du système se sont révélées suivant les niveaux de la pyramide sanitaire. Le tableau suivant en présente les principales :

Tableau 5
Faiblesse des soins gynéco-obstétricaux selon les niveaux de la pyramide

Niveau de la pyramide	Faiblesses
Central	- absence de programme de réduction de la mortalité maternelle ; - faible coordination des actions des partenaires au niveau local ; - faible dissémination des documents de Sonu et des protocoles de santé familiale ; - non-respect des normes et standards de ressources humaines ; - saupoudrage des spécialistes de Sou sur l'ensemble du territoire ; - manque de coordination des actions de santé maternelle entre les directions techniques ; - absence de plan de supervision technique des activités à la périphérie ; - incompétence des agents recrutés sur le terrain ; - manque d'équipements et de personnel dans plusieurs centres de santé.
Départemental	- manque de proactivité ; - absence de plan d'action de réduction de la mortalité maternelle ; - faible supervision technique des structures périphériques ; - propension aux activités administratives par rapport aux activités techniques
Périphérique	- mode de recouvrement des coûts limitant l'accès rapide aux soins obstétricaux d'urgence; - pauvreté des usagers ; - insuffisance de communication entre soignants et soignés ; - rançonnement et mauvais accueil des usagers ; - mauvaises conditions de travail des soignants.

Source : Ministère de la Santé Publique, 2006, pp. 10-11

Au regard de ce tableau, de grandes faiblesses par catégories d'acteurs jouent très directement en défaveur de la délivrance et de la qualité des soins obstétricaux. Au niveau central, l'absence de supervision technique des activités des services de la périphérie favorise la non-pertinence et la mauvaise conduite des politiques. Au niveau départemental, cette absence de supervision s'accompagne du manque de proactivité, les deux faiblesses faisant de ce niveau une machine simplement administrative malgré le coût de son fonctionnement dans le dispositif. Au niveau périphérique, le mode de recouvrement des coûts est en opposition avec les urgences obstétricales pour les usagères pauvres. Ces faiblesses générales expliquent non seulement les écarts négatifs des indicateurs des processus par rapport aux normes du Fnuap, mais aussi la stagnation du ratio de mortalité maternelle. Cette situation ne devrait pas permettre l'atteinte de la cible de l'objectif 5 des OMD par le Bénin, qui s'est engagé à réduire la mortalité maternelle de 498 pour 100 000 naissances vivantes en 1996 à 390 en 2015 (ministère de la Santé Publique, 2006, p.13). A l'instar des discours sur les causes de la mortalité maternelle que font ressortir les différents cadres d'échanges internationaux, la Stratégie béninoise confirme dans son analyse que les causes biomédicales sont évitables. L'hémorragie, l'éclampsie, la dystocie, l'infection et les complications d'avortement, bien que directement responsables de la mortalité et de la morbidité, pourraient être évitées si le système de soins de santé était performant. C'est dans cette optique que la finalité de la Stratégie est d'« *accélérer la réduction de la mortalité maternelle et néonatale en vue de l'atteinte des Objectifs du Millénaire pour le Développement relatifs à la santé maternelle et néonatale* ». En termes d'objectifs spécifiques, le document prévoit des résultats à moyen terme, comme la disponibilité des soins, leur accessibilité, leur qualité, leur utilisation, leur professionnalisation, le renforcement des capacités individuelles, familiales et communautaires et enfin le suivi-évaluation des actions entreprises. Il est aussi fait un choix de 15 zones sanitaires à appuyer sur l'ensemble des 34 ZS au niveau national. Celle de Tanguiéta est bien évidemment dans le lot des bénéficiaires. Pour les 7 hôpitaux nationaux et les 15 hôpitaux de zone, bénéficiaires des actions de cette stratégie, il est attendu au total 14 résultats au bout de 5 ans d'application, traduction des objectifs en réalisations constatées ou mesurées.

Il est important d'en rappeler quelques-uns :

- 7 hôpitaux nationaux et 15 hôpitaux de zone offrent 24h/24 les Soins obstétricaux d'urgence communautaires (Souc) de qualité, en plus des autres interventions directes du paquet optimal ;
- Au moins 30 centres de santé de communes offrent 24h/24 les Soins obstétricaux d'urgence de base (Soub) de qualité, en plus des interventions directes du paquet optimal ;
- Au moins 60 centres de santé d'arrondissement offrent 24h/24 les Soub de qualité, en plus des interventions directes du paquet optimal ;
- Système de référence-recours organisé et fonctionnel dans les 34 zones sanitaires existantes et dans les 7 hôpitaux nationaux et départementaux ;
- Système de financement des soins d'urgence obstétricale et néonatale abordable pour les communautés locales ;
- Qualité de soins améliorée dans les 7 hôpitaux nationaux et départementaux et dans toutes les formations sanitaires des 15 zones sanitaires ;
- Amélioration du taux d'accouchements assistés par du personnel qualifié et compétent dans les 7 hôpitaux nationaux et départementaux existants et dans toutes les formations sanitaires des 15 zones sanitaires ;
- Partenariat renforcé avec le secteur privé pour assurer la disponibilité, l'accessibilité et la qualité du paquet optimal d'interventions à haut impact.

Source : Ministère de la Santé Publique, 2006

Des principes directeurs ont été formulés pour guider la délivrance des soins obstétricaux d'urgence et des soins néonatals précoces d'urgence :

1. Les urgences obstétricales et néonatales ne doivent plus surprendre l'équipe des formations sanitaires ;
2. Les prestations de soins gynéco-obstétricaux et néonatals d'urgence doivent être une activité planifiée et non pas improvisée ;

3. La prise en charge des femmes et des nouveau-nés présentant une urgence doit être immédiate ; elle ne doit être ni retardée, ni différée pour quelque raison que ce soit (obligation d'achat préalable de produits de première nécessité, indisponibilité de personnel, manque de matériel, lieu non adapté à la réanimation néonatale ou à l'examen du nouveau-né malade) ;
4. Tout souci de paiement et de recouvrement des coûts des soins donnés aux femmes et aux nouveau-nés présentant une urgence néonatale doit être une considération secondaire, la priorité étant de sauver la vie de la mère et du nouveau-né ;
5. Les ressources humaines critiques pour les Sonu doivent être présentes et rapidement disponibles 24h/24 pour la prise en charge de la femme et du nouveau-né en situation de détresse vitale ;
6. Les consommables médicaux et les médicaments pour les Sonu doivent être disponibles tout le temps et à portée de main à la maternité ;
7. L'équipement médico-technique doit toujours être maintenu en bon état de fonctionnement et toujours prêt à l'emploi ;
8. Une salle d'opération au moins doit attendre la prochaine urgence obstétricale ;
9. L'anticipation de la réanimation néonatale doit être systématique devant tout accouchement, et un endroit doit être aménagé dans la salle d'accouchement, face à l'accouchée, propre, bien éclairé et à l'abri du courant d'air pour recevoir le nouveau-né ;
10. Le nouveau-né doit être suivi pendant les 7 premiers jours à la maternité ou à domicile quel que soit son état à la naissance ;
11. L'équipe de Sonu doit focaliser son attention sur le couple mère-enfant.

Source : Ministère de la Santé Publique, 2006

La stratégie prévoit sept groupes d'interventions. Le premier structure les interventions gynéco-obstétricales et néonatales directes (planification familiale, IST/VIH/sida, prévention de l'hémorragie du post-partum (PHPP) et gestion active de la troisième phase de l'accouchement (Gatpa), consultation prénatale recentrée, prévention du paludisme et de l'anémie chez la femme enceinte, amélioration des soins pendant le travail et l'accouchement normaux, prévention de l'infection, soins obstétricaux d'urgence y compris les soins après avortement, etc.). Les autres groupes d'intervention sont le plaidoyer et la mobilisation sociale, les interventions politiques et législatives, les interventions sur le système de santé, les interventions communautaires, la coordination des actions des partenaires et la recherche opérationnelle. Les interventions obstétricales directes sont prévues pour une approche du continuum de soins. Suivant cette approche, la planification familiale se fait à la période pré-gestationnelle. Pendant la grossesse, les soins offerts sont la consultation recentrée, la prévention du paludisme, du tétanos, de l'anémie et de la transmission mère-enfant du VIH/sida.

Pendant l'accouchement, les soins offerts sont la prévention de la transmission mère-enfant du VIH/sida, l'accouchement avec tracé partogramme durant le travail et la Gatpa. Après l'accouchement, ce sont les soins usuels du nouveau-né (Sonu), la surveillance du post-partum immédiat et la surveillance de l'accouchée à domicile.

La Stratégie a prévu des actions stratégiques qu'il importe de présenter pour chaque groupe d'interventions. Pour le groupe des interventions gynéco-obstétricales et néonatales directes, il est prévu de réorganiser les services de prestations de soins obstétricaux et néonatals à tous les niveaux du système de santé du pays. Ceci concerne les services suivant les quatre niveaux du continuum de soins, c'est-à-dire avant et pendant la grossesse, et pendant et après l'accouchement. Dans le cadre du groupe de plaidoyer et de mobilisation sociale, il s'agit de faire le plaidoyer à tous les niveaux de décision et même au niveau communautaire pour obtenir l'adhésion de tous les acteurs à la Stratégie. A ce niveau, il est prévu que les services périphériques le fassent en direction des élus locaux, des chefs traditionnels, des chefs religieux et des notables pour les convertir à l'évangile de l'obstétrique « moderne ». De nombreuses actions sont prévues sur le système de santé. Le tableau suivant récapitule par action stratégique les activités fondamentales – à notre sens – relevant des interventions sur le système de santé :

Tableau 6
Principales activités de la stratégie du système de soins

Actions stratégiques	Activités fondamentales
Accroître la couverture en formations sanitaires offrant le paquet minimum d'interventions et spécialement les Souc et les Soub	Réviser et alléger les restrictions politiques et administratives limitant l'offre de certaines fonctions au niveau périphérique : ocytociques, ventouse, aspiration manuelle intra-utérine et l'introduction de l'utilisation du sulfate de magnésium ; Doter de façon conséquente les formations sanitaires en accoucheurs qualifiés et compétents (sages-femmes, infirmiers, médecins) ; Mieux gérer les médicaments et consommables pour assurer leur disponibilité permanente à portée de main ; Améliorer la disponibilité des produits sanguins.
Assurer une assistance qualifiée aux femmes pendant la gravido-puerpéralité et aux nouveau-nés.	Mettre en place un mécanisme de développement, d'utilisation et de motivation des ressources humaines ; Renforcer l'effectif des formations sanitaires en personnel qualifié pour la santé maternelle ; Renforcer le partenariat avec le secteur privé pour la mise en œuvre de la Stratégie ; Généraliser l'approche de formation par tutorat.

Actions stratégiques	Activités fondamentales
Mettre en place un mécanisme de financement des soins et un système de référence-recours efficace.	Elaborer un cadre conceptuel de l'organisation du système de référence-recours (prise de décision de référence, préparation de la référence, acheminement, et accueil dans le centre de référence) ; Former les partenaires aux activités de référence-recours ; Doter les formations périphériques en médicaments et consommables pour la gestion des références ; Renforcer la dotation des formations sanitaires en ambulances avec un plan de maintenance ; Renforcer le système de communication (téléphone conventionnel, GSM et RAC) ; Rendre gratuit le transport des urgences obstétricales et néonatales ; Mettre en place des mécanismes de financement des prestations de soins maternel et néonatal (micro-assurance santé, recouvrement des coûts, crédits délégués, crédits pour indigents, subventions des soins d'urgence par l'Etat, appui des partenaires, etc.
Assurer la qualité des services obstétricaux et néonataux par la promotion de l'assurance qualité (disponibilité permanente des services, adéquation de la prise en charge selon les normes, promptitude des soins, relations interpersonnelles, efficacité des soins).	Mettre en place les kits de prise en charge des urgences obstétricales et néonatales dans les maternités ; Promouvoir la démarche qualité basée sur les droits des prestataires et les droits des clientes (approche URC, approche en *gender health*, audits des *near-miss*, audits des décès maternels) ; Actualiser les standards de soins obstétricaux d'urgence élaborés en 1998.
Améliorer le management des services obstétricaux et néonataux	Inscrire dans les documents de politiques et stratégies du secteur santé les objectifs de réduction de la mortalité maternelle et néonatale ; Assurer la collaboration intra sectorielle avec la DDZS[68], la DRH[69], la DH[70] et la DSIO[71] ; Mettre en place une équipe nationale de soutien clinique et managériale pour les prestations de soins maternels et néonatals ; Mettre en place le comité intersectoriel de suivi de la SNRMMN ; Mettre en place au niveau départemental une équipe intersectorielle de suivi-évaluation des activités de réduction de la mortalité maternelle et néonatale ; Mettre en œuvre un plan d'action de zone sanitaire de réduction de la mortalité maternelle et néonatale ; Faire le suivi-évaluation des activités RMMN par l'équipe d'encadre-ment de la zone sanitaire.

[68] *Direction du Développement des Zones Sanitaires ;*

[69] *Direction des Ressources Humaines ;*

[70] *Direction des Hôpitaux ;*

[71] *Direction des Soins Infirmiers et Obstétricaux ;*

Actions stratégiques	Activités fondamentales
Promouvoir la délégation des tâches aux sages-femmes	Déléguer les tâches d'aspiration manuelle intra-utérine et l'utilisation de la ventouse aux sages-femmes ; Introduire ces compétences dans les curricula de formation des sages-femmes.
Renforcer le partenariat avec le privé et la communauté	Associer le secteur privé à la planification et à la mise en œuvre des activités de réduction de la mortalité maternelle et néonatale ; Impliquer les partenaires sociaux (syndicats, associations de professionnels de santé, ONG, société civile) à la réduction de la mortalité maternelle.

Source : Ministère de la Santé Publique, 2006, pp. 26-32

Les activités prévues en direction des communautés sont organisées autour de trois pôles. Il est prévu de développer un partenariat avec la société civile dans la mise en œuvre de la Stratégie. Par rapport à celle-ci, le document prévoit un cadre de concertation et de suivi des interventions communautaires. Par ce moyen, il s'agit d'appuyer les communautés et les familles à définir, demander et organiser les systèmes d'orientation-recours (reconnaissance des signes de danger, moyens de référence, comités chargés des urgences, transport, mécanismes de financement, etc.). Enfin, dans la catégorie des activités des communautés, il est prévu de les amener à orienter les gestantes vers les centres de santé, à reconnaître les signes de danger pendant la grossesse, l'accouchement et les suites de couches, à organiser des causeries-débats sur la santé maternelle et néonatale (SMN) et une semaine de mobilisation sociale par an pour la RMMN. Au programme des interventions du chapitre législatif et politique se trouvent des actions stratégiques comme :

- Renforcer l'implication des élus locaux (planification, mobilisation des ressources et contribution à la prise en charge des urgences obstétricales et néonatales par des conseillers communaux) ;
- Réglementer l'exercice de la médecine en clientèle privée ;
- Orienter les interventions de RMMN vers les pauvres et les plus vulnérables ;
- Obliger les responsables aux différents niveaux de la pyramide à rendre compte des résultats obtenus en matière de RMMN ;
- Mettre en place un mécanisme politique de développement des ressources humaines spécialisées dans la RMMN.

Source : Ministère de la Santé Publique, 2006

Toutes ces actions stratégiques et les activités qui les soutiennent doivent être menées pour des cibles et par des acteurs directs et indirects. Les cibles directes sont les femmes en âge de procréer, les femmes enceintes, les accouchées et les nouveau-nés. Les cibles indirectes sont les familles et les communautés. Les acteurs de la mise en œuvre sont de différents groupes. La part de l'Etat relève de six ministères. Celui de la Santé publique est représenté par son cabinet, ses différentes directions techniques, et les institutions hospitalières et socio-sanitaires. Le ministère de la Famille, de la Protection sociale et de la Solidarité est représenté par la Direction de l'enfance et la Direction de la femme. Le ministère de l'Enseignement supérieur et de la Recherche scientifique est représenté par la Faculté des sciences de santé. La Direction de la Législation représente le ministère de la Justice, de la Législation et des Droits de l'Homme. Les médias et la presse écrite et orale représentent le ministère de la Communication. La société civile est représentée plus activement par le Réseau des ONG béninoises pour la santé (Robs), la Société béninoise de pédiatrie (Sobeped), l'ABPF, l'Association des femmes parlementaires et l'Association des femmes juristes du Bénin. D'autres organisations professionnelles complètent cette liste non exhaustive de la société civile. C'est le cas de l'Ordre des sages-femmes, de celui des médecins, de celui des pharmaciens, de l'association des sages-femmes du Bénin et de leur syndicat, et de quelques autres associations de professionnels de la santé. Au niveau communautaire se trouvent les comités de santé et les comités de gestion, les associations confessionnelles de femmes et les conseils communaux. L'Assemblée nationale est représentée par la commission des lois et les partenaires au développement par l'OMS, l'Unicef, le Fnuap, l'USAID, la Banque mondiale, la Coopération suisse, belge, et française, etc. L'implication plus directe de ces acteurs dans la mise en œuvre passera par des acteurs institutionnels composés comme suit :

- un comité national intersectoriel pour le plaidoyer, la mobilisation des ressources et le suivi de la mise en œuvre. Il est composé des structures des ministères concernés et des sociétés savantes ;
- un comité intra-sectoriel de coordination générale de la mise en œuvre, de suivi et d'évaluation, composé des directions techniques du ministère de la Santé et des partenaires d'appui au secteur santé au Bénin ;
- un comité départemental intersectoriel de plaidoyer, de mobilisation des ressources et de suivi, composé de la Direction départementale de la santé et des autres directions déconcentrées des ministères, des médecins coordonnateurs de zone, de l'équipe de l'hôpital de zone et des ONG ;
- une équipe d'encadrement au niveau de chaque zone sanitaire, chargée de la mise en œuvre et du suivi-évaluation au niveau périphérique.

Quelques remarques critiques liminaires

En définitive, la SNRMMN ambitionne de gérer la maternité et l'enfantement sans risques dans ses dimensions individuelle et sociale. Les dispositions techniques, communicationnelles et matérielles prises à travers le document et la mise en place des institutions y prétendent très clairement. Si programmation était synonyme de mise en œuvre, la Stratégie en viendrait à régler tous les besoins en soins obstétricaux des futures mères. Mais comme le constate Thierry Berche, il y a une démarcation entre la pratique de planification en santé publique et les autres pratiques de planification. Pour lui, en santé publique, le point de départ n'est pas la base, mais les besoins que les experts définissent pour les usagers comme outils de départ dans l'identification des prestations.

« *En pratique, les médecins de santé publique se passent de l'identification de la "demande" et construisent de facto une offre de prestations directement selon les "besoins": les expériences déjà existantes ailleurs dans les contextes proches permettent de réaliser une offre plus ou moins pertinente regroupant les prestations prioritaires* » (Berche, 1998 : 85).

La Stratégie est venue en réponse à la stagnation de l'indicateur d'impact et à la faiblesse des indicateurs de processus de santé maternelle. Bien que traduisant une situation de malaise dans la santé de la reproduction, ces indicateurs sont inaptes à décrire correctement et fidèlement les mécanismes sociaux à l'œuvre dans les espaces sociaux et sanitaires, et dont les résultats sont ces indicateurs. La Stratégie ne présente pas réellement la méthodologie appliquée pour son élaboration. Le document montre bien que trois médecins (dont deux directeurs du ministère et un consultant du Fnuap) acquis à la rhétorique de la santé maternelle se sont servis de nombreuses informations statistiques pour s'approprier le discours à la mode et les interventions au programme d'appui des partenaires tels que le Fnuap, l'OMS, et l'USAID. L'analyse semble avoir été faite par l'approche de la solution plutôt que par celle de la cause. Le cadre d'analyse des déterminants en a été le moteur général. Et ce cadre part du principe selon lequel seule l'inexistence d'une politique focalisée sur la réduction de la mortalité maternelle et néonatale explique la stagnation des ratios. Pour caricaturer, cela revient à dire par exemple que c'est toujours le manque de vêtements chauds qui explique la sensation de froid. Or, si le vêtement chaud corrige la sensation corporelle du froid, ce sont le climat et d'autres facteurs naturels qui en expliquent la survenue. Non seulement le même vêtement chaud ne réduit pas de la même façon la sensation de froid chez tous les individus en raison de l'état de santé de chacun, mais cette sensation peut aussi être expliquée par d'autres facteurs comme le manque de chauffage du milieu, l'hiver, etc. Un problème ne devrait pas s'expliquer par l'absence de sa solution. C'est toujours une cause qui explique un problème.

Il est clair que les événements politiques internationaux et nationaux depuis le milieu des années 1970 ont orienté les Etats vers une planification sanitaire de la riposte à la mort tragique des femmes. Or, malheureusement, l'existence d'une politique n'est pas la panacée d'une réduction drastique de la mortalité maternelle. La prise en compte de contextes sociaux et nationaux différents est la mesure prudente, fondamentale, garante de succès dans la gestion des obstacles techniques, politiques et socioculturels. Il est à ce titre bénéfique de procéder par la cause avant d'en venir aux solutions. Répondant ainsi à la logique du *top down*, la Stratégie présente des insuffisances de pertinence dans les options opérationnelles et dans l'identification et la mobilisation des acteurs les plus concernés par les situations problématiques. Les ateliers de validation sont intervenus à la fin du processus et ont réuni uniquement des acteurs de l'espace technique et politique. Les acteurs dits « communautaires », bien que prévus dans la mise en œuvre, n'ont pas eu les moyens techniques et politiques de participer réellement à la validation de la Stratégie. Aussi, le cadre institutionnel de mise en œuvre tel que présenté dans le document ne semble pas offrir les moyens de mobiliser les acteurs de l'obstétrique traditionnelle, comme nous le verrons au chapitre VII. Malgré l'ingénierie administrative et programmatique, la situation en matière de mortalité maternelle reste critique, tant au plan national qu'au niveau du territoire de la Pendjari.

2. Ampleur et signification de la mortalité maternelle

L'analyse du ratio de mortalité maternelle en Afrique et au Bénin laisse voir qu'elle est d'une grande ampleur et d'une très lente régression dans le temps.

2.1. Ratios de mortalité maternelle en Afrique et au Bénin

La sociologie et l'anthropologie peuvent être comprises sommairement comme des sciences de la connaissance de l'état et du fonctionnement des phénomènes sociaux à l'intérieur des groupes sociaux. Mais la curiosité scientifique liée à ces sciences part le plus souvent de situations défavorables dans la vie des êtres humains, pour en rechercher les causes éventuelles, ou du moins, les facteurs propices associés au mode de vie. Les décès massifs et récurrents des femmes et les problèmes qu'elles rencontrent dans l'enfantement ont fini par être explicables par leur mode de vie au sens large. Il est intéressant de se référer au philosophe Georges Canguilhem, cité par Adam et Herzlich, pour se convaincre de cette lecture des choses. Pour lui, en effet, « *c'est au-delà du corps qu'il faut regarder pour déterminer ce qui est normal pour ce corps même* » et *« le vivant ne vit pas parmi des lois mais parmi des êtres et des événements qui diversifient ces lois* » (Adam & Herzlich, 2007, p.7). Les grossesses à problème et les décès liés à l'accouchement sont encore nombreux[72] au Bénin comme dans plusieurs pays en développement du monde. L'OMS affirme qu'en 2005, *« [...], la mortalité maternelle est également en hausse depuis 1990 et atteint 910 décès pour 100 000 parturientes. [...] Pour l'heure, sur les 20 pays de la planète présentant les taux de mortalité les plus élevés, 19 sont en Afrique* » (OMS, 2007). La situation est illustrée par des statistiques alarmantes. Les trois tableaux suivants montrent les ratios de mortalité maternelle dans le monde, les données de l'Afrique au sud du Sahara faisant la démarcation.

---

[72] *A l'occasion du lancement au Bénin, le 27 septembre 2010, de la Campagne pour l'accélération de la réduction de la mortalité maternelle en Afrique (Carmma), le ministre de la Santé estimait à 1500 le nombre de décès maternels annuels dans le pays. Il s'agit de surcroît de décès hospitaliers. Les décès qui surviennent au domicile sont de plus en plus isolés et cachés à cause des nombreuses stratégies développées pour sanctionner les femmes accouchant à domicile.*

Tableau 7
Estimations OMS/Fnuap/Unicef de la mortalité maternelle en 1995

Région	Nombre de décès (% du total mondial)	Ratio de mortalité maternelle (pour 100 000 naissances vivantes)
Afrique	273 000 (>50 %)	1 000
Asie	217 000 (42 %)	280
Amérique latine et Caraïbes	22 000 (4 %)	190
Europe (nombre combiné)	2 800(1 %)	28
Amérique du Nord		11
Océanie	_	260
Monde	**514 000**	**400 (moyenne)**

Source : Fnuap, 2003, p.5

Tableau 8
Estimations de la mortalité maternelle par régions, 2000-2001

Région (suivant la classification de l'Unicef)	Ratio de mortalité maternelle en 2000	Nombre de décès maternels	Risque de décès maternel durant la vie : 1 sur ...
Europe centrale et de l'Est, CEI, États baltes, Asie centrale	64	3400	770
Asie orientale et Pacifique	110	37000	360
Amérique latine et Caraïbes	190	22000	160
Moyen-Orient, Afrique du Nord	220	21000	100
Asie du Sud	560	205000	43
Afrique subsaharienne dont :	940	240000	16
Afrique de l'Ouest et centrale	900	118000	16
Afrique de l'Est et australe	980	123 000	15
Pays à fort revenu	13	1 300	4000
Pays à revenu faible ou moyen	440	527 000	61
Pays à faible revenu	890	236 000	17
Monde	**400**	**528 400**	**74**

Source: Wendy J. Graham, 2006, p. 506

Ce tableau montre qu'en Afrique subsaharienne, 240 000 femmes sont décédées dans l'enfantement pour l'année 2000, contre seulement 3 400 en Europe. Le taux y est de 940 décès maternels pour 100 000 naissances vivantes, contre 64 en Europe. Ce qui revient à dire qu'en Afrique subsaharienne, une femme sur 16 en état de grossesse risque de mourir, contre une femme sur 770 en Europe ; la situation est précisément celle de l'Afrique de l'Ouest, où se situe le Bénin. Après cinq ans, la situation n'a pas fondamentalement changé. Le tableau suivant en apporte l'illustration.

Tableau 9
Estimations en 2005 des RMM, décès maternels, et risques de décès

Région	RMM (décès maternels pour 100 000 naissances vivantes)	Nombre de décès maternels	Risque de décès maternel sur la durée de vie : 1 sur ...
TOTAL MONDIAL	**400**	**536 000**	**92**
Régions développées	9	960	7 300
CEI (Fédération de Russie)	51	1 800	1 200
Régions en développement	450	533 000	75
Afrique	820	276 000	26
Afrique du Nord	160	5 700	210
Afrique subsaharienne	900	270 000	22
Amérique latine et Caraïbes	130	15 000	290
Asie	330	241 000	120
Asie du Sud	490	188 000	61
Asie du Sud-est	300	35 000	130
Asie occidentale	160	8 300	170
Asie orientale	50	9 200	1 200
Océanie	430	890	62

Source : OMS, 2008

A première vue, la situation s'est légèrement améliorée, puisque le ratio est passé de 940 décès maternels en 2000 à 900 en 2005 ; le risque est passé d'une femme sur 16 à une femme sur 22. Mais en comparant cette évolution avec celle de l'Europe, il apparaît clairement que le meilleur est possible. En cinq ans, le ratio est passé en Europe de 64 décès maternels à 9, et le risque de mortalité est passé d'une femme sur 770 à une sur 7300.

Le graphique suivant montre qu'en Afrique, la situation a stagné durant dix ans.

Graphique 2
Evolution du RMM en Afrique subsaharienne de 1995 à 2005

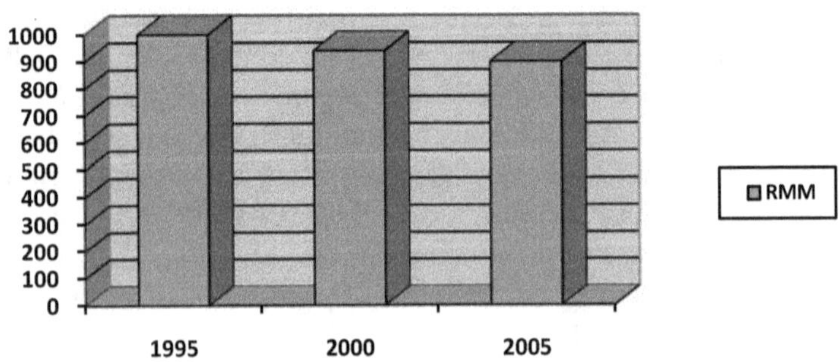

Source : Auteur, à partir des données des tableaux 1 et 2.

Malgré le risque très élevé, c'est cette partie du monde seule qui compte le plus grand nombre de femmes en situation de procréation. En effet, « *l'Afrique subsaharienne, qui ne concentre que 10,3% de la population mondiale, a constitué 20,7% des grossesses et 50% des décès maternels en 2000* » (Barennes & Prual). Selon le Fnuap,

> *« la morbidité maternelle, c'est-à-dire les complications qui surviennent chez les femmes qui survivent à un accouchement, est également un sujet de grave préoccupation. Pour chaque femme qui meurt des suites d'une grossesse, 30 autres femmes survivent, mais avec une morbidité chronique. On estime à 20 millions le nombre de femmes qui souffrent de complications de la grossesse qui n'entraînent pas la mort, notamment l'anémie, la stérilité, les douleurs pelviennes, l'incontinence et la fistule obstétricale »* (Fnuap, 2003, p.8).

Cette information permet de faire une estimation du nombre de femmes africaines vivant avec une morbidité chronique suivant les chiffres des années 1995, 2000 et 2005. De 8 190 000 en 1995, elles passent à 7 200 000 en 2000 et à 8 100 000 en 2005. En ce qui concerne la santé, et particulièrement celle des mères, le tableau de l'Afrique subsaharienne est très sombre. Logiquement, le Bénin présente une situation similaire. L'enquête démographique et de santé au Bénin (EDSB III), réalisée pour la 3e fois en 2006, révèle que les ratios de mortalité maternelle de 1992 à 2006 sont restés constants, comme le montrent le tableau et le graphique suivants :

Tableau 10
Evolution des ratios de mortalité maternelle de 1992 à 2006

Année	1992	1996	2002	2006
RMM	473,2	498	474,4	397

Source : Insae, 2007

Comme on le voit sur le graphique ci-dessous, malgré les investissements consécutifs à la démocratisation du pays à partir de 1991, la situation en 15 ans n'a que très faiblement évolué.

Graphique 3
Evolution du RMM au Bénin de 1992 à 2006

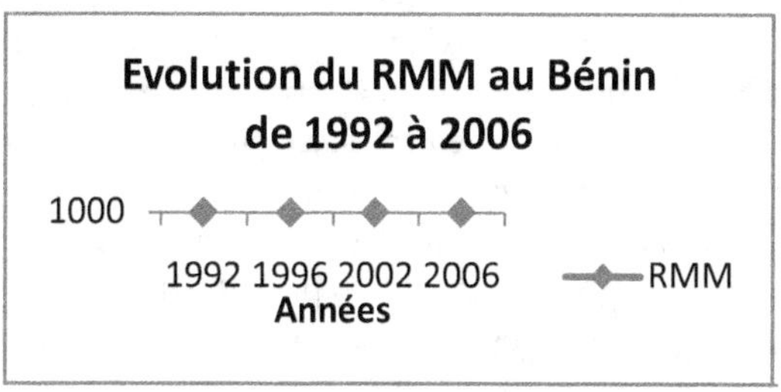

Source : Auteur, à partir des statistiques des EDSB et du RGPH3

Les données quantitatives collectées depuis 1992 sur la santé maternelle ne permettent pas de connaître la situation assez particulière de la zone sanitaire de Tanguiéta. Elles présentent dans le meilleur des cas la situation du département de l'Atakora où se trouve cette ZS. Mais depuis la mise en œuvre de la politique de la décentralisation, et précisément à partir de 1998, les autorités sanitaires ont essayé de mobiliser quelques statistiques. De 836 décès pour 100 000 naissances vivantes en 2005, le taux de mortalité maternelle serait passé à 531 en 2006. L'équipe d'encadrement de la ZST affirme que l'Initiative Femme pour Femme a contribué à réduire le nombre de décès, et que le ratio de mortalité maternelle est finalement d'environ 500 (ZS de Tanguiéta-Matéri-Cobly, 2007). Le tableau suivant présente les décès enregistrés en 2009 dans les centres de santé et dans l'hôpital de zone du territoire de la Pendjari.

Tableau 11
Nombre de décès maternels par circonscription sanitaire en 2009

Commune	Domicile	HZ	TOTAL
Cobly	5	2	7
Matéri	1	3	4
Tanguiéta	1	6	7
TOTAL	**7**	**11**	**18**

Source : Zone Sanitaire de Tanguiéta-Cobly-Matéri, 2010

Paludisme, hémorragies, anémie et césariennes ont été soulignés comme les principales causes de décès de ces femmes à la maternité.

Des spécialistes de sciences biomédicales et de santé publique ont tenté des explications sur la base d'études dans les maternités du Bénin. Pour ces auteurs,

> « *in Benin, a francophone country in West Africa, maternity mortality has been estimated at between 473 and 990 deaths per 100,000 live births. Yet 92 per cent of women gave birth in either a public or private health centre, and almost all of them received antenatal care* » (Grossman-Kendall, Filippi, Koninck & Kanhonou, 2001, p. 90).

Les femmes interrogées au cours de cette étude de 1995 avaient été suivies pendant leur grossesse et avaient accouché dans un hôpital. Elles ont décrit la grossesse en termes de « grande vulnérabilité », d'« insécurité » et même de « peur de mourir ». Elles sont peu nombreuses à dire avoir trouvé une sage-femme bienveillante. Pour la plupart d'entre elles, le contexte d'accompagnement par le personnel était rude, humiliant, et ne permettait pas de poser des questions. Elles ont dit des procédures médicales, et surtout de la césarienne, qu'elles étaient angoissantes et contraires à l'esprit de leur sauver la vie. En conclusion, « *le système de santé maternel actuel au Bénin n'arrive pas à faire face effectivement aux complications obstétriques* » (Saïzonou, 2006, p. 672). Il pose encore des problèmes d'accessibilité, de coût élevé et de prise en compte des besoins des femmes.

2.2. Indicateurs de santé reproductive au Bénin et à Tanguiéta

Au regard de la situation dans les autres pays en développement, les indicateurs de consommation des services de santé reproductive (sauf la contraception) sont assez acceptables. L'EDSB III révèle qu'au niveau national, 88% des femmes en moyenne ont consulté du personnel médical pendant leur grossesse. Même les départements du Nord, où la situation est critique, ont des taux de consultation compris entre 60 et 75%. Le personnel de consultation est cependant composé de plusieurs catégories aux compétences variables et parfois critiques : sage-femme, infirmières, médecins, aide-soignantes et même accoucheuses traditionnelles. Les médecins généralistes et spécialistes n'examinent que 4% des femmes. Aussi, pour les femmes, la sollicitation des soins prénataux baisse-t-elle avec l'accroissement de l'expérience d'accouchement. Elles se font plus fréquemment examiner ou suivre pour la première grossesse que pour les suivantes. Si les indicateurs sont assez encourageants en ce qui concerne les soins prénataux, ils baissent pour l'accouchement assisté, et encore plus pour la contraception, comme on le voit avec le tableau suivant.

Tableau 12
Indicateurs de la promotion de la santé de la reproduction

Type de soins	Année (en %)					
	2001	2002	2003	2004	2005	2006
Consultations prénatales	90	76,5	91,2	92,3	90	88
Accouchements assistés	76	62,8	76	76	76	78
Utilisation de méthodes contraceptives modernes	6,9	15,6	13,2	16,4	10,0	

Source : INSAE, 2007

On voit très clairement sur le graphique suivant que ces indicateurs n'ont presque pas évolué en cinq ans. Il y a bien au contraire une grande dégradation de la situation entre 2001 et 2003. C'est seulement en 2004 que la courbe a connu une légère élévation pour ensuite commencer sa descente à partir de 2005.

Graphique 4
Indicateurs de santé reproductive dans la ZST de 2001 à 2006

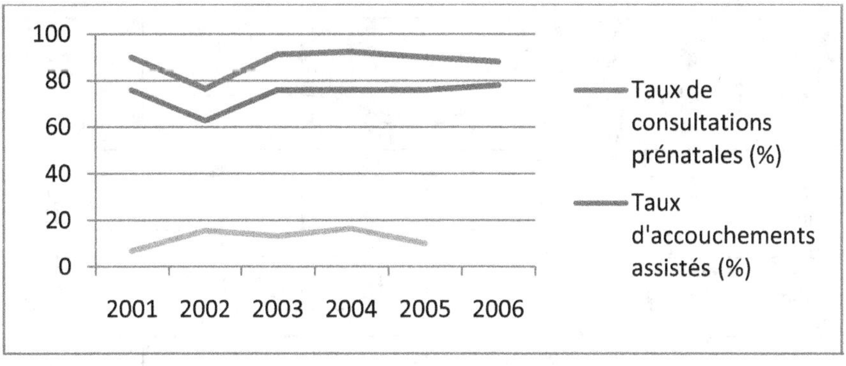

Source : Auteur, à partir des données collectées dans la littérature

Le système de gestion de la zone sanitaire de Tanguiéta permet de produire des statistiques à travers le système de surveillance épidémiologique. Les partenaires comme l'Unidea, le Fnuap et Plan Bénin financent les soins gynéco-obstétricaux et le système d'information de gestion. Depuis quelques années, la ZST tient régulièrement un annuaire statistique concentrant les données sur les services de maternité. Avant d'illustrer la situation au moyen de ces indicateurs, il importe de souligner qu'ils posent quelques problèmes. La fiabilité des chiffres fournis par les agents dans les centres de santé n'est pas toujours garantie. J'ai vérifié les données de l'annuaire dans certaines maternités et j'ai parfois remarqué des écarts, même s'ils ne sont pas énormes. Les estimations se faisant sur la base du recensement de 2002, environ dix ans en arrière, les mouvements de population et autres facteurs démographiques pourraient expliquer certaines aberrations dans les grandeurs considérées. C'est donc sous réserve de ces considérations que nous avançons les chiffres suivants, collectés dans les annuaires de la ZST et de la DDS.

La situation dans cette zone sanitaire est acceptable pour les consultations prénatales, allant jusqu'à 78% en 2006. Mais toutes les femmes qui consultent ne reviennent pas forcément pour l'accouchement dans les formations sanitaires, où elles sont moins de 50% à être médicalement assistées à cette occasion. La plupart d'entre elles reviennent pour les soins post-partum. En 2001, le taux de soins prénataux était de 73% pour l'ensemble de la ZS avant d'évoluer vers 78% en 2006. Pour cette même année, l'accouchement assisté était de 49% en général et de 47% environ par un personnel qualifié (ZS de Tanguiéta-Matéri-Cobly, 2007). Les tendances ont été maintenues telles quelles en 2009, avec toujours le taux de 78% de consultations prénatales. Malgré une lente évolution signalée par rapport à 2008, où il a été de 76%, ce taux est estimé insuffisant par rapport à l'objectif national des politiques, qui est de 91%. Le tableau suivant récapitule les performances de couverture en consultation prénatale par formation sanitaire de l'ensemble de la ZS.

Tableau 13
Consultations prénatales par aire sanitaire en 2009

Aire sanitaire/ commune	Grossesses attendues	Consultantes		Total des consultantes	Taux de couverture en %
		Nouvelles	Anciennes		
Nanagadé	761	869	1107	1 976	114
Datori	571	665	693	1 358	116
Kountori	852	520	580	1 100	61
Tapoga	573	356	484	840	62
Cobly	918	1185	1663	2 848	129
Commune de Cobly	**3676**	**3 595**	**4 527**	**8 122**	**98**
Nodi	620	484	540	1 024	78
Porga	468	314	297	611	67
Dassari	990	707	591	1 298	71
Gouandé	1030	738	935	1 673	72
Tantéga	1310	874	1022	1 896	67
Matéri	1565	850	1115	1 965	54
Tchanhoun	613	523	643	1 166	85

Aire sanitaire/ commune	Grossesses attendues	Consultantes		Total des consultantes	Taux de couverture en %
		Nouvelles	Anciennes		
Commune de Matéri	**6595**	**4 490**	**5 143**	**9 633**	**68**
Koronkoré	256	125	75	200	49
Cotiacou	319	290	195	485	91
N'Dahonta	688	525	542	1 067	76
Tanongou	454	166	167	333	37
Tanguiéta	1382	983	1409	2 392	71
Mamoussa	261	219	210	429	84
Tchatingou	186	79	60	139	42
Taïacou	766	431	249	680	56
Commune de Tanguiéta	**4311**	**2 818**	**2 907**	**5 725**	**65**
HZ	-	505	1 163	1 668	-
Zone 2009	**14582**	**11 408**	**13 740**	**25 148**	**78**
Zone 2008	**14178**	**10 717**	**13 225**	**23 942**	**76**

Source : (Zone Sanitaire de Tanguiéta-Cobly-Matéri, 2010)

Le village de Tchatingou, où le taux est le plus faible, est l'un des plus éloignés du centre de Tanguiéta. La maternité isolée est récente, le personnel assez réduit et certainement peu présent. Globalement, la commune de Tanguiéta présente les indicateurs les plus faibles. Les autoréférences pendant la grossesse peuvent aussi expliquer certains indicateurs faibles liés aux centres périphériques. C'est-à-dire que la disponibilité et l'accessibilité de l'hôpital de zone expliquent le comportement de certaines consultantes qui n'attendent pas d'être référées. Mais malgré tout, le malaise est flagrant, puisque l'indicateur relatif à l'hôpital même n'est pas tout à fait satisfaisant. Aussi, l'autoréférence, surtout en l'absence d'urgence, s'appuie sur une offre de proximité défavorable aux femmes.

Par contre, le village de Nanagadé, situé à 15 km de Cobly-centre et à 50 km de Tanguiéta, abrite une maternité isolée tenue par l'ONG Kuweri. Le personnel est qualifié par les usagers de très accueillant, avec un infirmier pour le dispensaire et une infirmière pour la maternité, tous les deux s'exprimant parfaitement en dialecte local, y résidant et pratiquant une politique de prix à l'acte et au médicament assez adaptée au niveau de ressources des usagers. De nombreuses femmes des aires sanitaires environnantes, comme Cobly-centre, Kountori, Tapoga, Datori, etc., se rendent dans cette maternité isolée de Nanagadé pour les soins en général et pour les consultations prénatales en particulier. Les centres de santé de Nanagadé, Datori et Gouandé sont situés, faut-il le signaler, à la frontière Bénin-Togo, d'où de nombreuses femmes viennent se faire suivre pour des raisons de parenté culturelle ou de proximité géographique. Ce flux de femmes venues du pays limitrophe fausse les rapports entre le dénominateur (en termes de grossesses attendues) et le numérateur (nombre de consultations).

Comme pour les années précédentes, le nombre d'accouchements assistés est toujours en deçà de celui des consultations. Le taux est de 59 % pour la ZS, selon le tableau suivant, qui montre aussi des situations problématiques comme Koronkoré, une maternité isolée avec 9%, mais aussi Tanguiéta-centre, une maternité centrale avec seulement 27% de taux de couverture obstétricale. Ces disparités en disent long sur la stagnation des ratios de mortalité malgré l'évolution de l'offre et de la demande. En observant les données relevées dans les deux tableaux suivants, on remarque qu'en 2009, aucune des 9 femmes assistées à la maternité de Koronkoré n'est revenue par la suite pour la consultation postnatale. Le taux de cette consultation est aussi plus bas que celui de la couverture obstétricale, soit 54% en 2009, comme le montre le tableau 15.

Tableau 14
Accouchements assistés par aire sanitaire en 2009

Aire sanitaire/ commune		Grossesses attendues	Accouchements			Couverture obstétricale en %	Dystocies en %
			Eutociques	Dystociques	Total		
Nanagadé		761	639	8	647	85	1,2
Datori		571	421	0	421	74	0,0
Kountori		852	451	0	451	53	0,0
Tapoga		573	243	0	243	42	0,0
Cobly		918	656	2	658	72	0,3
Cobly		**3 676**	**2 380**	**10**	**2420**	**66**	**0,4**
Nodi		620	420	2	422	68	0,5
Porga		468	186	2	188	40	1,1
Dassari		990	502	1	503	51	0,2
Gouandé		1 030	518	6	524	51	1,1
Tantéga		1 310	551	0	551	42	0,0
Matéri		1 565	492	14	506	32	2,8
Tchanhoun		613	477	0	477	78	0,0
Matéri		**6 595**	**3 116**	**25**	**3171**	**48**	**0,8**
Koronkoré		256	23	0	23	9	0,0
Cotiacou		319	117	0	117	37	0,0
N'Dahonta		688	461	0	461	67	0,0
Tanongou		454	79	0	79	17	0,0
Tanguiéta		1 382	359	20	379	27	5,3
Mamoussa		261	197	1	198	76	0,5
Tchatingou		186	56	5	61	33	8,2
Taïacou		766	274	0	274	36	0,0
Tanguiéta		**4 311**	**2 464**	**489**	**1592**	**37**	**30,7**
HZ		-	898	463	1361	-	34,0
Zone	**2008**	**14 582**	**8 858**	**987**	**8544**	**59**	**11,6**
	2009	**14 178**	**7 713**	**519**	**8232**	**58**	**6,3**

Source : Zone Sanitaire de Tanguiéta-Cobly-Matéri, 2010

Tableau 15
Consultations postnatales par aire sanitaire en 2009

Aire sanitaire/ communes		Naissances attendues	Consultantes		Total des Consultations	Taux de couverture en %
			Nouvelles	Anciennes		
Nanagadé		663	438	186	624	66
Datori		498	388	421	809	78
Kountori		742	100	42	142	13
Tapoga		499	369	250	619	74
Cobly		800	438	72	510	55
Commune de Cobly		**3 201**	**1 733**	**971**	**2 704**	**54**
Nodi		540	653	597	1250	121
Porga		408	175	15	190	43
Dassari		862	486	7	493	56
Gouandé		897	680	690	1 370	76
Tantéga		1 141	797	245	1 042	70
Matéri		1 363	697	0	697	51
Tchanhoun		534	550	770	1 320	103
Commune de Matéri		**5 744**	**4 038**	**2 324**	**6 362**	**70**
Koronkoré		223	0	0	0	0
Cotiacou		277	84	17	101	30
N'Dahonta		599	500	0	500	83
Tanongou		395	67	188	255	17
Tanguiéta		1 203	14	0	14	1
Taïacou		667	254	0	254	38
Mamoussa		228	0	0	0	0
Tchatingou		162	150	32	182	93
Commune de Tanguiéta		**3 755**	**1 069**	**237**	**1 306**	**28**
Zone	**2009**	**12 700**	**6 840**	**3 532**	**10 372**	**54**
	2008	**12 348**	**6 104**	**3 645**	**9 749**	**43**

Source : Zone Sanitaire de Tanguiéta-Cobly-Matéri, 2010

Le tableau ci-dessus montre des situations curieuses, comme Tanguiéta-centre, où une femme sur 100 seulement revient pour le suivi de sa santé et de celle de son enfant après l'accouchement. Pour l'ensemble de la zone, la situation a cependant évolué, avec 11 points de plus. Sur tous ces indicateurs de consultations et d'accouchements médicalisés, la commune de Cobly a les meilleures statistiques grâce au centre de santé de Nanagadé. Malgré la présence de l'hôpital de zone, la commune de Tanguiéta concentre les plus faibles résultats. Cela s'explique par la faible couverture dans l'arrondissement de Cotiakou et pour la maternité du centre communal de santé. Le graphique ci-après présente la situation par commune et pour l'ensemble de la zone sanitaire.

Graphique 5
Indicateurs de prise en charge obstétricale par commune en 2009

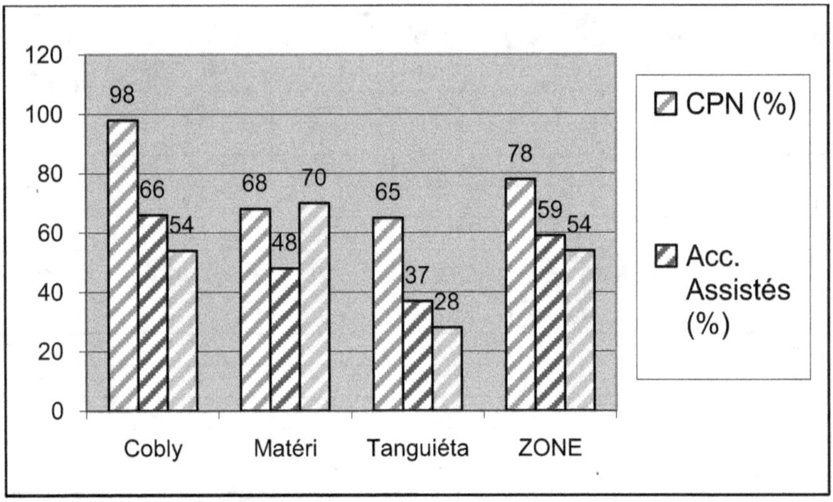

Source : Zone Sanitaire de Tanguiéta-Cobly-Matéri, 2010

Pour la consultation prénatale et l'accouchement assisté, les indicateurs sont meilleurs dans la commune de Cobly que dans celle de Tanguiéta, chef-lieu de la zone sanitaire, où ils sont très critiques. Cette dernière, malgré sa position administrative favorable, qui lui vaut notamment les infrastructures sanitaires de l'hôpital Saint-Jean de Dieu, possède le plus d'arrondissements où des raisons physiques et socioculturelles ont été évoquées comme écueils à l'utilisation des maternités. C'est le cas de l'arrondissement de Cotiakou, dont le chef-lieu est seulement à 12 kilomètres de Tanguiéta-centre, sur une voie inter-Etats bitumée. Mais la plupart des villages comme Bounta, Nonwèrèrè, Koronkoré, Tora et Tchatingou sont situés dans une zone au relief très accidenté. Certains hameaux de Tora et de Tchatingou sont très reculés (environ 20 kilomètres) et enclavés. Des cours d'eau sans ponts les séparent du centre de l'arrondissement. Mais au-delà de ce facteur physique, j'ai constaté que le centre sanitaire de Cotiakou est un des plus pauvres au point de vue des ressources humaines et matérielles. En effet, au cours de nos passages dans le courant des années 2009-10, nous n'avons constaté à la maternité que la présence régulière d'une matrone septuagénaire. La sage-femme habite Natitingou et vient très rarement au centre de santé, pour n'y passer que quelques heures. L'infirmier-major, responsable du centre, est lui aussi rarement présent. Le dépôt pharmaceutique y est régulièrement en rupture. Les femmes que nous avons rencontrées à Tora disent ne pas trouver de différence entre accoucher à domicile et accoucher au centre de santé. Dans leurs carnets de consultations sont notés des soins qu'elles disent n'avoir pas reçus, comme le vaccin antitétanique. A côté des plaintes des agents sur la non-fréquentation du centre, on entend les plaintes plus profondes des femmes sur la médiocrité des services qu'il offre.

Les communes de Matéri et Cobly ne présentent pas de contraintes physiques d'accès aux différents centres de santé. Mais les femmes, surtout dans les arrondissements de Matéri-centre et de Gouandé, se plaignent des pratiques peu hospitalières, dans les deux sens du terme, des matrones, infirmières et sages-femmes.

Ces différents indicateurs pris ensemble et isolément montrent une désaffection des usagères entre l'entrée par la consultation prénatale et la sortie par la consultation postnatale. Ils indiquent aussi en partie que les causes de cette désaffection sont à rechercher dans l'offre de soins et non dans la demande, puisque suivant les formations sanitaires, la demande de soins censée être sociologiquement la même ne se réalise pas dans les mêmes proportions.

Malgré les niveaux de fréquentation et d'utilisation des services, le problème de la mortalité reste d'ampleur. Il peut justifier l'opacité des statistiques et l'impuissance de l'épidémiologie à rendre compte de manière satisfaisante des problèmes de santé. C'est pourquoi il faut rechercher une meilleure compréhension de ce problème, notamment dans le social, à travers une approche qui « *délaisse l'épidémiologie descriptive un peu grossière, pour tenter de comprendre avec plus de précision les chemins par lesquels le social interagit avec le biologique pour créer la maladie* » (Renaud, 1994, p. 15). Même si la grossesse et l'accouchement ne sont absolument pas des maladies, leur représentation et leur gestion reposent sur l'univers de la santé et de la maladie. La récurrence d'accouchements à domicile à l'issue de grossesses suivies dans un centre de santé est un fait significatif.

Pour en finir avec la situation critique des indicateurs de mortalité maternelle et d'utilisation des services proposés pour l'améliorer, signalons que la ZST a enregistré 24 décès maternels en 2008 et 18 en 2009, ainsi que 264 bébés morts-nés et 294 avortements (ZS de Tanguiéta-Cobly-Matéri, juillet 2010) sur un total de, respectivement, 8 232 accouchements en 2008 et 8 544 en 2009.

À travers ce chapitre, nous avons essayé de faire le lien entre la politique béninoise de santé et les changements dans le système politique et administratif de l'Etat depuis l'époque coloniale. Sans trop nous y attarder, ceci n'étant pas l'objet de la recherche, on peut remarquer, rappeler et conclure que la politique sanitaire du pays a d'abord subi l'influence des pouvoirs traditionnels, avec la prédominance des thérapeutiques phytosanitaires et magico-religieuses, puis celle du pouvoir colonial marqué par la médecine endémique et curative. Aucune de ces deux périodes n'a connu d'importantes initiatives centrales de planification sanitaire, ceci à cause de la faiblesse économique et politique de l'Etat nouvellement indépendant. Les tentatives marxistes d'authentification des politiques, ou, à la limite, de popularisation de la gouvernance avec l'idéologie marxiste-léniniste, n'ont fait qu'approfondir la fracture sociale et la pauvreté sanitaire, tout autant que dans les autres secteurs sociaux, malgré les ambitions des discours-programmes et des plans quinquennaux. Les efforts faits dans la réalisation de quelques infrastructures sanitaires n'ont pas abouti à la gestion technique, politique et sociale des problèmes de santé des mères. C'est depuis le renouveau démocratique des années 1990 que les Etats capitalistes et les agences des Nations unies sont revenus en puissance pour insuffler ou pour « forcer » la tendance à la planification sanitaire. Politiques de population, de santé familiale, de réduction de la mortalité maternelle, seront progressivement produites sous le contrôle idéologique, matériel, politique, financier et technique de ces agences. Malheureusement, leur lecture technique montre une absence réelle d'acteurs importants, ainsi que des faiblesses techniques dans le montage institutionnel et dans l'opérationnalisation des objectifs. À cette étape, nous avons mis notre focale de description sur la Stratégie de réduction de la mortalité maternelle et néonatale. Tout d'abord parce que créée en 2006, elle est très récente et pose de nombreux problèmes d'application, comme nous le verrons au chapitre VII, où nous donnons une description de l'ampleur de la mortalité maternelle. Elle est la seule à avoir été spécifiquement conçue pour s'attaquer concrètement aux complications liées à la grossesse et à l'accouchement. La remarque principale est qu'à en croire les statistiques – dont la mobilisation est déjà très difficile –, depuis la naissance du système de soins biomédicaux, les fruits n'ont pas tenu la promesse des fleurs.

Conclusion de la 1ère partie

Il était important, du point de vue méthodologique, de mentionner dès le départ que cette recherche n'est pas une anthropologie médicale au sens anglo-saxon[73], ni une anthropologie de la santé et de la maladie au sens français. Il ne s'agit pas pour nous de faire une étude du fonctionnement des services de santé ou des représentations de la maladie et de l'enfantement chez les peuples. Nous avons tout de suite posé le problème en termes de rapports de pouvoir et de leurs influences dans le fonctionnement de l'obstétrique traditionnelle et moderne dans une aire culturelle précise du Bénin.

Dans cette première partie, nous avons montré que bien que d'origines si-non diverses, du moins mal connues, plusieurs groupes identifiés sous le nom de « Pendjariens » partagent une tradition dans la vie sociale. Ils cohabitent cependant avec d'autres groupes qui, malgré leur importance démographique et historique ailleurs, sont minoritaires dans la Pendjari. Malgré la durée de la cohabitation, ces groupes alliés ont pu conserver des traditions différentes de socialisation se reflétant dans les conceptions et les pratiques de la maternité. Nous avons pris l'option de mieux considérer les traditions des groupes que nous avons nommés « Pendjariens autochtones », une option peut-être politique, mais qui s'explique surtout par leur plus grand nombre dans les espaces semi-urbains et ruraux de ce territoire.

Les matériaux recueillis nous ont permis de comprendre que leurs traditions politiques, religieuses et socio-économiques les mettent au quotidien dans un rapport à la nature, et plus généralement à la vie, où les croyances magico-religieuses servent à expliquer bien de choses et des comportements. L'obstétrique traditionnelle, si elle devait échapper à première vue à cet être qui se dit dépendre de la Providence et qui se construit des interdits en réponse aux exigences de cette nature, est finalement encadrée par une production sociale d'institutions en charge de la santé du nouveau-né, ainsi que de la fille et du garçon pour faire d'eux des mères et des pères. Le savoir technique et matériel sur la maternité est construit dans des espaces intergénérationnels de socialisation de l'être

[73] *On peut dire sommairement qu'alors que l'anthropologie médicale anglo-saxonne met l'accent sur les services de santé, l'anthropologie française développe le rapport à la santé et à la maladie à l'intérieur des groupes sociaux.*

humain. Là aussi se construit la perception du risque maternel, de la douleur, de la souffrance, de la maladie et de l'enfantement. Ainsi construite, la maternité, comme la paternité qui l'accompagne et l'achève, est donc encadrée socialement par ces institutions de soins pour mettre à profit la nature ou pour la conjurer en vue de cultiver la vie.

Cette maternité, à la fois individuelle et sociale, se trouve prise dans le rapport à une maternité dite « moderne », où la connaissance du corps et le savoir thérapeutique biomédical cherchent à s'approprier un terrain tenu par une toile de logiques structurées et structurantes. Malgré les efforts et les initiatives, tant en matière d'investissements que de communication sociale, la maternité dans ces différents ordres, qu'ils soient traditionnels ou modernes, demeure mortelle pour les mères. Les indicateurs de santé sur une vingtaine d'années ont stagné au niveau national. Dans la ZST, les mêmes indicateurs sont assez critiques, avec de grandes disparités d'un centre de santé à l'autre, en fonction de microfacteurs divers. Les systèmes d'information permettant de fournir ces indicateurs sont encore à parfaire. Les indicateurs sur les décès sont exclusivement hospitaliers. Or, en matière de décès maternels, domicile et hôpital se partagent les résultats.

Face à ce tableau critique, les nombreux partenaires du système national de santé, présents aussi jusqu'au système de soins local, développent des actions. Dans la deuxième partie, il s'agira d'aller à la découverte et à l'analyse de ces actions.

PARTIE 2

ACTEURS ET POUVOIRS :

LA SANTE MATERNELLE ENTRE VECU SOCIAL ET ENJEUX POLITIQUES

« Le Bénin dispose en 2025 d'un système de santé performant basé sur des initiatives publiques et privées, individuelles et collectives, pour l'offre et la disponibilité permanentes de soins de qualité, équitables et accessibles aux populations de toutes les catégories, fondées sur les valeurs de solidarité et de partage de risques pour répondre à l'ensemble des besoins de santé du peuple béninois » (Ministère de la Santé, 2007).

« Depuis la colonisation française au début du siècle, l'État et la population locale étaient presque toujours des forces antagonistes. A l'exception d'une courte période au milieu des années 70, l'époque de la Révolution sous Kérékou, la majorité de la population paysanne voyait dans l'État une force externe, lointaine et hostile, d'autant que la majorité de ses représentants locaux venaient d'autres régions du pays, surtout du Sud. De plus, s'est développé un discours péjoratif au sein de l'administration post-coloniale dirigé contre les populations locales, avec la dénomination « Sombas » pour les groupes lignagers qui étaient considérés comme peu civilisés et peu intelligents. Aujourd'hui, les populations refusent toutes ces catégories, et en particulier le fait d'être stéréotypées, classées, et enfin d'être dirigées par l'extérieur. » (Grätz T., 2003, pp. 25-26).

L'Initiative de Bamako, politique internationale de santé publique, a eu des répercussions dans la planification sanitaire nationale des pays. C'est elle qui a déclenché ou développé la déconcentration des systèmes de santé et de soins, ce qui a permis une autonomie de gestion politique des périphéries et, partant, la possibilité même de nombreuses autres initiatives locales qui sont en harmonie ou en dysharmonie avec des initiatives nationales toujours à l'œuvre.

Tanguiéta, une des 34 zones sanitaires fonctionnelles du pays, offre l'expérience de l'application de l'Initiative de Bamako et de deux autres initiatives, à savoir la Stratégie nationale de réduction de la mortalité maternelle et néonatale (SNRMMN) et l'Initiative femme pour femme (IFF). Ces deux dernières visent l'amélioration des indicateurs critiques de santé maternelle ; la première étant nationale et la seconde locale.

Cette deuxième partie vise donc à analyser en profondeur les contextes de la mise en œuvre de ces trois initiatives et à en décrire les apports et les conséquences dans l'offre de santé. Elle examine les écarts normatifs entre les initiatives voulues et les initiatives vécues, et s'achève par l'analyse des institutions, des pouvoirs et des rapports de communication dans les espaces de production et de consommation des soins. Elle est structurée en trois chapitres. Le chapitre 5 aborde l'Initiative de Bamako et la mise en route de la politique de zones sanitaires au Bénin, avec un accent mis ici sur la ZST. Le chapitre 6 développe les conditions d'émergence et de développement de l'IFF, et le dernier, le chapitre 7, mobilise l'ensemble des matériaux dans la recherche pour essayer de mettre en perspective théorique les logiques à l'œuvre dans les prestations des services de maternité.

Chapitre 5

Décentralisation de la santé au Bénin : La ZST à la lumière des normes de soins de santé maternelle

« Ce qui est parfois sous-estimé, et qui n'est pas sans pertinence pour la situation des pays en voie de développement à l'heure actuelle, c'est que le débat sur la mortalité maternelle n'a pas été, pendant la période de décroissance des ratios dans le monde occidental, une affaire des seuls médecins ou administrateurs. Dans différents pays occidentaux, au début du XXe siècle et jusqu'à la fin des années 1930, des comités de lutte contre la mortalité maternelle ont été mis en place, des associations se sont constituées, parfois médicales, parfois populaires. La mortalité maternelle était un sujet de débat public qui était régulièrement ravivé dans les journaux et les magazines. Enfin, cette pression s'est traduite par le vote de lois – pas nécessairement pertinentes ou efficaces – et par l'allocation de fonds pour combattre la mortalité maternelle jugée par l'ensemble des acteurs comme trop importante » (De Brouwere, Van Lerberghe, & Tonglet, 1997).

« Un Bénin où la devise "ne plus mourir en donnant la vie et que l'enfant naisse vivant, bien portant et ne meurt pas " est une réalité » (Vision du Bénin en matière de santé maternelle à l'horizon 2015, Ministère de la Santé Publique, 2006).

« Il faut que l'Etat augmente le nombre de latrines dans les maternités et les évacue au fur et à mesure qu'elles se remplissent » (K.A., 31 ans, gestante ayant accouché sur référence à la maternité de l'hôpital de zone, deuxième accouchement. Entretien réalisé en janvier 2010).

L'objectif de ce chapitre est de présenter la création et le profil de la zone sanitaire au Bénin selon les textes officiels et les normes théoriques. Cette caractérisation de la zone sanitaire sera le miroir de la cartographie de celle de Tanguiéta. Il s'agira donc de présenter l'offre réelle de soins de santé de cette ZS du territoire de la Pendjari face aux prévisions politiques volontaristes.

La décentralisation des soins de santé s'inscrit en réalité dans la continuité même de l'apparition de la médecine moderne dans les Etats post-coloniaux, marquée par l'influence des acteurs externes internationaux. En effet, née surtout de la volonté de la métropole de protéger les citoyens d'outre-mer menacés par les endémies et la mortalité pendant la colonisation (Bado, 1996), la médecine, dans bien des pays africains, est restée, malgré les évolutions idéologiques et politiques, dépendante de l'extérieur. Faire exister un service de santé et amener les citoyens à le fréquenter est au cœur des préoccupations de l'Etat appuyé par ses différents partenaires. De l'Etat-providence fournisseur intégral de l'offre de soins gratuite à l'Etat facilitateur d'une offre de soins soutenue par ses usagers, la question du financement et de l'utilisation des services de santé reste préoccupante. Depuis la fin du XXe siècle, des concepts nouveaux rêvent de vitaliser le secteur de la santé par une plus grande responsabilisation des usagers, garante de la qualité et de l'utilisation effective des soins. En adoptant l'IB, le Bénin s'est engagé, comme les autres Etats, dans l'option de recouvrement des coûts à travers un financement communautaire et dans l'amélioration de la qualité et de l'accessibilité des soins par une participation communautaire. Mais après plus de vingt ans de mise en œuvre et d'application de cette décentralisation du système de soins, il est à remarquer que le financement et la participation communautaire au niveau local restent très en deçà des objectifs rêvés. Le cas de la ZS de Tanguiéta révèle une forte dépendance du financement privé et une participation communautaire tout simplement théorique. Bien plus que les autres secteurs, les soins gynéco-obstétricaux, cités parmi les priorités de la communautarisation du financement de la santé, sont encore plus éloignés de l'offre dans les espaces sanitaires locaux. Les services de maternité sont en marge des normes matérielles, humaines et techniques officielles.

1. La décentralisation du secteur de la santé au Bénin

Au niveau africain, l'Initiative de Bamako est une politique de relance des soins de santé primaires proposée en 1987 dans la capitale du Mali. C'est le retour à la politique « Santé pour tous en l'an 2000 », déjà proposée en 1978 à la conférence d'Alma-Ata, au Kazakhstan. La littérature en santé publique et en anthropologie médicale ressasse assez fréquemment les causes de l'avènement de ces politiques. L'asphyxie financière des gouvernements des pays en développement a entraîné la baisse drastique des budgets nationaux de santé et la dégradation progressive et dramatique de la disponibilité et de la qualité des soins de santé (Dujardin *et al.*, 2003). L'objectif de l'Initiative – améliorer la qualité de soins par le recouvrement des frais et la participation communautaire – est en rapport direct avec ces principales causes. Parmi les huit principes retenus depuis Alma-Ata, les soins de santé primaires prévoyaient déjà l'amélioration des conditions socio-sanitaires par la promotion de l'hygiène, de l'assainissement et de la fréquentation des services de santé. La participation communautaire, remarque la 37e session de l'OMS à Bamako, est particulièrement nécessaire si l'on veut avoir un impact sur l'hygiène et l'assainissement des espaces sociaux et des ménages. Elle permettrait le recouvrement des coûts et la bonne gestion des services. Le quatrième principe de ces soins de santé primaires consiste en la protection maternelle et infantile, y compris la planification familiale. Trois activités y sont mentionnées comme prioritaires dans l'instauration du district sanitaire. La première consiste en l'adoption par les individus de bons comportements en matière de santé pour tout ce qui a trait à la prévention des maladies et à la lutte contre ces dernières, y compris le sida. En second lieu, il faut modifier positivement les pratiques des familles en matière de santé, notamment celles liées à la survie de l'enfant, à la maternité sans risque et à la planification familiale. Enfin, il faut favoriser la gestion de l'environnement par la communauté, surtout pour tout ce qui a trait à l'assainissement, à l'approvisionnement en eau et à l'habitat. Le choix a été fait du district sanitaire comme cadre stratégique d'application de la politique. Le district ainsi défini ne représente aucune entité politique légale, mais doit réunir des conditions organisationnelles matérielles et politiques. Six critères ont été fixés dans les textes initiaux pour que le district sanitaire reçoive les financements de lancement de cette initiative (Tizio & Flori, 1997) :

- une communauté réelle et disponible pour des activités de santé, avec un accent mis sur les activités liées à la santé de la mère et de l'enfant ;
- des comités ou des agents de santé en activité ;
- un réseau d'établissements de soins de santé, notamment des postes de santé, et un centre de santé qui en constitue le niveau de référence ;
- un cadre opérationnel de gestion, constitué du comité de développement du district, du comité de santé, d'une équipe de santé avec un directeur d'équipe, lui-même sous la direction d'un commissaire de district ;
- la capacité de la direction à mettre en œuvre l'approche communautaire du financement sous la supervision de la région et de l'Etat;
- la capacité du cadre opérationnel de gestion à mettre en place à court terme un fonds renouvelable pour le fonctionnement du district sanitaire.

Si les activités prioritaires, les objectifs et le mécanisme de financement sont moins ambigus, le cadre opérationnel du district sanitaire n'est pas clairement défini dans tous les pays membres de l'OMS du fait des différences organisationnelles administratives, et même des politiques sanitaires générales appelées à changer de mode de fonctionnement.

Faisons le tour du Bénin pour voir l'histoire de la mise en place et le fonctionnement de ce concept de district sanitaire.

Il est vrai que le décret 88-444 du 18 novembre 1988 a autorisé le financement communautaire et la rétention des revenus de vente des médicaments par les formations sanitaires. Tout a commencé réellement avec l'avènement du renouveau démocratique succédant à la crise de l'Etat de la fin des années 1980. Ce changement de régime politique a permis au Bénin de prendre de nombreuses initiatives et de s'aligner sur d'autres selon les possibilités du programme d'ajustement structurel et de la coopération internationale. Malgré son adoption en 1987, l'IB n'a réellement démarré une timide application qu'à partir de 1993, et les différentes lois y afférentes n'ont été véritablement promulguées, puis appliquées, qu'à partir de 1995, après la première Table ronde sur le secteur de la santé qui va retenir « *comme premier axe d'action la restructuration du système de santé en zones sanitaires* » (Ministère de la Santé, 2007). Or, les dirigeants politiques béninois revendiquent parfois la paternité de cette initiative. En effet, s'il n'en est pas le principal promoteur, le Centre régional de développement et de santé (Credesa), une ONG béninoise créée et dirigée par le Dr Eusèbe Alihonou, professeur de gynécologie et d'obstétrique à l'Université d'Abomey-Calavi, a contribué pour une grande part à l'expérience pilote antérieure ayant abouti à l'IB, et les expériences béninoises et guinéennes sont à son actif (Ridde, 2004 : 6). Pendant plusieurs années après le lancement de l'IB, le Credesa a été l'espace technique et politique de développement du management du district sanitaire. Cette ONG a opérationnalisé le concept à travers un projet à l'échelle du district sanitaire de Ouidah et abrité la formation de ressortissants africains aux modules de gestion du district sanitaire. Le Credesa et ses partenaires, tels que la Coopération technique allemande (GTZ), le Service néerlandais de développement (SNV), et la Coopération technique belge (CTB), ont particulièrement contribué au développement du district sanitaire au Bénin. Le Pr Alihonou aura été un des plus grands défenseurs de cette politique à ce 37e sommet de l'OMS au Mali.

Après Bamako, la mise en place des zones sanitaires va prendre une dizaine d'années pour démarrer officiellement à partir de 1998, avec le décret n° 98-300 du 20 juillet 1998 portant réorganisation en République du Bénin de la base de la pyramide sanitaire en zones sanitaires. En 2005, elles sont réorganisées par le décret 2005-611 du 28 septembre 2005. Pour leur gestion, un arrêté ministériel pris en 1999 (arrêté n°1111 du 24 février 1999) fixe le statut des équipements d'encadrement de la ZS. Abrogé, il est remplacé par l'arrêté n° 2005-10845 du 8 novembre 2005. Les comités de santé et de gestion, qui sont les représentants de la communauté dont la participation est requise, ont été organisés par l'arrêté n°2005-10196 du 19 octobre 2005. Le statut des hôpitaux de zone a été défini par le décret n°2002-0113 du 12 mars 2002. L'arrêté n° 1269/MSP/DC/SGM/CADZS du 2 mars 1999 portant attributions, composition, organisation et fonctionnement du comité de santé d'une zone sanitaire, a été abrogé et remplacé par l'arrêté n° 10196/MSP/DC/SGM/CTJ/DDZS/SA du 19 octobre 2005 portant attributions, composition, organisation et fonctionnement du comité de santé de la zone sanitaire, pour enfin achever le paysage législatif devant favoriser le lancement intégral des activités des zones sanitaires. Cependant, le fonctionnement de l'administration réglementaire est parfois en décalage avec le fonctionnement réel des organisations qu'elle réglemente. Les textes réglementaires sont parfois pris soit longtemps après leur application, soit longtemps avant la mise en place des conditions matérielles de cette application. Dans le cadre de cette politique de décentralisation du système de soins, la difficulté majeure ayant conduit à des textes anachroniques ou à application tardive reste la difficile appropriation du concept de district sanitaire. Si la taille de la population a servi de critère fondamental pour mettre ensemble des communes autonomes, ce critère n'est pas suffisant pour vite organiser tout le territoire. Il faut trouver d'autres critères pour l'assemblage des anciennes sous-préfectures devenues des communes. Alors qu'en 2007, certaines zones sanitaires n'étaient pas encore lancées, d'autres, comme Tanguiéta, avaient amorcé leur fonctionnement avant même 1995. La fin de la décennie 1990 a été très productive en matière de politiques sanitaires concentrées dans des programmes nationaux de développement sanitaire. Celui élaboré en 1996 pour l'horizon 2001 a mis l'accent sur deux aspects : qualité et accessibilité des prestations de soins et des services de santé d'une part, et participation communautaire et utilisation des services de santé d'autre part. C'est ce programme qui intensifie dans ses objectifs spécifiques la décentralisation du système de soins pour une meilleure couverture sanitaire, pour la moralisation et l'amélioration de la gestion, du financement, de la prise en charge du patient et des conditions de vie de la mère et de l'enfant. Un premier programme est monté pour le développement des zones sanitaires, avec la mise en place d'une direction, et un autre pour le développement des ressources humaines. Pour la période 1997-2001, un troisième programme très ambitieux a aussi été conçu pour l'amélioration de la santé de la reproduction. Il prévoit en effet :

- d'augmenter de 4 % le taux de prévalence contraceptive pour le faire passer de 3 à 7% ;
- de prendre en charge 100% des grossesses à risque dans les maternités ;
- de porter de 54 à 80% le taux d'accouchements assistés ;
- de porter de 27 à 50% le taux d'utilisation des services postnataux ;
- de faire le dépistage systématique des cancers du sein et du col de l'utérus chez les femmes âgées de 30 ans et plus ;
- de prendre en charge les cas d'infertilité diagnostiqués dans les centres de référence et les hôpitaux, et d'obtenir l'adhésion des hommes au programme de la santé de la reproduction.

Ces objectifs, combien ambitieux, ont fait de la zone sanitaire un moyen et un cadre opérationnel de la politique sanitaire du pays.

1.1. Place des soins gynéco-obstétricaux dans la mission de la ZS

Ce panorama des textes de lois montre les compétences légales de la zone sanitaire et des différents acteurs décentralisés appelés à participer à sa gestion. La planification légale et technique met l'accent sur la décentralisation et la couverture sanitaire, la première étant parfois un moyen pour atteindre la deuxième. La politique de décentralisation a pour la zone sanitaire des ambitions majeures à court terme. Selon les textes de lois et les documents politiques et techniques du ministère de la Santé, la ZS est appelée à apporter des réponses à l'ensemble des problèmes de santé qui se posent dans son aire géographique. Son objectif est de *« garantir une meilleure accessibilité de la grande majorité de la population aux services de soins de qualité en assurant la prise en charge adéquate des patients dans 85% à 90% des cas par un système performant »*. Chaque ZS est organisée en circonscriptions sanitaires qui correspondent à l'ensemble des centres de santé d'une commune administrative : les unités villageoises de santé, les centres de santé d'arrondissement, les dispensaires et maternités isolés, et le centre de santé de la commune. La circonscription sanitaire intègre à la fois les centres de santé publics et privés. Elle est dirigée par un médecin généraliste en poste au centre de santé de la commune, et soutenue par la réforme de la santé de 1995.

En fait, l'IB a surtout influencé le fonctionnement des circonscriptions sanitaires. Leurs centres de santé sont appuyés par un hôpital de zone situé dans l'aire concernée, qu'il soit public ou privé. Il est prévu des réseaux aériens de communication (en l'occurrence la radiocommunication) ou des téléphones conventionnels filaires pour relier l'hôpital de zone à l'ensemble des centres de santé qu'il appuie. La demande de santé de la zone sanitaire est censée être satisfaite à 75% au niveau des circonscriptions sanitaires. Une proportion de 25% de cette demande de santé sera donc référée à l'hôpital de zone pour être examinée, celui-ci étant censé satisfaire plus de 15% des 25% qui lui sont référés. Il pourra à son tour référer moins de 10% de la demande générale de la ZS à l'hôpital départemental, qui se situe au niveau intermédiaire, entre la ZS et le niveau national, formé des hôpitaux universitaires et des cliniques spécialisées.

Ainsi conçue, la zone sanitaire est dirigée par une équipe qui développe pour l'ensemble des services de santé un travail collectif. L'Etat prévoit des ressources pour permettre à cette équipe de fonctionner. Mais dans la logique de recouvrement des coûts, le plus important financement devrait être le communautaire. L'application des textes et la réalisation des objectifs sont confiées à la fois au personnel et aux usagers à travers un cadre institutionnel, constitué de comités de gestion pour chaque centre de santé, pour l'hôpital de zone et pour l'ensemble de la zone sanitaire.

La gestion de la zone sanitaire est autonome, assurée par l'équipe d'encadrement de la zone sanitaire (EEZS) et les comités de gestion appelés à collaborer avec le personnel de santé pour la cogestion des services de santé. Ce personnel comprend le médecin pour le centre de santé de commune et les majors responsables du dispensaire pour les centres de santé d'arrondissement, qui ont leur autonomie de fonctionnement sur la base des ressources générées par la vente des médicaments, la délivrance des actes de consultations et les frais de laboratoire, et bénéficient aussi des crédits délégués de l'Etat et de l'appui direct de certains partenaires. Le niveau supérieur de la zone sanitaire est géré par trois instances : le comité de santé (CS), l'EEZS et le conseil de gestion de l'hôpital de zone (CGHZ). Le CS est l'organe suprême qui représente la ZS et prend les grandes décisions sur la politique sanitaire locale. Sa mission est d'assurer le développement socio-sanitaire de la ZS, avec les charges suivantes :

- décider des grandes orientations de la ZS conformément à la politique et aux stratégies sanitaires nationales ;
- représenter légalement la ZS vis-à-vis des instances tierces ;
- approuver les projets de conventions de collaboration avec la ZS ;
- approuver le plan triennal consolidé de développement de la ZS proposé par l'EEZS ;
- décider du site d'implantation des formations sanitaires publiques en collaboration avec les autorités locales ;
- veiller au respect de la réglementation par les professionnels médicaux et paramédicaux exerçant en clientèle privée dans la ZS;
- approuver le budget-programme annuel consolidé de la ZS proposé par l'EEZS ;
- assurer la mobilisation sociale et contribuer à la mobilisation des ressources financières ;
- approuver les tarifs applicables aux prestations dans les centres de santé sur proposition de l'EEZS et selon les directives du ministère de la Santé ;
- apprécier les résultats de l'évaluation périodique des activités de la ZS ;
- décider d'un éventuel audit externe et veiller à la mise en œuvre des recommandations qui en sont issues ;
- œuvrer au renforcement de la participation communautaire au sein de la ZS ;
- désigner en son sein les membres du CGHZ conformément au décret portant statut des hôpitaux de zone publics.

Les compétences du comité de santé lui permettent de produire les orientations stratégiques les plus importantes et d'assurer la planification sanitaire locale à travers l'élaboration et la mise en œuvre des plans de développement sanitaire, des plans opérationnels et des budgets appliqués à ces plans. C'est le pouvoir délibérant du niveau périphérique de l'organisation nationale du système de soins, constitué de l'ensemble des acteurs stratégiques de la ZS répartis en deux catégories : les membres à titre consultatif et les membres à pouvoir délibératif.

Les premiers sont le médecin-coordonnateur de la ZS et le directeur de l'hôpital de zone. Les seconds sont :

- les deux présidents élus des comités de gestion des centres de santé par commune ;
- le maire de la commune ou son représentant choisi parmi les élus locaux ;
- une représentante élue par commune des associations/groupements de femmes élues ;
- deux représentants des partenaires au développement dûment mandatés ;
- deux représentants des associations ou des ONG actives dans le secteur de la santé ;
- un représentant élu du secteur sanitaire privé social ou humanitaire ;
- un représentant élu du secteur sanitaire libéral ;
- deux représentants élus du personnel, dont un agent permanent de l'Etat et un contractuel ;
- un représentant permanent du directeur départemental de la santé.

Après les élections locales de ces différents membres, le directeur départemental prend un acte de nomination et procède à leur installation dans un délai de 30 jours. Les membres ayant le pouvoir délibératif élisent en leur sein et pour un mandat de trois ans non renouvelable un bureau de trois responsables, à savoir le président, le secrétaire et le délégué permanent élu parmi les représentants de la communauté ou de la société civile. Le président ne doit pas être un homme politique et le secrétaire doit savoir écrire. Le comité de santé se réunit une fois par semestre sur convocation de son président pour examiner le plan d'action annuel de la zone sanitaire, le compte-rendu du médecin-coordonnateur de la ZS, celui du délégué permanent sur les activités réalisées dans le semestre et les rapports de gestion des ressources des formations sanitaires de la zone.

L'EEZS est l'organe technique multidisciplinaire chargé de la gestion et de la coordination de l'action socio-sanitaire de la zone. Elle est constituée de techniciens sous la responsabilité d'un médecin-coordonnateur nommé par le ministre de la Santé. Le CGHZ exerce les fonctions d'un conseil d'administration. Sa composition tire son ossature de celle du CSZ. Il est dirigé par un président élu en son sein. Les organes de gestion de la zone sanitaire jouissent d'une autonomie de gestion, même s'ils sont appelés à rendre compte à l'échelon supérieur.

Conçue et organisée comme telle, comment la zone sanitaire peut-elle prendre en charge les problèmes des mères ? La réponse en est donnée dans les documents de santé familiale et de réduction de la mortalité maternelle et néonatale (Ministère de la Santé publique, 2006). Les normes prévoient que les grossesses et accouchements normaux soient entièrement pris en charge au niveau de la circonscription sanitaire. La communauté est chargée de donner les soins néonataux essentiels. Des formations sont de ce fait offertes aux sentinelles et relais communautaires en matière de soins obstétricaux néonataux d'urgence. Les consultations prénatales sont prévues au niveau des arrondissements et de la commune, niveau normalement équipé en ressources humaines et matérielles pour offrir les soins obstétricaux d'urgence de base. Les services de santé de la circonscription sanitaire assurent l'administration parentérale[74] d'antibiotiques, d'ocytociques[75], d'anticonvulsivants, ainsi que la délivrance artificielle, l'évacuation utérine (ou curetage) par aspiration manuelle et l'accouchement instrumenté (ventouse, forceps).

En tant que telle, la circonscription sanitaire est appelée à gérer une large proportion de la demande de soins gynéco-obstétricaux. Les cas compliqués dépistés au cours de la consultation prénatale et de l'accouchement sont envoyés vers l'hôpital de zone pour y être traités à la maternité gynéco-obstétricale. C'est à ce niveau qu'il est possible de faire échographies, transfusions sanguines et césariennes. Si tout fonctionnait normalement, l'hôpital de zone ne recevrait que les femmes qui ont besoin des trois autres fonctions complémentaires de soins obstétricaux d'urgence de base, qui se situent dans les 25% de la demande générale de soins gynéco-obstétricaux. Pour offrir ce type de soins généraux, l'Etat a fixé des normes d'activités, d'infrastructures, d'équipements et de personnel.

La zone sanitaire devrait favoriser et renforcer globalement l'accessibilité des services de santé, la solidarité et l'équité nationale dans l'offre de santé et la qualité des services de santé. La décentralisation du système de soins est vue comme une responsabilisation des acteurs locaux en matière de planification et de prise de décisions. En ce sens, elle favorise la participation communautaire, l'établissement du budget et le contrôle des dépenses, la collaboration entre les différents intervenants et le partenariat entre les secteurs sanitaires privé et public (Ministère de la Santé publique, 2001). Comme pour l'ensemble des programmes, la réalisation du document des normes a été financée par le Fonds européen de développement, la Coopération belge et la Coopération française à travers le projet Santé et Population. Les normes d'activités et d'équipements sont définies pour chaque type de soins. En général, les formations sanitaires périphériques mènent le plus grand nombre d'activités, regroupées sous le concept de paquet minimum d'activités (PMA), tandis que l'hôpital de zone mène un paquet complémentaire d'activités (PCA).

1.2. Normes d'activités, infrastructures, équipements et personnel

Les services sanitaires de la zone sont appelés à répondre à un ensemble de normes matérielles. Suivant leur niveau d'installation (village, arrondissement ou commune), les services doivent satisfaire à des conditions physiques pour favoriser le bon déroulement des activités normatives. Des standards internatio-

---

[74] *C'est-à-dire non orale, non digestive : piqûres, perfusions, etc…*

[75] *Dérivés de l'ocytocine, hormone secrétée lors de l'acte sexuel, de l'accouchement (favorisant les contractions utérines), et de l'allaitement. Dite aussi « hormone de l'attachement », du plaisir, ou du câlin.*

naux en la matière ont été adoptés. Alors que les normes fixent la disponibilité en services selon les divers niveaux, les normes d'infrastructures et d'équipements fixent respectivement les dimensions des bâtiments et du revêtement de leurs sols et murs selon le type de services, ainsi que la nature et la qualité des équipements requis pour chaque service. Le tableau suivant montre les activités de soins gynéco-obstétricaux par type de service, allant de l'hôpital de zone à l'unité villageoise de santé. Comme on le voit, l'hôpital de zone est sollicité pour les cas compliqués et urgents, et l'unité villageoise pour la mobilisation communautaire. Les activités ordinaires et massives sont attendues au niveau des maternités des centres de santé de commune et d'arrondissement et des maternités isolées.

Tableau 16
Paquets de soins gynéco-obstétricaux par type de structure

Activités	HZ	CSC	CSA	DI	MI	UVS
Consultation prénatale						
Visite à domicile des femmes enceintes pour IEC[76]		+	+		+	+
Stratégie CPN avancée		+	+		+	
IEC spécifique par mobilisation sociale		+	+		+	
Accueil quotidien des femmes enceintes		+	+	+	+	
Interrogatoire systématique		+	+		+	
Examen clinique systématique et dépistage des GARE[77]		+	+		+	
Surveillance des gestantes (anémie, albumine, œdèmes)		+	+		+	
Traitement immédiat des affections courantes		+	+		+	
Prévention du paludisme		+	+		+	
Prévention de l'anémie		+	+		+	
Vaccination antitétanique		+	+		+	
Mesure du taux de l'hémoglobine	+	+	+		+	
Prise en charge, IEC et suivi médical des cas non référés	+	+				
Prise en charge, IEC et suivi médical des GARE référés ou non		+				
Accouchement						
Accueil quotidien des cas		+	+		+	
Interrogatoire systématique		+	+		+	
Examen clinique systématique et dépistage des GARE		+	+		+	
Évacuation des accouchements à risque	+	+	+		+	
Suivi du travail d'accouchement avec le partogramme		+	+		+	
Accouchements normaux	+	+	+		+	
Soins au nouveau-né	+	+	+		+	
Examen du nouveau-né	+	+	+		+	
Appréciation de l'indice d'APGAR[78]	+	+	+		+	
Vaccination au BCG	+	+	+		+	

[76] *Information, éducation, communication.*

[77] *Grossesse à risque éventuel.*

[78] *Le score Apgar consiste en une note globale attribuée au nouveau-né suite à l'évaluation, faite 60 secondes, puis 5 minutes après la naissance, de cinq éléments spécifiques que sont le rythme cardiaque, la respiration, le tonus, la couleur de la peau et la réactivité. Développé en 1952 par le Dr Virginia Apgar, médecin américain.*

Activités	HZ	CSC	CSA	DI	MI	UVS
Consultation prénatale						
Soins à la mère	+	+	+		+	
Prescription du rendez-vous de consultation postnatale	+	+	+		+	
Accueil et prise en charge des cas référés (24h/24H)	+	+	+		+	
Prise en charge et suivi médical des cas non référés	+	+	+		+	
Accueil et prise en charge (24h/24h) des cas GARE	+					
Accouchement dystocique (épisiotomie, ventouse, forceps)	+					
Contre-référence	+					
Consultation postnatale						
Surveillance du post-partum immédiat	+	+	+		+	+
Contre-référence pour le suivi postnatal	+					
Interrogatoire systématique		+	+		+	
Examen clinique systématique		+	+		+	
Proposition de planning familial		+	+		+	
Surveillance nutritionnelle de la mère		+	+		+	
Supplément de vitamines A à la femme allaitante		+	+		+	
Vaccination de l'enfant au BCG et anti-poliomyélite		+	+		+	
Visite à domicile en cas de rendez-vous manqué		+	+		+	+

Source : Ministère de la Santé Publique, 2001, p.XI

A tous les échelons, les maternités doivent remplir des conditions physiques pour être à même d'offrir les prestations de leurs compétences et de leurs devoirs techniques. Une maternité doit avoir une surface minimale dont les dimensions sont précisées. C'est le cas pour les unités avec lesquelles les maternités doivent collaborer pour la délivrance des prestations. L'annexe 9 récapitule ces différentes normes.

Ces infrastructures doivent être suffisamment pourvues en instruments, mobiliers et consommables médicaux. L'Etat a prévu un minimum d'équipements nécessaires pour le fonctionnement des maternités. Il n'est pas inutile, loin s'en faut, de voir ce qui est prévu en termes d'équipements dans les maternités, et ce qui existe réellement. Les décès les plus tragiques surviennent pour des raisons « mineures ». La rupture du stock d'oxygène ou le manque de bouteille pour s'en procurer sont des raisons qui ont maintes fois occasionné le décès de parturientes ou de nouveau-nés. Chaque équipement médical répond à un acte médical. La production médicale, tout comme la production agricole, est plus rentable lorsqu'elle bénéficie de la mécanisation, de la capacité de l'agent à manipuler les techniques, le matériel et les technologies. Partant de cette considération, le matériel médical est appelé à évoluer en quantité et en qualité avec la recherche et la formation des ressources humaines. Sur le plan organisationnel, la disponibilité et l'évolution du matériel ont été évoquées dans les facteurs de motivation des ressources humaines. Le personnel est plus motivé quand il trouve les moyens matériels adéquats pour accomplir ses charges techniques. Les normes infrastructurelles mentionnées dans le paragraphe précédent sont élaborées en réponse aux besoins en équipements. Face à la pénurie et aux coûts de formation des ressources humaines spécialisées dans les filières et les professions médicales, il semble même bénéfique de disposer de suffisamment de matériel technique maîtrisé par les agents disponibles pour leur faciliter la tâche. Par exemple, l'absence d'un appareil comme le pelvimètre peut entraver le contrôle d'une parturition, particulièrement la mesure de la complication et l'urgence de la référence. Le manque de boîtes de rangement du matériel peut en expliquer la dispersion et le retard de repérage dans l'urgence du besoin. Cette considération ne devrait cependant pas amener à accumuler à l'inverse du matériel hautement technique, spécialisé et inconnu de leurs manipulateurs. L'ensemble des équipements requis par les maternités est présenté en annexe 7.

La gestion des infrastructures et l'utilisation des équipements doivent être assurées par un personnel techniquement qualifié. Les normes proposées par l'OMS font état d'une sage-femme et d'un(e) infirmier(e) pour 5.000 habitants et d'un médecin pour 10.000. L'application de ces normes se heurte dans certains espaces au problème du mode d'organisation de l'habitat, c'est-à-dire à la question de la distance par rapport au centre de santé et de son accessibilité.

Au Bénin, en plus de la prise en compte de ces normes dans les dispositifs techniques et administratifs, le ministère de la Santé a aussi proposé des normes non pas en rapport avec la population, mais avec les services de santé. Ainsi, en fonction des niveaux dans la pyramide, chaque maternité devra disposer d'un effectif indiqué en personnel paramédical et médical. Les normes relatives à ces effectifs sont en annexe 7.

Normes en matière de consultations prénatales et d'accouchements

Les actes de consultation prénatale et de gestion de l'accouchement connaissent de nombreux problèmes de mise en œuvre signalés par les différents acteurs impliqués dans leur exécution. Entre les normes professionnelles, les normes communautaires et les normes théoriques officielles, on trouve aussi de nombreux écarts qui frustrent, selon la situation, une ou plusieurs catégories d'acteurs.

Après un bref retour sur l'histoire et le contenu technique normatif de chaque acte, cette section essaiera de faire ressortir les cas problématiques rencontrés dans les maternités. A travers ses deux termes constitutifs, l'expression « consultation prénatale » (CPN) évoque bien la présence d'au moins deux parties concernées par l'attente d'une naissance. En tant que telle, elle est relationnelle et doit se réguler par des règles, conscientes ou non, en vue d'aboutir à un ou à plusieurs objectifs *a priori* communs : la bonne issue de la grossesse et la bonne santé de la mère et du nouveau-né. Mais comme tout acte de communication et de régulation, il s'agit de règles du jeu et de jeux de règles. L'interaction due à la pluralité des acteurs donne à ces actes une autre nature que celui d'un ingénieur agronome qui remue le sol pour une plantation agricole. Lui est le seul acteur de la manœuvre.

La CPN a une histoire. L'information la plus fournie en la matière est rapportée par Vincent de Brouwere et Wim Van Lerberghe. Ils situent l'apparition de cet acte médical au début du XXe siècle. Son invention est revendiquée à la fois par les Anglais, les Australiens et les Américains. Les Britanniques disent que la consultation prénatale a été conçue pour la première fois en 1901 par John William Ballantyne, les Autraliens l'attribuent à Wilson en 1910, et les Américains la situent avec l'*Instructive District Nursing Association* du Boston Lying-in Hospital en 1910 (De Brouwere, Van Lerberghe, & Tonglet, 1997). Ces auteurs soutiennent que « *c'est en 1929 que le contenu standard de la consultation prénatale est mis au point par le ministère de la Santé du Royaume-Uni, et il ne changera plus fondamentalement, même si de temps en temps une technique est ajoutée ou remplace une autre jugée dépassée* ».

Selon cette conception, la CPN poursuivait les principes suivants :

1. Prédire les difficultés à l'accouchement par l'examen clinique de la gestante ;
2. Détecter et soigner la toxémie ;
3. Prévenir, diagnostiquer et traiter les infections cervicales[79], urinaires, etc. ;
4. Diagnostiquer et traiter les maladies vénériennes ;
5. Assurer la coopération étroite entre l'hôpital et les soignants de la grossesse ;
6. Éduquer la gestante à travers une bonne consultation.

Douze visites sont prévues pendant la grossesse, dont trois au moins avec le médecin.

Trente ans après sa mise en œuvre, la consultation fut jugée décevante, car les décès maternels survenaient malgré tout, et la recherche révèle qu'elle ne parvenait pas à détecter et à prévenir les conditions qui les provoquaient : septicémie et hémorragies. Mais l'explication de leur non-détection s'est focalisée sur la faible proportion de femmes ayant consulté pendant la grossesse. Les recherches ont progressivement élaboré des méthodes d'objectivation et de quantification du risque pour une femme d'en mourir. La consultation prénatale a désormais été utilisée pour sélectionner les femmes à risque. Plus qu'un outil de santé maternelle, cette méthode a été proposée dans les années 1960-70 aux pays en développement comme outil de décision et de priorisation pour la programmation des actions de santé maternelle. Les méthodes de mesure du risque permettent d'agréger plusieurs facteurs pour apprécier le risque de mortalité maternelle et périnatale. Pour Vincent de Brouwere *et al*,

> *« à la fin des années 1970, l'Organisation mondiale de la santé publiait "Pour une approche des soins de santé maternelle et infantile fondée sur la notion de risque", et en 1984, son prolongement méthodologique et conceptuel, "L'approche fondée sur la notion de risque et les soins de santé, notamment la santé maternelle et infantile (y compris la planification familiale)" »*

Cette *risk approach,* qui provoquera l'engouement des acteurs de ce secteur, a pour objectif de mesurer exactement la probabilité qu'un événement sanitaire futur a de se produire. Ainsi, elle devrait favoriser l'identification des femmes à risque à orienter vers des services de santé appropriés.

---

[79] *Relatives au col de l'utérus.*

« Les pays en développement disposeraient ainsi d'un outil de prise de décisions pour les priorités nationales et locales. L'instrument n'avait donc plus un objectif d'évaluation du risque individuel, mais devenait un outil de prise de décisions programmatique. L'espoir était de réduire le nombre de femmes à prendre en charge dans les hôpitaux de référence, grâce à un tri basé sur l'approche de risque. Ainsi, les pays en développement pourraient quand même réduire la mortalité et la morbidité maternelles et périnatales, sans devoir investir dans un réseau hospitalier (coûteux en argent et en ressources humaines) » (De Brouwere & Van Lerberghe, 2001).

Par ses bases théoriques, l'approche-risque pose cependant des problèmes. Elle part de la considération que le risque de mourir n'est pas le même pour toutes les femmes. Sa distribution n'est pas hasardeuse. En reconnaissant le risque et sa distribution dans la population, l'approche ne fournit pas toujours les moyens d'identifier les femmes à risque avant l'avènement réel de ce risque. Aussi faut-il que le système de soins ait les moyens de prévenir le risque, sinon il ne sert à rien de le détecter. Pour que cette approche remplisse bien sa mission, il faut se poser la question de *« savoir s'il est possible, facile, pas trop coûteux de discriminer les vrais positifs (les femmes qui auront un problème durant leur grossesse ou à l'accouchement) des vrais négatifs (celles qui n'auront pas de problèmes) »* (De Brouwere & Van Lerberghe, 2001). Dans la pratique, il est difficile de faire cette discrimination. C'est entre autres la raison pour laquelle depuis quelques années, le Bénin, comme les autres pays en développement, a adopté l'approche dite « recentrée ». Elle est présentée en détail dans le document de stratégie de réduction de la mortalité maternelle et infantile du ministère de la Santé qui présente les principes et les objectifs de la consultation prénatale recentrée comme suit :

« La consultation prénatale recentrée repose sur le principe que toute femme enceinte est à risque de complications. Ainsi, toutes les gestantes devraient recevoir les mêmes soins de base. Ce qui différencie la CPN recentrée de l'approche fondée sur le risque. La CPN recentrée insiste sur des actions éprouvées, orientées selon un objectif ; des soins individualisés axés sur la femme ; la qualité des visites par opposition à leur nombre (4 visites de base) ; des soins donnés par des prestataires compétents ; la prise en compte de la famille, surtout de l'époux. Elle comporte l'identification des problèmes spécifiques de la gestante et leurs approches de solution ; la prévention des complications/maladies ; la détection et le traitement précoce des complications ; la préparation pour l'accouchement et les mesures à prendre en cas de complications » (Ministère de la Santé publique, 2006).

Une série d'interventions est proposée et modélisée pour garantir l'issue heureuse d'une grossesse et d'un accouchement. Nous présentons les normes pour les accouchements normaux et les soins obstétricaux d'urgence, que nous mettrons à l'épreuve des récits de parturientes et d'accouchées. Le document de stratégie nationale de réduction de la mortalité maternelle et infantile de 2006 fixent les objectifs de l'accompagnement d'un accouchement normal comme suit :

- protéger la vie de la mère et du nouveau-né ;

- soutenir la femme, son partenaire et sa famille pendant le travail et l'accouchement et répondre à leurs besoins ;
- surveiller l'évolution du travail à l'aide du partogramme ;
- réaliser un accouchement propre et sûr pour la mère et le nouveau-né ;
- pratiquer la gestion active de la troisième phase de l'accouchement ;
- surveiller le post-partum immédiat (mère et nouveau-né) ;
- faire l'examen systématique du nouveau-né.

La gestion active de la troisième phase de l'accouchement (Gatpa) est « *une technique efficace pour la prévention des hémorragies du post-partum comparée à la délivrance physiologique. Elle consiste en l'administration d'ocytociques, la traction ou la tension contrôlée sur le cordon et un massage de l'utérus. Elle doit remplacer la délivrance physiologique chaque fois que les conditions le permettent* » (Ministère de la Santé publique, 2006).

En sus de ce modèle de gestion de l'accouchement, la Stratégie a fixé un modèle pour les cas de complications et d'urgences. La logique étant que les complications non prévues et non prévenues soient tout au moins bien traitées le cas échéant.

Les soins obstétricaux d'urgence sont classés entre soins obstétricaux d'urgence de base (Soub) et soins obstétricaux d'urgence complets (Souc). Les premiers comprennent six actes essentiels, à savoir :

- l'administration parentérale d'antibiotiques ;
- l'administration parentérale d'ocytociques ;
- l'administration parentérale d'anticonvulsivants ;
- la délivrance artificielle ;
- l'évacuation utérine, ou curetage, par aspiration manuelle ;
- l'accouchement instrumental (ventouse, forceps).

Si, malgré l'application de ces six gestes, l'accouchement reste difficile, deux autres, la transfusion sanguine et la césarienne, peuvent être nécessaires. Les soins obstétricaux sont dits complets dans le cas où il est nécessaire et possible pour la maternité de pratiquer ces huit actes. Les centres de santé d'arrondissement et de commune sont censés offrir les soins obstétricaux d'urgence de base. L'hôpital de zone est apte à donner les soins obstétricaux d'urgence complets. Le centre de santé communal et d'arrondissement est appelé à gérer facilement, du point de vue technique, les accouchements normaux et les accouchements compliqués, mais ne nécessitant ni transfusion sanguine, ni césarienne. Ceux qui les nécessitent doivent être référés à temps. La référence est une solution aux limites techniques du centre. La stratégie de réduction de la mortalité maternelle et néonatale a fait des soins obstétricaux d'urgence l'intervention de choix pour faire baisser le nombre de décès des mères. Depuis 2006, elle a aussi prévu les moyens politiques et organisationnels.

2. Normes, organisation et gestion de la zone sanitaire de Tanguiéta

« L'autonomie de gestion, qui devient de plus en plus la règle dans le domaine financier, ne va pas jusqu'à la délégation du pouvoir sur le personnel, ce qui prive le médecin-chef de district d'un levier de réforme puissant, dont l'étude de cas concrets de districts sanitaires soulignent l'importance » (Grodos, 2004).

2.1. Organisation de l'offre de soins

Comme expliqué plus haut, dans l'administration sanitaire nationale, le territoire de la Pendjari constitue une zone sanitaire. Elle compte trois communes : Cobly, Matéri et Tanguiéta, qui regroupent une population totale de 185 100 habitants (Insae, 2004). L'ensemble des formations sanitaires publiques ou privées de la zone forme un réseau de services de santé de premier contact, avec son hôpital de zone situé à Tanguiéta, nommément l'hôpital Saint-Jean de Dieu. La maternité est dirigée soit par une infirmière, soit par une sage-femme. Le dispensaire est entre les mains d'un infirmier qui appuie le chef de poste et le supplée quand il est absent. Dans chaque secteur, les responsables ont des collaborateurs aides-soignants(es) et des commis (de pharmacie). En moyenne, il y a cinq agents dans chaque centre. En fonction de l'intensité des activités, le nombre d'agents spécialisés ou non peut varier. Les centres de santé communaux de Cobly et de Matéri sont respectivement à 35 et 32 km de Tanguiéta. Il existe dans certains villages et quartiers urbains des unités villageoises de santé, des maternités ou des dispensaires isolés, comme le montrent les différentes cartes des infrastructures sanitaires.

L'organisation des services se présente comme une pyramide, avec à la base les centres de santé d'arrondissement, les dispensaires et maternités isolés, au milieu les centres de santé de commune, et au sommet l'hôpital de zone, formation ultime pour la référence au niveau périphérique. Créé en 1968 par les frères hospitaliers de Milan (Italie) afin d'assurer aux populations du Nord-Atacora des soins médico-chirurgicaux de qualité, il a démarré ses activités le 29 juin 1970 avec 82 lits. Il en compte aujourd'hui 231, avec bloc opératoire, services de médecine générale, de chirurgie, de pédiatrie, de maternité, de soins intensifs, d'urgences, ainsi que laboratoire d'analyses (pratiquant la télémédecine en liaison avec l'hôpital de Legnano, en Italie), imagerie médicale, pharmacie, physiokinésithérapie, ophtalmologie, centre nutritionnel « Pigio » et service d'ozonothérapie.

C'est en 1998 que l'établissement est devenu l'hôpital de la zone sanitaire de Tanguiéta. Il reçoit périodiquement des spécialistes expatriés pour des missions de prise en charge en gynécologie, cardiologie, urologie, chirurgie orthopédique, ophtalmologie, odonto-stomatologie, etc.

Sur le plan de l'organisation géographique, les services se présentent en zones habitables. La carte de répartition des services sur tout le pays montre la zone cynégétique vide et les terres habitées pourvues en services. Les cartes 1, 2 et 3 présentent la répartition géographique des services, d'abord sur l'ensemble de la zone, et ensuite dans les communes de Matéri et Cobly. L'annexe 10 montre l'organisation du système de soins de l'aire pendjarienne. Chaque centre de santé dispose d'un dépôt de médicaments essentiels, avec pour la zone un dépôt répartiteur chargé d'approvisionner les centres de santé. Au centre des communes de Tanguiéta et de Matéri, on trouve des dépôts pharmaceutiques privés. La coordination de la zone sanitaire déclare que

> *« 47% (52% jusqu'en 2007) des villages de la zone et 48% (51% jusqu'en 2007) de la population sont situés à plus de 5 kilomètres d'un centre de santé ; cet indicateur s'est amélioré grâce à la construction de deux nouveaux centres de santé à Tchatingou et Mamoussa et de deux dispensaires isolés à Kotari et Oroupkarè »* (Zone sanitaire de Tanguiéta-Cobly-Matéri, 2010, p.20).

Un centre nutritionnel a été créé en 1986 pour offrir une meilleure prise en charge aux enfants mal- et dénutris.

Le management de l'ensemble de ces aires sanitaires est assuré par différents organes. L'organe politique chargé de prendre les grandes décisions politiques et d'appliquer les stratégies sanitaires est le comité de santé de la zone sanitaire. Il est décentralisé au niveau des services par les comités de gestion. L'organe technique est l'équipe d'encadrement de la zone sanitaire (EEZS), celle-ci étant représentée au plan des services par les équipes de soignants. Ces organes cogèrent les établissements de soins. Au niveau supérieur, représenté par le comité de santé et l'EEZS, se développent les activités de planification, budgétisation, coordination et supervision. Les comités de gestion et les équipes de soignants au niveau des établissements appliquent les soins préventifs et curatifs.

Graphique 6
Organigramme de la zone sanitaire en 2009

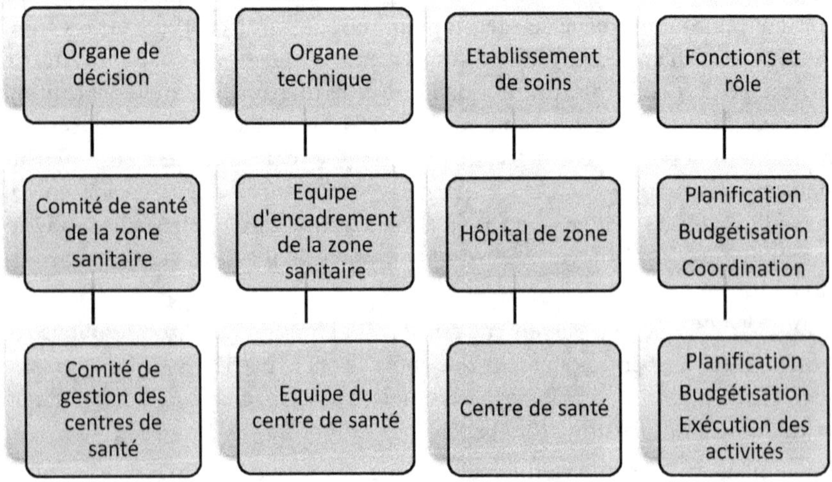

Source : Annuaire statistique de la zone sanitaire 2009

Le comité de santé étant l'organe politique, il comprend des représentants de l'organe technique, des soignants et des représentants des communautés, et fonctionne sur la base des rencontres périodiques de prise de décisions à partir des documents et d'informations fournies par l'équipe d'encadrement (EEZS). C'est elle qui coordonne l'action socio-sanitaire dans la zone. Elle bénéficie de l'appui de partenaires, comme la Fondation de l'Unidea, pour bénéficier de personnel technique et administratif, et comprend le médecin-coordonnateur, en poste au siège situé dans l'enceinte du centre de santé communal de Tanguiéta, ainsi que le directeur de l'HSJDD, un frère hospitalier de l'ordre de Saint-Jean de Dieu formé en administration hospitalière. Les médecins-chefs des trois centres de santé communaux font partie de l'équipe, qui comprend aussi les responsables pour, respectivement, les soins infirmiers, les soins obstétricaux, les statistiques et l'action sociale. La gestion purement administrative est assurée par un(e) chargé(e) de l'administration et des ressources, un(e) assistant(e), un(e) comptable et un(e) secrétaire.

En général, l'EEZS tient des séances mensuelles ordinaires et des séances extraordinaires selon les besoins. Leurs programmes prévoient des rencontres, et les comptes-rendus des membres des différents ateliers, séminaires et formations, pour informer l'équipe des conditions afin que ses membres bénéficient des nombreuses opportunités.

Les autres points qui se discutent d'ordinaire sont l'élaboration des plans d'action et le suivi de leur mise en œuvre, le planning des activités mensuelles, les inventaires, les *monitorings*, la supervision des formations sanitaires et la gestion des crédits délégués.

Graphique 7
Organigramme fonctionnel de l'équipe de gestion de la zone en 2009

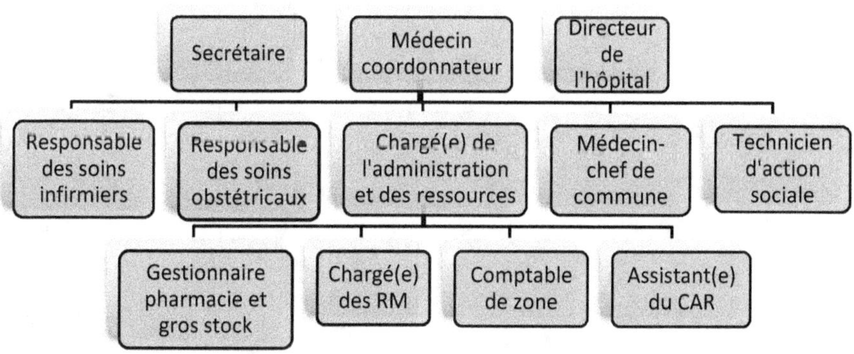

Source : Annuaire statistique zone sanitaire 2009

L'équipe organise par ailleurs la restitution aux agents de santé des participations aux divers ateliers (Zone sanitaire de Tanguiéta-Cobly-Matéri, 2010a), assure le bon fonctionnement du système de référence et de contre-référence, ainsi que la surveillance intégrée des maladies et la riposte. Elle a aussi pour tâches de collecter et organiser les données statistiques, conduire des recherches, ainsi qu'entreprendre des actions de mobilisation de ressources externes.

Les ressources humaines de l'ensemble des formations sanitaires de la zone sont de 443 agents, avec 237 pour l'hôpital et seulement 206 agents pour toutes les autres formations sanitaires. Une bonne moitié (118) de ces 206 agents sont des contractuels du ministère de la Santé, communément connus sous le terme de « mesures sociales ». Ce sont des agents recrutés par le ministère sur des postes déclarés au niveau local. Au 31 décembre 2009, sur l'effectif de l'hôpital, 21 sont des religieux (frères de l'Ordre hospitalier de Saint Jean de Dieu, sœurs théatines de l'Immaculée Conception et autres), 179 sont des laïcs salariés, dont 168 agents embauchés par l'hôpital, 11 autres pris en charge par le budget de l'Etat et 37 intérimaires. Ils se divisent en deux groupes, à savoir le groupe technique, directement impliqué dans l'application des soins, et le groupe administratif. Le personnel médical compte 16 médecins, le paramédical 55 infirmiers et 6 sages-femmes. L'équipe technique soignante compte 162 agents, contre 64 agents concernés par l'administration pure.

Dans les villages, la zone sanitaire a mis en place, avec l'appui de la fondation Unidea, des agents de service à base communautaire, et avec Plan Bénin, des organisations communautaires de base. Ces dernières intègrent les agents de services communautaires et ont pour mission la prise en charge du paludisme chez les enfants.

Les salaires du personnel, ainsi que les charges d'eau et d'électricité, sont en général pris en charge par l'Etat au travers de crédits délégués. Outre ces lignes budgétaires, le budget national a participé pour l'exercice 2009 à hauteur de 27% au budget de la ZST, contre 13% pour le financement communautaire, 47% pour l'Unidea et 4% pour le Fnuap. Le tableau suivant présente les contributions des différents partenaires depuis 2005.

Tableau 17
Financement de la zone sanitaire de 2005 à 2009 selon les sources

Année	Source de financement	Prévision	Réalisation	Taux de réalisation en %
2005	Budget national	107 261 000	106 291 475	99
	Unidea	145 293 820	191 648 333	132
	Fnuap	27 000 000	0	0
	Financement communautaire	77 861 942	59 206 757	76
	TOTAL	**357 416 762**	**357 146 565**	**100**
2006	Budget national	125 960 000	122 681 377	97
	Unidea	281 935 529	271 834 723	96
	Fnuap	29 000 000	9 000 000	31
	Financement communautaire	60 930 000	57 876 870	95
	Groupe de Solidarité pour l'Afrique	10 000 000	5 000 000	50
	TOTAL	**584 472 060**	**438 166 392**	**75**
2007	Budget national	106 468 000	106 447 839	100
	Unidea	459 058 290	453 968 918	99
	Financement communautaire	119 900 000	115 000 000	96
	TOTAL	**685 426 290**	**675 416 757**	**99**
2008	Budget national	138 656 000	138 649 932	100
	Unidea	167 450 000	146 232 706	87
	Financement communautaire	40 556 000	49 136 515	121
	Fnuap	25 300 000	17 513 021	69
	PALP	35 302 000	7 384 265	21
	Locat	65 595 700	68 544 601	104
	TOTAL	**472 859 700**	**427 461 040**	**90**
2009	Budget national	125 150 000	123 499 558	99
	Financement communautaire	60 005 000	67 039 163	112
	Unidea	220 029 217	220 061 110	100
	Fnuap	20 000 000	12 379 359	62
	PALP	37 300 000	0	0
	Pisaf	7 958 210	2 548 000	32
	TOTAL	**470 442 427**	**425 527 190**	**90**

Source : EEZS Tanguiéta, 2009

En ce qui concerne la fréquentation des services de santé, elle est en général acceptable, à 63% en 2009 pour l'ensemble de la zone. Mais elle varie suivant les centres de santé, laissant voir de grandes disparités : 14% à Tchatingou, 139% à Porga (Zone sanitaire de Tanguiéta-Cobly-Matéri, 2010, p. 24).

Tableau 18
Fréquentation des services de santé de la zone en 2009

Aires sanitaire/commune		Population 2009	Nouveaux cas	Taux de fréquentation en %
Nanagadé		12 277	11 488	94
Datori		9 215	6 394	69
Kountori		13 736	4 917	36
Tapoga		9 247	2 004	22
Cobly		14 807	15 032	102
Commune de Cobly		59 283	39 835	67
Nodi		10 004	5 528	55
Porga		7 549	10 489	139
Dassari		15 960	7 015	44
Gouandé		16 607	5 835	35
Tantéga		21 122	4 208	20
Matéri		25 239	6 476	26
Tchanhoun		9 889	11 028	112
Koronkoré		4 130	1 048	25
Commune de Matéri		106 371	50 579	48
Cotiacou		5 138	2 195	43
N'Dahonta		11 101	5 853	53
Tanongou		7 316	3 166	43
Tanguiéta		22 287	14 120	63
Mamoussa		4 217	2 170	51
Tchatingou		3 001	429	14
Taïacou		12 347	4 189	34
Commune de Tanguiéta		69 537	33 170	48
HZ		-	23 798	-
Zone	**2009**	**235 191**	**147 382**	**63**
	2008	**228 672**	**138 996**	**61**

Source : SNIGS/ZST, 2009

On voit, à travers les situations particulièrement critiques comme Tchatigou, Taïacou, Koronkoré, Tantéga, Matéri-centre, et la situation générale même de la ZST, qu'une grande marge de la population est exclue du système de soins : 37% en 2009 et 39% en 2010. Si l'on considère que ces faiblesses du système de soins sont telles que son utilisation ne garantit pas une satisfaction des besoins, il est de bon aloi de considérer comme énorme cette tranche qui ne le fréquente même pas. Les indicateurs de santé fournis par le tableau suivant montrent une situation critique pour la période 2005-2009.

Tableau 19
Synthèse des indicateurs usuels de la zone

Indicateurs	Repère	2005	2006	2007	2008	2009
Population	-	206 370	213 370	222 119	228 672	235 191
Nombre d'habitants/médecin	10 000	13 758	14 252	13 882	13 451	12 378
Nombre d'habitants/infirmier	5 000	2 752	2 457	2 314	2 264	2 045
Nombre de FAP/sage-femme	5 000	2 589	2 398	2 491	2 565	2 948
Taux d'occupation de lits à l'HZ	-	109	104	120	120	135
Durée moyenne de séjour à l'HZ	-	10	10	10	9	9
Niveau de recouvrement	1 à 1,2	1,02	0,95	0,95	1,21	0,9
Marge bénéficiaire	< 1,5	1,66	1,57	1,53	2,00	1,29
Recette moyenne/cas	-	1 690	1 762	1 438	1 907	1 639
Dépense moyenne/cas	-	1 647	1 860	1 598	1 704	1 837
Coût moyen/cas	-	1 017	1 125	939	955	1 268
Trois premières affections en consultation	-	Palu simple IRA[80] basses Diarrhée	Palu simple IRA basses Diarrhée	Palu simple IRA basses Lésions traumatiques	Palu simple IRA basses Anémie	Palu simple IRA basses Anémie
Incidence du paludisme	-	144 pour 1000	145 pour 1000	181 pour 1000	204 pour 1000	230 pour 1000
Mortalité due au palu grave	-	4,1%	4,7%	5,3%	6,4%	2%
Nombre de cas de PFA[81]	4	3	6	3	7	6
Taux de fréquentation	40%	50%	46%	56%	61%	63%
CPN	91%	84%	73%	82%	76%	78%
Accouchements assistés	77%	60%	53%	59%	58%	59%
Consultations postnatales	-	39%	39%	43%	43%	54%
Prévalence contraceptive	14%	5%	5%	6%	5%	4%
Césariennes	5-15%	2,2%	2,3%	3,1%	3,3%	3,4%

[80] *IRA : Infections respiratoires aiguës.*

[81] *PFA : Planification familiale ambulatoire.*

Prévention contre le paludisme						
Indicateurs	**Objectif d'Abuja**	**2005**	**2006**	**2007**	**2008**	**2009**
Utilisation des MI* par les plus de 5 ans	-	14%	62%	66%	67%	81%
Utilisation des MI par les moins de 5 ans	80%	25%	75%	86%	83%	89%
Utilisation des MI par les femmes enceintes (FE)	80%	28%	79%	80%	80%	94%
Proportion des FE sous le TPI à la SP (TPI 1)	80%	10%	55%	74%	74%	87%
Mortalité						
Indicateurs	**OMD en 2006**	**EDS 2006**	**2006**	**2007**	**2008**	**2009**
Taux de mortalité infantile	64,4	67‰	38‰	36‰	35‰	33‰
Taux de mortalité infanto-juvénile	-	125‰	76‰	72‰	66‰	66‰
Taux de mortalité maternelle (TMM)	474 pour 100 000 naiss. viv.[82]	397 pour 100 000 naiss. viv.	531 pour 100 000 naiss. viv.	314 pour 100 000 naiss. viv.	307 pour 100 000 naiss. viv.	226 pour 100 000 naiss. viv.
Couverture vaccinale						
Indicateurs	**Objectif pays**	**2005**	**2006**	**2007**	**2008**	**2009**
BCG	100%	107%	108%	122%	109%	111%
PENTA 3	93%	98%	96%	110%	106%	105%
POLIO 3	96%	98%	96%	110%	106%	105%
VAR	92%	83%	87%	102%	99%	107%
VAA	92%	79%	80%	95%	99%	106%
Vat 2+	76%	56%	44%	53%	52%	34%

MI* : moustiquaires imprégnées

Source : Annuaire ZST 2009

Avant de commenter les informations contenues dans ce tableau, signalons que selon les rapports des institutions de promotion et d'évaluation de la santé, certaines données changent sur la même variable. Le tableau offre des curiosités significatives. En mettant l'accent sur la santé maternelle, il est étonnant de constater que l'indicateur du taux de couverture en sages-femmes est très satisfaisant ; une sage-femme pour 2 948 femmes en âge de procréer (FAP) contre la norme OMS d'une sage-femme pour 5 000 habitants. Il est utile de mentionner que cette norme OMS n'a pas tenu compte des questions de distance qui font que certaines femmes sont exclues des services d'une sage-femme, surtout dans un habitat dispersé comme celui du territoire de la Pendjari. Aussi, comme

[82] *Naiss. viv. : Naissances vivantes*

le montre le tableau, deux des trois premières raisons de consultation sont des complications de la grossesse et de l'accouchement. Il s'agit du paludisme et de l'anémie. Le besoin de suivi des femmes enceintes et des parturientes est d'autant plus grand que le milieu connaît une incidence sévère du paludisme en général et de l'anémie chez les femmes enceintes en particulier. L'incidence du paludisme est de 230 pour 1000.

Dans ce milieu, la prévalence contraceptive, supposée diminuer le nombre de grossesses et allonger la distance inter-génésique, est passée de 14% en 2005 à 4% en 2009. Au fur et à mesure qu'on s'éloigne dans le temps de la Conférence du Caire, la prévalence contraceptive s'éloigne des femmes, dirait-on. Le taux d'accouchements assistés a baissé aussi, passant de 77% en 2005 à 59% en 2009. Et en amont, le taux de consultations prénatales est passé de 91% en 2005 à 78% en 2009. Ces deux derniers taux offrent une lecture critique de leur évolution. A moins de révéler des insuffisances dans le système d'information, ils montrent que les femmes sollicitent de moins en moins les soins gynéco-obstétricaux. Le TMM présente lui aussi une évolution curieuse entre 2005 et 2009, baissant de moitié en quelque 4 ans. Ce tableau pose donc un problème de fiabilité des données sur certains indicateurs, malgré l'avantage qu'il offre de se faire une idée générale de la situation.

Par sa position géographique, la ZST est l'une des plus éloignées de Cotonou, la capitale économique du Bénin, à l'instar de la zone sanitaire de Malanville-Karimama. Les communes de Cobly, Matéri et Tanguiéta sont parmi les plus pauvres, la zone est même étiquetée comme zone rouge dans la classification socio-économique des régions du Bénin, ceci pour montrer le niveau critique de la pauvreté ambiante. Malgré ces facteurs plus négatifs que positifs en matière d'indicateurs économiques et politiques, l'histoire, le développement et la configuration organisationnelle de la ZST en font un cas particulier. En dehors de l'exemple de Ouidah, qui a connu les premiers essais du Credesa, et dont la démonstration a été faite à Bamako pour renforcer les positions des participants sur le financement et la participation communautaire, Tanguiéta

> *« est la première zone sanitaire au Bénin. Ce fut la zone pilote de cette expérience, créée entre 1993 et 1995 à la faveur du projet d'appui bénino-néerlandais aux soins de santé primaires. Ce sont les responsables de ce projet qui ont pensé, vu les problèmes qui se posaient, que cette expérience de district sanitaire, qui était en vogue dans les pays d'Afrique centrale, pouvait être mis en œuvre au Bénin. C'est donc Tanguiéta qui a eu la première zone sanitaire au Bénin. Au début, il y a eu des problèmes, dont la résolution a nécessité des commissions d'enquête parlementaires pour mieux appréhender cette histoire de zone sanitaire. Mais quand ils ont vu comment cela se passait, ils ont été confortés par l'expérience, et cela a été reversé aux travaux de la table ronde sur le secteur santé en 1995, qui a validé cette option et a recommandé qu'au niveau national, il y ait une modification de la pyramide sanitaire nationale ».* (Entretien avec le Dr Ali, coordonnateur de la ZST, janvier 2010).

La reconnaissance officielle de la ZST ne date cependant que de 1998, à la suite de l'application officielle des arrêtés et décrets sur la décentralisation du système de soins. Cette décentralisation a obtenu sa reconnaissance officielle nationale par la convention du 13 avril 1989. L'arrêté ministériel n°6022/MSP/DC/SGM/CADZS du 14 décembre 1998, et la décision du gouvernement n°19/SGG/ REL du 10 mai 2000, font de Saint-Jean de Dieu l'hôpital de zone sanitaire, ce qui le fait bénéficier de l'appui du ministère à travers des crédits délégués, la mise à disposition de personnel et des crédits de mesures sociales.

En 2009, la situation générale du personnel de la zone sanitaire se présente comme suit :

Tableau 20
Effectifs du personnel médical et paramédical dans la ZST en 2009

Commune/ HZ	MDE	Hab./ méd.	Infirmiers	Hab./ Inf.	SFE	FAP/ SFE	TLB
Tanguiéta	1	69 537	22	3 161	5	2 964	1
Matéri	1	106 371	16	6 648	4	5 667	1
Cobly	1	59 283	15	3 952	2	6 317	1
HSJDD*	16	-	62	-	6	-	5
TOTAL	**19**	**12 378**	**115**	**2 045**	**17**	**2 948**	**8**

*HSJDD : Hôpital Saint-Jean-de-Dieu

Source : Auteur à partir de l'annuaire statistique 2009 de la ZST

Ces chiffres montrent que, globalement, et comparativement aux normes de l'OMS, avec 1 médecin pour 12 378 habitants, 1 infirmier pour 2 045 et 1 sage-femme pour 2 948 FAP, la zone est bien pourvue en ressources humaines. Toutefois, comme on le voit, ces ratios ne sont pas réalisés dans les communes, car malgré la réalisation normative de ces indicateurs, les contextes géographiques et sociaux défavorisent l'utilisation des services.

Dès son époque d'expérience pilote, la ZST a connu l'appui de partenaires non-étatiques. Le partenariat, constitué d'acteurs privés sociaux et privés libéraux, d'ONG et de projets en tous genres, est depuis lors assez riche. Il n'est pas superflu de les évoquer et de mettre en relief leurs objectifs et leurs principales interventions actuelles.

L'Ordre hospitalier Saint-Jean de Dieu est une congrégation de religieux fondée par Juan Ciudad, Portugais né à Montemor-o-novo en 1495 et ayant connu une vie mouvementée, faite d'enfance difficile et de participation à des guerres. C'est l'archevêque de Grenade qui lui donne le nom de Jean de Dieu avant sa mort en 1550. Le premier hôpital est fondé à Grenade, en Espagne, vers le milieu du XVIe siècle. Cet hôtel-Dieu accueille tout le monde, mais essentiellement les pauvres. L'Ordre hospitalier Saint-Jean de Dieu est la poursuite de la mission charismatique et sociale de Saint-Jean de Dieu. L'institution est présente dans une cinquantaine de pays sur tous les continents, avec environ 300 sites. L'Ordre s'y consacre « aux malades et aux blessés de la vie » dans le domaine de la santé et du social. Dans tous les pays où il œuvre, il collabore avec l'Etat à travers les ministères de la Santé et les agences en charge du social. L'Hôpital Saint-Jean de Dieu de Tanguiéta a été fondé en 1970 par la province Lombardo-Veneta de Milan de l'Ordre hospitalier de Saint-Jean de Dieu. Il est membre de l'Association des œuvres médicales privées confessionnelles et sociales du Bénin. Cette association est aussi un partenaire de la zone sanitaire (Hôpital Saint-Jean de Dieu de Tanguiéta, 2007).

Le Projet d'appui bénino-néerlandais aux soins de santé primaires de l'ambassade des Pays-Bas est le tout premier partenaire local de la zone sanitaire, avant même l'officialisation de la politique de décentralisation du système de soins du Bénin. Il est clôturé depuis 2000. Le projet avait aussi créé, par l'intermédiaire d'ONG locales, des caisses villageoises autogérées d'approvisionnement et de gestion de médicaments pour les soins de santé primaires. Aucune des caisses créées n'a survécu à la fermeture du projet et à la disparition de la plupart des ONG partenaires. La SNV, qui est l'actuelle ONG néerlandaise active dans la zone depuis les années 1990, intervient très peu dans le secteur de la santé. Elle a cependant appuyé la construction de quelques infrastructures comme les unités villageoises de santé, par exemple celle du village de Bagapodi, dont l'histoire cependant n'est pas reluisante. La SNV n'a réussi ni la réalisation de l'infrastructure, ni l'organisation et le fonctionnement du service. En effet, le partenaire local pour la réalisation était l'association des femmes, avec une très faible implication des autorités politico-religieuses du village et de la commune. En conséquence, des conflits de choix du site ont engendré une très faible fréquentation du service. La non-implication des autorités administratives et sanitaires communales a certainement contribué au faible approvisionnement en ressources et équipements médicaux pour le fonctionnement.

L'Association des œuvres médicales privées confessionnelles et sociales (Amces) regroupe l'ensemble des hôpitaux et centres de santé confessionnels du Bénin. Elle est très active dans les études de planification et de gestion des hôpitaux. Pour la zone sanitaire de Tanguiéta, l'Amces a conduit de nombreuses études sur la demande de santé, la gestion et la planification. Elle a notamment élaboré le plan directeur 2008-2012 de l'hôpital de zone.

Jura-Afrique est une ONG suisse née d'un jumelage entre l'hôpital de la ville de Delémont, en Suisse, et l'hôpital Saint-Jean de Dieu. Créée dans un esprit humanitaire, elle a été montée vers 1990 par les premiers humanitaires bénévoles suisses à Tanguiéta, et s'est donné comme mission de lutter contre la pauvreté des populations du Nord-Bénin par l'amélioration de leurs conditions de vie. Elle a opté pour une approche de coopération et de partenariat avec les populations et les acteurs institutionnels, et pour des actions respectant l'environnement et visant la réduction des inégalités entre hommes et femmes. Au début de ses interventions, l'ONG a construit, réhabilité et équipé des dispensaires en périphérie de la zone sanitaire. Après ce premier programme, elle a élaboré et exécuté le programme Femmes du Sahel, consistant essentiellement à alphabétiser les femmes dans les villages. A partir de 2007, l'ONG a commencé à intervenir par intermédiation, en collaborant avec les ONG locales Jura-Afrique Bénin, Ti Toua et Potal Men. Elle a pu aussi mettre certains projets en œuvre avec la collaboration de l'ONG française « Action pour le Bénin ». Après vingt ans d'intervention, de nombreux acquis matériels sont à l'actif de l'ONG. Plus de dix modules de classes ont été construits dans les villages. Vingt attelages (paire de bœufs et charrue) pour la culture attelée ont été fournis aux groupements d'agriculteurs. Dix containers de matériel hospitalier et scolaire ont été fournis aux établissements concernés. Une cinquantaine de pépiniéristes ont été formés à la création de pépinières pour le reboisement, ce qui a permis la plantation de plus de cent mille arbres pour la réhabilitation des cours d'eau. Enfin, plus de dix mille adultes ont été alphabétisés.

Le Fnuap est actif dans la zone sanitaire depuis 2009. Il œuvre dans le domaine des équipements médico-techniques, de la formation des ressources humaines en ce qui concerne les Soins obstétricaux néonataux essentiels (SONE), de base et d'urgence, du dépistage et des soins des fistules obstétricales. L'agence onusienne a reçu sa lettre d'agrément de l'Etat béninois en 1972 et son accord de siège en 2004. Son intervention au Bénin s'appuie donc sur ces deux documents et sur l'accord de base type du Fnuap en matière d'assistance. Le septième programme d'assistance au Bénin a été signé pour la période de janvier 2009 à janvier 2013. Il a pour but de « *contribuer aux efforts du gouvernement du Bénin pour une meilleure adéquation entre croissance économique et croissance démographique, la réduction de la pauvreté et l'amélioration de la qualité de vie des populations* » (Fnuap Bénin, 2008). Il assure une couverture nationale pour les volets réformes, politiques, stratégies, collecte des données et prise en compte du genre. Mais les actions opérationnelles sont décentralisées et concernent seulement 5 zones sanitaires : Natitingou-Boukombé-Toucountouna, Tanguiéta-Cobly-Matéri, Bembéréké-Sinendé, Malanville-Karimama, et Aplahoué-Djakotomey-Dogbo.

Le programme comporte trois composantes : population et développement, santé et droits en matière de reproduction, égalité et équité entre les sexes. Ce sont les actions liées à la deuxième composante qui intéressent le secteur maternel des soins de santé. Cette composante a comme indicateur que « *d'ici à 2013, les populations, en particulier les femmes, les femmes enceintes, les nouveau-nés, les adolescents, les jeunes et les hommes utilisent davantage les services complets de santé de la reproduction (SR) de qualité, de lutte contre les fistules obstétricales et de prévention des infections sexuellement transmissibles (IST), du virus d'immunodéficience humaine (VIH) et du sida* » (Fnuap Bénin, 2008). Elle vise trois principaux objectifs. Le premier est de renforcer les capacités institutionnelles et techniques, nationales et locales pour le suivi et la coordination du plan d'action de Maputo. Le deuxième est le renforcement de la planification et de la fourniture des services intégrés de qualité en SR/PF/IST/VIH/sida dans les zones de concentration du programme, notamment les 5 zones sanitaires. Le troisième est la fourniture réelle de services de communication stratégique en SR/SRAJ/IST/VIH/sida aux communautés de base, en particulier les femmes, groupes stratégiques, adolescents, jeunes, militaires et paramilitaires, et travailleurs du sexe dans les zones de concentration.

Ce sont donc les objectifs 2 et 3 qui concernent spécifiquement les zones sanitaires. Récapitulons pour ceux-ci les axes stratégiques et les activités programmées pour les zones sanitaires appuyées, dont Tanguiéta.

Pour le deuxième, les principaux axes sont :

- le développement de la planification familiale, la promotion de l'accouchement assisté et des soins obstétricaux et néonataux d'urgence (Sonu) – y compris les Sonu communautaires –, les soins après avortement (SAA), ainsi que la prévention et la prise en charge des fistules obstétricales ;
- le renforcement de la lutte contre les IST/VIH/sida en SR ;
- le développement d'un système d'assurance qualité des services de SR (renforcement des compétences/capacités, réhabilitation de maternités, médicaments, préservatifs, consommables, équipements) ;
- la prise en charge des problèmes de santé des personnes âgées ;
- la prévention et la prise en charge des cancers du sein et du col de l'utérus ;
- le renforcement du partenariat entre secteur public et secteur privé, OSC et réseaux et collectivités locales dans le domaine de la PF/IST/VIH/sida et des SONU ;
- la promotion, avec la participation des femmes, des mutuelles de santé ;
- l'appui à la prise en charge de la césarienne.

Les axes stratégiques liés au troisième objectif sont :

- la promotion des programmes intégrés de communication, de compétences de vie courante en SR/IST/VIH et d'insertion professionnelle, incluant les questions de genre ;
- le plaidoyer en direction des couches sociales résistantes à la SR, et le développement de la communication de proximité en SR/SRAJ/IST/VIH.

Ces différents axes stratégiques, ainsi que les activités afférentes, nous rapellent le contexte d'émergence des politiques de santé familiale et de la stratégie de réduction de la mortalité maternelle et néonatale. Dans son mode d'intervention, le Fnuap associe les autres partenaires du système des Nations unies. Pour la SR, le Fonds œuvre en partenariat avec l'Unicef, l'OMS, mais aussi l'USAID.

L'USAID, à travers le Projet intégré de santé familiale, vise à renforcer les capacités du système de soins, à garantir l'accès à des services de haute qualité, à renforcer et développer le rôle des communautés et de la société civile dans l'amélioration des services, et à faciliter la fréquentation des services de santé préventive aux familles vulnérables. L'agence américaine cherche à favoriser la transparence et la reddition des comptes par les prestataires de santé. Les interventions portent sur la planification familiale et la santé de la reproduction, le VIH/sida, la santé de la mère et de l'enfant et le paludisme. Son projet contribue à la mise en œuvre de la SNRMMN. Dans ce cas précis, il vise à renforcer les soins obstétricaux d'urgence et les soins néonataux dans les communautés, notamment la réduction des hémorragies du post-partum par l'introduction de la Gatpa.

En termes de renforcement des capacités, le projet s'investit dans la formation du personnel pour la prise en charge intégrée des maladies de l'enfance (PCIME), la mobilisation communautaire pour une maternité sans risques et l'application de meilleures pratiques en santé de l'enfant.

Dans la zone sanitaire de Tanguiéta, le projet a appuyé la formation du personnel de maternité sur les méthodes de contraception. Il a aussi financé l'équipement en matériel contraceptif dans les maternités. Les Américains sont aussi présents par l'ONG Plan.

Plan International est présente au Bénin depuis une quinzaine d'années. D'abord installée dans le Couffo, elle est arrivée dans l'Atacora en 2008. Elle y intervient dans le domaine du revenu des familles, de la santé, de l'eau et l'hygiène, de l'éducation de base et des droits des enfants.

En matière de santé, Plan Bénin œuvre dans la lutte contre le paludisme, la sous-alimentation, les IST/VIH/sida et la mortalité maternelle et néonatale. Dès son arrivée, l'ONG a entamé des actions dans toutes les communes de l'Atacora. Dans la ZST, elle intervient dans la lutte contre le paludisme et la santé des mères. Un de ses projets, financé à hauteur de 72 millions, vise à accroître la fréquentation des maternités et à contribuer à l'organisation et au financement du transport d'urgence en cas d'accouchement. Cette action est d'autant plus pertinente que, comme nous le verrons au chapitre VII, la mise en œuvre des références d'urgence continue de poser d'énormes difficultés. Plan Bénin a aussi lancé un projet de promotion de la santé maternelle et néonatale à Tanguiéta, piloté par un comité mixte composé de l'EEZS, de la Direction départementale de la santé et de l'ONG elle-même.

En amont de ses interventions, Plan Bénin a commandité une étude rapide sur les Sonu et les connaissances et pratiques communautaires de soins de santé maternelle et néonatale dans la zone sanitaire de Tanguiéta.

Nous reviendrons sur les résultats de cette étude, notamment dans l'introduction au chapitre VII, sur le contexte de l'émergence de l'Initiative Femme pour Femme.

Unidea est une fondation du groupe bancaire italien Unicredit, initiée en mars 2003 pour intervenir dans un cadre social et humanitaire. Elle intervient en général en matière d'assistance, de santé, d'éducation et d'environnement. Représentée par une équipe installée à Natitingou, elle appuie directement la zone sanitaire à travers le Projet Tata Somba. Elaboré et mis en œuvre pour la période 2005-2010, celui-ci a pour objectif principal la réduction de la mortalité maternelle et néonatale dans la zone sanitaire. Dans ce cadre, la fondation a financé la construction d'infrastructures sanitaires, l'acquisition d'équipements médico-techniques pour permettre aux maternités d'être aux normes en matière d'équipements, le recrutement et la formation du personnel de santé des maternités à quatre des six composantes des soins obstétricaux d'urgence de base. Unidea œuvre aussi dans la mise en application de la PCIME. Dans ce cadre, elle a financé la sélection et la rémunération d'agents de santé à base communautaire dans 150 villages et de sentinelles en communication avec les agents de santé dans les alertes en matière de paludisme, de grossesse et d'accouchement à domicile. Ce sont elles qui effectuent les enquêtes lors des décès de parturientes à domicile.

Conformément à sa politique d'assistance humanitaire, Unidea a largement contribué à la prise en charge d'une catastrophe survenue en 2006 dans le village de Porga, commune de Matéri. Le 24 mai 2006, un camion-citerne transportant de l'essence en direction du Burkina Faso y a pris feu. Cette catastrophe a fait au total 106 morts et 219 orphelins, et a mis en évidence la contribution des partenaires privés. La fondation Unidea s'est chargée d'accompagner les familles sinistrées et de prendre en charge les orphelins. Un programme a été monté et financé. Le récit des événements, en date du 31 mai 2006, recueilli sur le site web de la fondation genevoise pour la réforme et la recherche médicales, est à lire à l'annexe 11.

L'ONG belge Louvain-Développement intervient depuis 2003 dans les trois communes du territoire de la Pendjari par le biais du Projet de lutte intégrée pour la sécurité alimentaire, sur un financement du Fonds belge de survie. Le projet s'est fixé comme objectif de réduire la vulnérabilité des populations des communes de Cobly, Matéri et Tanguiéta à l'insécurité alimentaire, à la pauvreté monétaire et à la maladie grâce à l'acquisition de capacités et au renforcement des structures. Il œuvre en partenariat avec les ONG locales (APAE, ODES, GSAP, OAPIC), les comités villageois, collectivités locales, organisations paysannes, bureaux d'information aux micro-entrepreneurs, mutuelles de santé, centres de santé et comités de gestion des services de santé.

Pendant sa première phase, le projet s'est beaucoup investi dans l'agriculture et l'organisation des acteurs de ce secteur. Il a aussi contribué à appuyer la mise en place du comité de santé de la zone sanitaire, et lancé des études et des actions de mobilisation des communautés pour la création de mutuelles de santé expérimentales dans la zone. Un des résultats attendus depuis la création du projet est l'amélioration de l'accessibilité financière aux soins de santé de qualité et de la gestion communautaire de la santé. Il appuie pour cela la création de nouvelles mutuelles de santé, et renforce celles qui existent. Une première mutuelle a été créée à Cobly-centre. Nous reviendrons, dans le chapitre sur l'Initiative Femme pour Femme, sur la problématique des mutuelles dans la zone sanitaire de Tanguiéta.

Les actions prévues pour la seconde phase, qui a démarré en 2009, sont la consolidation des acquis de la première et le renforcement des partenaires communautaires en matières institutionnelle, financière, humaine et matérielle pour qu'ils soient à même de conduire efficacement plans et projets d'initiatives privées, individuelles ou collectives, de développement.

L'Association pour le développement de la mutualité agricole au Bénin existe depuis 1997, et son expérience de mutuelle de santé communautaire au Bénin date de 2004. Elle intervient dans la zone sanitaire dans le cadre de la création et du développement d'une mutuelle de santé dans la commune de Matéri. L'ADMAB intervient aussi dans le domaine de l'eau et de la nutrition en appui aux groupements des femmes.

La coopération allemande, à travers la KFW, est aussi un partenaire de la ZST. Elle a financé la mise en place de centres d'écoute des jeunes en matière de santé de la reproduction.

PSI/ABMS est un acteur majeur au Bénin en matière de santé maternelle et de VIH/sida. Dans la zone sanitaire, cette ONG fournit des contraceptifs et forme le personnel à éduquer les usagers.

Essor est une ONG locale en partenariat avec le Fnuap dans le dépistage et le suivi des femmes souffrant de fistules obstétricales. Comme on le sait par les travaux de l'agence, celles-ci ont pour conséquences des effets physiologiques et sociaux dramatiques. De nombreuses femmes sont rejetées par leur conjoint, leur famille, et la société toute entière.

L'Unicef, connu pour son engagement mondial au profit des enfants, investit aussi dans la zone sanitaire en faveur des services de santé maternelle à travers la formation des ressources humaines et l'équipement des centres de santé.

On trouve d'autres partenaires, comme le Groupe de solidarité pour l'Afrique, le Programme d'appui à la lutte contre le paludisme, le Programme national de lutte contre le paludisme, etc. Ces partenaires apportent des appuis ponctuels matériels et financiers. D'autres partenaires existent, mais sont très peu visibles, comme par exemple la plupart des programmes verticaux du ministère de la Santé (PNLS, etc.).

Ce rapide récapitulatif, non exhaustif, fait état de 17 partenaires, dont deux privés confessionnels (Saint-Jean de Dieu et Amces), cinq ONG internationales et fondations (Plan Bénin, Jura-Afrique, Louvain-Développement, GSAP, Unidea), cinq agences de coopération (ABNSSP/SNV, PISAF, KFW, PSI/ABMS), deux agences des Nations unies (Fnuap, Unicef), une ONG locale (Essor) et trois programmes sanitaires verticaux étatiques (PNLP, PALP, PNLS).

2.2 Prépondérance du financement privé

La réforme de Bamako a mis au point des stratégies pour trouver à proximité les ressources financières pour améliorer l'offre des services et assurer la disponibilité durable des soins. En instaurant le financement communautaire, elle aura donné plus de courage aux partenaires privés qui, dans le cadre de la décentralisation, ont pu choisir les zones d'intervention en fonction des contextes. L'intervention dans le cadre de l'autonomie de gestion des zones est d'autant plus rassurante que la gestion de proximité améliore la gouvernance et favorise la responsabilisation, du moins mieux que l'Etat central.

A partir des années 2000, la ZST a été principalement financée par des acteurs privés. Le tableau suivant récapitule les financements, sans prendre en compte le coût du personnel fonctionnaire de l'Etat.

Tableau 21
Financement de la zone sanitaire de 2006 à 2009

Partenaires	Année					
	2006	2007	2008	2009	TOTAL	%
Etat	122 681 377	106 447 839	138 649 932	123 499 558	597 570 181	25
Unidea	271 834 723	453 968 918	146 232 706	220 061 110	1 283 745 790	55
FNUAP	9 000 000		17 513 021	12 379 359	38 892 380	2
FC	57 876 870	115 000 000	49 136 515	67 039 163	348 259 305	15
GSA	5 000 000				5 000 000	0
PALP			7 384 265		7 384 265	0
LOCAT			68 544 601		68 544 601	3
PISAF				2 548 000	2 548 000	0
TOTAL	**466 392 970**	**675 416 757**	**427 461 040**	**425 527 190**	**2 351 944 522**	**100**

Source : Données de l'annuaire statistique 2009 de la Zone Sanitaire de Tanguiéta

Ce tableau montre que les dépenses annuelles de la ZST varient entre 400 et 450 millions de Fcfa. Ces dépenses concernent essentiellement le fonctionnement de l'équipe dirigeante et des équipes opérationnelles périphériques, la formation du personnel, l'acquisition de matériel médico-technique et logistique (véhicules, motos, etc.), et la réalisation d'infrastructures. Elles ne concernent pas les salaires du personnel, pris en charge en général par l'Etat sous forme de contrats à durée déterminée ou indéterminée. Le tableau montre cependant qu'en 2007, la situation a été inhabituelle. Les dépenses ont augmenté, pour atteindre près de 700 millions. Cette inflation s'explique par la prise en compte de la catastrophe de Porga, précédemment citée. Si l'on exclut cette catastrophe, on constate que les dépenses augmentent légèrement chaque année depuis 2005, ce qui traduit l'entrée progressive des partenaires après la décentralisation du système de soins et les nombreuses conférences nationales portant sur le secteur de la santé.

Graphique 8
Evolution des dépenses générales de la ZST de 2005 à 2009

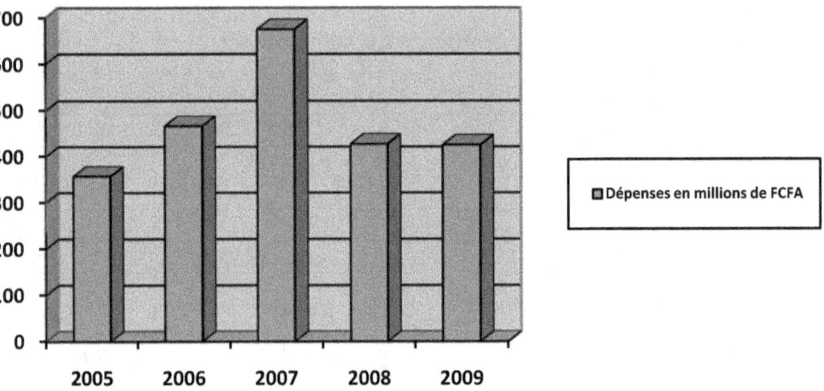

Source : Auteur, à partir des informations fournies par l'annuaire statistique de la ZST

Le tableau des dépenses montre aussi qu'en fait les dépenses sont constantes sur les sources autres que l'Unidea. Le graphique suivant montre bien cette situation. C'est en effet l'Unidea qui a augmenté son budget à partir de 2006.

Graphique 9
Evolution du financement de la ZST selon les principaux partenaires

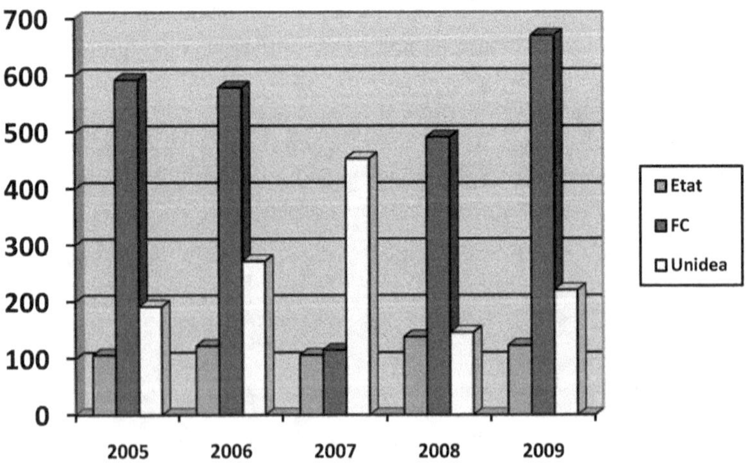

Source : Auteur, à partir des informations fournies par l'annuaire statistique de la ZST

Ce graphique montre que le financement communautaire et les crédits délégués de l'Etat sont plus ou moins constants sur toutes les années. Seul le financement de l'Unidea a significativement augmenté entre 2006 et 2007.

Car malgré les efforts de l'Etat suite à la visite de différents ministres et à leurs secours matériels et financiers, seule l'intervention des partenaires comme Saint-Jean de Dieu et Unidea aura permis de gérer les conséquences matérielles et sociales de la catastrophe de Porga.

De façon générale, comme le montre le graphique ci-dessous, la ZST a été financée à 55%, de 2005 à 2009, par un partenaire privé à but non lucratif, en l'occurrence par la fondation Unidea.

Graphique 10
Contribution au financement selon les partenaires de la ZST

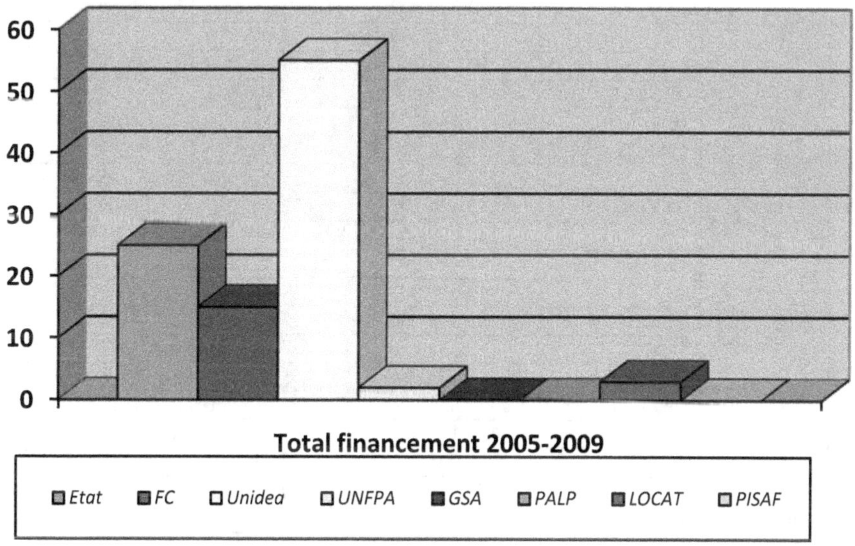

Source : Auteur, à partir des informations fournies par l'annuaire statistique de la ZST

L'Etat arrive ensuite à hauteur de 25%, puis le financement communautaire pour 15%. Les autres partenaires ont complété pour environ 10%. Les partenaires ont donc apporté 65% du financement.

Malgré les textes réglementaires et les mesures incitatives, le financement communautaire est encore peu indiqué pour faire fonctionner la ZST. Même avec la part de l'Etat, ces deux sources sont incapables de fournir 50% des besoins financiers en dépenses de santé. Il se pose un problème de mobilisation de la prévision budgétaire au niveau des autres partenaires.

Le tableau suivant montre que seules les prévisions au niveau du budget national, de l'Unidea et du financement communautaire sont quasiment réalisées, parfois même au-delà des limites prévues. Mais s'agissant des autres partenaires comme le Fnuap, le Palp, le GSA, etc., les ressources ne sont pas toujours mobilisées à hauteur des prévisions.

Tableau 22
Mobilisation du financement de la ZST par sources de 2005 à 2009

Année	Sources de financement	Prévisions	Réalisation	Taux de réalisation (%)
2005	BN[83]	107 261 000	106 291 475	99
	Unidea	145 293 820	191 648 333	132
	Fnuap	27 000 000	0	0
	FC	77 861 942	59 206 757	76
	TOTAL	**357 416 762**	**357 146 565**	**100**
2006	BN	125 960 000	122 681 377	97
	Unidea	281 935 529	271 834 723	96
	Fnuap	29 000 000	9 000 000	31
	FC	60 930 000	57 876 870	95
	GSA	10 000 000	5 000 000	50
	TOTAL	**584 472 060**	**438 166 392**	**75**
2007	BN	106 468 000	106 447 839	100
	Unidea	459 058 290	453 968 918	99
	FC	119 900 000	115 000 000	96
	TOTAL	**685 426 290**	**675 416 757**	**99**
2008	BN	138 656 000	138 649 932	100
	Unidea	167 450 000	146 232 706	87
	FC	40 556 000	49 136 515	121
	Fnuap	25 300 000	17 513 021	69
	Palp	35 302 000	7 384 265	21
	Locat	65 595 700	68 544 601	104
	TOTAL	**472 859 700**	**427 461 040**	**90**
2009	BN	125 150 000	123 499 558	99
	FC	60 005 000	67 039 163	112
	Unidea	220 029 217	220 061 110	100
	Fnuap	20 000 000	12 379 359	62
	Palp	37 300 000	0	0
	Pisaf	7 958 210	2 548 000	32
	TOTAL	**470 442 427**	**425 527 190**	**90**

Source : Annuaire statistique ZST 2009

Les cas critiques sont essentiellement le Fnuap, avec un budget non mobilisé en 2005, et avec un budget mobilisé seulement à 31% en 2006 ; le Palp avec 21% seulement de mobilisation du budget en 2008, et rien en 2009 ; et le Pisaf avec seulement 32% de budget mobilisé en 2009.

Du matériel vient en appui au fonctionnement des services de la zone sanitaire. Ce sont les motos, véhicules et ambulances, le téléphone filaire ou par réseau GSM, l'eau et les installations d'énergie solaire. Toutefois, tous les centres de santé ne sont pas tous pourvus de tout ce matériel, dont la situation est présentée dans le tableau suivant :

[83] *Budget national.*

Tableau 23
Equipements non médico-techniques des CSC/CSA en 2009

Structure	Moto	Véhicule	Ambulance	RAC	Tél. fixe	Incinérateur	Eau	Electricité / solaire[84]
Tanguiéta	2	0	0	1	1	1	1	1*
Taïacou	1	0	0	1	0	0	1	1
Koronkoré	1	0	0	1	0	0	1	1
Cotiacou	1	0	0	1	0	0	0	1
N'dahonta	2	0	0	1	0	1	1	1
Tanongou	1	0	0	1	0	1	1	1
Mamoussa	1	0	0	1	0	0	1	0
Tchatingou	1	0	0	1	0	1	1	1
Matéri	3	1	1	1	1	1	1	1*
Gouandé	2	0	0	1	0	0	1	1
Tantéga	1	0	0	1	0	1	1	1
Dassari	2	0	0	1	0	1	1	1
Tchanhoun	1	0	0	1	0	0	1	1
Nodi	1	0	0	1	0	0	0	1
Kotari	0	0	0	0	0	0	0	0
Porga	1	0	0	1	0	0	1	1
Cobly	1	1	1	1	0	1	1	1*
Datori	1	0	0	1	0	0	1	1
Nanagadé	3	0	0	1	0	1	1	1
Tapoga	1	0	0	1	0	0	1	1
Kountori	1	0	0	1	0	0	1	1
Oroupkaré	0	0	0	0	0	0	1	0
HSJDT	2	5	2	1	2	2	1	1*
EEZS	5	2	-	-	1	-	1	1*
Total	**34**	**9**	**4**	**21**	**5**	**11**	**21**	**21**

Source : EEZS Tanguiéta, 2009

Ces ressources matérielles sont fournies par différents partenaires, à savoir l'Etat, l'Unidea et le Fnuap, et complétées par le financement communautaire.

2.3. Entre normes modernes et normes traditionnelles : Comment fonctionner ?

Le paragraphe 1.2 de ce chapitre a évoqué les normes officielles en matière d'infrastructures, d'instruments, mobiliers et consommables médicaux d'une part, et en personnel de santé pour les maternités d'une ZS d'autre part. Si les autorités sanitaires de ce niveau de la pyramide envisagent de réaliser les OMD dans le domaine de la santé, en l'occurrence dans le domaine de la santé

[84] *1* = Electricité conventionnelle et 1 = Energie solaire.*

maternelle et infantile, la ZST requiert une mise à niveau de la situation matérielle et humaine.

En ce qui concerne l'objectif relatif à la santé maternelle, les besoins ont été évalués par une étude du ministère de la Santé, qui estime que pour la période allant de 2006 à 2015, le Bénin, pour espérer évoluer vers les OMD, doit recruter 112 sages-femmes anesthésistes, 195 sages-femmes de santé familiale et 1.604 sages-femmes diplômées d'Etat (MDEF & MSP, 2006). Cette étude vient compléter celle qui a été réalisée la même année par le ministère sur le rapport aux normes des plateaux techniques des formations sanitaires dans les départements du sud du pays (ministère de la Santé publique, 2006). Cette situation nationale se répercute sur les situations locales, avec des disparités remarquables. Les centres urbains sont plus fournis que les centres ruraux et reculés (Jaffré & Prual, 1993), surtout en ce qui concerne la maternité, comme le révèle la situation du territoire de la Pendjari.

Infrastructures sanitaires insuffisantes et éloignées des normes

La situation réelle sur le terrain ne correspond pas aux prescriptions normatives en la matière. Dans l'ensemble des infrastructures visitées au cours de la recherche, il n'y a pas de carrelage au sol et au mur des services sanitaires, sauf à la maternité de l'hôpital de zone. L'intervention des partenaires comme Unidea et Jura-Afrique a permis d'obtenir de belles infrastructures, notamment dans les communes de Tanguiéta et de Cobly, mais les sols sont en général en chape lisse ou bouchardée et les murs peints. C'est le cas du centre de santé communal de Cobly, des dispensaires de Mamoussa et d'Oroukparé, etc. Le non-respect des standards physiques de revêtements de sols et de murs pourrait s'expliquer par les difficultés de financement. Il peut aussi s'expliquer en amont par les difficiles conditions d'entretien du carrelage, liées à la fois à la faiblesse des effectifs du personnel d'entretien et à l'absence ou à l'accès difficile de ressources requises comme l'eau courante, le savon et autres produits d'entretien.

Pour les professionnels rencontrés, la pénurie des infrastructures est telle qu'une fois réalisées, il n'est pas utile de s'attarder sur les normes techniques. Dans certaines, comme les centres de santé communaux de Tanguiéta et de Matéri-centre, sols et murs ont été réalisés depuis plusieurs décennies et ont un aspect assez dégradé. Ces conditions sont encore pires dans d'autres, comme ceux de Tapoga, Nodi, Kountori, Cotiakou.

Les unités villageoises de santé ne sont pas réellement incorporées dans le fonctionnement au quotidien de l'offre sanitaire. La politique nationale de mise en place des infrastructures ne prend pas en compte cette dimension. A l'avènement des soins de santé primaires vers la fin des années 1990, le gouvernement de l'époque a demandé aux communautés villageoises de réaliser des cases pour abriter les unités de santé. Dans la plupart des villages, les communautés ont construit des cases en *banco*, conformément à l'architecture locale, soit de forme ronde, soit de forme rectangulaire. Parfois, ce sont des cases d'émigrants saisonniers ou définitifs qui ont été récupérées pour servir la cause commune.

Ces cases en matériaux précaires sont tombées progressivement en ruines après leur abandon par les secouristes et matrones choisis dans le village, mais non rémunérés pour leurs prestations. A l'époque, quelques partenaires ont appuyé la réalisation de certaines unités à la demande des communautés villageoises. La SNV a réalisé celle de Bagapodi entre 1992 et 1994, et l'AGeFiB a financé celle de Wankou. Bien d'autres en ont réalisé dans d'autres villages. Mais dans l'ensemble, les standards n'ont pas été respectés, soit par manque d'information, soit par manque de ressources, et les unités qui ont fonctionné ont été érigées en dispensaires ou en maternités isolées selon le profil des financeurs et des demandeurs.

Les centres de santé d'arrondissement et les centres de santé de communes sont partout réalisés selon les normes et standards des partenaires qui les financent. La plupart ont été réalisés bien avant l'élaboration des normes de 2001. Les autres l'ont été par des partenaires locaux. Les infrastructures des centres de santé de Tapoga et Nodi ont été signalées dans bien de documents techniques comme particulièrement contraires aux conditions normales. Si la situation générale pose des problèmes d'adéquation ou de conditions physiques, elle est plus grave au niveau des maternités. Celles des centres de santé communaux de Tanguiéta, de Cobly, de Nanagadé, de Matéri-centre, etc. en sont des exemples concrets. Leurs dépendances sont dans un état encore plus critique. Les toilettes, cuisines et salles d'attente sont en très mauvais état. Très souvent, il n'existe pas de dépendance pour les accompagnantes.

Quelques photos illustrent cette situation :

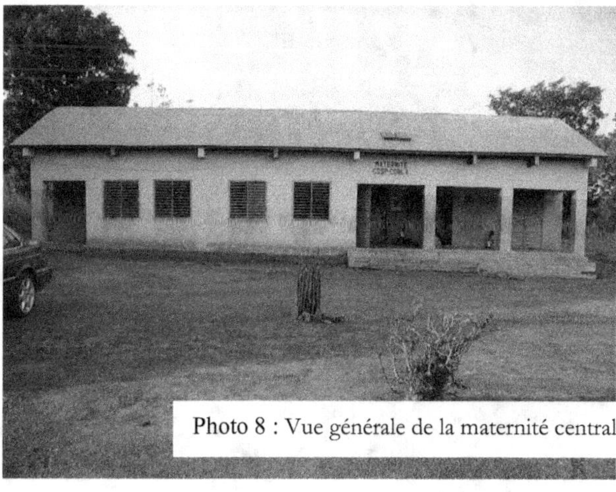

Photo 8 : Vue générale de la maternité centrale de Cobly (janvier 2010)

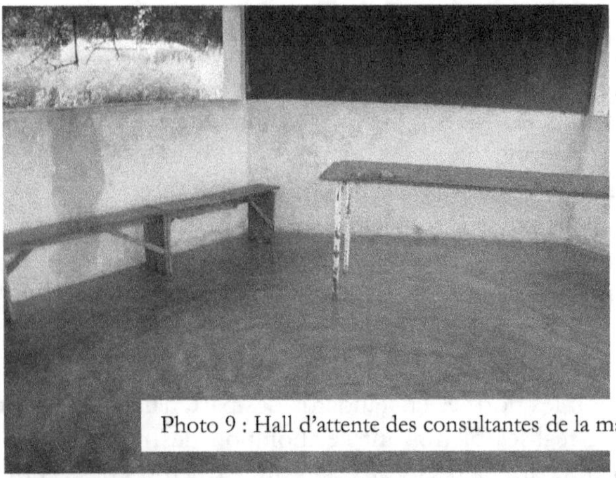

Photo 9 : Hall d'attente des consultantes de la maternité centrale de Cobly

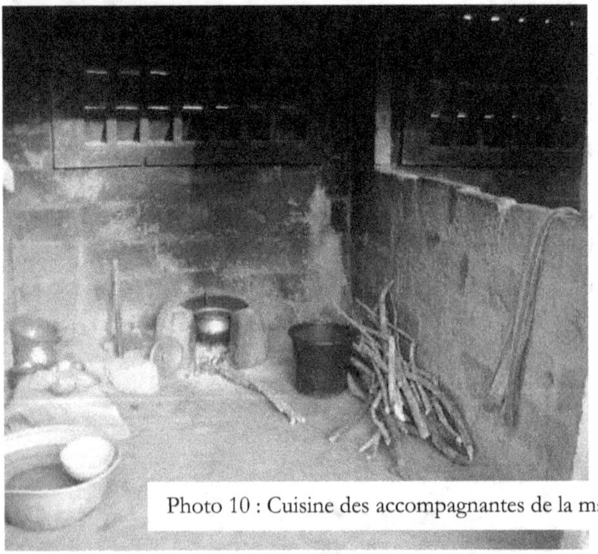

Photo 10 : Cuisine des accompagnantes de la maternité centrale de Cobly

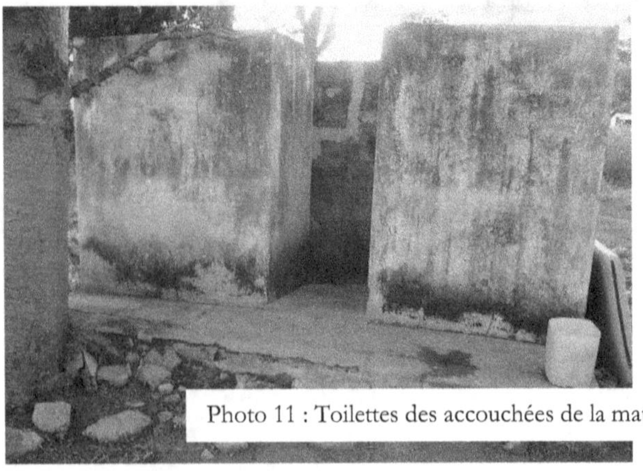

Photo 11 : Toilettes des accouchées de la maternité centrale de Cobly

L'élaboration des standards n'étant pas une garantie du respect de leur application dans la réalisation des infrastructures, comment est-il possible de s'en assurer ? C'est une question de procédures administratives, comptables et financières.

La réalisation des infrastructures est régie par un ensemble de procédures permettant de suivre les conditions d'application des normes. Leur mise en application et son suivi impliquent naturellement des ressources et des acteurs techniquement et intellectuellement aptes. Pour y arriver, l'Etat, à chaque niveau, national ou local, doit maîtriser la mobilisation des ressources, les appels d'offres et le suivi des chantiers de construction. En la matière, de nombreuses difficultés ont été révélées par les Etats généraux du ministère de la Santé en ce qui concerne les procédures de gestion des ressources humaines, matérielles et financières du secteur. C'est pourquoi les textes en cours d'application sur la décentralisation ne délèguent pas aux collectivités les compétences sur le secteur de la santé. L'Etat demeure le seul compétent en la matière. Cette hégémonie va malheureusement de pair avec la difficile coordination des partenaires, tant au sommet qu'à la base de la pyramide sanitaire. Les partenaires se sont partagé le territoire, qui à l'ouest, qui au centre, qui au nord, qui partout. Face aux contraintes de temps et de budget, ils interviennent le plus souvent directement sur le terrain, sans l'implication réelle de l'Etat. C'est surtout le cas des ONG (Unidea, Jura-Afrique, Kuweri, etc.) Même certaines organisations étatiques comme l'AGeFiB, contraintes par les échéances fixées par la Banque mondiale ou autres bailleurs de fonds, se dispensent du ministère pour leurs réalisations. Ces conditions politiques et administratives accélèrent certainement l'ouverture des chantiers et satisfont les besoins des communautés, mais sont dépourvues de garantie de prise en compte des normes et standards. Même quand les financements sont directement étatiques, le pilotage à distance des chantiers, entre Direction des infrastructures, ministère des Finances, Commission nationale des marchés publics (tous implantés à Cotonou) et entreprises de construction et bureaux de contrôle posent d'énormes difficultés. Les faiblesses des uns expliquent les résultats des autres, et cela crée un cercle vicieux dans lequel les parties prenantes se rejettent mutuellement les responsabilités. Alors que les administrations évoquent des stratégies de contournement des entreprises, celles-ci accusent les longues et difficiles procédures, auxquelles s'ajoute la corruption. Dans ces conditions, les partenaires sont « obligés » de se passer de l'appareil étatique, en impliquant dans la mesure du possible le niveau local, notamment la zone sanitaire ou bien la commune directement concernée. Ces niveaux de proximité n'ont souvent pas les informations sur les standards, déjà très faiblement vulgarisés. Aussi les partenaires arrivent-ils avec des budgets qui n'autorisent pas de possibilités d'adaptation. Les entreprises doivent y définir des stratégies de participation aux « bénéfices financiers » générés par les chantiers. Par exemple, en 1999, l'AGeFiB a dirigé directement le chantier de l'UVS de Wankou (arrondissement de Taïacou, dans la commune de Tanguiéta) en impliquant un comité villageois d'une dizaine de personnes. De même, la SNV a dirigé directement le chantier de l'UVS de Bagapodi en impliquant l'association des femmes du village. Jura-Afrique et Unidea sont aussi intervenus directement pour réaliser des dispensaires et des maternités. Tous ces facteurs, pris ensemble ou isolément, expliquent dans bien de cas l'inadéquation des infrastructures.

Pauvreté et vétusté des équipements

Entre l'humain, le financier et le matériel, il est difficile de dire quel est le principal facteur dans une unité de production, quels que soient sa nature et ses objectifs. Si le premier a l'intelligence pour produire les autres, il a en revanche grand besoin d'eux pour atteindre les objectifs organisationnels. Dans un établissement de soins, les unités comme la maternité, le laboratoire, etc., sont inutiles si elles sont vides de matériel technique médical et de consommables. Les maternités périphériques manquent cruellement de ces équipements de première nécessité, comme on le constate avec quelques cas visités au cours des recherches. Les maternités isolées sont autonomes dans la délivrance des services. Par contre, celles des centres de santé et de l'hôpital de zone sont dans une relation d'interdépendance fonctionnelle avec les autres unités. Connaissant cette relation, il a pourtant été choisi de présenter et de vérifier la situation matérielle dans les maternités uniquement.

Examinons à la lumière de ces normes d'infrastructures et d'équipements la situation de quelques maternités : Gouandé, Taïacou, Tapoga, Nanagadé et Tanguiéta-centre.

Gouandé est un arrondissement de la commune de Matéri situé à 22 km de son chef-lieu (Matéri-centre) et à 54 km de l'hôpital de zone. En 2010, le centre est dirigé par un infirmier breveté ayant 7 ans d'expérience professionnelle et un an d'ancienneté au poste de Gouandé. Il parle le *fongbé*[85] et ne comprend pas le *biali* et le peul, les langues locales. Il est en contrat local sur le programme des « Mesures sociales », signé avec la Direction départementale de la santé, mais pris en charge par l'Etat. La maternité du centre est tenue par une infirmière, elle aussi originaire du Sud-Bénin et parlant elle aussi uniquement le *fongbé*. Elle essaie de comprendre le *biali*. Recrutée sur le même programme, elle a 6 ans d'expérience professionnelle et 4 mois d'ancienneté au centre.

Celui-ci comporte deux bâtiments, un pour le dispensaire et un pour la maternité, plus un logement pour les agents, deux modules de toilettes, une cuisine, et un forage qui fonctionne manuellement.

Au titre du matériel et des consommables médicaux disponibles à la maternité, nous avons pu énumérer un registre de vaccination, un registre d'accouchement, du matériel de stérilisation, une bouteille d'oxygène, deux tables d'accouchement séparées par un paravent, et une table d'examen. Avec l'aide de la fondation Unidea, le centre a pu acquérir en 2006 une moto, qui s'ajoute à une autre acquise partiellement sur fonds propres en 2005.

---

[85] *Fongbé : langue parlée par les Fons de la région d'Abomey au sud du pays (ancien royaume du Dahomey).*

Le secrétariat est centralisé à Matéri. Il n'y a pas de téléphone de service pour communiquer avec Matéri ou les autres centres. Le budget est élaboré mensuellement suivant les besoins et soumis à l'approbation du médecin-chef de Matéri. Une caissière enregistre les entrées de fonds et fait un compte-rendu journalier au major. Le mode de paiement des consultations, médicaments et actes est direct. Si le patient est mutualiste, le recouvrement se fait auprès de la mutuelle à 50% des frais engagés. D'après le responsable, la fréquentation du centre est presque nulle. La maternité a enregistré 50 accouchements en décembre 2009 et 24 en janvier 2010. Il attribue cette situation au manque d'agents qualifiés, et à la surfacturation des actes et des médicaments par ses prédécesseurs. L'arrondissement compte environ 11 600 habitants, mais à peine 300 à 400 habitants par mois viennent consulter.

Le centre de santé de l'arrondissement de Taïacou est situé à 10 km de l'hôpital de zone. Son personnel comprend un infirmier et un aide-soignant pour le dispensaire, une infirmière et une matrone pour la maternité, et un commis de pharmacie. Le responsable du centre, en poste depuis 2004, est *otammari* et parle couramment la langue locale, le *naténi*. Il est contractuel sur le programme des « Mesures Sociales », tout comme l'infirmière responsable de la maternité. Avec 7 ans d'expérience, cette dernière est à ce poste depuis 3 ans. Bariba d'origine, elle essaie de parler les langues locales.

Un seul bâtiment sert à la fois de dispensaire et de maternité. Le matériel identifié à la maternité comprend : 1 registre de décompte journalier des soins gynéco-obstétricaux et infantiles, 1 registre des grossesses à risque, 1 registre des consultations prénatales, 1 registre d'accouchement, 1 registre de déclaration des naissances, 1 table de consultation, 2 tables d'accouchement, 2 chariots, 2 poubelles, 2 films plastiques pour accouchement, 2 seaux, 1 pèse-bébé, 2 bureaux, 2 lits, 2 matelas. Le budget est élaboré annuellement en collaboration avec le Cogea et l'équipe d'encadrement de la zone sanitaire. Comparativement aux autres centres de son niveau et de son environnement, la fréquentation du centre est considérée comme forte, avec un taux de pénétration estimé à 60%, pour une population qui s'élevait en 2002 à 9 716 habitants dans l'arrondissement, selon le RGPH3.

Le centre de santé de Tanguiéta-centre, qui abrite en outre l'administration de la zone sanitaire, est situé à quelques centaines de mètres de l'hôpital de zone. Il est dirigé par un médecin-chef et une sage-femme. Tous les deux parlent couramment la plupart des langues locales. Responsable de la maternité, la sage-femme est en même temps celle de l'équipe d'encadrement de la zone. Elle est secondée par une consœur. Quant au médecin-chef, il est responsable du volet « santé maternelle » de la zone. Site de tutorat pour les accouchements, les consultations prénatales et la planification familiale, la maternité dispose d'une salle de consultation et d'une grande salle d'hospitalisation. Les équipements médicaux et mobiliers comprennent 1 table de consultation, 4 armoires en bois, des chaises, un pèse-personne, 1 brasseur d'air, des registres, 1 paravent, 1 réfrigérateur, 8 lits, 7 matelas et 2 tables de nuit. Elle dispose en outre de 2 tables d'accouchement, 1 projecteur, 7 seaux en plastique dont 1 poubelle, 1 escabeau, 1 stérilisateur, 1 armoire stérile en verre, 2 tables-plateaux roulantes, 1 lit avec matelas. Dans la salle de garde, on trouve 2 lits avec matelas, 1 table de nuit, 1 chariot, 1 meuble à 5 étagères et 1 armoire en bois. Le budget est établi annuellement, celui de l'année « n » étant calculé sur la base des indicateurs de production de l'année « n-1 ». Le centre bénéficie de l'appui direct de plusieurs partenaires. D'après les responsables, il a les plus forts taux de fréquentation (56%) du département de l'Atakora, avec 58% de CPN, 52% de PCIME, 98% de PCIME clinique, 30% d'accouchements médicalement assistés, 100% de supervision de relais PCIME, 31% de soins curatifs, 48% de soins préventifs et 33% de PF. Selon le RGPH3, cet arrondissement comptait 20 167 habitants en 2002.

Le centre de santé de Nanagadé, quant à lui, est né de l'initiative communautaire des villages de Nanagadé et Tokibi, appuyés par le Projet d'appui au développement local financé à l'époque par le Pnud pour la construction du dispensaire et des toilettes. L'ONG Louvain Développement a construit et équipé la maternité, et a ensuite mis en place le RAC. L'ONG Kuweri a appuyé les populations dans la construction du centre de santé et le gère actuellement. Situé dans la commune de Cobly, à 50 km de l'hôpital de zone, c'est finalement un complexe dispensaire-maternité isolés privé à but non lucratif. Bien qu'il ne soit pas sur un territoire d'arrondissement, il est techniquement et humainement organisé et équipé comme un centre de santé d'arrondissement. Il est tenu par un infirmier breveté aidé d'une infirmière responsable de maternité. Le premier a 11 ans d'ancienneté dans la profession, dont 9 ans au service de ce centre. La seconde, rencontrée au début 2010, a une ancienneté de 5 ans. Alors que l'infirmier est contractuel de l'ONG, l'infirmière est un agent permanent de l'Etat mis à la disposition du centre de santé dans le cadre des relations public-privé en appui à la décentralisation du secteur de la santé. Les deux sont ethniquement originaires de la région et parlent les langues comme le *mbèlmè*, le *gangam* et le *naténi*. Au total, le personnel médical est composé de 3 infirmiers, 5 aides-soignants (3 au dispensaire et 2 à la maternité), et 2 commis en pharmacie.

En termes de locaux, le centre comporte un bâtiment de 8 pièces pour le dispensaire et un autre de 5 pour la maternité, 1 cuisine, 1 paillotte de 3 pièces comme salles d'attentes, 1 logement pour le personnel, 1 bloc sanitaire de 6 WC, 1 cuisine comprenant 3 pièces, 1 paillotte, 1 bloc de douches double, et 1 incinérateur. Les équipements comprennent 2 chariots, 1 poissonnière, 2 bouteilles de gaz, 4 tensiomètres, 3 boîtes (complètes) à pansement, 2 plateaux rectangulaires, 4 tambours, 4 boîtes d'accouchement, 3 bassins, 1 toise bébé, 1 pèse-bébé, 3 pèse-personnes, 2 tables d'accouchement, 2 tables d'examen, 2 stéthoscopes, 3 stéthoscopes obstétricaux, 8 poubelles, Les véhicules consistent en 4 motos. Le centre est dirigé par un directeur exécutif. C'est lui qui propose le budget en début d'année, et le personnel administratif l'amende avant son adoption et son exécution.

Le budget 2010 est estimé à 25 000 000 Fcfa, dont :

- salaires : 683 971 Fcfa ;

- médicaments : 10 500 000 Fcfa ;
- consommables et matériel : 750 000 Fcfa ;
- investissements : 2 500 000 Fcfa ;
- frais d'entretien : 1 689 000 Fcfa ;
- primes et gratifications : 300 000 Fcfa ;
- déplacements : 252 000 Fcfa.

Les produits sont estimés comme suit :

- vente de médicaments : 16 800 000 Fcfa ;
- consultations : 1 388 125 Fcfa ;
- vente des carnets : 600 000 Fcfa ;
- actes et soins : 1 680 000 Fcfa ;
- subventions/aides des partenaires : 1 200 000 Fcfa.

La gestion est confiée à un comité.

En appui à la description des infrastructures et des équipements de ces quelques centres de santé, il est important de les visualiser. Quelques photos ont été prises à cet effet.

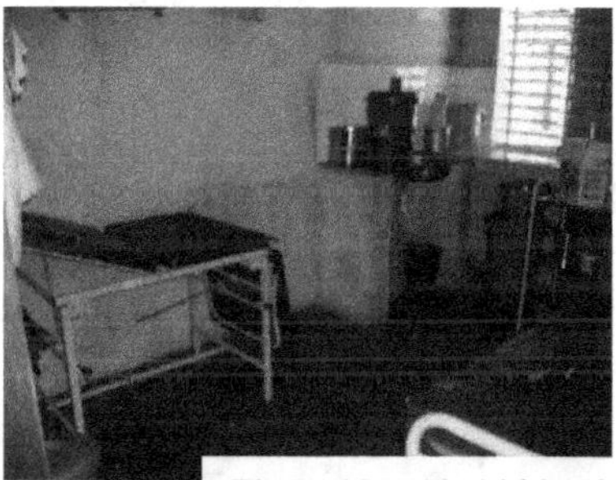

Photos12 et 13 : Tables d'accouchement à la maternité centrale de Cobly

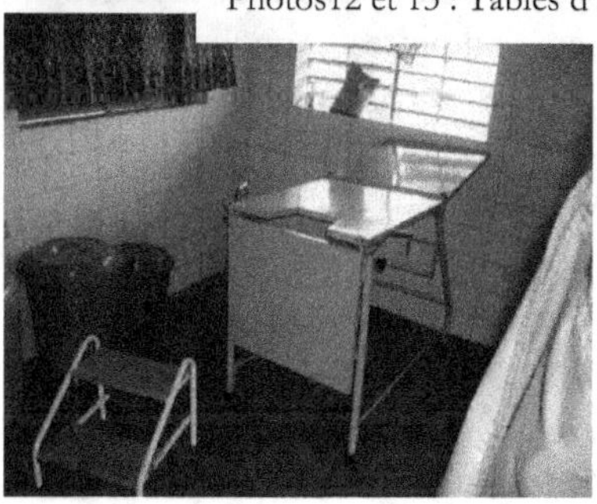

Effectifs du personnel

Le territoire de la Pendjari étant pourvu de 13 centres de santé d'arrondissement, de 3 centres de santé de commune et d'un hôpital de zone, les effectifs normaux attendus sont de :

- 23 agents d'entretien des services de santé dans les maternités ;
- 57 aides-soignants(es) et matrones ;
- 20 sages-femmes ;
- 21 infirmiers/infirmières ;
- 5 sages-femmes anesthésistes/réanimatrices et
- 1 médecin-gynécologue.

Le système exclusif de soins gynéco-obstétricaux devrait être géré par un ensemble de 127 agents (ZS de Tanguiéta-Cobly-Matéri, 2010a). La répartition selon les catégories d'agents devrait normalement en être la suivante :

- 18% d'agents d'entretien ;
- 44% d'aides-soignantes et matrones ;
- 16% de sages-femmes ;
- 16% d'infirmiers ;
- 4% de sages-femmes anesthésistes et
- 0,8% de médecins-gynécologues.

Sur un besoin estimé de 23 sages-femmes, elles ne sont au total que 13 en poste, soit 57% de l'effectif attendu. Le besoin non satisfait en sages-femmes pour les services de maternité est donc de 43%. Sur les 13, seules deux ont le diplôme de sage-femme d'Etat. La plus expérimentée d'entre elles, active au moment de l'étude, a été admise à la retraite fin 2010. Onze d'entre elles ont moins de 10 ans d'expérience professionnelle. Elles sont seulement trois à comprendre et à parler les langues des femmes qui viennent en consultation. Il n'y a aucune sage-femme anesthésiste-réanimatrice.

Au total, l'effectif infirmier, sur un besoin estimé de 21 infirmières, en comprend seulement 14, soit 67%. Le besoin en infirmières de maternité non satisfait est donc de 33%. Seule une infirmière toute nouvellement affectée est diplômée d'Etat. Les autres sont des infirmières adjointes. Aucune parmi elle n'a 10 ans d'expérience professionnelle. Un grand avantage à signaler est leur genre : dans les maternités, tout le personnel infirmier est de sexe féminin, ce qui constitue une évolution de l'obstétrique moderne dans la gestion des maternités et centres de santé.

Sur un besoin de 57 agents auxiliaires de maternités, 35 sont présents aux différents postes, soit 61%. Le besoin non satisfait en aides-soignantes et matrones dans les maternités est donc de 39%. Leur diplôme le plus élevé est le certificat d'études primaires. Certaines d'entre elles n'ont aucun diplôme, d'autres encore n'ont même pas été scolarisées. La plupart ont au moins 5 ans d'expérience professionnelle. Elles ne sont pratiquement jamais mutées de leur poste de toute leur carrière. La quasi-totalité d'entre elles parle les langues locales et communique directement avec les patientes. Les écarts au niveau des effectifs de personnel sont récapitulés dans le tableau suivant :

Tableau 24
Besoins en personnel dans les maternités de la ZST

Catégorie de personnel	Effectifs			Besoins non satisfaits en %	Proportion de la catégorie sur l'ensemble du personnel
	Requis	Réel	Besoins non satisfaits		
Aide-soignant(e) et matrone	57	35	22	39%	55,5%
Sage-femme	23	13	10	43%	21%
Sage-femme anesthésiste/ réanimateur	5	0	5	100%	0%
Infirmier/infirmière	21	14	7	33%	22%
Médecin gynécologue	1	1	0	0%	1,5%
Total toutes catégories confondues sauf agents d'entretien	104	63	41	39%	

Source : Annuaire statistique ZST 2010

Le besoin non satisfait le plus important se situe dans la catégorie des sages-femmes. Il est de 100% chez les sages-femmes anesthésistes et de 43% chez les autres. En importance négative, ce besoin est suivi de la catégorie des aides-soignantes et matrones, soit 39%. Toutes catégories techniques confondues, les maternités fonctionnent avec seulement 56 % des aides-soignantes et matrones nécessaires.

Considérées avec les infirmières, ces deux catégories constituent près de 74% du personnel. Les catégories dont la formation et l'exercice pratique du métier sont directement orientés vers l'obstétrique occupent seulement 23% des effectifs. Ce sont les sages-femmes et le médecin gynécologue. Cette situation peut se dire autrement dans la qualification des soins gynéco-obstétricaux : ceux-ci sont le plus souvent procurés par du personnel *a priori* non qualifié. Des formations continues et un système de tutorat devraient être mis en œuvre pour qualifier cette catégorie de personnel.

En considérant cette situation, examinons à présent ce qui se passe dans les normes de prestations, notamment dans les consultations et les parturitions.

Consultation et parturition, entre normes et réalités pratiques

Si telles sont les règles du jeu que proposent les organisations officielles, examinons les conditions techniques et matérielles de quelques consultations observées et racontées par les agents de santé et les patientes. En d'autres termes, quels sont les réalités que la règle rencontre dans sa mise en œuvre ? Les récits d'acteurs sont le plus sûr moyen de les repérer. Le suivant est celui d'une infirmière responsable de maternité d'arrondissement :

« Les gestantes s'asseyent par ordre d'arrivée sur un banc installé dans le couloir. Elles passent l'une après l'autre dans la salle de consultation. Quand l'une d'elles se présente à moi, je lui demande son carnet pour lire les observations faites à la dernière consultation. Je prends sa température, sa tension. Je fais l'examen vaginal pour voir s'il y a des problèmes. Je lui pose quelques questions : tu manges bien ? Tu dors bien ?

Tu continues à avoir des rapports sexuels avec ton mari ? Tu travailles beaucoup ? Après qu'elle ait répondu à toutes ces questions, je lui donne les conseils nécessaires : tu dois travailler, mais pas trop ; tu ne dois pas te charger de lourds fardeaux ; tu peux avoir des rapports sexuels avec ton mari, cela n'a pas d'inconvénients. Si c'est la première consultation, je demande l'urine de la femme pour faire le test de grossesse. Les hommes n'ont aucun rôle à jouer dans une CPN. C'est pourquoi ils sont absents aux séances. Les femmes ont parfois honte quand je leur demande de se déshabiller et de donner leur urine. Pour répondre à ces différentes réactions, je leur explique que je suis aussi femme comme elles et que j'ai aussi ce qu'elles ont, de ne pas avoir honte. Les principales affections des femmes sont les pertes blanches. La prévalence de ces affections s'explique par la mauvaise toilette intime. Je leur prescris des médicaments qu'elles achètent et je leur demande de bien faire la toilette intime. Les femmes appliquent bien ces prescriptions, seulement il y en a qui n'obéissent pas ; si elles reviennent à la prochaine consultation, je sais si elles ont appliqué les prescriptions et les conseils ou pas. Souvent, elles ne s'expriment pas à cause de la honte ; à la rigueur quand elles sentent des malaises, elles le signalent. Moi j'essaie de leur remonter le moral et je prescris les comprimés pour qu'elles les achètent. Si une femme n'a pas d'argent sur elle, je fais appel à son mari. Il est possible aux femmes de se faire consulter pour leur grossesse en marge du calendrier des consultations, parce que si elles sentent des malaises, elles doivent vite courir au centre pour le signaler de peur de faire un avortement non désiré. Lors des consultations, on peut savoir si une grossesse est à risque ou pas » (Entretien avec H.S., infirmière responsable de maternité, 30 ans, 5 ans d'expérience professionnelle, contractuelle sur mesures sociales).

Prenons quelques récits de gestantes sur leurs vécus de consultations. Le récit suivant est celui d'une femme dépendante de son époux pour sa décision de consultation et qui aurait préféré se faire examiner par un homme.

« J'ai toujours consulté une sage-femme pour toutes mes grossesses. J'avais été sensibilisée pour la première et les conseils reçus m'ont poussée à aller à la consultation pour les autres. La décision de visiter a été prise par mon époux. J'avais l'idée mais j'attendais que mon époux me l'ordonne. Quand nous arrivons, nous restons à la salle d'attente sur un banc selon l'ordre d'arrivée, avec nos carnets de soins. La sage-femme prend notre tension. Après la prise de tension, on t'amène dans une autre salle, tu présentes ton carnet à la sage-femme. Tu te mets sur le lit, position allongée (sur le dos). La sage-femme pose un appareil sur ton ventre et dans le dos aussi. La sage-femme ne me parle pas car je ne comprends pas le français, elle non plus ne comprend pas ma langue. Elle me prescrit les comprimés que j'achète à la pharmacie. A Saint-Jean de Dieu de Tanguiéta, on me fait les analyses d'urine et de sang. A part les comprimés, je ne retiens rien car on ne dialogue presque pas. Quand on me demande mon urine, j'ai honte. J'apprécie qu'on me donne des comprimés quand j'ai des malaises. J'ai des problèmes de communication avec mon agent de consultation au centre de santé. Je ne comprends pas le français, la sage-femme aussi ne comprend pas ma langue. J'ai parfois honte, les hanches font mal parfois à cause des travaux champêtres. Je n'ai jamais eu des échanges intimes avec mon agent de santé. Quand c'est un homme, on s'entend souvent, mais quand c'est une femme il y a souvent problème. Je préfère visiter les hom-

mes car mes problèmes évoqués sont bien pris en compte du fait que je sens les améliorations après les consultations. Les problèmes des autres consultantes sont aussi bien pris en compte. A ma dernière consultation, la sage-femme m'a dit que je ne devais plus porter cette grossesse car j'avais déjà eu neuf accouchements ; c'était une grossesse à risques. J'ai reçu des médicaments que j'ai consommés et j'ai été soulagée parce que les maux dont je souffrais n'étaient pas compliqués » (Entretien avec T. J., ménagère, Cobly, 10e grossesse à 39 ans, janvier 2010).

Une gestante attend de sentir qu'elle a un problème avant de recourir à une sage-femme. Quand elle ne sent rien, elle ne va pas à la maternité.

« Je n'ai pas encore visité une sage-femme pour une grossesse parce que je ne sens pas de malaises au cours de ma grossesse » (T. E. ; Cobly, 25 ans, référée d'urgence lors de son deuxième accouchement à Saint-Jean de Dieu).

La patiente suivante aussi est en étroite relation de pouvoir avec son époux dans la décision. Elle a des problèmes de communication et de pudeur dans la gestion de la consultation avec la sage-femme.

« J'ai consulté une sage-femme pour une grossesse. C'est moi-même qui ai pris la décision et j'ai informé mon mari. Quand tu viens, la sage-femme prend ton carnet et le lit. Elle te pose les questions suivantes : Est-ce que tu manges bien ? Tu dors bien ? Quels malaises ressens-tu ? Après, elle te demande de te mettre nue et de te coucher dans un lit, puis elle met la main dans ton sexe. Elle recommande de continuer à avoir des rapports sexuels avec ton mari, de bien manger. Après elle te demande de partir. J'ai toujours honte et en plus nous sommes souvent nombreuses et il faut attendre longtemps. Je n'ai jamais eu d'échanges intimes avec ma sage-femme. Trop dure, elle crie beaucoup et nous terrorise. S'il y a une autre personne chez qui "mesurer ma grossesse", je changerais. Chaque séance de consultation me coûte environ 1 000 Fcfa. Je vends du lait pour trouver l'argent » (D. C., 4e grossesse, trois accouchements, 23 ans, Peule, ménagère).

Une gestante ne trouve pas de réponse médicale à son retard d'accouchement pour une grossesse qu'elle estime avoir dépassé les 9 mois. La présomption de risque n'est pas partagée. L'accompagnement médical est mal apprécié du point de vue de l'usager.

« Quand tu viens pour une consultation prénatale, l'infirmière te demande d'acheter ton carnet. Après tu restes au dehors et vous passez dans la salle de consultation selon l'ordre de votre arrivée. L'infirmière te "mesure", et elle te pose des questions et tu réponds. Elle va te faire l'examen vaginal et enfin te prescrire des médicaments. Si tu ne te sens pas bien, tu achètes des médicaments ; dans le cas contraire, tu n'achètes rien. Je déplore le fait que les matrones crient sur les femmes. Elle ne m'a jamais crié dessus parce que nous avons un lien de parenté. Mais je l'ai vue crier sur les autres femmes et ce n'est pas bon. J'apprécie le fait qu'en cas de maladie, tu retrouves ta santé. Je n'ai pas de problèmes de communication. Je n'ai jamais eu d'échanges intimes avec l'infirmière. Les agents qui sont là aujourd'hui ne sont pas comme ceux qui étaient là il y a quelques années. Eux ils travaillaient très bien. Mais maintenant les agents de santé

font ce qu'ils veulent. Le travail n'est pas du tout bien fait par nos agents d'aujourd'hui. On ne nous écoute pas toujours, parce que si on te prescrit les médicaments, que tu les prends et que cela ne te soulage pas, tu es obligée d'aller chez les sœurs de la charité de Gouandé pour demander encore les médicaments avant d'être soulagée. Les autres consultantes aussi ont les mêmes problèmes que moi. A la dernière consultation, je n'ai eu aucune recommandation bien que j'étais venue leur faire comprendre que la date de mon accouchement était dépassée. Je ne me souviens plus du coût des consultations que j'ai eu à faire. C'est mon mari qui me donnait l'argent pour venir à la maternité. Si à son niveau il n'a pas l'argent, moi-même je me charge des frais de consultation sans problème. Je vends à manger au marché donc je n'ai pas eu de difficulté » (Entretien avec S. I., Doga, Matéri, 54 ans, 12 accouchements).

Sept accouchements sans jamais, sur interdiction de son époux, avoir fréquenté les services de santé:

« Je n'ai jamais consulté une infirmière du vivant de mon mari. Je ne visitais pas l'infirmière parce que mon mari me l'interdisait. Pour lui, ce sont les femmes vagabondes qui allaient en consultation. Personnellement ça me faisait mal, j'étais frustrée du fait que mon mari me refusait de me faire consulter, je gérais très mal la décision de mon mari. Mais je n'avais aucune force pour le contraindre d'accepter que je me fasse consulter. C'est après la mort de mon mari que j'ai pu avoir accès à la consultation et à l'accouchement à l'hôpital, c'est-à-dire dans un centre de santé » (Entretien avec S. P., Matéri, 48 ans, 7 accouchements).

A travers ces récits de faits vécus par les actrices directes de la maternité, assez typiques de la situation générale, les normes recommandées dans l'approche recentrée sont-elles appliquées ? Rappelons-le, les principes normatifs fondamentaux sont :

- la prise en compte systématique de toutes les femmes enceintes dans la CPN recentrée ;
- la particularisation des soins à chaque patiente en fonction de son contexte biologique et environnemental par une identification de ses problèmes ;
- la qualité de la relation entre la patiente et le (la) professionnel(le), la prise en compte de toute la famille et prioritairement du mari de la patiente ;
- la prévention des complications et des maladies présumées ;
- la préparation à l'accouchement et les mesures à prendre en cas de complications.

Les faits rapportés ci-dessus présentent de nombreux écarts dans la réalisation des prestations. Les deux principales actrices à l'œuvre dans la consultation sont uniquement la sage-femme et la gestante. La sage-femme exclut rigoureusement la présence des époux et même de tous les hommes, faute d'utilité, dit-elle, dans l'accompagnement. Elle ne les évoque que dans le financement de l'achat des médicaments ; les gestantes les évoquent uniquement dans la prise de décision, etc. Certaines gestantes préfèrent que l'agent de santé soit un homme, rassurées dans cette situation, parce que les sages-femmes et matrones sont particulièrement dures et inhumaines. Les soins sont généraux et standards, chaque femme passant par un itinéraire type de prise de constantes, de questions standardisées et de conseils sur l'alimentation, le travail et la sexualité. Plus que les conseils, il s'agit de prescriptions et sur la vie au quotidien, notamment la participation au fonctionnement socio-économique du ménage. Elles sont dans une relation de communication assez passive, même dans l'accès à ce domaine intime, par rapport auquel elles ressentent de la honte. La pudeur chez les femmes peules est très grande. Dans sa condition sociale et quotidienne, elle protège son corps par une grande masse de vêtements et de parures, comme le montre la photo suivante :

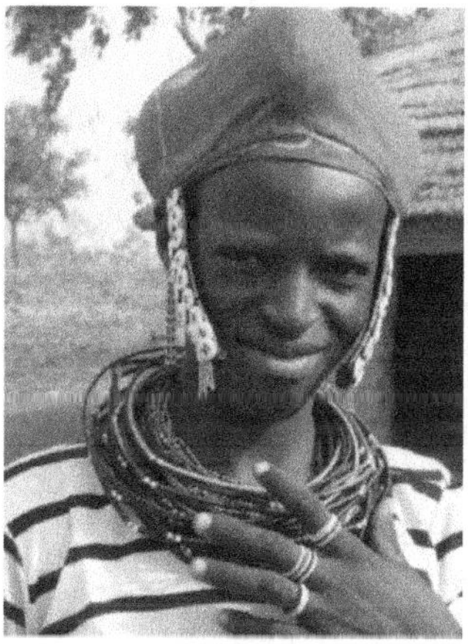

Photo 14 : Pudeur et gestion du corps chez les femmes peules

Prise des constantes, interrogatoire, exploration vaginale et analyses de sang et d'urine sont les moyens pour détecter problèmes et éventuelles complications. La sage-femme constate souvent une mauvaise hygiène intime responsable de problèmes de santé. Au total, contrairement à la norme fixée, la consultation prénatale affiche une standardisation opérationnelle, une passivité de la patiente, une exclusion de l'environnement conjugal et familial, un dialogue difficile et des moyens techniques faibles pour l'identification et la prévention des complications et des problèmes de santé. Pour preuve, la ZS a remarqué qu'en 2009, plus de 18% des cas référés à l'hôpital étaient mal diagnostiqués, comme le montre le tableau suivant :

Tableau 25
Qualité du diagnostic des patients référés à l'HZ en 2009

Diagnostic	Fréquence	Pourcentage
Juste	2 321	81,9%
Erreur	513	18,1%
Total	**2 834**	**100,0%**

Source : Zone Sanitaire de Tanguiéta-Matéri-Cobly, 2010 b

En attendant de revenir sur cette situation dans le chapitre VII, regardons du côté normatif de la parturition à travers quelques récits d'accouchement dans les maternités rapportés par les agents de santé et par les parturientes rencontrées dans les centres quelques jours après leur accouchement ou à leur domicile des mois après.

Une infirmière responsable de maternité présente son expérience de façon générale en matière d'accouchement :

> *« J'ai rencontré des cas de situation d'accouchement particulièrement difficiles. C'était une très jeune femme qui avait 15 ans environ. Donc ses appareils génitaux n'étaient pas encore bien en forme pour l'accouchement. D'abord elle avait du mal à pousser, ensuite l'orifice était restreint pour le bébé. Je l'ai référée à Tanguiéta. Il y a eu au moins deux cas de décès infantiles dans mon centre, mais on n'a jamais enregistré de décès maternel. Les décès de ces 2 nouveau-nés étaient dus au manque de moyens financiers. D'abord c'étaient des prématurés, et en plus les parents n'ont pas eu l'argent pour vite les amener à Tanguiéta. Des modes d'accouchement possibles, seule la position couchée est autorisée. Ce sont la sage-femme et la matrone qui assistent à l'accouchement. C'est la matrone qui fait les gardes de nuit. Mais si une femme arrive pour accoucher, elle vient me réveiller et je fais le travail ; c'est la même chose pour les évènements comme les fêtes »* (Entretien avec I.B., infirmière responsable de maternité, 28 ans, 7 ans d'expérience).

Le second récit est celui d'une expérience réussie dans la relation et dans les objectifs de l'accouchement. La parturiente bénéficie des bons soins des agents de santé et de l'assistance de sa famille qui gère bien les suites de couche.

> *« J'ai accouché quatre fois dans un centre de santé, à Saint-Jean de Dieu de Tanguiéta. Je marche de mon village jusqu'à Cobly (environ 1 kilomètre) puis je prends le taxi jusqu'à Tanguiéta. Arrivée, je suis accueillie par la sage-femme, c'étaient des missionnaires (blanches) à l'époque. On t'amène à la salle d'accouchement. Je suis toujours accompagnée par les tantes de mon mari. Elle me met sur la table d'accouchement si je suis prête. Nous sommes souvent deux, la sage-femme et moi. Après l'accouchement, la sage-femme s'occupe du nouveau-né et de moi aussi. La sage-femme m'amène dans mon lit de repos avec un lit roulant. Je peux faire deux jours dans le lit au centre de santé. Mes belles-tantes amènent le placenta à la maison pour l'enterrer, elles m'apportent de la nourriture, de l'eau chaude. Le placenta est enterré derrière la douche. C'est un bon lieu d'accouchement. J'ai eu des maux de bas-ventre seulement. Mais la sage-femme essaie de les calmer par des comprimés. C'est très bon d'accoucher au centre de santé car les agents de santé prennent bien soin de moi. J'aurais souhaité que la sage-femme cherche les produits contre les maux de bas-ventre car il n'y a pas de produits pour ça »* (Entretien avec T. J., Cobly, 5 accouchements à domicile et 4 accouchements au centre de santé, 52 ans).

Cette autre gestante et son enfant ont eu la vie sauve grâce à une référence vite faite. Mais le cas pose le problème de la disponibilité et de la pratique des soins obstétricaux de base, avec ses six fonctions selon la SNRMMN. Il ne présente pas les conditions de base normales d'une référence.

« J'ai accouché tous mes enfants au centre de santé ou à l'hôpital. D'abord, j'accouchais au centre de santé de Topoga, mais le dernier, je l'ai accouché à l'hôpital de zone de Tanguiéta. Quand j'ai senti les malaises, je suis allée au centre de santé de Tapota, or j'étais dans mon 7e mois. La sage-femme a appelé l'ambulance qui est venue me prendre pour Tanguiéta. A mon arrivée, le docteur n'était pas là. Une sage-femme m'a reçue et m'a fait beaucoup d'injections. C'est le lendemain que j'ai pu accoucher et j'ai été gardée durant un mois. C'était vraiment pénible. J'ai dépensé tout mon argent. Ils travaillent bien sinon je n'aurais pas eu mon dernier enfant. Que les sages-femmes soient rapides et travailleuses parce que parfois elles s'amusent et on perd nos enfants » (E. T., Siénou, 25 ans, 2e accouchement, référée d'urgence à l'hôpital de zone de Tanguiéta)

Le récit qui suit pose le problème de la capacité du centre de santé à détecter et à prévenir les complications et les risques. Il pose aussi le problème de fonctionnement dans la procédure de référence, de gestion de l'urgence et de légitimité de la consultation au regard de cette capacité technique et humaine.

« J'ai accouché au moins 6 fois au centre de santé mais là il n'y a pas eu de problème, je vais vous raconter la dernière fois que j'ai été référée à Tanguièta en ... J'ai commencé la consultation à 4 mois de ma grossesse car je ne me sentais pas bien et aussi j'étais vieille. J'avais suivi les consultations de façon normale c'est-à-dire de façon régulière. Mais le mois dans lequel je devrais accoucher était passé sans que je n'accouche. Je suis repartie au centre et j'ai expliqué à l'infirmière mon problème. Elle m'a répondu que ce n'est rien et que certainement je ne maîtrise pas mon mois d'accouchement. Je suis repartie à la maison. Trois semaines plus tard, je me réveille au petit matin et une heure après c'est-à-dire aux environ de 9 heures, je constate la rupture des eaux, sans douleurs, sans rien. Mon mari a appelé une vieille femme de la famille pour m'accompagner au centre et c'est en y allant, à 50 mètres de la maison, que j'ai accouché. Celle qui m'a aidée à accoucher a touché mon ventre et a constaté qu'il y avait un second enfant. Elle m'a dit : Tu portes les jumeaux. Mais jamais durant la CPN, l'infirmière ne l'avait dit. Mais parfois je constatais bouger les deux côtés de mon ventre à chaque fois que l'enfant faisait de mouvements dans mon ventre. Mais jamais je n'avais pensé aux jumeaux. Celle qui m'avait accompagnée a envoyé quelqu'un à la maison pour leur demander d'aller au centre informer l'infirmière de la situation. Chose qui a été faite. Mais l'infirmière refuse de venir, que pourquoi je vais accoucher en cours de route. Le major, qui était là, observe la scène, a appris la nouvelle et avec sa moto, est venu me chercher. Arrivés au centre, l'infirmière a essayé de faire sortir le second en vain. C'est ainsi qu'elle a appelé l'ambulance. J'étais épuisée et j'avais même perdu connaissance. Arrivée à l'hôpital Saint-Jean de Dieu, j'ai été césarisée. Mais l'enfant ne vivait plus. Ce qui me fait mal, c'est que pour me référer, la matrone a écrit sur la fiche de référence que j'ai accouché à la maison. Donc à la sortie, l'hôpital ne m'a pas délivré un papier pour la déclaration de naissance de mon enfant, le centre de santé de Gouandé non plus ne l'a pas fait. Mon enfant reste maintenant sans jugement. Je me suis demandé alors pourquoi nous allons à la CPN, si on ne peut pas te dire que ta grossesse est à risque et te référer plus tôt » (Entretien avec S.I., Doga, 54 ans, 12 enfants.)

Cette autre femme a accouché seule dans un centre de santé où la matrone refuse de sortir de sa salle de garde ; elle lui reproche de venir à l'heure de dormir. La mesure du risque pose encore problème. Le pire pouvait arriver si ce n'est « grâce à Dieu » comme la parturiente le dit :

« *Oui, j'ai accouché dans le centre de santé de Gouandé. Le travail s'est déclenché dans la nuit vers 21 heures. J'ai cherché une accompagnatrice avec qui nous avons marché jusqu'au centre de santé. Heureusement pour moi, ce jour-là la matrone qui était de garde était présente. L'accompagnatrice est allée la réveiller dans la salle de garde. Elle a refusé de sortir sous prétexte qu'elle a sommeil. Elle m'a dit ceci : "Je ne t'ai pas demandé de venir accoucher à l'heure du sommeil, moi je ne peux pas sortir, débrouille-toi". Je suis restée là seule avec l'accompagnatrice. Grâce à Dieu après 3 heures de temps l'accompagnatrice m'a aidée à accoucher sur la terrasse. C'est lorsque la matrone en question a entendu les cris de l'enfant qu'elle est sortie de sa salle pour s'occuper de moi et de l'enfant. Après avoir nettoyé l'enfant, elle nous a envoyés dans la salle d'hospitalisation. Après trois jours au centre, elle m'a demandé de payer 20 000 F et de revenir dans 6 semaines pour la vaccination de l'enfant. Pour moi, la salle d'accouchement est bien propre, seulement elle est très petite. Je n'ai expérimenté aucune souffrance autre que celle de l'enfantement. Accoucher dans un centre de santé c'est une bonne chose. Mais ce que les matrones et les infirmières nous font n'est pas bon. Venir au centre de santé et accoucher seule comme si c'était à la maison, ça fait mal. Je souhaite qu'elles s'occupent de nous quand on vient au centre aussi bien à la consultation qu'à l'accouchement* » (Entretien avec S.P., 48 ans, Matéri).

Cette infirmière a connu des expériences malheureuses qui montrent que même quand les agents de santé détectent le risque ou la complication, sa gestion peut se confronter à la résistance de la parturiente et de son environnement familial et social.

« *Il y a de cela un an, j'ai reçu une femme qui n'avait pas été suivie pour sa grossesse (jumeaux). 45 mn après, le premier bébé sort, le second n'est pas sorti, moi j'ai décidé de la référer. La femme dit qu'elle n'ira pas à Tanguiéta ; les parents aussi refusent la référence. Après mes longues explications, les parents refusent toujours, j'ai appelé l'ambulancier qui devait quitter Tanguiéta pour Taïacou. A mon insu, les parents donnent une poudre noire à la femme. Avant l'arrivée de l'ambulancier, le second jumeau sort, mais mort. La femme commence par saigner, l'ambulancier était déjà là. Moi je tenais toujours à ce qu'elle aille à Tanguiéta parce qu'elle avait trop saigné, elle refuse toujours. L'ambulancier repart sur Tanguiéta ; 10 à 15 mn, après elle perd connaissance. J'ai pris un abord veineux et …, et je rappelle l'ambulancier. Et maintenant, comme elle ne savait plus dans quel état elle était, je l'ai référée. Arrivée à Tanguiéta, elle a fait plus de 2 semaines sans se relever de son lit. Grâce aux médecins, soins sur soins, elle s'est retrouvée. Si je ne tenais pas à ce qu'elle aille à Tanguiéta, elle allait mourir et la population dirait que c'est moi qui l'ai tuée parce que je ne connais pas mon travail.* »

« *Oui, il y a eu des décès. C'était un dimanche, le pharmacien était absent, j'ai reçu une femme qui a accouché. Maintenant, de 19 heures jusqu'à minuit, elle allait bien, à 1heure, j'entends des cris. Je sors, je me dirige vers la maternité et je trouve que c'est celle qui a accouché qui criait. Je fais appel à la matrone, en lui demandant ce qui ne va pas, elle me fait comprendre qu'elle a mal aux fesses. Je la réexamine, il n'y avait pas de déchirure ni saignement. Je décide de la référer. Je dis à l'accompagnatrice de faire appel à son mari, l'accompagnatrice quitte vers 1h 30 et elle revient sur le coup de 4 heures. L'accouchée pleurait toujours. A l'arrivée le mari me dit qu'il n'a pas de moto ni d'argent pour faire appel à l'ambulance. Je ne savais quoi faire. Le pharmacien n'est pas là pour prendre un abord veineux. La radio aérienne de communication est en panne pour faire appel à l'ambulancier, mon portable est déchargé et il n'y a pas non plus de crédit. On en était là jusqu'à 7 heures de matin, c'est à ce moment que j'ai vu l'ambulance de Cobly qui allait à Tanguiéta et c'est eux qui m'ont aidée à l'amener. Arrivée là-bas, on ne l'a même pas descendue de la voiture et elle a rendu l'âme »* (Entretien avec I.B., infirmière responsable de maternité, 28 ans, 7 ans d'expérience).

D'après ce médecin d'une remarquable expérience, la gestion de l'accouchement ne s'affranchit pas totalement de la contingence des situations et de la survenue d'événements malheureux. La planification et la technologie ne sont pas à la hauteur de toutes les situations.

« Souvent je dis à mes collègues qu'il n'y a pas d'expert en observation. On a écrit beaucoup de livres, face à des cas donnés, on frémit. J'ai suivi une femme, une primipare, qui est la femme de l'ami d'une de mes amies sincères. C'était sa protégée. Quand elle est venue et qu'on a fait le nécessaire, je l'ai suivie pendant des heures espérant qu'elle va accoucher. J'ai tout fait, tout essayé, j'avais trop essayé, j'ai dépassé mes limites. Quand je l'ai référée finalement, elle a été césarisée pour syndrome de prérupture utérine. Cela m'a marqué à jamais, car si je ne l'avais pas gardée autant, elle aurait peut-être évité la césarienne. C'est une histoire que je raconte souvent en formation pour conseiller mes sœurs sages-femmes. Je continue de faire mon mea culpa *et de présenter mes excuses à ce couple. C'était une faute technique que j'ai commise. Je ne devais pas forcer, je ne devais pas insister pour qu'elle accouche par voie basse. Je pouvais dans certains contextes être poursuivi »* (Entretien avec I. B., médecin, 11 ans d'ancienneté)

Ces cas mettent en lumière des pratiques où des acteurs, de leur gré ou malgré eux, se mettent en marge des normes de l'accouchement normal et des soins obstétricaux d'urgence de base et complets. La décision de la matrone de ne pas sortir de sa salle de garde, celle de l'infirmière de ne pas aller à la rencontre de la parturiente en chemin, et celle du médecin de garder longtemps sa protégée dans l'espoir d'un accouchement par voie basse sont toutes hors normes. Bien des sages-femmes et infirmières ont rencontré la résistance des communautés et des parturientes dans la décision de référence. Certaines sages-femmes et infirmières ont aussi pu le faire facilement sans essayer de mettre en œuvre les moyens mis à leur disposition pour les soins obstétricaux d'urgence de base. Les professionnels sont formés à l'identification des complications et des urgences. Plusieurs cas relèvent nettement des complications et des urgences, mais n'ont pas reçus les réflexes professionnels requis. Ils sont en contradiction avec les huit objectifs de la SNRMMN que nous avons présentée dans les premiers paragraphes de ce chapitre. Les comportements des agents trahissent les principes directeurs de la Stratégie. Certaines attitudes traduisent une sorte d'antipathie envers les femmes suivies pour grossesse et en phase d'accouchement, dans un contexte où l'empathie est requise. L'attitude des matrones et aides-soignantes, qui sont les plus nombreuses et censées être les plus disponibles, traduisent parfois un conflit de normes. Venues pour la plupart de l'obstétrique traditionnelle, elles semblent continuer à croire fermement que l'accouchement requiert de la parturiente courage, effort, et souffrance. L'accouchement ne présente pas de risque majeur si l'univers spirituel et social de la parturiente est pur. Comment comprendre que ces logiques fonctionnent à l'intérieur de l'obstétrique moderne dans cette aire sanitaire ? C'est à l'ensemble de ces questions que se propose de répondre le chapitre VIII. Sous d'autres cieux, notamment dans les pays industrialisés, qui connaissent une bonne santé maternelle, le travail relationnel est aussi important que le travail technique dans l'accompagnement d'une grossesse (Jacques, 2007).

En guise de rappel pour les professionnels et d'information pour le lecteur profane, la complication et l'urgence obstétricales sont définies de façon descriptive. La complication obstétricale est un cas donnant lieu à l'un quelconque des diagnostics suivants : hémorragie ante ou post-partum, travail prolongé/dystocie, infection du post-partum, complication de l'avortement, pré-éclampsie/éclampsie, grossesse ectopique, rupture de l'utérus. L'urgence obstétricale est la situation d'une femme dont la vie est immédiatement menacée dans les 24 à 48 heures. Elle se présente par un ou plusieurs signes que sont par exemple : bouffissures du visage, yeux excavés, agitation, mousse à la bouche, pâleur extrême des muqueuses, crise convulsive, dyspnée, impossibilité de se déplacer d'elle-même (soutenue ou transportée), hémorragie, linge intime sanguinolent, parturiente de petite taille avec gros utérus, procidence du cordon, rétention du second jumeau, rupture de l'utérus, disproportion fœto-pelvienne, défaut de progression du fœtus, etc… Nous avons rapporté plusieurs cas dans les maternités rurales et dans la maternité urbaine de Tanguiéta où des signes de complication et d'urgence n'ont pas mobilisé les professionnels de santé.

Transgression des normes traditionnelles

Si les récits que nous venons de lire montrent qu'en général les normes professionnelles et officielles sont loin des pratiques réelles, les faits montrent que les normes traditionnelles ne sont pas non plus en application dans les maternités.

D'abord, si la jeune femme enceinte pour la première fois doit respecter le programme de consultations prénatales, à savoir consulter au moins quatre fois en commençant dès le premier trimestre de la grossesse, elle est obligée d'enfreindre la norme traditionnelle d'ignorance de son état, et d'être informée de sa grossesse sans attendre que soit organisée l'annonce que nous avons décrite dans le chapitre III.

La gestion du corps lors de la grossesse pose d'énormes problèmes à l'ensemble des femmes, surtout chez les Peules connues pour leur sens particulièrement développé de la pudeur et la protection de leur corps par un type spécifique d'habillement et de parure. Dans les récits, la plupart des plaintes liées à l'examen vaginal proviennent de femmes peules. Elles sont aussi habituées à accoucher seules, très souvent à l'arrière de la concession. Si elles se trouvent obligées de le faire dans une salle en contexte hospitalier, l'accès visuel ou sensoriel à leur corps est considéré par elles comme une violence. La position pour l'accouchement pose aussi de sérieux problèmes par rapport aux normes traditionnelles. D'après les accoucheuses traditionnelles et les femmes qui ont souvent accouché à domicile, l'accouchement s'y fait en position agenouillée. Cette position a certainement l'avantage de moins exposer à la vue l'appareil génital de la parturiente. En milieu hospitalier, la position obligatoire est la position couchée, qui l'expose totalement. Un médecin a rapporté des cas où des femmes ont résisté à prendre cette position, sauf quand elles sont en situation extrême. Plusieurs parturientes sont descendues de la table pendant le travail pour accoucher à genoux. La gestion des suites de couches, notamment celle du cordon ombilical et du placenta, sort aussi très souvent des normes. Comme l'a rapporté une femme, les suites de couches subissent au niveau de la communauté un traitement particulier qui n'est pas le même dans les espaces hospitaliers.

En guise de conclusion, on peut dire que la situation des normes matérielles et immatérielles de la zone sanitaire met celles-ci hors de la définition de l'assistance qualifiée à la naissance selon les organisations internationales. *« Cette définition souligne que ce processus nécessite un personnel qualifié et un environnement adéquat qui inclut des fournitures et un équipement suffisants, des infrastructures ainsi que des systèmes de communication et de référence efficaces et efficients. Le terme "environnement" peut toutefois aussi être considéré de manière plus large et inclure le contexte politique et réglementaire dans lequel cette assistance qualifiée doit opérer, les influences socioculturelles, ainsi que des facteurs plus directs comme la formation initiale et continue, la supervision, le déploiement du personnel et le financement des systèmes de santé* » (Graham, Bell, & Bullough, 2001).

Chapitre 6

IFF et prise en charge obstétricale : Contraintes institutionnelles et conflits inter-obstétriques

« […] dans la réforme des services de santé des pays africains, l'impulsion vers le changement vient le plus souvent de l'extérieur, et n'est que très progressivement et très partiellement portée par les autorités nationales et les acteurs locaux » (Grodos, 2004).

Les chapitres I et II ont montré que sur notre terrain de recherche, la maternité suit deux ordres en continuum : un ordre biologique et un ordre social, le second ayant une primauté sur le premier. Il faut au corps un travail social pour lui permettre de concevoir et un autre pour lui offrir les soins pré- et postnataux. La mère et l'enfant font l'objet de ces soins. Ces chapitres ont fait une description analytique de la diversité des acteurs impliqués dans cette œuvre sociale, des procédures et des institutions mises au programme et exécutées dans une organisation sociale fonctionnelle. Les chapitres III et IV ont montré que dans l'espace communautaire et dans l'espace médical, les mêmes acteurs influencent l'action, et que la maternité reste morbide et mortelle, parfois pour des causes éminemment sociales. Des récits d'acteurs ont révélé l'inadéquation des normes proposées par les stratégies aux ordres obstétricaux traditionnel et moderne. Le chapitre V a présenté le processus et l'état de la décentralisation du système de soins. La zone sanitaire de Tanguiéta a son autonomie de gestion, ses institutions et ses partenaires. Elle a donc les moyens de produire des politiques internes et de les exécuter. Le contexte socio-sanitaire en général et les problèmes de gestion des complications liées à la grossesse et à l'accouchement en particulier ont favorisé la création d'une institution dénommée « Initiative Femme pour Femme ».

Ce chapitre va étudier les conditions de sa genèse, ainsi que sa socialisation et ses problèmes. Pourquoi et comment a-t-elle été créée ? Comment est-elle exécutée ? Qu'a-t-elle permis de gagner pour la santé des mères ? Il s'agira aussi d'étudier les différents acteurs et enjeux dans sa régulation, son intégration dans les autres politiques, dans les pratiques professionnelles et communautaires. Au-delà de son contexte éminemment politique, les réflexions de ce chapitre seront élargies aux questions sur la référence, celle-ci étant l'objet, semble-t-il, de cette initiative. On verra que la référence est multiforme, et cela nous amènera à devoir comprendre le type de référence en objet dans l'Initiative. Cette question permettra de s'en poser d'autres : quelle femme devrait être référée dans le dispositif prévu par l'Initiative ? Comment devrait s'organiser la référence aux niveaux communautaire et institutionnel ? Ce dernier questionnement permettra d'éclairer le cadre institutionnel d'émergence et d'application de l'Initiative, d'étudier les contraintes liées à son application, et de spécifier la condition des femmes dans le rapport aux autres acteurs de cette Initiative, notamment les acteurs en arrière-plan que sont les hommes et le reste de la société, physiquement éloignés du cadre matériel de l'hôpital.

1. Genèse et paramètres fondamentaux de l'IFF

1.1. Facteurs politiques, institutionnels, administratifs, techniques

C'est en 2003 que l'Initiative Femme pour Femme a été créée et a commencé à être appliquée. C'est une micro-assurance pour la prise en charge du transport et des soins obstétricaux d'urgence organisée au bénéfice des femmes, et consistant à payer une cotisation de 200 Fcfa dès la première visite prénatale et à bénéficier d'une prise en charge du transport et des soins en cas d'urgence et de référence institutionnelle. La prise en charge couvre la totalité du coût de transport et 50% du coût des soins obstétricaux d'urgence. Son financement est assuré par une caisse de solidarité alimentée par la cotisation de chaque femme enceinte, 1% des recettes de chaque centre de santé reversé annuellement à la caisse, et une subvention de l'hôpital de zone. L'objectif global de l'Initiative est de réduire la mortalité maternelle dans la zone sanitaire en améliorant la prise en charge des urgences obstétricales, en facilitant le financement des urgences et en augmentant la couverture obstétricale, l'accroissement du taux de référence et le taux d'interventions chirurgicales pour les accouchements difficiles. Elle a débuté par une phase-pilote limitée à 7 formations sanitaires, sur les 18 que comptait la zone sanitaire en 2003. L'urgence concernée par l'Initiative est évaluée et attestée par un agent de santé qui en conseille la référence et établit le dossier pour l'hôpital de zone.

Avant de développer le contexte d'émergence de l'Initiative, nous pensons utile de faire une exploration descriptive et fonctionnelle du concept de référence. Elle est généralement comprise comme le déplacement d'un(e) patient(e) d'une unité de soins vers une autre jugée supérieure sur le plan technique. Dans une zone sanitaire, la référence se fait dans ce cas du centre de santé vers l'hôpital de zone. A l'intérieur de la circonscription sanitaire, elle peut se faire d'un CSA vers le CSC, celui-ci ayant un laboratoire et un médecin généraliste. Cette définition basique de la référence en cache des formes plus complexes qui se structurent en fonction du pôle de décision, de la cause de la référence et de sa période dans l'axe de la maternité (Jahn & De Brouwere, 2001). Ainsi, la référence institutionnelle est décidée par un agent de santé dans une formation sanitaire suivant un protocole, tandis que l'autoréférence est décidée par un(e) patient(e), par exemple une gestante, suivant sa propre évaluation de son état de santé et des attentes possibles des différentes formations sanitaires. Elle se rend d'elle-même tout simplement au niveau supérieur pour solliciter les soins.

La référence élective est effectuée sur présomption d'une situation sanitaire critique, alors que la référence d'urgence est celle qui intervient dans la survenue concrète et pratique d'une complication. Enfin la référence peut se faire pendant la grossesse comme pendant l'accouchement. Ces types de références ne sont pas exclusifs. Une référence institutionnelle peut être élective pendant une grossesse, une autoréférence peut être d'urgence pendant une grossesse ou un accouchement. Toute référence peut être renseignée suivant ces critères.

Pour en revenir à l'IFF, les facteurs contextuels de l'émergence d'une telle initiative de soins dans la zone sanitaire sont d'ordre politique, technique, économique, financier, administratif et institutionnel.

Sur les plans politique et administratif, 2003 a été l'année de démarrage effectif de la décentralisation administrative au Bénin. Les élections communales et municipales sont intervenues en décembre 2002 et janvier 2003. Les premiers élus locaux ont été installés entre mai et juin 2003. Ces élections ont vu la naissance de trois collectivités locales qui forment le territoire de la Pendjari : Cobly, Matéri et Tanguiéta. Elles forment ce qu'on appelle au Bénin un territoire de développement. Chaque collectivité est obligée, selon les textes de la décentralisation, d'avoir un schéma directeur d'aménagement de commune et un plan de développement économique et social. Elle doit en outre élaborer un schéma de développement du territoire qu'elle forme avec d'autres, assorti de projets de développement intercommunaux. Toutes les trois ont élaboré leurs premiers plans de développement économique et social entre fin 2003 et début 2004 sans pourtant avoir élaboré de schémas directeurs d'aménagement communaux. Les plans de développement établissent en détail l'analyse situationnelle sur tous les secteurs de développement, avec un accent particulier sur les secteurs sociaux que sont l'éducation et la santé. Ils ont été élaborés avec l'appui technique et financier de la coopération néerlandaise, celui des conseillers de la SNV. Il est cependant important de rappeler que la décentralisation ne transfère pas aux collectivités les compétences sur le secteur de la santé. Contrairement au secteur de l'éducation (notamment primaire), la collectivité n'a pas les moyens légaux et réglementaires pour agir sur les services de santé. C'est quand le processus de décentralisation du système de soins touchait à sa fin que la décentralisation de l'administration générale a été mise en place, comme le chapitre V en a montré les différentes étapes. C'est dire qu'au moment où l'Etat local se mettait en place dans les communes, l'équipe locale de gestion du système local de soins de santé était déjà installée. La décentralisation politique complète la décentralisation sanitaire. Il suffirait théoriquement d'une communication entre les deux ordres d'autorité pour que les politiques locales soient fécondes.

Malheureusement, le rapport d'évaluation de l'IFF (Unidea, août 2005) montre que les autorités communales et les élus locaux sont très faiblement impliqués dans l'organisation des activités au niveau de la ZST.

Sur le plan technique, rappelons que depuis 1993, soit dix ans avant la création de l'IFF, la ZST avait déjà des partenaires, notamment le projet ABN-SSP, financé par la coopération néerlandaise. Son partenariat s'est progressivement renforcé, et à partir de 2000, il compte une quinzaine de partenaires relevant des agences des Nations unies, des projets de coopérations bilatérales, des fondations internationales, des ONG et des projets et programmes étatiques. Dans le cadre de la décentralisation des soins, l'Etat a mené des actions dans le sens de la mise en place et de la formation des équipes de gestion. Nous avons rappelé dans le chapitre V que le Credesa, basé à Pahou, avait été un centre international de formation des équipes de gestion des districts sanitaires. L'équipe d'encadrement de la ZST a bénéficié de cette proximité en participant à plusieurs modules de formation en gestion de zone sanitaire.

Evoquant les facteurs nationaux et internationaux d'émergence de la SNR-MMN, nous avons fait état de plusieurs conditions favorables à l'appropriation de la rhétorique de la santé maternelle, des concepts qu'elle véhicule et des moyens techniques et financiers que les agences des Nations unies investissent dans sa vulgarisation. Le Programme national de promotion de la santé de la reproduction au Bénin a été élaboré et adopté en 2003, lançant dans les services de santé un écho médiatique, technique et administratif à tous les niveaux de la pyramide sanitaire. Rappelons pour clore ce paragraphe que 2003 est aussi l'année où l'ONG suisse Jura-Afrique est intervenue dans l'appui au développement des services de santé dans la ZST.

Sur le plan matériel et financier, les zones sanitaires naissantes ont bénéficié pour leur démarrage des subventions de l'Etat. Mais celles-ci et les procédures qu'elles nécessitent ne garantissent pas toujours de préserver la motivation nécessaire à une fécondité politique locale. La ZST a bénéficié pour ses initiatives de l'appui de ses nombreux partenaires. L'Unidea est l'un de ces partenaires qui a fonctionné au plus près et qui a encouragé matériellement et financièrement les initiatives de promotion de la santé de la mère et de l'enfant. Sans en avoir financé la création – encore que les ambulances aient été pour la plupart acquises sur financement de l'Unidea – celle-ci a été à l'origine des évaluations intervenues après la mise en œuvre de l'Initiative. Les ressources financières proviennent du financement communautaire et des subventions de l'hôpital de zone. Les ressources mobilisées pour la maternité d'un centre de santé sont utilisées pour les femmes qui cotisent dans ce centre. La considération du financement communautaire dans la prise en charge des coûts renvoie au contexte de la décentralisation du système de soins qui a permis de mettre en place des comités de gestion pour recouvrement des dépenses. Les organisations mises en place dans le cadre de l'Initiative de Bamako en assurent l'animation communautaire, l'encadrement technique et la gestion des ressources générées par l'activité. Il existait déjà des comités de gestion bien avant 2003 pour l'ensemble des formations sanitaires de la ZST. Mais l'étude (Unidea, août 2005) précise que ces comités de gestion n'étaient ni fonctionnels ni attentifs à la demande de santé. Ils s'intéressaient seulement aux tâches administratives comme les signatures, les décaissements, la réception et le conditionnement des médicaments, ayant fait passer leur rôle de mobilisation sociale et de communication aux oubliettes.

Sur le plan épidémiologique et opérationnel de l'organisation du système de soins de la ZST, la situation était critique au moment où l'IFF démarrait. L'EEZS partait du constat que, malgré tous les efforts, le taux de mortalité maternelle dans la zone était, pour des causes indirectes et connues – coût de l'ambulance, de la césarienne, des soins, inaccessibilité géographique et facteurs socio-culturels – de 500 décès pour 100 000 naissances vivantes. L'Initiative dut donc faire face à des facteurs de mortalité non cliniques. Selon une étude menée par l'EEZS sur le système de référence et de contre-référence en 2009, 21% seulement des références étaient liées aux interventions obstétricales, en deuxième position derrière le paludisme, qui était de 27%. La même étude montre que seulement 3% de l'ensemble des références n'était pas justifié, la proportion de références non justifiées liées aux interventions obstétricales étant la même.

Le nombre de références a évolué pour tripler en cinq ans, allant de 1 420 en 2005 à 3 618 en 2009, comme le montre le graphique suivant :

Graphique 11
Evolution des références dans la zone sanitaire de Tanguiéta

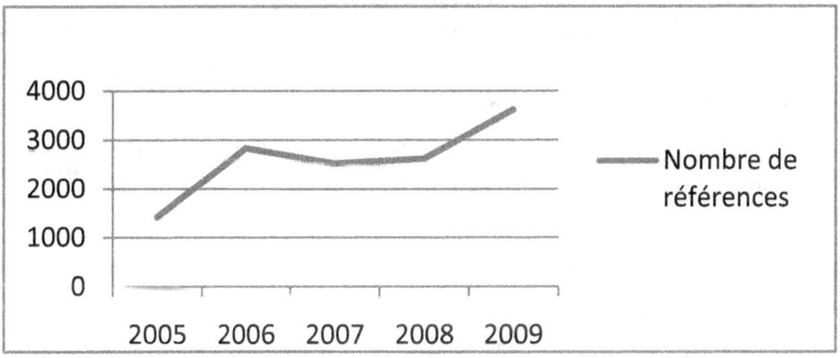

Source : Auteur, à partir des informations de l'annuaire statistique de la ZST

L'étude ayant été faite à partir des fiches de référence, il s'agit certainement de références institutionnelles. Or, les études sur les références en Afrique montrent que les autoréférences sont plus nombreuses que les références institutionnelles, que les références peuvent être électives et intervenir pendant la grossesse, et qu'en fonction de l'évaluation de la qualité des services de l'hôpital de zone et de la gravité de son état de santé, une gestante, une parturiente ou son entourage peut refuser une référence (Jahn & De Brouwere, 2001).

Ce paragraphe sur le contexte appelle quelques remarques liminaires. Le nouvel Etat local est faiblement ou presque pas associé à l'Initiative. Les bases de calcul de la valeur de la cotisation demandée à la patiente, de la proportion du financement communautaire par la formation sanitaire et du montant attendu de la subvention de l'hôpital de zone ne sont pas claires. La nature et le mode de référence en objet ne sont pas définis. Le choix unique de l'ambulance comme moyen de transport associé à l'Initiative n'est pas justifié. La demande d'urgence obstétricale présentée par une parturiente qui n'a pas suivi les soins prénataux et qui, de ce fait, n'a pas souscrit à l'assurance, n'est pas traitée.

1.2. S'affranchir de l'obstétrique traditionnelle

Financer les soins, c'est intervenir dans un contexte sanitaire complexe (les soins) et faire appel à un sujet problématique (l'argent). La maternité, comme cadre matériel médical et sanitaire, comme processus de gestion d'une gestation et d'une naissance, et enfin comme condition humaine, doit prendre en compte de multiples facteurs. Le budget de la maternité dans un ménage entre dans la problématique de la gestion des ressources, de la santé et de l'enfantement.

L'inventaire des acteurs de l'IFF prendra en compte d'une part les acteurs retrouvés dans l'analyse des différents documents de base élaborés par les initiateurs, et qui sont les acteurs de droit, et d'autre part les acteurs absents dans l'IFF, mais intervenant en arrière-plan, et qui sont des acteurs de fait. La contribution de chaque acteur se situe soit dans la décision de référer et d'utiliser les soins obstétricaux, soit dans la contribution à la prise en charge de la référence.

Les premiers acteurs se répartissent en cinq catégories, chacune ayant en son sein des constituants non moins importants dans l'opérationnalisation : l'Etat central, représenté par la Direction départementale de la santé ; la zone sanitaire, représentée par l'EEZS ; les partenaires, diversement représentés ; les formations sanitaires, représentées par les agents de santé responsables des centres et les membres des comités de gestion ; et enfin les femmes, représentées par les gestantes et les parturientes. Chaque acteur a, dans l'application de l'IFF, un rôle précis, explicité ou implicite :

- la Direction départementale de la santé, représentée par un membre siègeant dans le comité de santé de la zone sanitaire. Selon l'arrêté ministériel qui en fixe le fonctionnement, aucune politique n'est possible sans l'aval de ce comité de santé. Aussi la Direction est-elle concernée par toutes les politiques de la zone sanitaire en raison du monopole de compétence de l'Etat sur le secteur de la santé malgré la décentralisation de l'administration générale et du système de soins. D'après une autorité de la ZS, l'IFF est une reproduction d'une expérience menée à l'hôpital de zone de Natitingou. L'Initiative a donc très probablement été portée par des acteurs provenant de la DDS.

- l'EEZS, initiatrice du projet, agissant en tant qu'acteur technique et administratif de la zone sanitaire. Comme son nom l'indique, il s'agit d'une équipe. Elle est hiérarchisée et formée des professionnels médicaux et paramédicaux, ainsi que de gestionnaires. La prise de décision requiert deux niveaux de communication pour valider les fondements purement médicaux d'une part, et les fondements administratifs et politiques d'autre part. Bien plus, l'EEZS n'ayant pas de pouvoir délibérant, elle s'est certainement investie des pouvoirs consultatifs et de la délégation éventuellement faite par le comité de santé, lui aussi composé de représentants des comités de gestion des centres de santé, de représentants des agents de santé et d'un représentant de l'hôpital de zone. Toute initiative prise par l'EEZS doit porter l'estampille du comité de santé et des comités de gestion avant sa validation. Le cas de l'IFF est d'autant plus exigeant que ces comités de gestion des centres et de l'hôpital de zone doivent débloquer des ressources additionnelles pour son financement.

- les partenaires techniques et financiers que sont les ONG internationales, fondations et agences des Nations unies intervenant dans la ZS. A la faveur de la démocratisation du pays et du secteur, les partenaires ne cessent d'intervenir. S'ils constituent une opportunité majeure pour le développement et l'amélioration de l'offre de santé, la coordination de l'ensemble des actions n'est pas aisée, chacun étant inscrit dans une idéologie, dans une posture particulière et dans une position stratégique donnée. Objectifs, modes opératoires, options stratégiques et calendrier ne sont souvent pas en adéquation pour l'ensemble des partenaires. Paradoxalement, la richesse du partenariat est parfois à l'origine d'une faiblesse institutionnelle et managériale.

- les formations sanitaires de première ligne chargées de référer, représentées dans le dispositif par les responsables des centres de santé et les membres des comités de gestion. Les plus impliqués sont le major, le médecin, la sage-femme ou l'infirmière responsable de maternité, et l'agent comptable du centre. Ce sont ces agents qui collectent les cotisations des gestantes en consultation prénatale et qui les confient aux comités pour la gestion. Ils sont d'abord impliqués en première ligne dans l'évaluation et le déblocage des fonds pour la prise en charge du transport et des soins. Mais ce sont eux qui doivent avant tout définir l'urgence pour la référence, en informer la patiente, faire le dossier de référence et prendre contact avec l'ambulance. Que se passe-t-il si une sage-femme responsable de maternité doit évaluer à la fois un risque obstétrical et une capacité de prise en charge par le centre de santé des soins consécutifs à la décision de référence ? Entre souci financier et souci sanitaire de la patiente, quelle logique va l'emporter ? Comme le dit un médecin-chef de CSC :

> *« Le plus difficile, c'est de gérer une ambulance. Tu remplis les deux réservoirs avec au moins 80 000 Fcfa*[86]*, et deux jours après, le chauffeur te dit que le réservoir est vide. Et on te le dit en face d'une urgence. Tu fais comment ? L'IFF, c'est une bonne chose, mais laisse tomber. Toi-même tu sais ! Les subventions de carburant et le fonds d'indigence devraient pouvoir l'alimenter, mais toi-même tu sais bien »* (Entretien avec C.N., janvier 2010).

- les gestantes et les parturientes qui doivent cotiser pour l'assurance et qui sont aussi appelées à bénéficier de la prise en charge. Nous avons vu au chapitre V que plus de 90% des femmes ont attendu la décision de leur époux pour se rendre au centre de santé. Elles lui ont demandé l'argent pour la consultation et l'achat des médicaments. Derrière ces femmes se trouvent donc d'autres acteurs, dont les plus importants sont sûrement les époux.

Sans être exhaustifs, ce sont là les acteurs en première ligne de la création et du fonctionnement de l'Initiative Femme pour Femme. Comme nous l'avons dit, la maternité et l'urgence obstétricale, qui font précisément l'objet de la référence et des soins financés par l'assurance, concernent bien d'autres acteurs. Dans la maternité locale, l'ordre social prime sur l'ordre biologique. Il est encadré par des acteurs éloignés de l'espace maternel physique, mais qui en déterminent les logiques évaluatives et les moyens opérationnels. La naissance sociale, concernant à la fois le fœtus, l'enfant et ses parents, est gérée par :

---

[86] *Environ 122 euros.*

- des chefs religieux, responsables de rituels politiques et de rituels de socialisation. Par leurs interventions, le corps biologique acquiert la maturation physiologique, la purification spirituelle et la maturité sociale pour accueillir une grossesse et gérer la naissance et le maternage. Les chefs et maîtres rituels sont différents suivant les âges, les sexes et les fonctions rituelles ;

- les devins, qui disent la cause de la maladie en général et de la complication obstétricale en particulier. C'est aussi en fonction de l'éclairage ou de l'obscurité du devin que les gestantes ou les parturientes sollicitent ou non les services de santé à des moments définis de leur grossesse ;

- les accoucheurs traditionnels et les guérisseurs, qui soignent les problèmes liés aux complications obstétricales ou à l'infertilité féminine. Plusieurs centres de santé de première ligne connaissent un guérisseur ou un accoucheur, et certains recourent à leurs services en fonction des circonstances ;

- les tantes et belles-mères, citées dans l'obstétrique traditionnelle pour communiquer sur les règles relatives à la grossesse et à l'accouchement. Elles contrôlent l'application des prescriptions comportementales et alimentaires ainsi que les proscriptions du même ordre ;

- les ambulanciers, qui doivent être disponibles dans l'urgence pour assurer leur service. Si le chauffeur, malgré l'ordre hiérarchique, se rend indisponible, ou s'il rencontre des difficultés physiologiques ou sociales, il se passera un délai de négociation avant l'application de la décision ;

- les techniciens de maintenance et de réparation des équipements, notamment des ambulances, sont aussi concernés par l'IFF. Avant de démarrer le véhicule, il faut s'assurer qu'il est en état de rouler. Si malgré tout, une panne survient au cours du déplacement, il faut assurer la réparation à temps en vue de répondre à d'autres appels, même si le cas en cours trouve une autre solution.

Cette énumération ne renseigne pas sur la totalité des acteurs qui influent sur l'application de l'IFF. Ce sont tout simplement ceux dont l'influence est à tout le moins prévisible. Comme nous pouvons le constater, cette dernière catégorie d'acteurs, malgré son importance en obstétrique, n'est pas prise en compte dans le montage technique et le dispositif opérationnel de l'IFF. La récente étude réalisée par Plan Bénin dans le cadre de son projet d'appui à la promotion de la santé maternelle a insisté sur cette toile d'acteurs en ces termes :

> *« La zone sanitaire de Tanguiéta-Cobly-Matéri dispose d'un potentiel communautaire riche et varié ainsi que de plusieurs expériences récentes de partenariats avec le système de santé et des acteurs communautaires encore disponibles pour contribuer à la recherche de solutions pour leur bien-être. Mais ce dernier est aussi source d'attitudes et de comportements souvent peu favorables à la santé maternelle et néonatale »* (Zone Sanitaire de Tanguiéta-Cobly-Matéri, juillet 2010).

Les acteurs communautaires, pour ainsi dire, sont pour le moment les seuls, parmi les contrôleurs de la maternité, à être les plus directs. Leur importance dans la dimension politique de la naissance a été observée à une époque en

Bretagne et a été rapportée dans le tableau pathétique des « criminelles au village » entre 1825 et 1865 avec des « femmes infanticides » (Annick Tillier, 2002). Le contrôle social, dont il faut tenir compte dans les réformes portant sur la naissance, est presque universel, même s'il présente des formes différentes. Dans cet exemple de la Bretagne du XIXe siècle, l'auteure remarque que la famille et le village sont l'expression tout à la fois de tensions et de solidarités qui se jouent pour protéger sa renommée et conjurer la réprobation. Dans cette ambiance sociale, les femmes se trouvent prises dans un multiple contrôle : privé, public, médical et religieux, chaque type de contrôle étant exercé par des acteurs bénéficiant de la complicité même des femmes qui en sont *a priori* victimes. Des institutions ont été mises en place pour coordonner, articuler tous les acteurs et réguler le système.

2. Fonctionnalité des processus et institutions de l'IFF

En tant qu'initiative applicable dans un espace administratif et comptable, l'IFF génère des processus pour son application. Ce sont des actes coordonnés qui prévoient et organisent les différentes opérations. Pierre Lascoumes et Patrick Le Galès disent que par leurs « *formes d'interaction et leur recomposition dans le temps, ils rendent compte des multiples activités de mobilisation des acteurs individuels et collectifs* » (Lascoumes & Le Galès, 2007). Nous mettrons ici l'accent sur l'organisation de la référence et le paiement de sa charge. Il faut rappeler qu'à partir de 2007, l'IFF a connu une réforme sur le mode de mobilisation des ressources et sur la gestion comptable. L'évaluation conduite en 2007 a permis d'ajouter deux contributeurs :

- le bureau de zone pour 1 500 000 Fcfa par an ;

et

- l'hôpital de zone pour 1 000 000 Fcfa par an.

Les petits centres de santé confessionnels et privés, comme Nanagadé et Porga, contribuent selon un forfait annuel de 25 000 Fcfa. La souscription des gestantes et des centres de santé reste invariable, soit respectivement 200 Fcfa par patiente et 1% des recettes annuelles de chaque centre.

2.1. Problèmes de recouvrement et d'organisation de la référence

La référence dont l'organisation suit une procédure claire est la référence institutionnelle d'urgence pendant la grossesse et/ou l'accouchement, du centre de santé de première ligne (d'arrondissement ou de commune) vers l'hôpital de zone. L'autoréférence élective ou d'urgence, pendant la grossesse ou l'accouchement, n'est pas une préoccupation de l'agent de santé. Il revient à la patiente qui la décide et à sa communauté de proximité de trouver les moyens du transport et de la prise en charge. Cependant, si elle le demande, l'infirmière peut, en fonction de son évaluation de la situation, faire appel à l'ambulance et monter la fiche de référence. Le processus officiellement préconisé pour la référence institutionnelle suit six étapes :

1. L'agent de santé fait le constat d'une complication ou d'une urgence ;
2. Il monte le dossier de référence, comprenant la fiche de référence et le dossier médical de la parturiente ;
3. Il prend un abord veineux[87] ;
4. Il fait appel à une ambulance par le RAC ou le téléphone ;
5. L'ambulancier conduit la parturiente à l'hôpital de zone ;
6. Il la dépose directement au service des urgences.

Dans ce processus, les différents acteurs appelés à interagir en cas normal sont nombreux, et parfois difficiles à mobiliser dans les délais requis. Le constat clinique ou biologique de la complication ou de l'urgence obstétricale nécessite la présence de la sage-femme ou de l'infirmière de maternité aux côtés de la matrone ou de l'aide-soignante. Elles peuvent parfois avoir besoin du gestionnaire de la pharmacie pour certains diagnostics de confirmation. L'établissement de la fiche de référence nécessite toujours un dialogue entre le personnel soignant d'une part, et entre le personnel et l'usagère et/ou son accompagnateur(trice) d'autre part. La prise de l'abord veineux nécessite aussi la disponibilité de la caisse et de la pharmacie pour l'achat des consommables nécessaires. Le plus compliqué se situe au niveau de la communication avec l'ambulance, qui nécessite la disponibilité, au centre émetteur et au centre récepteur (où se situe l'ambulance), d'un moyen de communication, dont ne dispose pas toujours l'ambulancier. L'appel reçu doit lui être relayé. Entre l'émission, la réception et le relais, il faut des agents disponibles et aptes. Une fois informé, l'ambulancier doit mettre en œuvre une procédure spécifique consistant au minimum à s'assurer du bon état de fonctionnement du véhicule et de la disponibilité des consommables (eau, essence, huile, pneus, etc.) pour le déplacement. Si les conditions permettent que le chauffeur arrive au niveau du centre de santé requérant l'ambulance, il doit entrer en communication avec le personnel de santé et les accompagnateurs de la parturiente. Parfois, il arrive avant que le processus décisionnel soit terminé, la décision de l'une des étant censurée par l'autre. Comme le cas où une ambulance arrivée à Taïacou a dû repartir parce que la décision de la sage-femme avait été contrariée par la parturiente et son mari ; parturiente malheureusement décédée après son arrivée tardive à l'hôpital de zone. L'étude des fiches de référence a montré que dans plus de 3% des cas, le processus de référence durait plus de 5 heures. Or « *l'on peut mourir de peu : l'absence d'un agent d'entretien, la défaillance d'une machine, un geste médical oublié ou négligé* » (Jaffré, Diallo, Vasseur, & Grenier-Torres, 2009). Le travail de ces auteurs a souligné *« la complexité et la diversité des enchaînements causals construisant le risque »*. Le tableau suivant montre que seulement 15% des références interviennent dans l'intervalle d'une heure et que 75% des cas mettent plus d'une heure. Si la distance constitue un facteur important dans le délai, elle n'est pas toujours déterminante. La coordi-

[87] *Dispositif médical de traitement en urgence par la veine (transfusion ou perfusion).*

nation des actions entre plusieurs acteurs et le consensus à réaliser pour la référence constituent des facteurs qui pèsent très lourdement.

Tableau 26
Délais entre la décision de référer et la référence à l'hôpital de zone

Durée	Fréquence	Pourcentage
< 1 h	431	15,10%
1 à 2 h	703	24,60%
2 à 3 h	672	23,50%
3 à 4 h	485	17,00%
4 à 5 h	472	16,50%
> 5 h	94	3,30%
Total	**2857**	**100 %**

Source : (Zone Sanitaire de Tanguiéta-Matéri-Cobly, 2010b)

Pour en savoir plus sur les contraintes immatérielles dans l'exécution d'une référence, nous avons le récit suivant provenant d'une infirmière de maternité.

« Quant à l'accouchement à risque, je le constate quand la position de l'enfant n'est pas normale ou quand le moment arrive et que le travail tarde à commencer. Les grossesses et les accouchements à risque sont référés à Tanguiéta. Pour référer une femme, je lui délivre un reçu et j'appelle l'ambulance pour venir la chercher, son mari s'occupe des dépenses. Parfois l'ambulance est ailleurs pour une autre urgence, ou bien il y a problème de communication. Les usagers trouvent que c'est très cher même s'ils affirment que ça leur sauve la vie » (Entretien avec H. S. infirmière, janvier 2010).

En raison, entre autres, du délai allongé très souvent par le temps de la négociation entre les soignants et les usagers, de nombreuses références se soldent par des décès maternels. Pour l'ensemble des situations considérées, l'étude susmentionnée révèle qu'environ 20% des référés ne sont pas guéris au bout de la référence. Près de 7% décèdent, 3% s'évadent et pour plus de 8%, il n'y a pas d'information.

Tableau 27
Répartition des référés à l'hôpital de zone suivant leur état à la sortie

Etat	Nombre	Pourcentage
Guéri	2 497	80,90%
Décédé	207	6,70%
Référé	14	0,50%
Evadé	100	3,20%
Autre	267	8,70%
Total	**3 085**	**100 %**

Source : (Zone Sanitaire de Tanguiéta-Matéri-Cobly, 2010 b)

S'agissant du paiement du transport et des actes médicaux obstétricaux, le délai n'est pas urgent, du moins lié à une vie à sauver dans un délai très court, mais il est tout de même à terme nécessaire pour la survie de l'IFF. Mais le délai entre la prestation et le paiement peut atteindre plusieurs mois. De façon descriptive, le processus se déroule aussi en six étapes :

1. La gestante venue pour sa consultation paie une somme de 200 Fcfa en plus du coût ordinaire de la consultation et des médicaments ;
2. Pendant ou après les soins obstétricaux d'urgence, elle paie 50%. A Tanguiéta, le règlement se fait moitié avant, moitié après l'acte, avant lequel en général il faut déposer une caution. Depuis 2008, la césarienne est gratuite, ce qui fait que dans ce cas, les procédures de soins sont plus légères et moins chères à terme ;
3. Chaque mois, le comptable du centre de santé verse les souscriptions collectées dans le compte bancaire ouvert à cet effet par l'EEZS ;
4. À la fin de chaque année, le comptable verse la subvention due par son établissement ;
5. Le gestionnaire de la zone sanitaire fait la situation des frais à payer aux ambulances pour les transports effectués et à l'hôpital de zone pour les soins dispensés ;
6. Le coordonnateur de la ZS ordonne le paiement des différentes charges.

Comme la procédure de référence, celle de la prise en charge est longue et complexe quant à la mobilisation des acteurs.

Tout commence par la femme, qui doit composer, pour disposer des frais de consultation, avec son mari ou un autre parent, comme nous l'avons découvert dans les entretiens. Contrairement à ce que laisse supposer la situation économique modeste des habitants de la région, ce n'est pas toujours un problème pour les usagers de disposer de la somme requise, c'est plutôt une question de pertinence subjective de dépense, comme l'a précisé un relais communautaire interrogé dans l'arrondissement de Kountori. La gestante devra de ce fait trouver les arguments suffisants pour convaincre son mari de donner la priorité aux soins prénataux par rapport aux autres dépenses du ménage. Sinon, elle devra se débrouiller avec ses revenus accessoires, comme c'est le cas pour les femmes peules, qui financent leurs consultations avec la vente de lait.

Processus et acteurs sont les mêmes quand il s'agit de payer les soins urgents à l'hôpital. Mais l'urgence va jouer en faveur de l'obligation masculine pour une plus grande attention à l'événement obstétrical. Comme l'ont rapporté les évaluations de l'IFF, il n'est pas aisé pour les comptables ou les chefs de poste de verser les souscriptions obtenues, et pire, de s'acquitter de leur participation de 1% des recettes annuelles. La situation s'est progressivement dégradée depuis le lancement de l'Initiative. La plupart des centres n'ont pas pu payer à temps leurs obligations, comme le montre le tableau suivant pour 2009-2010.

Tableau 28
Recouvrement des coûts des SOU pour l'IFF en 2009-2010

N°	Centre	Montant dû du 1er sem. 2009 au 1er sem.2010 inclus	Montant acquitté du 1er sem. 2009 au 1er sem. 2010 inclus	Ecart
1	Tanguiéta	258 400	80 000	178 400
2	N'Dahonta	144 600	144 600	0
3	Taïacou	113 800	72 000	41 800
4	Tanongou	54 600	32 800	21 800
5	Cotiakou	92 200	35 800	56 400
6	Koronkoré	26 800	31 000	-4 200
7	Mamoussa	84 800	0	84 800
8	Tchatingou	27 400	11 800	15 600
9	Matéri	242 000	149 400	92 600
10	Nodi	98 400	65 400	33 000
11	Kotari	56 600	0	56 600
12	Tchanhoun-Cossi	173 000	173 000	0
13	Gouandé	277 800	159 800	118 000
14	Tantéga	172 800	172 800	0
15	Porga	68 000	68 000	0
16	Dassari	191 200	175 800	15 400
17	Cobly	164 600	104 800	59 800
18	Nanagadé	261 800	261 800	0
19	Kountori	119 200	81 000	38 200
20	Tapoga	118 600	76 400	42 200
21	Oroukparé	0	0	0
22	Datori	201 200	124 200	77 000
Total		**2 947 800**	**2 020 400**	**927 400**

Source : Rapport technique et financier de l'IFF, ZST, décembre 2010

Le tableau montre qu'en dehors du centre de santé d'Oroukparé, nouvellement mis en fonction, tous les autres centres ont effectué des références vers l'hôpital de zone. Il montre ensuite que pour le paiement de leurs contributions à la micro-assurance IFF, des centres éloignés comme Nanagadé, Tantéga, Porga, Tchatingou et N'dahonta sont à jour. On constate dans les tableaux sur les indicateurs de fréquentation des centres qu'ils sont bien fréquentés. Par contre, les autres centres sont en retard de règlement de leurs contributions. Dans l'ensemble, un tiers des charges engagées dans les soins obstétricaux des femmes référées n'a pas encore été remboursé.

Face aux nombreuses difficultés rencontrées pour le recouvrement, de nouvelles modalités sont en cours d'expérimentation depuis fin 2010. Celui des souscriptions des gestantes aux centres de santé est devenu semestriel. Le paiement des factures aux ambulances se fera aussi par semestre. C'est à l'occasion de sa supervision semestrielle que l'EEZ fait la situation de cette ressource sur la base des registres de santé maternelle et infantile, et ordonne aux comptables de débloquer les fonds pour le compte ouvert à cet effet. Désormais, l'hôpital de zone et le bureau de la zone sanitaire ne sont plus attendus dans la subvention de l'Initiative. C'est plutôt le fonds pour les indigents versé à l'hôpital de zone qui est sollicité pour payer l'hôpital pour ses actes et les ambulances pour leurs déplacements. Ce qui suppose un détournement de ces fond au regard de ses objectifs, car les femmes référées ne sont pas forcément des indigentes. L'accès aux avantages de l'IFF n'est conditionné par aucun autre critère que celui de souscrire pendant les soins prénataux. Il serait certainement intéressant de faire une étude du profil socio-économique des femmes qui ont connu une référence. Mais il est évident que des femmes d'enseignants et d'autres catégories sociales moins défavorisées ont été référées et ont bénéficié de l'IFF.

Malgré cette réforme, de nombreuses difficultés de fonctionnement ont été notées dans le suivi-évaluation de l'IFF. La dernière évaluation a formulé des recommandations dans le sens d'une plus grande communication avec les responsables des centres de santé en ce qui concerne leur respect des obligations de versement des souscriptions et des subventions. Aussi l'EEZS prévoit-elle de trouver de nouveaux partenaires aptes à financer l'IFF.

Signalons que Plan Bénin, qui a fait son entrée opérationnelle dans la ZST, a choisi d'améliorer le système de référence obstétricale de façon précise.

2.2. Problèmes institutionnels dans le fonctionnement

La décentralisation de l'administration générale et du système de soins a fait apparaître une fragmentation de l'Etat central, et par conséquent l'émergence de nombreux nouveaux acteurs aux intérêts divers et variés. L'univers des acteurs de la ZST forme un ou plusieurs réseaux en appui à l'organisation et à l'application des politiques sanitaires. L'apparition depuis plus d'une dizaine d'années de partenaires externes et la diversité des acteurs communautaires expliquent l'émergence de réseaux en interaction. Comme le disent des sociologues de l'action publique, « *dans un environnement complexe, les réseaux sont le résultat de la coopération plus ou moins stable, non hiérarchique, entre des organisations qui se connaissent et se reconnaissent, négocient, échangent des ressources et peuvent partager des normes et des intérêts* » (Lascoumes & Le Galès, 2007). Le cadre de vie des réseaux peut favoriser ou non les processus d'apprentissage des règles normatives et pratiques, d'émergence et de partage de nouvelles idées. La complexité du réseau d'acteurs formé dans la ZST tient à la nature des différents pouvoirs individuels et organisationnels entre l'EEZS, le comité de santé, le comité de gestion de l'hôpital de zone, les comités de gestion des centres de santé, la Direction départementale de la santé, les agents de santé, les agences de développement et les projets et programmes verticaux de l'Etat.

Le fonctionnement[88] au quotidien de l'ensemble des institutions chargées de soutenir l'IFF est sujet à des problèmes qui ne garantissent pas sa survie. Dans un Etat, l'apparition d'une micro-action publique sur un secteur comme la santé apporte des enseignements profonds sur l'environnement politique et le déve-

[88] *Les arrêtés ministériels sur le statut des hôpitaux de zone, le fonctionnement de l'EEZS, la composition et le fonctionnement du comité de santé sont aux annexes 10, 11 et 12.*

loppement. C'est le lieu par excellence de compréhension du global par le local. L'IFF mobilise des acteurs, des intérêts, des idées, des enjeux et des stratégies diverses qui expriment des cadres cognitifs et normatifs en même temps qu'ils les reflètent. Si l'enjeu officiel est la réussite de la référence institutionnelle d'urgence pendant l'accouchement ou les complications prénatales, les autres enjeux non moins négligeables sont le leadership de la zone, la mobilisation des ressources et leur gestion. C'est autour de ces enjeux que différentes stratégies et interactions se produisent et créent des institutions comme conséquences des relations de pouvoir. Ce sont « *les normes, règles, routines, procédures qui gouvernent les interactions* » (Lascoumes & Le Galès, 2007). L'IFF a connu en moins de dix ans une évolution rapide de ses normes, règles et procédures. Seule la souscription fixée pour la gestante est restée stable depuis le lancement en 2003. Toutes les autres normes ont changé. C'est le cas pour les subventions de l'hôpital de zone et du bureau de zone. Les périodes et délais de mobilisation des ressources et de recouvrement des créances ont été modifiés. Les centres de santé continuant de montrer leur incapacité à verser les fonds collectés chez les gestantes et leurs contributions au financement de l'IFF, le cadre de suivi et d'évaluation de l'Initiative a proposé, en guise d'adaptation, de détourner les ressources réservées aux indigents au profit de la prise en charge du transport de l'ambulance et des Sonu. Ce changement révèle des problèmes de fonctionnement de l'Initiative et des organisations formelles et informelles œuvrant dans le cadre de la gestion de la ZS. Il est raisonnable de se demander si elle dispose des moyens nécessaires pour assurer sa mission de planification et de gestion.

Sur le plan politique, le leadership est officiellement confié au comité de santé. L'exercice de ce pouvoir n'est cependant pas aisé, dans la mesure où le CS, en tant qu'unité opérationnelle, n'existe pas. Les différences et les écarts techniques entre ses membres ne lui permettent pas d'avoir le comportement d'une organisation ayant des objectifs et des stratégies opérationnelles. Il se réunit une fois par semestre pour approuver des rapports d'activités et des initiatives de planification. Ce mode opératoire ne permet pas une analyse concrète des situations et des informations sur lesquelles il est appelé à se prononcer. Malgré sa position politique théoriquement élevée, il n'est pas attendu dans la production d'initiatives de santé, encore moins de maternité. Celle-ci est espérée de l'EEZS, qui compte parmi ses membres un représentant permanent élu du comité de santé. Celui-ci a une mission intra et inter-organisationnelle : il doit communiquer avec les autres membres de l'EEZS, rendre compte au comité de santé, au comité de gestion ou à l'organisation de la société civile dont il provient, ainsi qu'à l'ensemble des comités de gestion et des OSC et à la communauté tout entière, parmi laquelle se trouvent les femmes concernées par l'IFF. Au regard du cadre social et organisationnel, il n'a pas les moyens en ressources personnelles et organisationnelles, notamment techniques, matérielles et financières, pour exécuter cette mission éminemment complexe. Avec quels outils de communication pourrait-il parvenir à exécuter cette mission ? Les textes de la décentralisation du système de soins et la culture de fonctionnement des organes de gestion de la ZST n'ont jamais explicité le cadre opérationnel de ce labyrinthe associatif. A travers ces quelques détails non exhaustifs, il est clair que non seulement le comité de santé n'a pas les moyens institutionnels et organisationnels de sa mission, mais que la communication entre l'ensemble des membres du réseau de gestion de la ZS n'est pas opérationnelle.

L'EEZS dispose du pouvoir technique et de la capacité de management opérationnel que lui confère sa mission de coordination de l'action publique à l'intérieur de la zone. De façon précise, cette action est formée de trois grands pôles. Le premier consiste à faire le suivi, la supervision, le contrôle et l'appui technique dans la délivrance même des services de santé suivant l'éthique et les normes professionnelles. Le second consiste à gérer administrativement le personnel, le matériel et les finances de la zone. C'est à ce niveau que se fait la gestion routinière consistant à produire des documents administratifs (courriers, rapports, notes de service, etc.), paiement des salaires, achat et réparation de matériel, organisation des formations, des recherches, etc. C'est dans ce cadre que l'EEZS est appelée à mobiliser et à gérer toutes les ressources de l'IFF provenant des patientes, des formations sanitaires, de l'hôpital et des partenaires. Dans cette position, elle polarise les intérêts et les enjeux matériels et financiers, à l'opposé des autres organisations qui l'accompagnent. Le troisième pôle est celui de l'interface entre les formations sanitaires et leurs partenaires, Etat et privés. Cest aussi celui de la communication, du marketing social et de la représentation technique.

La production des informations statistiques est une fonction transversale au service des trois pôles. Elle devrait favoriser la prise de bonnes décisions administratives et techniques, l'appui technique, le plaidoyer et la négociation des ressources externes. L'exercice de cette mission tripolaire rencontre des problèmes techniques et matériels.

Malgré leur position capitale dans la mobilisation des ressources propres de financement, les comités et les équipes de gestion administrative et financière des centres de santé (responsable du centre et comptable) sont peu visibles dans la toile du réseau, surtout dans les espaces de renforcement de l'IFF. Le recouvrement des coûts des prestations pourrait permettre de dégager des ressources durables pour l'autofinancement. Mais tant à la base qu'au sommet de l'échelle de circulation des fonds IFF, il n'existe pas de procédures claires pour suivre et contrôler la gestion des ressources.

Au total, l'univers organisationnel et institutionnel de l'IFF montre que l'élite parmi les acteurs reste l'EEZS. Le jeu complexe des pouvoirs selon leur nature amène à des positions asymétriques par rapport aux différents enjeux sanitaires, symboliques, matériels et financiers. Le réseau formé par les différents acteurs, malgré l'effort de réglementation, est un espace organisationnel aux limites et hiérarchies techniques et politiques floues, qui nuit au partage effectif de tous les enjeux et intérêts et au renforcement des institutions opératoires. Les stratégies particulières des uns sont peu ou pas connues des autres. Il n'existe pas de stratégie claire et viable de pilotage de l'Initiative, et, partant, de règles formelles. Mais l'absence de conventions écrites dans une organisation ne signifie pas une absence de règles pratiques. C'est dans l'informel et le tacite que fonctionnent les règles en la matière. Les normes conventionnelles officielles relèvent de la règle écrite. Or, « *la pratique, quant à elle, suppose à la fois des règles muettes, fonctionnant en silence, des techniques et des exemples venant les compléter* » (Dumez & Suquet, 2009). Les retards dans le recouvrement et la mobilisation des ressources répondent aux règles pratiques de fonctionnement du contexte organisationnel et institutionnel. Finalement, tout est précaire, changeant, et peu rassurant quant aux perspectives. Des conflits patents et des actes inattendus relatés par les enquêtés sont révélateurs. D'après un médecin rencontré,

> « *le comité zonal comme les comités de gestion ne maîtrisent pas les textes qui régissent leur corporation ; ce qui fait qu'ils veulent souvent se substituer aux agents de santé. Nous faisons la médiation entre les comités et les agents de santé, et il y a des problèmes liés à la médiation, car si nous tentons de dire une vérité en faveur des agents de santé, ils pensent que nous prenons position* » (T.G. médecin, interview réalisée en février 2010).

Selon les données (Zone sanitaire de Tanguieta-Matéri-Cobly, 2007), 57% de l'ensemble des interviewées parmi les soignantes disent connaître l'Initiative sans en connaître le contenu. Elles savent qu'une souscription est demandée aux consultantes et que leur référence en est simplifiée. Mais elles ne savent pas au fond comment cela fonctionne. La situation est amplifiée au niveau même des femmes qui en sont les premières bénéficiaires. Les récits de six d'entre elles au cours des entretiens d'évaluation de l'IFF en disent long (Unidea, 2005) :

> 1- *On m'a aidée mais je ne sais pas qui. Pour moi, quand j'étais ici, c'est la sage-femme qui m'a aidée. Pour Tanguiéta je ne sais pas ;*
>
> 2- *200 F ne représentent rien. Quand je payais, je ne savais pas que j'aurais autant d'avantages ;*
>
> 3- *Le prix est bon, ce n'est pas énorme. Même à 500 Fcfa, ce serait abordable. S'il n'y avait pas cette initiative, je continuerais de devoir de l'argent à l'hôpital ;*
>
> 4- *Par rapport aux services offerts, nous savons maintenant que les 200 Fcfa sont insignifiants ;*
>
> 5- *Les gens ne m'ont pas précisé que je dois payer la moitié de ce que je devrais payer. L'hôpital de zone n'a pas informée que ce que je payais était la moitié de ce que je devrais payer ;*
>
> 6- *Je ne m'attendais plus à la vie. Je vis actuellement avec mon enfant. Je suis très contente au point où je n'ai rien à proposer. Seulement, ce sont les femmes qui doivent sensibiliser leur mari pour une adhésion réelle.*

Dans un environnement social comme la ZS, conventions et pratiques entrent dans un sytème de fonctionnement ; telle convention implique telle autre et telle pratique implique telle autre. En ce sens, conventions et pratiques relatives à l'IFF entrent bien dans des systèmes conventionnels et comportementaux, comme nous le verrons dans le chapitre VII. Ces cadres conventionnels et pratiques génèrent les règles du jeu de la conduite des agents techniques et administratifs, mais aussi des usager(ère)s du système.

3. Problèmes dans la décision de soins obstétricaux et de référence

Comme le présentent la littérature et les récits des femmes et des soignantes, l'une des grandes difficultés de la référence est tout d'abord la prise de décision et son partage par l'ensemble des acteurs concernés. La référence, quelle qu'elle soit, est avant tout une décision. En tant que telle, elle procède de critères et d'acteurs. Il faut un pôle de décision et un pôle d'adhésion à cette décision pour que le projet de référence se réalise dans les conditions normales afin d'atteindre les objectifs sanitaires poursuivis. Des récits pathétiques relatés par Aïssa Diarra montrent comment, au Mali, les femmes vivent sous l'emprise de plusieurs acteurs dans leur recours aux soins de santé maternelle, au moment même où la prise de décision s'impose dans l'urgence (Diarra, 2007). Cette emprise, ou – pour reprendre les propres termes de l'auteure – cette violence, vécue ou exprimée par les femmes, n'est pas seulement à l'échelle des services de santé. Elle est aussi notoire dans l'espace familial et communautaire.

3.1. La communauté face aux complications et au risque mortel

On dirait qu'au niveau de la famille de la parturiente, complications et risque obstétrical sont faiblement intégrés dans les critères de décision des acteurs concernés par la référence. En amont de la circonstance la nécessitant, la femme, enceinte ou parturiente, est en interaction au fil des décisions qui déclenchent l'entreprise de l'enfantement et le recours aux soins qu'elle nécessite. Une relation de décision dans laquelle l'habitus de l'enfantement est plus au service de l'intégration sociale par la maternité que de la santé de la mère. Quatre moments se démarquent dans la prise de décision en matière de soins obstétricaux, pendant lesquels la femme est en relation de négociation de la décision : être enceinte, consulter un service de santé pour la grossesse, accoucher dans un centre de santé et être référée en cas de besoin.

Concevoir un enfant n'est pas toujours une décision prise par la jeune femme nouvellement mariée, qu'elle soit mature ou non, majeure ou pas. Dès l'âge social de procréation consacré par le mariage, il s'exerce une demande sociale d'enfant venant des familles en alliance. Celles des jeunes mariés (et très souvent les mères de ces derniers) attendent avec impatience l'annonce ou le constat d'une grossesse. Les pressions familiales se font en général au moyen de questions auxquelles chaque membre du couple est tenu de répondre. Souvent, ce sont les parents directs qui posent la question pour s'assurer qu'il n'y a pas des problèmes qui relèvent de leurs compétences et auxquels ils vont devoir faire face. Parents du mari et amis veulent savoir de lui si son épouse est déjà enceinte. Les parents de la femme, s'ils ne voient pas de signes de grossesse, veulent savoir s'il y a des problèmes. A-t-elle eu un avortement spontané ? Que se passe-t-il ? Ses beaux-parents ont-ils consulté le devin pour savoir si le mariage a suivi les rites normalement ? L'époux est-il normal ? etc. La demande sociale d'enfant se manifeste sous la forme d'une sympathie, du partage d'un besoin ou d'un problème. Mais il s'agit bel et bien d'une violence symbolique, car si rien n'advient, cette demande deviendra progressivement une exigence, allant jusqu'à réclamer la séparation ou le second mariage de l'homme. L'infertilité du couple, malgré les différents rites opérés éventuellement par les deux familles, est presque toujours considérée comme une infertilité de la femme. Le manque de progéniture d'un couple est pour ainsi dire de la responsabilité de l'épouse. Dans cette logique et sous cette pression, les femmes sont plus exigeantes que les hommes ; ce sont les belles-mères, tantes et autres qui manquent de souplesse envers les femmes en difficulté de concevoir. Ce sont elles qui, le plus souvent, se mettent en projet de trouver une seconde épouse au mari. Cette attitude entre, nous semble-t-il, dans une domination construite par les institutions sociales, c'est-à-dire « *toutes les croyances et tous les modes de conduite institués par la collectivité* » (Durkheim, 1919). Logiques et pratiques qui accompagnent la décision d'enfanter sont décrites dans le chapitre III. Bienheureuse la jeune femme qui, dans les premiers mois de son mariage, se retrouve enceinte ! Cependant, le problème surgit lorsque pour cette grossesse, elle souhaite bénéficier de soins prénataux. Agissant ensemble ou isolément, les paramètres individuels à l'œuvre dans la volonté de consulter un service de santé sont nombreux. Ce sont l'âge, la parité, l'ethnie, le niveau d'instruction et de revenu et les antécédents génésiques. Ces paramètres bloquent ou débloquent le rapport à la future mère. En effet, c'est en parlant avec les autres femmes de la collectivité ou du hameau, avec les épouses des neveux de son mari, ou avec sa coépouse, qu'elle est informée de cette possibilité. De ces échanges naît ou pas l'intention d'y recourir. Comme nous l'avons entendu et lu dans les récits des femmes, le projet sera exposé au mari ou à la belle-mère. Ce recours à l'époux s'explique soit par l'obligation d'avoir son autorisation – il doit nécessairement savoir où est partie sa femme chaque fois qu'elle se rend au centre de santé – soit par le besoin d'argent que ce dernier pourrait fournir.

Au terme de ce processus, certaines femmes sont autorisées à se rendre au centre de santé, d'autres non. Nous avons rencontré plusieurs cas où elles disaient n'avoir pu consulter un agent de santé qu'après la mort de leur mari, donc quand le père de l'enfant né du second mariage y était cette fois-ci favorable.

Pour celles qui finissent par consulter pour la grossesse, il reste encore à prendre la décision, lorsque survient le travail, de se rendre au centre de santé pour accoucher. Lorsqu'arrive ce moment, la femme est toujours dans un tissu relationnel qui filtre l'intention de retourner vers l'agent de santé. Ses ressources individuelles, que les théoriciens du comportement appellent les facteurs prédisposants, sont en confrontation avec des facteurs de facilitation que sont l'attitude de la belle-mère, celle de l'époux, l'expérience des autres femmes dans le centre ou les centres de santé en général, etc. L'apport des acteurs de l'entourage immédiat de la femme sera renforcé, positivement ou négativement, par d'autres situés à un niveau supérieur à la famille, c'est-à-dire à l'échelle communautaire. C'est par exemple la présence des relais communautaires, des agents d'une unité villageoise de santé, des accoucheurs traditionnels, des maîtres rituels, des associations de femmes, etc. Malgré la pression obstétricale, la décision du recours au centre de santé passe par ce tamis. Même quand on a suivi les visites prénatales, accoucher au centre de santé ne va donc pas de soi. La situation est parfois plus critique chez les Peuls, où la douleur de la parturition se gère idéalement en silence, l'accouchement étant un *one woman show.*

Ces facteurs influencent à la fois la décision de se rendre au centre de santé pour accoucher et la décision d'être référée en urgence. Rapportant les résultats d'une étude menée à Karachi, au Pakistan, De Brouwere et Jahn affirment que « *les 118 femmes amenées mortes à la maternité de l'hôpital résidaient toutes dans un rayon de 8 km. Les facteurs sociaux et culturels ont joué les rôles les plus significatifs* » (De Brouwere & Van Lerberghe, 2001).

En sus des facteurs socioculturels, les service de santé sont, c'est évident, présents, en expression ou en silence, à chaque niveau des pratiques tacites et officielles. De nombreux actes professionnels, certainement justifiables vus de l'intérieur, sont, en apparence tout au moins, contraires à l'éthique professionnelle, et défavorisent la référence, et parfois même le recours aux soins.

3.2. L'éthique professionnelle des soignants

« *Je ne t'ai pas demandé de venir accoucher pendant mon sommeil* » répondait une matrone à une parturiente qui se tordait de douleur dans la cour d'une maternité de Matéri. L'infirmière responsable de cette matrone a refusé de venir au secours d'une autre femme qui a accouché sur le chemin[89] et dont le second jumeau n'a pu être expulsé.

Au regard de la violence à la fois sociale et professionnelle, nous pouvons comparer sur certains paramètres la maternité actuelle du territoire de la Pendjari à l'hôtel-Dieu du Moyen-âge occidental.

> « *Certes, le personnel et les pensionnaires étaient cruels, la mortalité effrayante, l'hôpital violent, mais la société n'était pas tendre non plus. On avait faim et froid dans les établissements, mais l'on y était nourri, même mal, hébergé, même mal, soigné, même mal. Pauvres et vieillards se sont rendus bien souvent d'eux-mêmes à l'hôpital* » (Chevandier, 1997 : 6).

Bien d'autres récits reviennent sur le refus des agents de santé de référer, sur les faux diagnostics de délais d'accouchement. Les mêmes récits montrent aussi des références sans raison technique solide. L'étude des références de la ZS

[89] *De nombreuses femmes, surtout dans l'arrondissement de Cotiakou, accouchent sur le chemin du marché. Les enfants nés dans ces conditions sont nommés «* tckokami *», ce qui se traduit littéralement par « sur le chemin ». Les femmes que nous avons rencontrées à propos de la récurrence de ces conditions d'accouchement nous ont confié que chez elle, une femme en travail ne doit pas pleurer. Si elle le fait, l'enfant une fois né sera condamné à mourir à la fleur de l'âge. Donc elles contiennent la douleur et continuent leurs occupations jusqu'à l'accouchement, sauf pour les cas extrêmes.*

montre qu'en ce qui concerne les interventions obstétricales, 3% des références ne sont pas justifiées, et qu'à partir de 2007, la qualité de la fiche de référence commence à baisser, allant de 80% à 76% (Zone Sanitaire de Tanguiéta-Matéri-Cobly, 2010b). De nombreux travaux en sciences sociales sont revenus sur les facteurs professionnels, techniques et organisationnels favorisant « *l'inhospitalité de l'hôpital* », surtout envers les femmes (Jaffré & Olivier de Sardan, 2003). C'est en fonction du profil social, de la parenté ou des relations directes et indirectes que les agents de santé sont disponibles et favorables ou non à la bonne prise en charge des patientes. Ces problèmes agissent jusque dans le processus même de la référence, en marge des contraintes officielles comme la pauvreté et les problèmes de transport. Signalons pour clôturer ce sujet que certains agents de santé des maternités de première ligne ont rapporté qu'ils n'avaient pas de suite sur les cas référés, posant ainsi un problème de contre-référence. La discontinuité de la référence traduit un problème de communication, de coordination et de qualité dans la prise en charge obstétricale, car les problèmes obstétricaux entrent nécessairement dans une histoire génésique que l'agent de santé a besoin de connaître pour assurer une bonne prise en charge gynécologique et obstétricale ultérieure. Au terme d'un programme de recherche sur la qualité des soins de santé maternelle au Bénin, une équipe de l'IRD a conclu que

> *« l'ensemble du dispositif et de la chaîne de gestion des urgences obstétricales est articulé par une stratégie partagée de gestion par défaut du risque à travers la quête permanente de moyens de minimisation du risque pour soi-même aussi bien de la part des usagers que des prestataires de service. Du côté des usagers : stratégies de minimisation du risque social, psychologique et financier ; de l'autre : stratégies d'évitement du risque par le recours aux évacuations fantaisistes, à la césarienne. La référence comme un fort enjeu de statut et non comme un acte médical ordinaire dans la perception des agents de santé eux-mêmes : référence-menace pour affirmer une position de pouvoir, référence comme occasion de critique de la compétence des autres »*[90].

Que conclure sur l'expérience en cours de l'IFF dans la ZST ?

Dans ce chapitre, nous avons décrit et analysé le contexte d'émergence et les conditions d'application de l'IFF. Elle a été conçue et appliquée par l'EEZ en vue de réduire les contraintes matérielles liées au coût de transport et à la prise en charge des soins obstétricaux d'urgence. C'est la déconcentration du secteur de la santé et l'institutionnalisation de la politique des soins de santé primaires qui sont à l'origine d'une telle initiative.

---

[90] *Document téléchargeable sur la page http://www.ur002.ird.fr/recherches/sante_reproduction/aquasou/ du Programme Amélioration de la qualité et de l'accès aux soins obstétricaux d'urgence » (Aquasou) sur le site de l'UMR 912-SE4S (ex UR 002 de l'IRD) du site web de l'IRD (www.ird.fr). Colloque Aquasou Paris-Aquasou http://www.ur002.ird.fr/recherches/sante_reproduction/aquasou/ReferenceNassirou.pdf. Consulté et téléchargé le 02/06/2010.*

Humainement, l'expérience est salutaire, comme l'ont souligné l'ensemble des acteurs, mais comme nous l'avons dit assez rapidement dans la section précédente à propos des règles conventionnelles, le langage n'est pas toujours la pensée. Quelle que soit la sincérité des positions communautaires sur l'IFF, celle-ci a montré des insuffisances : faible mobilisation des ressources, faible taux de satisfaction des besoins obstétricaux (26% en 2005), méconnaissance du contenu par les acteurs et particulièrement les bénéficiaires directes, etc. Malgré l'avantage social et peut-être même moral de l'Initiative, elle est influencée par des insuffisances institutionnelles sur les plans technique, politique, administratif et financier qui se traduisent par exemple par l'exclusion des femmes et des soignantes elles-mêmes (infirmières et sages-femmes) dans le portage de l'Initiative. Or, comme le montre le tableau cosmogonique présenté dans la première partie, les femmes sont la face cachée d'un iceberg social.

Paradoxalement, cette absence dans le portage et cette double exclusion ont été bénéfiques dans l'application de l'Initiative. De nombreuses futures mères ont remis en cause leurs références institutionnelles, leurs chefs ou la position de leurs accompagnateurs. Elles ont au contraire organisé en parallèle leurs autoréférences, en silence et sans utiliser les moyens mobilisées par l'IFF.

Ici, tout comme au niveau national, le décès des mères passe du niveau social au niveau politique sans rencontrer d'acteur public. Ceux qui sont censés apporter leur contribution forment un réseau dont le fonctionnement pose des problèmes techniques, administratifs et politiques. Lancée depuis 2003, l'IFF n'a toujours pas une stratégie claire, stable et efficace de mobilisation des ressources devant lui permettre de fonctionner financièrement. Elle n'a pas non plus encore pu faire face aux autres facteurs décisionnels de référence, ceux-ci étant les plus importants dans la réussite durable de cette politique publique locale. Au-delà des moyens matériels, la référence nécessite des moyens mentaux et sociaux (Diarra, 2007). Complications obstétricales et signes de danger ne sont pas partagés par les soignants et les femmes/accompagnateurs/époux/belles-mères, etc. Dans certains cas, tout de même nombreux, ces signes de danger ne sont même pas partagés par les responsables de la ZST et les sages-femmes/infirmières. Les écarts dans la lecture du risque obstétrical et du signe de danger ont mis en péril les soins obstétricaux d'urgence à tous les niveaux et expliquent les décès maternels.

La description et l'analyse des processus et des institutions montrent que tous les acteurs, notamment ceux qui sont cachés dans le concept de communauté, ne sont pas réellement parties prenantes, ni à l'Initiative, ni à son application. C'est encore, à la suite de la SNRMMN, une expression de la logique de gouvernementalité de l'Etat, vue ici dans sa représentation locale. C'est une des réflexions, des tactiques, et des institutions inventées afin de gouverner la maternité pour le bien-être des mères et de leurs familles.

Plusieurs études de micro-assurance pour la prise en charge des coûts de santé montrent qu'en la matière, le succès est soit très faible, soit peu durable (De Brouwere & Van Lerberghe, 2001). Bien au-delà de la question de la référence, les micro-assurances de santé au Bénin, et plus largement en Afrique, ont présenté partout des difficultés liées non seulement à l'adhésion, à la fidélisation, mais aussi à la relation avec les promoteurs des micro-assurances d'une part, et avec les services de santé d'autre part (Gbénahou, 2008 ; Failon, 2007 ; Turcotte-Tremblay, Haddad, Yacoubou & Fournier, 2010). Cette problématique nous situe dans l'importance des relations entre les différents acteurs dans l'issue des actions publiques. Tout est pouvoir, savoir et négociation au quotidien.

Chapitre 7

Espace administratif, médical, et communautaire : Les soins à travers institutions, pouvoirs et enjeux

« […] Rien n'existe que par et dans des relations » (Paillé & Mucchielli, 2008, p. 33).

« Il n'existe pas de règles en absence de technique. […] Pour établir une pratique, les règles ne suffisent pas ; on a également besoin d'exemples. Nos règles laissent ouvertes des portes de sortie, et la pratique doit parler pour elle-même » (Wittgenstein, 2006).

« […] Le secteur de la santé au Bénin est caractérisé par de nombreux problèmes : grèves régulières du personnel sanitaire, leadership perçu comme insuffisamment affirmé de la part du MS, désorganisation et conflits institutionnels – notamment du fait de la multiplication de structures au niveau central, souvent sous l'impulsion de programmes verticaux qui gonflent le niveau central et font parfois de la mise en œuvre directe, aux dépens de la cohérence des politiques et de l'intégration des services. […] Tout ceci s'inscrit dans des problèmes de gouvernance » (Paul, 2010 a).

Après avoir fait l'historique de deux initiatives d'amélioration de la santé des mères au Bénin et dans la zone sanitaire de Tanguiéta, il est utile, du point de vue de notre préoccupation principale, d'élucider les pratiques par l'analyse du système de production et de consommation des soins. Ce chapitre tentera une lecture sémantique et empirique de la notion de communauté sur laquelle s'est bâtie une abondante littérature dans l'application des politiques de décentralisation et déconcentration des soins. Une analyse sera faite du contenu pratique de ce concept pour vérifier sa capacité à atteindre les usagers des services de maternité, du moins dans la planification sanitaire. La mortalité maternelle sera examinée dans le rapport entre problème public et objet politique. Le statut public ou politique de l'objet a certainement un impact sur sa gestion dans les services. Nous en analyserons les enjeux professionnels, les règles du jeu des pouvoirs et le tissu communicationnel dans les institutions de gestion et dans les négociations de soins entre les différents acteurs concernés.

1. La participation communautaire : demande sociale ou offre politique ?

L'*a priori* – ou la donnée ethnologique historique – selon lesquels l'Afrique est un espace communautaire, entendu comme un milieu humain où les relations entre les individus ne sont ni conflictuelles ni intéressées, continue de prévaloir dans la mise en place des dispositifs d'intervention de développement. C'est surtout le cas dans les secteurs sociaux comme la santé et l'éducation. Malheureusement, les choses ont évolué, laissant de grandes ambiguïtés dans le sens même du concept, et des déceptions dans les attentes à l'endroit de ce qu'il est supposé désigner (Olivier de Sardan, 1995). Comme le constatent Bruno Dujardin *et al* : « *Pour tous ceux qui connaissent l'Afrique, [...] même les caractéristiques culturelles les plus profondes et les mieux enracinées sont en train de disparaître. Or, ces spécificités culturelles sont justement le ciment des communautés africaines, richesses à partir desquelles réconciliation et reconstruction sociale peuvent être espérées* » (Dujardin *et al.*, 2003-4). Cette situation de destructuration progressive du tissu social dans un contexte de grand espoir en la « communauté » explique le mal-être et la difficile découverte d'un terrain d'entente entre les différents acteurs des politiques sanitaires (Dujardin, 2003), assurés de la prétendue logique communautaire. La participation communautaire est depuis lors une simple rhétorique politique.

1.1. La « communauté », terme ambigu

L'utilisation récurrente et facile du terme de « communauté » dans la planification en général, et sanitaire en particulier, laisse croire que le sens de ce concept va de soi. Mais que signifie « une » communauté ? Ou « la » communauté ? De quoi parle-t-on quand on dit que la communauté participe au financement du service de santé ? Participe-t-elle à sa gestion ? Participe-t-elle à la mise en œuvre de la SNRMMN et de l'IFF ? On le sait, la communauté est un concept très ambigu, faisant synonymie avec d'autres mots comme association, collectivité, confrérie, congrégation, groupe, réunion, et même société. Elle est pour nous, comme diraient Poncelet et Pirotte, citant Colas à propos de la société civile, « *ce* label du vide*, donnant l'impression à chacun de se comprendre tout en désignant finalement des objets différents* » (Poncelet & Pirotte, 2007). Avant de s'appesantir sur les caractéristiques descriptives que lui en donnent les planificateurs et les gestionnaires, voyons tout d'abord le contenu que lui en a donné la sociologie, avec principalement Ferdinand Tönnies. La première construction scientifique vraiment élaborée date de plus de deux siècles. En 1889, Emile Durkheim donne une compréhension *tönniesienne* des concepts de communauté et de société. C'est en 1887 que Tönnies lui-même publie la première ébauche de « *Gemeinschaft und Gesellschaft* », traduit en français par « Communauté et société ». Pour Durkheim, la communauté selon Tönnies présente des caractéristiques descriptibles : unité absolue par consensus des parties, sans distinction, sur la base de la consanguinité, des souvenirs et d'un « vivre ensemble », qui fonctionne sur le sentiment du groupe dominé par les usages, les coutumes, les traditions et la volonté du chef, détenant une production et une consommation communes, vivant non pas sur des échanges, mais plutôt sur le *status*. On peut retenir des propres termes de Durkheim que :

> *« Ce qui tient les individus unis et confondus dans ce cas, c'est ce que l'auteur appelle* Verständnis *(consensus). C'est l'accord silencieux et spontané de plusieurs consciences qui sentent et pensent de même, qui sont ouvertes les unes aux autres, qui éprouvent en commun toutes leurs impressions, leurs joies comme leurs douleurs, qui, en un mot, vibrent à l'unisson. Cette harmonie ne se produit pas à la suite d'une entente préalable, d'un contrat antérieur débattu et portant sur des points déterminés. Mais elle est un produit nécessaire de la nature des choses, de l'état des esprits. Quand les conditions sont favorables et que le germe d'où elle naît est donné, elle croît et se développe par une sorte de végétation spontanée » (Durkheim, 1889).*

Toujours selon l'auteur, la communauté est à l'opposé de la société qui, pour Tönnies, se définit comme :

> *« Un cercle d'hommes qui, comme dans la Gemeinschaft, vivent et habitent en paix les uns à côté des autres mais, au lieu d'être essentiellement unis, sont au contraire essentiellement séparés, et tandis que dans la Gemeinschaft ils restent unis malgré toutes les distinctions, ici ils restent distincts malgré tous les liens. Par conséquent, il ne s'y trouve pas d'activités qui puissent être déduites d'une unité existant a priori et nécessairement et qui expriment la volonté et l'esprit de cette unité… Mais chacun est ici pour soi et dans un état d'hostilité vis-à-vis des autres. Les divers champs d'activité et de pouvoir sont fortement déterminés les uns par rapport aux autres de sorte que chacun interdit aux autres tout contact et toute immixtion […] Personne ne fera rien pour autrui à moins que ce ne soit en échange d'un service similaire ou d'une rétribution qu'il juge être l'équivalent de ce qu'il donne […] Seule la perspective d'un profit peut l'amener à se défaire d'un bien qu'il possède » (Durkheim, 1889).*

A bien distinguer les deux fonds de vie, c'est le sentiment (plaisir, habitude, mémoire) qui gouverne l'espace communautaire, et la raison (réfléchir, décider) qui gouverne l'espace sociétal (Tönnies, 1912). La théorie de ce dernier, évolutionniste et caractéristique de la philosophie de cette époque, qui correspond à la genèse de la sociologie, a une grande portée scientifique et certainement empirique. A lire, dans le domaine de la maternité par exemple, les récits d'infanticides opérés par les femmes en Bretagne au siècle précédent et bien d'autres situations mentales liées à la maternité, on voit très bien à quoi correspond la communauté dont il est question. En Afrique et dans les autres territoires non occidentaux, on pouvait globalement rencontrer jusqu'à une époque récente des communautés, peut-être desquelles relèvent les « primitifs » de Lucien Lévy-Bruhl, ces primitifs qui attendaient des premiers médecins européens qu'ils les paient pour les avoir soignés (Lévy-Bruhl, 2003). Mais cette communauté existe-t-elle encore aujourd'hui telle quelle ? Tönnies lui-même avait déjà prédit sa mort progressive, mais certaine.

L'observation empirique et les conflits révélés dans la gestion même de la maternité au niveau dit « communautaire », et plus généralement dans la relation à l'institution sanitaire, montrent que la communauté comme consensus relève d'un passé vieillissant. Ce concept, comme celui de société civile, a été à la base « *d'invention de différents credo et pratiques des* savoir-développer » (Poncelet, 2008) dans les pays en développement. Un village administratif qui abrite une unité villageoise de santé est déjà complexe dans ses structures sociales. Avec les multiples exodes saisonniers et les contacts locaux provoqués par la vie politique, l'école, les mouvements religieux, etc, il n'est plus fermé aux autres villages et aux autres contextes sociaux plus éloignés. A l'intérieur d'un village actuel se trouvent des diversités de groupes menant des activités différentes, et parfois assez conflictuelles, comme le cas des agriculteurs et des éleveurs (Moha, 2008). Même dans les familles les plus réduites, jeunes et plus âgés, hommes et femmes, instruits et non instruits, chrétiens, musulmans et animistes, etc., se trouvent toujours dans des positions qui appellent des *dissensus* réguliers (Leroy, 2008). Qu'en est-il alors de la communauté imaginée à l'échelle d'un arrondissement, d'une commune ou d'une zone sanitaire ? Un arrondissement suppose le plus souvent entre trois et dix villages pour une population de quelques milliers d'habitants. Dans cet espace, on dénombre toutes les composantes de populations, tous les secteurs d'activités, autochtones et allogènes. Il est, sinon impossible, du moins très difficile d'y observer une vie communautaire générique. De nombreux conflits de logiques, de comportements et de normes déchirent les espaces sociaux. Cobly, la plus petite commune de la zone sanitaire de Tanguiéta, compte 26 villages administratifs et sept grandes ethnies pour une population de plus de 20 000 habitants. Selon les projections de l'Insae, l'ensemble de la zone sanitaire compte en 2009 plus de 235 000 habitants, avec trois pôles urbains et des ethnies très nombreuses, les Pendjariens et les lointains étrangers devenus « autochtones ». Comment réaliser à l'intérieur de ces espaces un esprit communautaire au sens consensuel du terme ? C'est dire si l'expression « communauté » ne désigne plus aucune réalité matérielle dans l'implantation des services de santé. Son utilisation dans la planification et le management sanitaire devient, à le dire assez brutalement, une condition théorique et un passeport pour la légitimation des actions et des ressources à l'égard des promoteurs de l'approche participative que sont les agences de développement. Si, dans la première partie de cette thèse, nous avons décrit un univers institutionnel laissant voir une construction sociale de la communauté, celle-ci, subissant déjà des changements sociaux, n'est pas transposable à l'échelle des services de santé qu'attendent les femmes. De façon concrète, revoyons l'histoire de la construction de la communauté dans les stratégies de santé maternelle selon l'ordre chronologique de leur apparition.

- Le document *Politique, normes et standards des services de santé familiale* (Ministère de la Santé, 1998) n'évoque la communauté à aucune de ses étapes. Toutefois, dans son ciblage opérationnel, il fait allusion à des groupes relevant de la population générale : hommes, décideurs, leaders d'opinion, femmes en âge de procréer, femmes enceintes, parturientes, accouchées, ménopausées. Si la plupart de ces dernières actrices sont évoquées simplement comme bénéficiaires des services de santé de la femme, les hommes, eux, décideurs et leaders d'opinion, sont identifiés dans le cadre du plaidoyer prévu pour l'adhésion à cette politique.

- Le Programme national de santé de la reproduction pour la période 2003-2008, qui fait mention d'un sous-programme « Maternité à moindre risque », n'évoque nulle part un acteur communautaire comme partie prenante de la mise en œuvre ou de l'évaluation. Le cadre institutionnel prévu pour la gestion dudit programme concentre les directions du ministère de la Santé, les coordinations des autres programmes verticaux – dont certaines activités glissent sur la santé de la reproduction – les bailleurs de fonds, les hôpitaux spécialisés, la Faculté des Sciences de Santé et les centres de recherches.

- C'est le document de Stratégie nationale de réduction de la mortalité maternelle et néonatale qui, le premier, revient à plusieurs endroits sur la communauté et ses composantes. Il y est prévu un plaidoyer au niveau de celle-ci et des décideurs. En matière de communauté, le document fait mention des chefs traditionnels et religieux et des notables. Une section y est dénommée « Interventions communautaires ». Y sont prévues les actions suivantes:

- amener ONG et société civile à s'investir dans les activités de la stratégie ;
- amener les communautés à orienter les gestantes vers les centres de santé ;
- amener les gestantes et leurs familles à reconnaître les signes de danger ;
- organiser avec la communauté causeries et débats sur des thèmes ;
- organiser une semaine par an de mobilisation sociale pour la stratégie.

Dans le cadre institutionnel de mise en œuvre de la stratégie, la communauté est détaillée en comités de santé de la zone sanitaire et comités de gestion des centres de santé. Les cibles y sont classées de primaires à tertiaires. Les primaires sont les femmes, les secondaires sont les familles (y compris les maris) et les communautés, et les tertiaires sont les prestataires de soins, les décideurs politiques et les partenaires (Ministère de la Santé publique, 2006).

Quant à l'Initiative Femme pour Femme, aucun document n'est disponible sur son montage technique. Il existe seulement des rapports d'évaluation qui reviennent régulièrement sur la nécessité d'impliquer la communauté, sans le moindre détail sur le contenu matériel de celle-ci. Il est important, pour avoir une idée de la composition communautaire d'un comité de gestion de centre de santé, de voir un exemple, celui du CS de Cobly :

Tableau 29
Liste des membres du comité de santé de Cobly-centre en 2010

N°	Noms & prénom	Provenance	Qualification	Fonction
1	Kombéto N'da	Cobly centre	Retraité	Président
2	Tchananti Yimbo Albert	Cobly	Pasteur	Secrétaire
3	Yantékoua Bienvenu	Ouorou	Cultivateur	Trésorier
4	Sanwongou Thérèse	Didiani	Ménagère	Membre
5	Yantékoua Marie	Ouorou	Ménagère	Membre
6	N'ouemou T. M. Emmanuel	Ouorou	Cultivateur	Membre
7	Namima N. David	Touga	Cultivateur	Membre

Source : ZST 2010

On constate que pour un arrondissement de dix villages administratifs, seuls trois sont représentés (Didani étant un hameau de Cobly-centre). Sept ne le sont donc pas. Nous parlons de villages administratifs parce que le territoire administratif est plus ou moins clair. Autrement, un village est un ensemble territorialement et humainement assez complexe pour être représenté par des individus. Les villages tout de même représentés le sont par des personnes dont la qualité mentionnée est l'activité socioprofessionnelle : retraité, cultivateur, ménagère, pasteur. Il est clair que finalement, la représentation n'est ni quantitative, ni qualitative. La communauté *« [...] est un terme ambigu qui cache la grande disparité des populations »* (Mestre, 2003).

Ces quelques lignes nous ont permis de comprendre que la littérature sur le développement, ainsi que les décideurs politiques et techniques, ont hérité d'un concept de communauté qui n'a plus de contenu empirique. Les termes d'usagers ou de clients, qui sont en vogue dans les pays industrialisés et dans la nouvelle gouvernance des établissements de santé, sont peut-être plus à même de désigner les utilisateurs des services sous-entendus dans la communauté africaine. Si celle-ci est évaluée à la programmation des politiques, est-elle au rendez-vous dans les établissements de soins ?

1.2. La communauté, entre flou sémantique et rendez-vous raté

Au regard des contenus matériels donnés au concept de communauté dans les différentes politiques sanitaires évoquées, n'est-on pas en droit de se demander si réellement les décideurs politiques et techniques accordent une place à ce qu'ils sous-entendent par communauté ? A moins que ce ne soit l'ensemble plus large des usagers, des citoyens, particulièrement des femmes et des hommes qui requièrent la maternité/paternité pour leur légitimation sociale ou pour la confirmation sociale de leur statut de femme mariée et d'époux. Dans d'autres contextes de politique sanitaire, il est démontré, notamment dans le cas de l'IB, que seuls les acteurs donnent vie à la politique. Valéry Ridde le précise en ces termes :

> *« Les acteurs du secteur de la santé, dans le contexte particulier de la coopération internationale soutenant les Etats africains dans l'application de cette politique, constituent la pierre angulaire des réformes. L'analyse de la complexité des interactions entre ces acteurs sociaux est essentielle à entreprendre »* (Ridde, 2004).

Les acteurs globalement pris dans le concept de communauté sont toujours placés dans une position passive. Il s'agit en général de les amener à adhérer à la politique, fréquenter la maternité, reconnaître les signes de danger, etc. Pourtant, sans être normatif, nous pensons que, depuis les structures psychosociales de l'obstétrique traditionnelle jusqu'aux structures institutionnelles et techniques de l'obstétrique moderne, les femmes et leurs alliés ont une grande œuvre d'objectivation à faire. Cette inscription psycho-mentale doit se faire sous l'influence de facteurs comportementaux individuels et environnementaux, avec pour cadre pratique la famille, les groupes de proximité (école, église, entreprise, etc.) et la société plus générale (médias, disponibilité de services publics, etc.). Les infirmières et les sages-femmes rencontrées, travaillant en maternité hospitalière, ont toutes affirmé que les hommes n'ont rien à voir dans les consultations prénatales. L'une d'elles se relève même la nuit pour aller poser des stérilets à des femmes à l'insu de leurs maris, conformément, dit-elle, aux prescriptions du ministère sur recommandation du Fnuap. Pourtant, la même infirmière de maternité nous a rapporté comme suit les propos d'une consultante :

> *« Tu m'as dit que pour ma grossesse, je dois passer te voir au moins trois fois. Je suis revenue te voir pour la deuxième fois et tu me demandes de l'argent pour le carnet de santé ! Si je ne venais pas, tu allais m'accuser. Tu demandes si j'ai fait vacciner mes enfants. Ils sont à la maison, le plus jeune a 9 ans ; il n'a jamais été vacciné. Dieu même sait que je n'ai rien »* (Entretien avec B.C., infirmière maternité de Kountori, 25 janvier 2009).

Le cas de cette femme révèle que la négociation entre les femmes et les soignants dans l'utilisation des services ne s'appuie pas encore sur une compréhension claire du bien-fondé et du mode de fonctionnement de l'offre de soins. Cette clarification du « contrat » de soins n'est pas possible sans une communication professionnelle sociale qui prenne en compte l'enchevêtrement des liens sociaux des femmes.

Selon la politique des soins de santé primaires et de l'IB, les comités « participent » à tous les niveaux périphériques de la zone sanitaire à travers plusieurs activités d'engagement et de cogestion. En ce qui concerne les premières, les comités sont appelés à animer la communication pour le changement de comportements en matière d'utilisation des services de santé, et il leur est demandé de diffuser toutes les informations nécessaires pour améliorer le comportement des usagers. Ils sont chargés de mobiliser par des communications la « communauté » et de promouvoir le « système de solidarité » contre le risque-maladie. Dans le cadre plus spécifique de la « cogestion », les comités sont attendus pour leur participation aux réunions régulières sur le financement communautaire. A ce niveau, ils sont concernés par la gestion des médicaments et des budgets des centres de santé de leur échelon[91]. Mais dans la réalité, les résultats trahissent les attentes.

Tous ces acteurs censés être impliqués dans les soins gynéco-obstétricaux constituent un système social particulier dans la grande masse théoriquement supposée être la communauté. L'histoire, la structure et le fonctionnement de l'ensemble, comme de chaque sous-système, posent de nombreuses questions quant à l'atteinte de l'objectif sanitaire. Bien qu'il ne soit pas un acteur politique formellement constitué comme tel, le groupe stratégique des femmes enceintes participe de la structure du système de soins. L'analyse approfondie de cet acteur montre qu'il entretient des relations non fonctionnelles avec l'ensemble et avec chaque acteur, et particulièrement avec les services, la « communauté » et les organisations communautaires. Leur position organisationnelle est dérisoire dans le système de soins. A l'origine, et même dans la gestion, les textes de l'IB ne soulignent pas les femmes enceintes comme un groupe spécifique réel en demande de soins. Ils font cependant mention de la santé maternelle, sans identifier les actrices particulièrement concernées et à impliquer. Cette situation s'explique par deux facteurs. Primo, les femmes enceintes, et plus généralement les femmes, sont sous-entendues dans le concept de communauté, celle-ci étant supposée être à l'interface des politiques et représentée par les comités de santé et de gestion. Secundo, la grossesse et l'accouchement sont socialement des situations passagères, instantanées et instables. Ce ne sont pas des attributs sociaux permanents dans la trajectoire de vie individuelle. Il n'est pas aisé de réunir un corps social d'interlocution permanent de femmes enceintes, comme c'est possible avec les autres groupes sociaux, comme par exemple les malades du sida ou du cancer. Ces facteurs expliqueraient leur non-positionnement formel dans la négociation institutionnelle des soins maternels. Mais de plus, dans les familles, les femmes, organisées ou non, n'ont pas les moyens politiques, culturels, institutionnels, économiques et symboliques de faire des soins gynéco-obstétricaux leur cheval de bataille, et ce malgré leur « bataille » au quotidien dans la maternité (Jaffré, Diallo, Vasseur & Grenier-Torres, 2009). Par exemple, en tant qu'entité cohérente, la communauté n'existerait pas au niveau de Tanguiéta-centre, une ville composée de grands commerçants transporteurs, originaires les uns du Niger, les autres du Burkina Faso, et vivant parmi une importante population d'autochtones, eux-mêmes divisés en clans et en sous-groupes linguistiques. La « communauté » elle-même, et plus judicieusement la société, si elle existe par moments selon les enjeux, est contextuelle. Très souvent, elle

---

[91] *Cf. annexe 7 : arrêté portant organisation et fonctionnement du comité de santé.*

n'existe pas *a priori*. Dans le cadre de la négociation des soins, la question de l'enfantement ne la mobilise donc pas. Au regard de la composition des usagères potentielles des maternités et de leur représentativité, elle est encore moins matérialisée dans les comités de santé de la ZST. Ce sont des structures où les femmes sont peu ou pas représentées à cause du mode électif de sélection. Les quelques-unes qui s'y trouvent proviennent de la catégorie des femmes socialement mal positionnées parce que divorcées, veuves ou très âgées. De plus, elles n'y ont que des rôles de figurantes, comme le confirme le tableau 29. Ces comités sont très peu fonctionnels, plus préoccupés par la gestion des ressources financières que par la fréquentation des services. Les enjeux politiques locaux y sont plus intenses que les enjeux sanitaires, comme cela a été constaté dans d'autres contextes (Fassin, 2000). La plupart des membres ne connaissent pas leur rôle.

Au total, les femmes enceintes subissent une double marginalisation : celle de la féminité d'une part, et celle de la maternité d'autre part. Le tableau suivant montre la proportion de femmes dans les comités de gestion et les postes qu'elles y occupent.

Tableau 30
Représentation des femmes dans les comités de gestion

N°	Structure communautaire	Nombre d'hommes	Nombre de femmes	% de femmes	Postes occupés par les femmes
1	CoGeA Tanongou	6	1	14%	Trésorière
2	CoGeC Cobly	5	2	28%	Membres
3	CoGeA Datori	5	2	28%	Membres
4	CoGeA Nanagadé	5	2	28%	Membres
5	CoGeA Kountori	5	2	28%	Membres
6	CoGeA Tapoga	5	2	28%	Trésorière, membre
7	CoGeA Tchatingou	7	0	0%	
8	CoGeC Tanguiéta	4	3	42%	Membres
9	CoGeA Cotiakou	5	2	28%	Secrétaire-trésorière
	Total	**37**	**16**	**30%**	

Source : Enquête de terrain, mars 2009.

Comme on le constate, aucune femme n'est présidente de comité. Sur les 16 femmes dénombrées dans les structures, 12 sont de simples membres, c'est-à-dire appelées à ne dire ni faire rien de décisionnel. Les responsabilités les plus hautes occupées par elles sont la trésorerie (3) et le secrétariat (1). Il existe des comités sans aucune représentation féminine. Pour l'ensemble des neuf services de santé, la représentation des femmes est de 30%.

Il est vrai que d'après les chiffres officiels, environ 80% des femmes de la région de Tanguiéta n'ont pas été scolarisées. Elles sont mariées par échange direct, dot ou pour le règlement d'importants conflits interfamiliaux. Dans ce type de mariage, les rapports entre époux et épouse sont souvent de type dominant-dominée en défaveur de la femme (Bourdieu, 1987), ce qui se transpose généralement dans la société. A la lumière des rôles et des textes régissant les organisations communautaires et les maternités, gestantes et parturientes sont invisibles dans le grand ensemble des acteurs, et soumises à l'influence socio-culturelle du milieu. Elles n'ont pas de dialogue institutionnel avec les comités villageois. La grossesse n'étant *a priori* pas perçue comme une maladie, le comité villageois n'en fait aucune priorité. Malgré les décès enregistrés, l'urgence dans les soins obstétricaux peine à s'inscrire dans les pratiques. Le secouriste et la matrone offrent des soins routiniers et indifférenciés de premier niveau. L'époque de la communauté consensuelle est révolue. Dans la société, les relations de plus en plus conflictuelles entre individus et familles ne permettent pas toujours aux gestantes de se confier à la matrone d'une autre famille ou d'une autre génération. Les comités de gestion étant responsabilisés pour un ensemble de villages et d'arrondissements, il est encore plus compliqué pour eux de dialoguer avec le corps virtuel des gestantes. Leur légitimité à l'égard de ces femmes qui les ignorent est très souvent quasiment nulle. Elle se situe du côté des planificateurs, ceux-là même qui croient aux principes de l'IB pour divers autres enjeux, et à la communauté comme organisme vivant. Distance, ignorance et indifférence constituent le type de relations qui régissent les comités et les gestantes à tous les niveaux. Les tâches de planification, en l'occurrence la coordination des activités, l'animation des ateliers prévus et le suivi-évaluation constituent déjà l'essentiel des occupations de l'EEZS. Celle-ci est peu disponible pour un dialogue personnalisé et n'en a souvent pas les moyens dans les multiples langues locales.

Aussi, les documents de planification ne prévoient-ils pas dans les modalités de mise en œuvre une stratégie viable d'implication des femmes, encore moins des gestantes. Même si les soins leur sont destinés, elles n'en connaissent pas les procédures et la réglementation. Où doivent-elles aller ? A quel moment ? Pour quels soins ? Il n'existe pas de communication dynamique pour l'efficacité de ces informations et pour l'implication réelle des femmes. Au cours de nos entretiens de terrain, l'une d'elles s'exprimait ainsi :

> *« Je ne sais pas ce que l'Etat fait pour nous, les femmes enceintes. Je ne connais pas d'autres centres de santé que celui de Nanagadé ; j'y suis allée pour la consultation parce que j'avais mal et ma belle-mère a décidé de m'amener. Je n'ai pas aimé que la sage-femme mette le doigt dans mon vagin ».* (T.K., consultante du Centre de santé de Nanagadé, Cobly, 29 janvier 2009).

Elles sont si éloignées des principaux acteurs de soins modernes (médecins-chefs, infirmiers, sages-femmes et infirmières des maternités, matrones d'appui) que de nombreux obstacles empêchent qu'elles soient informées et puissent communiquer avec les formations sanitaires. Les quelques rares séances d'IEC/CCC, prévues surtout dans le cadre de la planification familiale et de la santé de la reproduction, sont orientées directement vers la « communauté » en général, donc vers une coquille vide, avec l'appui supposé des relais communautaires et des thérapeutes traditionnels, mais sans les femmes des associations et des groupements. Elles sont souvent très occupées et, avec l'éducation reçue, la plupart sont convaincues que les assemblées villageoises concernent les hommes. Contrairement au contexte français et plus généralement européen, où la grossesse est valorisée par la femme concernée par des vêtements moulants et des caresses continues au ventre bien exhibé dans les transports et les commerces (Jacques, 2007), dans le territoire de la Pendjari, elle est tenue cachée au public, et dans certaines circonstances à la femme elle-même, comme il a été dit au chapitre III. S'éloigner des foules est une vertu et même une règle fondamentale pour la femme enceinte. La maternité et le souci d'éviter des risques à l'enfant l'obligent à s'isoler. Les messages des sages-femmes, le plus souvent étrangères elles-mêmes au milieu et à la langue locale, sont opaques, et pour cela aussi très mal appropriés.

Enfin, on sait que les rapports entre les femmes et ce personnel sont difficiles (Jaffré & Olivier de Sardan, 2003). Il n'est pas utile d'insister ici sur les rapports dominant-dominé, parfois d'extrême violence physique et verbale, dont les gestantes et les parturientes sont victimes dans les espaces de soins gynéco-obstétricaux (Diarra, 2010 ; Moussa, 2007). Malgré les problèmes liés à l'enfantement dans la ZST, s'il n'existe pas à proprement parler d'organisation de patientes, et si les organisations féminines et féministes africaines ou béninoises n'abordent presque jamais les problèmes de grossesse et d'accouchement dans leurs luttes, une des explications très plausibles peut être l'influence d'un certain habitus (Bourdieu, 1980) maternel (Bartoli, 2008 ; Hakizimana, 2002). La maternité dans le contexte du nord-Bénin est physiologiquement et socialement affaiblissante. Mais la faiblesse des gestantes et les problèmes qu'elles rencontrent, y compris la mort, sont expliqués dans l'univers social et culturel. Les précautions sanitaires environnementales leur imposent un isolement social, de nombreux rites et des attitudes d'évitement du danger. Militer dans une association ou participer aux activités d'une organisation exposerait la grossesse et soumettrait la femme à des risques de fausse couche. De ce fait, l'environnement immédiat, constitué du mari, des autres femmes de la famille, des beaux-parents et de la tante paternelle, offre des facteurs de renforcement du repli sur soi de la femme enceinte dans l'expression ou dans la demande des soins médicaux. Si la participation communautaire dans le fonctionnement des services de santé maternelle est jusque-là plus un discours politique qu'une action, y a-t-il des logiques et des comportements spontanés du côté de l'usager/usagère qui montrent une volonté d'intégration ou d'action dans cet espace sanitaire ?

1.3. La « communauté » face au fonctionnement de la maternité

Comment mesurer la volonté « communautaire » de participer à la gestion de la santé et à la promotion de la santé des femmes ? Commençons par voir du côté des usagères elles-mêmes et de leurs familles, avant d'aller voir dans un cercle plus large. Nous avons vu dans les entretiens que les gestantes viennent en général en consultation à partir du septième mois pour se donner une chance d'accoucher à l'hôpital et d'avoir une déclaration de naissance (et un carnet de santé) indispensable aux vaccinations (et à la scolarisation) de l'enfant. Celles qui consultent avant cette date y sont poussées par un malaise physique. En l'absence de contrainte administrative ou de perturbation biologique, les gestantes ne consultent pas pour des soins obstétricaux ordinaires. Les maris sont presque totalement absents des consultations, des accouchements et des soins du post-partum. Ils le sont aussi aux séances de planification familiale. Nous avons vu des cas de décès expliqués par l'absence du mari pour la décision de référence. Nous avons vu que l'IFF était l'œuvre de l'EEZS, elle n'a été ni initiée par les femmes, ni pilotée par elles. Sa « féminité » réside dans son ciblage des femmes. Elle montre par là-même une faiblesse opérationnelle. En tant que telle, l'IFF est une simple augmentation du prix de la première consultation et une prise en charge par les services de santé des besoins en financement du transport. Elle n'a pas de vie technique, administrative et sociale hormis les gestionnaires de la zone sanitaire. En dehors des maris qui sont, néanmoins et malgré tout, sollicités quand des problèmes surviennent, il n'y a pas d'autres acteurs, organisés ou non, de la masse générale appelée « communauté », qui manifesteraient un intérêt pour la maternité. Tous ceux qui sont désignés comme leaders d'opinion, chefs religieux, chefs traditionnels, etc., ne se sentent pas vraiment nécessaires et utiles dans la délivrance biomédicale des soins aux femmes. Les accoucheurs traditionnels et les spécialistes de la lutte contre l'infertilité et la stérilité se mettent à l'écart et attendent d'intervenir en amont ou en aval des expériences médicales non réussies, selon leurs compétences présumées. De nombreux facteurs sont donc insuffisamment mobilisés pour les amener à changer de comportements et à se sentir impliqués dans la maternité, car, comme le disent ces auteurs,

> *« un acteur changera s'il est incité à le faire, s'il comprend les choses de façon différente, si les techniques qu'il mobilise se transforment, si les lois et les règlements changent et enfin si le système dominant de croyances et les valeurs morales évoluent »* (A-P. Contandriopoulos, F. Champagne, J-L. Sicotte, & A. Lemay, 1996 : 16).

2. La mortalité maternelle : un problème de santé publique ?

L'étiologie locale du décès maternel, les teneurs de l'habitus maternel et l'absence d'acteurs mobilisés dans l'espace public, tant au plan national que local, en faveur de la santé maternelle, laissent penser que la mortalité maternelle n'est ni un « problème de santé » biomédical, ni un problème public. Sur ce point, vu par Marc-Eric Gruénais *et al.*, la mortalité maternelle rejoint le sida :

> *« […] en dépit du nombre et de la variété des acteurs impliqués à tous les niveaux de la nation, et de l'importance de l'information, un sentiment demeure de non-appropriation du "problème sida" par les "communautés", d'absence de débat public sur la question. Éliminons d'emblée les explications de type culturaliste qui attribueraient cet état de fait soit à la prégnance des interprétations "traditionnelles" (persécutives) de la maladie dans les sociétés africaines et qui seraient alors un frein à la prise de conscience de la réalité de la contamination par voie sanguine et sexuelle, soit à l'absolue altérité d'une maladie définie "de l'extérieur" et qui la rendrait par là-même peu propice à en faire une "maladie africaine" »* (Gruénais, Delaunay, Eboko & Gauvry, 2006).

2.1. Étiologies de la maladie et du décès maternel

Des témoignages de nos enquêtées, il ressort qu'elles attendent de sentir des malaises liés à leur grossesse avant de se rendre au centre de santé pour les soins prénataux. Les itinéraires de soins constituent un cadre empirique pour analyser le sens que des acteurs donnent à un problème de santé (Vidal, 1996). Il est démontré avec des matériaux empiriques que

> *« le langage de la maladie n'est pas un langage du corps. [...] Mais l'organique s'exprime dans un autre langage : langage non du monde intérieur qu'est le corps, mais du rapport avec le monde extérieur, plus précisément du rapport avec l'extérieur socialisé. Le langage de la santé et de la maladie est structuré par le rapport de l'individu à autrui et à la société »* (Herzlich, 2005 : 175).

Le chapelet d'interdits et de recommandations faits aux gestantes et à leurs conjoints montre bien que l'issue de la grossesse, même si celle-ci est naturelle, est inscrite dans le secret des divinités et des personnes qui ont un pouvoir surnaturel. La lecture biomédicale des problèmes de la grossesse existe bel et bien dans le milieu. C'est de cela qu'il s'agit lorsque les gestantes sont appelées à consommer des tisanes pour prévenir ou guérir des maux. Mais il y a une limite à ce modèle explicatif. On considère que les problèmes naturels ne peuvent pas provoquer complications à la grossesse ou fausse couche. Pour dire qu'une femme est enceinte, on peut aussi dire qu'elle n'est pas « forte » ou qu'elle est « faible ». Mais pour comprendre le sens de cette faiblesse, il faut voir la réaction que le groupe émet face à la sollicitation au travail ou à l'ordonnance de repos sanitaire. Si une gestante ne travaille pas, on lui fait savoir que la grossesse n'est pas une maladie. Le « réseau sémantique » de la grossesse et la réglementation afférente confortent la lecture sociale et culturelle de ses problèmes. Des femmes et leurs familles se sont opposées aux décisions médicales de ligaturer leurs trompes après plusieurs césariennes ou des grossesses extra-utérines.

> *« La santé est naturelle, elle est dans « l'ordre des choses » si les personnes sont en harmonie avec leur entourage social et religieux. La maladie en revanche n'est pas naturelle, elle ne provient pas de l'individu lui-même mais dérive de l'introduction, réelle ou symbolique, dans le corps d'éléments nocifs, matérialisant, le plus souvent, la volonté de nuire d'un membre de la communauté, d'un sorcier, d'une divinité ou d'un ancêtre »* (Adam & Herzlich, 2007 : 66).

Il est interdit aux femmes enceintes, comme on l'a vu dans le chapitre III, de sortir la nuit ou sous le soleil ardent, ces moments étant connus pour être ceux pendant lesquels les génies les plus redoutables se déplacent. Elles ne doivent pas dormir la nuit au clair de la lune, leurs époux ne doivent pas toucher aux choses funestes. Le contact avec la mort est vu comme un danger. Bien avant Adam Philippe et Claudine Herzlich, le modèle étiologique exogène de la maladie ainsi mis en relief avait été remarqué par François Laplantine : « *La maladie a son origine dans la volonté mauvaise d'une puissance anthropomorphe ou anthropomorphisée : sorcier, génie, esprit, Diable, voire Dieu lui-même intervenant sous la forme du "destin"* » (Laplantine, 1992 : 77). Pour ces femmes et leurs familles, il n'y a pas de causes organiques aux problèmes qui nécessitent une césarienne. Lorsque les problèmes s'aggravent, les causes sont recherchées dans l'univers social et magico-religieux. Prenant le cas voisin des Bisa du Burkina Faso, Sylvie Fainzang a souligné la collaboration du malade dans le diagnostic opéré par le devin :

> *« Ici, le malade doit fournir des réponses aux stimuli (collaboration corporelle à la thérapie) ; là, le malade doit fournir les informations nécessaires au devin (collaboration intellectuelle). Le traitement ne peut réussir qu'avec la coopération du patient, et donc sur la base d'un consensus. Les modalités de résolution des conflits ou de réparation des méfaits font en effet intervenir la participation du consultant par l'investissement de son propre discours dans le diagnostic divinatoire »* (Fainzang, 1986 : 179).

La perception traditionnelle de la grossesse ne fait pas de celle-ci ou de l'accouchement un facteur de risque obligeant à recourir aux soins médicaux. Les femmes en général pensent que les soins médicaux n'offrent d'ailleurs pas tout le confort comparable à ceux de l'obstétrique traditionnelle (Beninguisse, 2003).

A la lumière de cette conception de la maladie et des problèmes de la grossesse, le décès maternel passe pour être une situation liée à une « méchanceté » extérieure au corps de la femme ou un effet de son comportement déviant. Il peut aussi être la conséquence d'une faute commise par un de ses proches : époux, mère, père, etc. Les nombreux refus de référence que nous avons constatés à la fois des parturientes, des gestantes, des accouchées et des membres de leurs familles relèvent de cette interprétation. Des « poudres noires » ont été introduites dans la maternité pour guérir le mal pendant que l'accouchée criait et présentait de graves signes de complications obstétricales. L'infirmière n'a pas pu convaincre l'époux et l'accompagnatrice de la nécessité de la référence, ceux-ci n'ayant pas une lecture technique de la complication. Nous avons vu dans un des récits rapportés dans le chapitre I que la mauvaise assistance à l'accouchement a favorisé la débilité d'un enfant et la fragilité du couple, dont les différents parents se sont rejetés la responsabilité du sort de cet enfant. Lorsqu'une femme décède dans ces conditions, les groupes réservent un traitement de purification physique et spirituel à son mari. Le rituel s'achève en général par une relation sexuelle avec une femme éloignée de son cadre social, et avec laquelle l'acte ne devra pas se répéter. Le décès maternel est donc lui-même une souillure. Il est souillé et souillant pour l'époux et ses premiers contacts.

2.2. Mortalité maternelle hors de l'espace public

Plusieurs situations qui, du point de vue empirique ou théorique, constituent un problème social, demeurent malgré tout à l'étape initiale sans évoluer vers un problème public.

> *« Il ne faut pas confondre un problème, les faits sociaux, les problèmes et enjeux publics, les problèmes et enjeux politiques. [...] De nombreux enjeux demeurent longtemps latents ou "orphelins ". Une situation dommageable, même bien objectivée, peut ne susciter qu'une faible réponse sociale. [...] Le problème ne devient public que lorsque des acteurs mobilisés parviennent à l'inscrire dans l'espace public, c'est-à-dire lorsqu'il devient un sujet d'attention, voire de controverses, et que des positions se confron-*

tent pour en caractériser les composantes, l'ampleur et les causes. La médiatisation tient ici un rôle considérable pour faire écho à ces débats et les nourrir d'images et de témoignages, mais aussi en tant que partie prenante de la définition du problème et de l'appréciation de l'urgence de cet enjeu » (Lascoumes & Le Galès, 2007 : 68-69).

D'après les spécialistes de l'action publique, un problème public fait l'objet d'une « arène » (R.W. Cobb & C.D. Elder, 1972) *« comme l'espace de confrontation de l'ensemble des positions divergentes qui s'expriment sur un enjeu. Elles proviennent principalement des différents groupes concernés, d'expertises et de positions politiques »* (Lascoumes & Le Galès, 2007 : 75). Construire un problème public est une œuvre de la base, un processus par lequel des personnes concernées par le problème et des acteurs qui les représentent entrent en confrontation avec d'autres acteurs pour en déterminer les enjeux, les interprétations et « forcer » la décision politique dans le sens d'un investissement en vue de son règlement.

En ce qui concerne le Bénin, et peut-être plus largement les pays en développement, il n'existe pas d'acteurs au cœur de la mobilisation contre la mortalité maternelle à la base. Elle n'entre dans aucune des causes d'acteurs sensibles à la cause des femmes comme les associations féminines, les mouvements féministes naissants, les ONG locales, les artisans et autres acteurs de l'économie, les partis politiques, etc. Même au niveau local, notamment dans la zone sanitaire de Tanguiéta, l'Initiative dite « Femme pour Femme » n'est pas initiée par elles et ne connaît pas leur réelle participation. Bien des femmes ne sont pas informées de cette Initiative ; et même celles qui souscrivent et fréquentent les centres pour les soins obstétricaux ne sont pas mobilisées. Malgré le point de vue de Marc-Eric Gruénais, le sida est pour nous un cas déjà avancé de construction publique du problème par l'intermédiaire d'acteurs non étatiques. Les associations de séropositifs élargies aux familles, les confessions religieuses et les corporations professionnelles ont œuvré dans la définition des problèmes, dans son ampleur et dans l'expression des enjeux de sa prise en compte par le politique. De nombreuses associations de personnes vivant avec le VIH/sida et des ONG œuvrent depuis une dizaine d'années contre la discrimination, la cherté des traitements et pour une prise en charge correcte des malades. Toujours sur la question du sida, les exemples de la Chine, des Etats-Unis et de la France ont fait école dans la mobilisation pour faire du problème un enjeu public. En Chine, on se souvient que le système de soins a favorisé la propagation du sida et que l'Etat a longtemps nié les faits. Les homosexuels n'y ont pas trouvé droit de cité et ont vécu le drame du sida dans leurs petits coins individuels et sociaux. Malgré les contraintes légales et administratives, plus de 800.000 associations ont été créées pour porter la cause des malades et favoriser des réformes dans le secteur de la santé en leur faveur (Institut de recherche et débat sur la gouvernance ; Centre d'études internationales de l'Université de Virginie, 2010). Aux Etats-Unis, le réseau des femmes séropositives (US Positive Women Network) a oeuvré au « *renforcement des capacités des membres locaux à être des acteurs directs du plaidoyer et des interlocuteurs des pouvoirs publics locaux et à jouer un rôle central dans la sensibilisation des médias locaux* ». Le réseau a proposé au gouvernement plusieurs politiques précises depuis 2008. En France aussi, la problématique du sida a favorisé l'émergence de plusieurs associations très actives (Sidaction, Aides, Médecins du Monde, etc.). C'est le manque de réponses politiques adéquates suite à l'apparition du sida qui a favorisé l'auto-organisation des malades pour obtenir des droits individuels à l'information et des droits collectifs à la prise de décision. Les actions de ces associations ont favorisé la participation à la recherche des personnes atteintes, leur implication dans le pilotage des politiques et l'apparition en 2002 du concept de « démocratie sanitaire ». La question de la publicisation des problèmes de santé n'est pas limitée au sida. Elle a été appliquée à la problématique de la mortalité maternelle dans les pays industrialisés (Suède, Etats-Unis, Royaume-Uni, Pays-Bas, France, etc.) avant son évolution vers une maternité sans risque pour les femmes. L'exemple de ces pays industrialisés montre que le passage de forts taux à des taux faibles de mortalité a nécessité la présence d'acteurs et la publicisation de ce problème. D'après de Brouwere et Van Lerberghe,

> *« ce qui passe parfois inaperçu, c'est que durant la première moitié du XXe siècle, le débat sur la mortalité maternelle n'a pas été seulement le problème des médecins et des administrateurs. Dans différents pays européens depuis le début du XXe siècle jusqu'à la fin des années 30, des comités concernés par la réduction de la mortalité maternelle ont été créés et des associations avec le même sujet, parfois médicales, parfois non médicales, ont été fondées. Au Royaume-Uni par exemple, ceci a par la suite mené à la Conférence de 1938, conférence à laquelle des femmes de plus que 60 associations locales ont pris part et qui a donné naissance à une « Mothers' Charter » globale. En Suède, le souci de l'establishment médical vis-à vis des niveaux de mortalité maternelle a été suffisant pour obtenir un engagement de l'Etat. Dans beaucoup d'autres pays, la législation a seulement été introduite et les fonds rendus disponibles après que la société civile ait fait pression. L'information et l'intérêt du public ont certainement été des éléments déterminants du succès ou de l'échec »* (De Brouwere & Van Lerberghe, 2001).

On peut dire sans risque de se tromper que même si la mortalité maternelle n'est pas due à une maladie comme le sida, elle reste humainement et moralement aussi grave. Si elle ne mobilise ni les femmes, ni leurs conjoints, ni les organisations de la société civile, c'est que ces acteurs ne la situent pas dans les devoirs des acteurs politiques. Car « *en général, et contrairement à l'histoire des pays occidentaux, les usagers des services, les groupes de femmes et les partis démocratiques ont joué un rôle moins important* » (Campbell, 2001). Le cas du Bénin, qui a connu à partir de 1990 une prolifération d'ONG et autres acteurs (entre 1 500 et 2 700 ONG recensées) de la société civile (Pirotte & Poncelet, 2008) est encore plus préoccupant.

3. La mortalité maternelle, un objet politique

Dans les rouages politiques, il est plus question de construire un problème de mortalité que d'y trouver une solution. Ceci n'est pas totalement absurde, car on sait déjà qu'« *élaborer une politique ne signifie pas uniquement résoudre des problèmes ;*

cela signifie également construire des problèmes » (Lascoumes & Le Galès, 2007 : 66). Le voyage dans l'univers des politiques de santé maternelle révèle le grand intérêt porté à ce sujet par les organismes supranationaux. Un petit rappel historique s'impose.

Les initiatives de mobilisation aux niveaux national et international contre les décès maternels et les maladies obstétricales sont portées par ces organismes supranationaux. La médecine coloniale, après la lutte contre les endémies, s'est progressivement orientée vers la santé infantile dans le but de favoriser l'espérance de vie et l'augmentation de la main-d'œuvre en Afrique. Cette nouvelle orientation à l'époque coloniale et postcoloniale est à l'origine des services de protection maternelle et infantile (PMI) et des grands programmes de vaccination. Pendant longtemps, ces services de PMI, dans leurs stratégies opérationnelles, n'ont pas réellement considéré les femmes. C'est seulement dans les années 1980 que les mouvements féministes et les organismes des Nations unies ont réclamé la prise en compte effective du M dans le sigle PMI. Depuis lors, les politiques de santé maternelle sont partout proposées par ces agences internationales. Les Etats en développement les adoptent sans les créer. La similitude des politiques dans des pays aux contextes différents en est une preuve. Au-delà de l'Etat central, les mêmes agences sont au niveau local soit pour appuyer l'application des politiques d'ordre national, soit pour en impulser au niveau local. Pour les Etats centraux et locaux, la rhétorique est un réel enjeu de partenariat. Pour s'en convaincre, la réflexion de Daniel Grodos est significative :

> *« Sur le papier, la structuration des systèmes de santé en districts sanitaires devient la règle dans les trois pays étudiés. Mais le phénomène est relativement récent. Il est plus subi que promis par les autorités nationales : ce sont surtout les bailleurs de fonds qui, au contact direct des problèmes de santé sur le terrain dans les divers projets, ont vu l'utilité de l'approche par districts sanitaires et tentent d'en faire progressivement comprendre le bien-fondé par les autorités politiques et administratives centrales. La Banque mondiale, parfois réticente devant cette démarche dans certains pays, comme au Bénin naguère, s'y est néanmoins ralliée, surtout à cause de la dimension de décentralisation que cette politique comporte »* (Grodos, 2004).

Bien des situations concrètes illustrent que la mortalité maternelle et les politiques conséquentes sont une affaire des seules agences des Nations unies, qui en imposent la lecture et la réponse aux Etats.

3.1. Une affaire des agences de l'Onu et autres ?

Un proverbe basque dit que « *la science de l'ignorant, c'est de reprendre les choses bien dites* ». Il est très aisé pour qui a mené une recherche sur la santé maternelle d'attribuer la paternité – ou plus exactement la maternité – des politiques en la matière aux agences internationales de développement. A la suite des métropoles coloniales, les principaux acteurs des politiques de maternité sont les agences des Nations unies et les organisations non gouvernementales partenaires ou donateurs des Etats. Les Etats coloniaux et les blocs régionaux nés de la balkanisation de l'Afrique à l'issue des guerres historiques n'ont pas eu de politiques distinctes de santé maternelle. Il est vrai cependant que l'administration coloniale avait un service de santé géré par les militaires, et que les problèmes des soins aux femmes pour l'accouchement avaient déjà été pris en compte à l'époque. Les organisations des Nations unies qui font de la maternité leur champ de bataille ont été créées au moment des indépendances de nombreux pays africains. En dehors du Liberia et de l'Afrique du Sud, indépendants respectivement en 1847 et en 1910, les Etats africains le sont devenus à partir des années 1960, et jusqu'à il y a quelques années avec le Zimbabwe en 1980, la Namibie en 1990 et l'Erythrée en 1993. Ce sont donc pratiquement tous des Etats de la même génération que les agences des Nations Unies. C'est avec son article « *Mobilisées mais prudentes : les efforts des organisations internationales pour mettre la maternité sans risque à l'ordre du jour* » que Carla Abouzahr nous peint le tableau de cette situation :

> « *En février 1987, Hafdan Mahler, Directeur Général de l'Organisation Mondiale de la Santé (OMS), dans sa déclaration à la conférence de Nairobi sur la Maternité Sans Risque, en a appelé à une "[...] prise de conscience de ce que quelque chose peut, devrait - doit, en fait - être fait, à commencer par l'engagement des chefs d'Etats et de gouvernements". La conférence, sponsorisée par la Banque Mondiale (BM) et le Fonds des Nations unies pour les activités en matière de population (Fnuap), de même que l'OMS, représente le point de départ de ce qui allait devenir l'Initiative pour une Maternité sans Risque (Safe Motherhood Initiative - SMI). Les trois co-sponsors d'origine furent rejoints plus tard, dans le Groupe inter-organisations pour la Maternité Sans Risque (SMI Inter-Agency Group - IAG), par le Programme des Nations unies pour le Développement (PNUD), l'Unicef, l'IPPF et le Conseil pour la Population (Population Council), le Family Care International (FCI) servant de secrétariat informel* » (Abouzahr, 2001).

Par leur nombre et leur engagement intellectuel, matériel et financier, les agences internationales de développement se montrent sources des solutions aux problèmes de la mortalité des femmes. Mais elles sont aussi, bien au-delà et en amont, les créatrices même du problème en question. De nombreuses métaphores sont au service de la construction politique du problème de la mortalité, comme celle-ci : « *Toutes les 4 heures, un jet se crashe avec 250 passagers, tous des mères* », etc. S'il est vrai que la somme des décès journaliers de femmes dans l'ensemble des pays en développement donne cette image catastrophique, ce n'est pas le cas à l'intérieur d'un pays ou encore d'une région. Souvent, les chiffres absolus ne sont pas aussi alarmants que l'indicateur lui-même : dans le calcul du RMM, l'attention est portée sur le numérateur, une cécité mentale étant opérée sur le dénominateur. En chiffres absolus, c'est la situation internationale qui force le sentiment et la conscience. La plupart des documents s'appuient sur ces chiffres pour demander aux gouvernements la création et le développement de politiques sectorielles. Sur ce plan, C. Abouzahr encore :

> « *Les nouveaux chiffres furent publiés en fanfare, avec un communiqué de presse commun. La puissante machine publicitaire de l'Unicef entra en jeu, avec la publica-*

tion des estimations complètes dans le Progrès des Nations *de 1996, avec le classement individuel par pays et un article important de Peter Adamson. D'autres publications prestigieuses commencèrent à utiliser les mêmes données, y compris l'état de la population mondiale du Fnuap et le rapport sur le développement humain du Pnud. Rien auparavant n'avait eu un impact aussi explosif sur la prise de conscience du problème. […] Comme le dit le dicton, aucune publicité n'est de la mauvaise publicité. Le débat provoqué par les nouvelles estimations a joué un rôle décisif, en permettant à la mortalité maternelle de recevoir une plus grande audience et plus d'attention, à la fois au niveau national et dans les forums internationaux. La mortalité maternelle devint un indicateur-clé pour évaluer l'éligibilité d'un pays pour le soutien des donateurs »* (Abouzahr, 2001).

Les logos des organisations des Nations Unies sur les pages de garde des documents et les préfaces et remerciements des ministres dans les premières pages de ces documents traduisent constamment la dépendance idéologique, matérielle et financière des pays dans la conception et la mise en œuvre des politiques publiques. On y voit ceux de l'OMS, de l'USAID, de l'Unicef, du Fnuap et de l'Acquire. Le logo de l'Etat béninois en est absent, même s'il est bien écrit en en-tête « République du Bénin », et « Ministère de la Santé ». Les symboles matérialisent très bien que le document appartient aux agences. Et aucune agence ne se veut en marge de cette politique.

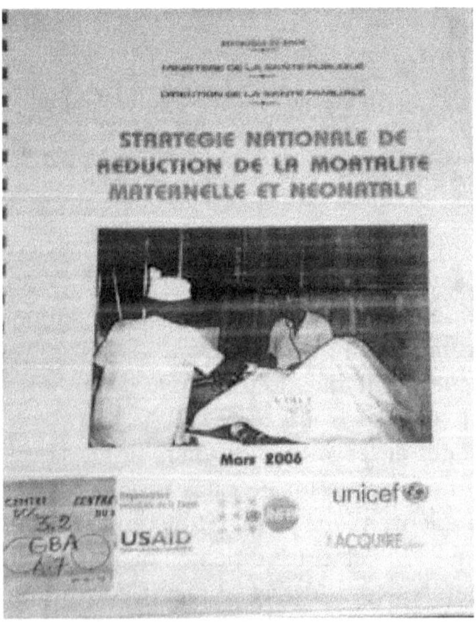

Photo 15 : Page de garde de la SNRMMN au Bénin

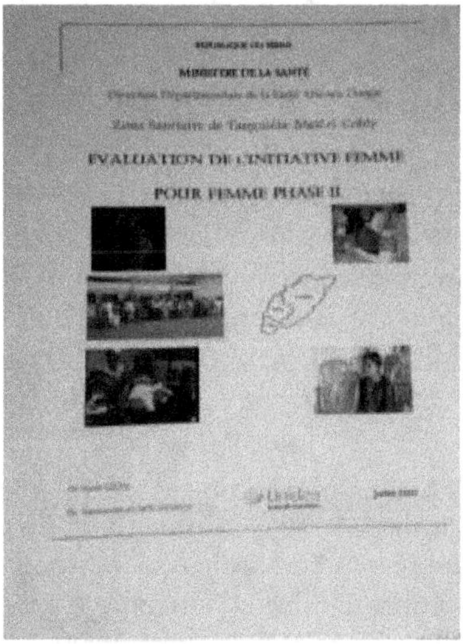

Photo 16 : Page de garde du document d'évaluation de l'IFF

Si en 2007, les agences n'étaient pas encore aussi présentes dans la zone sanitaire de Tanguiéta, tel n'est plus le cas aujourd'hui. C'est l'Unidea qui a commandité la première évaluation de l'IFF ; c'est encore elle qui a commandité l'étude sur la demande de santé. Les documents ne manquent pas qui portent son logo.

Cette situation n'est pas spécifique à l'Afrique. Elle est typique du lien qu'entretient le Sud avec les agences et les grandes organisations de coopération. En Inde,

> *« la santé de la reproduction ne fait partie du système de soins national que depuis l'indépendance et, surtout, son institutionnalisation fut d'abord attribuable au gouvernement britannique. […] Jusqu'alors, cette pratique se déroulait dans le domaine de l'informel, de façon isolée et individuelle. Les lieux de la santé maternelle appartenaient à l'espace privé. Autrement dit, celle-ci était dévolue et assignée à la sphère familiale. Il faut donc attendre la présence des Britanniques pour qu'elle s'étende à l'espace public et que des lieux spécifiquement dédiés à la santé maternelle soient construits. Du domaine de l'intimité, la santé génésique basculait alors dans celui de « l'extimité »* (Chasles, 2007 : 311).

Les quatre organisations internationales pionnières en santé de la reproduction sont l'Unicef, l'OMS, le Pnud et le Fnuap. Dans la plupart des pays africains, la gestion nationale de la question date de moins de 50 ans. C'est dire que malgré la naissance des Etats et des organisations internationales, la question de la maîtrise de la mortalité et de la morbidité maternelles a été peu investie pendant environ deux décennies. De graves maladies comme le paludisme, l'onchocercose, les maladies-cibles de la vaccination des enfants, etc., ont fait d'abord l'objet d'attentions politiques et techniques. C'est seulement à partir des années 1970 que les conférences sur la population sont organisées et développent les problématiques liées à la procréation, aux femmes et aux jeunes. Elles mobilisent de nombreux acteurs qui viennent en appui ou en affront aux Etats indépendants – la plupart en mal de gouvernance et de ressources – pour tenter de faire, ou d'obliger à faire, des questions de santé maternelle une priorité nationale.

La « Décennie des Nations unies pour la Femme » a été organisée de 1976 à 1985 sous l'égide des organisations internationales, et non des Etats africains. En mettant en relief la discrimination, les droits civiques et les mutilations génitales féminines, le discours de cette décennie a aussi souligné les problèmes d'accès aux soins pour les femmes. Dans ce cadre, l'OMS a convoqué une première réunion technique sur la question de la santé des femmes en 1985, qui a été l'occasion de préparer la première conférence internationale « Maternité sans risques », tenue à Nairobi en 1987. Les pays francophones l'ont dupliquée à Niamey, au Niger, en 1989. C'est alors que de nombreuses initiatives internationales, nationales et locales ont vu le jour pour tenter de mieux comprendre la santé de la reproduction et de réduire le nombre de décès féminins. Quelques initiatives bien distinctes, conduites par l'OMS, l'Unicef ou le Fnuap sont :

- l'Initiative « *Aucune femme ne doit mourir en donnant la vie* » ;
- le Programme d'action de la conférence internationale sur la population et le développement ;
- la Conférence mondiale « *Les femmes donnent la vie* » à Londres en 2007;
- la Déclaration du Millénaire en son objectif 5 ;
- le Plan d'action de Maputo ;
- la Stratégie africaine de la santé ;
- la Campagne pour éliminer la fistule obstétricale ;
- le Cadre d'action sur les adolescents et les jeunes ;
- le Réseau africain de jeunes et d'adolescents pour la population et le développement ;
- l'Initiative pour le préservatif féminin ;
- le Réseau d'éducation des jeunes par leurs pairs ;
- la Consultation internationale sur le VIH et l'industrie du sexe.

Ces initiatives, le plus souvent « accouchées » par l'OMS ou le Fnuap, ont eu des échos nationaux variables. Et les résultats le sont effectivement d'un pays à l'autre. Leur leadership est réellement international ; elles sont en effet confiées au niveau des pays aux fonctionnaires des organisations internationales, et ceux-ci essaient vaille que vaille de les introduire dans les politiques nationales. Dans presque tous les pays africains, il existe un programme de santé de la reproduction (SR). Certains, comme le Sénégal, ont créé des centres de PMI. Il y a aussi des associations de planning familial (APF). Ces trois types d'organisations nationales ont presque toujours un financement totalement externe et connaissent de nombreux problèmes de coordination interne et de relations avec le ministère de la Santé et les autres programmes verticaux de santé. La plupart des initiatives dites « nationales » sont donc exogènes, et cette caractéristique favorise une faible intégration de la problématique de la santé maternelle dans les politiques sanitaires nationales. Au regard des investissements humains et financiers, la santé maternelle répond mieux à un enjeu international. La grossesse n'étant pas matériellement une maladie, les Etats n'y ont pendant longtemps pas vu une urgence, une priorité. La Journée africaine de réduction de la mortalité maternelle n'a été instituée qu'en 2007, pour être célébrée en mai de chaque année. Elle est souvent organisée discrètement, sans que la plupart des femmes en soient informées, contrairement à la Journée mondiale du sida, à la Journée mondiale de la femme, etc. Pour arriver au bout du développement de cette idée, nous faisons référence à la conclusion d'O.M. Campbell pour qui,

> *« dans le domaine de la santé maternelle, les politiques internationales présentent deux aspects surprenants : premièrement, le processus de la mise en place d'un agenda global a été dirigé par un groupe relativement petit d'acteurs internationaux avec des idéologies spécifiques. Deuxièmement, malgré la disponibilité des technologies relativement simples et bon marché, les interventions réalisées se sont montrées peu efficaces principalement parce que l'opérationnalisation de l'agenda politique n'a pas tenu compte du contexte spécifique des systèmes de santé »* (Campbell, 2001).

3.2. L'Etat, créateur du problème de la mortalité maternelle

Nous avons vu avec Carla Abouzahr que depuis quelques années, la mortalité maternelle est un indicateur-clé pour évaluer l'éligibilité d'un pays au soutien des donateurs. A partir de l'alarme produite par les chiffres, de la pression internationale et de la subordination de la donation des partenaires à l'indicateur de la santé maternelle, chaque pays en développement s'est mis dans la construction politique du problème de mortalité maternelle. La posture méthodologique dans l'élaboration de la stratégie nationale de réduction de la mortalité maternelle et néonatale au Bénin en dit long. Les consultants sont partis de la question suivante : « *Existe-il une politique clairement orientée "santé maternelle" au Bénin ?* ». Un continuum de sept questions de ce genre a été produit, avec des réponses tout naturellement négatives, aboutissant à la nécessité de concevoir la politique, de lui fixer des objectifs, des stratégies, des ressources et des activités. Contrairement à la logique selon laquelle les problèmes conduisent à la recherche de solutions, on dirait ici que ce sont des solutions qui recherchent des problèmes pour leur légitimation et leur pertinence. C'est devenu un constat régulier que la prépondérance de la planification descendante dans le secteur de la santé au Bénin. Au cours de sa mission de préparation de l'étude sur l'amélioration du financement de la santé au Bénin, Elisabeth Paul avait constaté en 2007 que

> *« pour ce qui concerne la planification opérationnelle (la liste d'activités à réaliser), elle reste du ressort des gestionnaires de programme et des entités concernées (directions, zones). Le processus de planification est en cours de révision pour aller vers une « planification ascendante intégrée » qui est censée s'élaborer effectivement à partir des structures de première référence et intégrer, au fur et à mesure de sa remontée, les actions des*

projets et programmes des PTF (voir le Manuel de la MS/DPP, 2006). Cependant, en pratique, on en est encore loin, et les activités des programmes sont encore décidées au niveau central » (Paul, 2007).

Au total, on peut affirmer sans ambages que la construction ou la production fulgurante de documents de politique est un enjeu majeur pour les Etats, et d'ailleurs, ceux-ci jouent bien le jeu, tout d'abord celui des conditions d'éligibilité aux donations des partenaires. En fait, les efforts en ce sens permettent aux Etats d'entrer dans divers classements selon des critères politiques et de développement. Ces documents permettent aussi aux dirigeants de mieux se positionner politiquement face aux pressions syndicales professionnelles et aux citoyens électeurs dans les contextes dits « démocratiques ». La sensibilité de la question de la maternité, la mode internationale des idéologies féministes, font des politiques de soins maternels un domaine où les infrastructures, les subventions et les équipements permettent de se positionner auprès des « communautés » électrices. Par exemple, dans bien de pays en Afrique, la césarienne est progressivement devenue gratuite malgré son coût élevé, des faiblesses dans l'application de la politique de recouvrement des coûts et l'accroissement progressif du budget de l'Etat dans le financement de la santé. Ainsi, en 2008, l'Etat béninois a déclaré la gratuité de la césarienne, avec, pour sa gestion, une agence qui contribue à complexifier la toile institutionnelle du niveau central déjà touffu.

4. Positions et soins en jeu dans la négociation interprofessionnelle

A cause des enjeux professionnels et symboliques, la délivrance des soins obstétricaux, même les plus essentiels, nécessite une coopération interprofessionnelle qui n'est pas toujours au rendez-vous dans les espaces sanitaires. La sage-femme, l'infirmière, le médecin généraliste, le gynécologue-obstétricien, l'infirmier, la technicienne de laboratoire, l'aide-soignante, la matrone, l'agent d'entretien et peut-être même le gardien de la maternité sont tous indispensables, tant dans l'exercice solitaire de leur mission que dans le système de production qui les met ensemble. L'étude faite par Plan Bénin sur les soins obstétricaux néonataux d'urgence communautaires dans la zone sanitaire de Tanguiéta remarque que :

« à côté de ce personnel communautaire, la zone sanitaire dispose aussi de plusieurs autres atouts pour une prise en charge adéquate de la mère et du nouveau-né. Il s'agit d'un partenariat multiple, de l'infrastructure y compris l'hôpital de zone, des ressources humaines, matérielles et financières et de l'appui organisationnel en place. Malheureusement, on note une faiblesse sérieuse dans le système de prise en charge des soins de la mère et du nouveau-né. En effet, toutes les maternités de la zone sanitaire offrent quotidiennement aux populations cibles les PMA définis par les documents guides, mais la complétude des éléments d'un paquet mis en œuvre n'est pas assurée d'un prestataire à l'autre. Cette faiblesse est due au niveau individuel de performance encore peu satisfaisant des prestataires de maternités, au faible engagement de ces der-

niers, aux conditions de travail peu satisfaisantes et aux barrières géographiques » (Zone sanitaire de Tanguiéta-Cobly-Matéri, 2010).

Il faut ajouter à ces barrières géographiques des barrières professionnelles qui déterminent et reflètent le mode de régulation à l'œuvre dans les services de santé, et particulièrement dans les maternités. Quelques faits matériels illustrent cette négociation des statuts, des compétences, des rôles et des territoires qui jouent parfois en défaveur de la disponibilité et de la qualité des soins. Une accouchée atteinte d'infection puerpérale refuse la référence vers la maternité centrale de Cobly que lui propose l'infirmière de garde, elle passe des jours en salle d'observation sans que ni la sage-femme responsable de maternité, ni le médecin-chef du centre de santé ne soient informés. Une aide-soignante crie sur les femmes en attente de consultation et leur demande de s'arranger pour ne pas arriver devant la sage-femme avec leurs culottes, etc. Des faits qui montrent que les comportements et pratiques professionnelles ne subissant pas les contrôles techniques et hiérarchiques nécessaires sont légion. L'explication de ce phénomène a été proposée par Jaffré à propos de faits empiriques avérés dans certaines capitales de pays ouest-africains.

> *« Une première dimension englobe celle des diverses polysémies. Et tout d'abord, celle des identités des personnels de santé, qui plus que de coïncider avec une fonction, correspondent à une sorte de feuilleté superposant diverses appartenances sociales. Dès lors, comprendre les conduites de ces agents implique d'aborder conjointement non seulement leurs statuts professionnels, mais aussi leurs appartenances familiales et sociales, et d'évoquer ainsi l'hétéronomie des pouvoirs qui organisent en fait, tout autant que les hiérarchies officielles, le fonctionnement des structures sanitaires. Viennent ensuite les diverses dimensions des actes de soins, puisqu'à tout geste technique correspond une modalité du rapport à l'autre, mais qu'aussi tout geste technique est susceptible d'être interprété selon ses connotations sociales »* (Jaffré, 2006).

Pourtant, comme on le voit, chaque corps de métier a ses caractéristiques propres et des zones d'interférence obligatoires avec les autres dans le strict besoin du service. Le professionnel peut parfois éprouver « *quelque difficulté à situer sa pratique au sein d'un ensemble flou, mais ô combien cohérent* » (Chevandier, 1997 : 4). Les courants de recherche anglo-saxons des années 1980 et les théories managériales de la même période (Strauss, Fagerhaugh, Suczeck & Weiner, 1985 ; Minsztberg, 1982) présentent l'ordre social de l'hôpital comme révélateur de l'activité régulatrice inhérente à cette organisation. Ces travaux appellent à dépasser le cadre professionnel et administratif dans la considération des acteurs, et à prendre en compte les patients et même les familles. Bien que n'étant pas à l'échelle de l'hôpital au regard des moyens humains et matériels, les maternités prises ensemble avec les dispensaires dans les centres de santé donnent une lecture socio-anthropolgique révélatrice du rapport au médical, à l'administratif et à l'obstétrique en particulier.

4.1. La maternité hospitalière, fourre-tout professionnel ?

De façon pratique, dans la zone sanitaire, il n'existe plus de frontière professionnelle entre l'infirmière, la matrone et la sage-femme dans l'occupation des espaces de la maternité et la production des soins maternels. Et pourtant, l'ordre des choses dans l'organisation bureaucratique médicale du système de soins établit des frontières entre les professions. Les infirmières, « *supérieures en nombre, occupent, avec les aides-soignantes, le dernier maillon de la chaîne avant le malade, interprètent à son intention les symptômes, reproduisent ou enjolivent les pesanteurs de la bureaucratie* » (Petitat, 1994 : 227). L'auteur pense que « *la subdivision verticale et horizontale des tâches éprouve considérablement la cohésion de la profession infirmière, en la soumettant à des forces centrifuges toujours plus grandes* ». Les métiers de l'hôpital ont tous une histoire et un fondement théorique et technique. Ce ne sont pas de simples et hasardeuses appellations. L'évolution technologique et les exigences croissantes de qualité des soins de santé, loin de favoriser une autonomie totale et un repli sur soi des professionnels, requièrent une relation technique. Le cas de la sage-femme ou de l'infirmière responsable de maternité et de la matrone ou de l'aide-soignante l'est encore plus. L'histoire de la maternité et des professions médicales, notamment en France, montre que la profession de sage-femme est arrivée pour remplacer celle de matrone dans un contexte de nécessaire professionnalisation des soins obstétricaux (De Brouwere & Lerberghe, 2001; Collière, 1982 ; Chevandier, 1997 ; Boetsch, Rabino-Massa & Bello, 1998).

Les sages-femmes ont progressivement construit leur corps professionnel et gagné leur autonomie par rapport aux autres corps. Leur corporation est régie par une réglementation (Jaffré & Prual, 1993). Aujourd'hui, en France, les élèves sages-femmes sont recrutés après un an d'université, avant de faire encore cinq ans d'études. Parmi le personnel soignant, la formation des sages-femmes est la plus longue et oblige à des stages pendant le parcours, et à pratiquer des actes, des plus simples aux plus compliqués, comme accoucher une femme dont l'enfant se présente par le siège. C'est un processus qui se fait entre l'école et l'hôpital, entre la théorie et la pratique.

L'entrée de la sage-femme en maternité a occasionné dans l'histoire une forte réduction de la mortalité maternelle, en agissant notamment sur la fièvre puerpérale responsable de milliers de décès de mères, comme le rappelle Carayol :

> *« A la fin du XVIe siècle, l'accouchement appartient encore à la communauté féminine ; c'est l'époque « des leveuses d'enfant », des matrones. C'est par la pression conjuguée de l'Eglise et de l'Etat que va s'effectuer la différenciation entre sages-femmes et matrones. La matrone, sans formation officielle, exerçant en libéral à la demande des familles, sera remplacée par la sage-femme, connue, contrôlée et assermentée par les autorités religieuses qui lui permettent de pratiquer l'ondoiement[92]. Au début du XVIIIe siècle, face aux taux élevés de mortalité maternelle et néonatale,*

---

[92] *Baptême administré en cas d'urgence. Pratique abandonnée depuis 1969.*

l'Etat met en place une formation sur l'ensemble du territoire. C'est à cette époque que Marguerite Le Boursier Du Coudray (1712-1792), sage-femme, se déplace de province en province pour enseigner aux sages-femmes, aux chirurgiens et aux médecins un « art » que les hommes ne connaissent pas. Des maternités-écoles sont créées. C'est en 1760 que les chirurgiens, ayant convaincu le pouvoir royal de la supériorité de leur compétence, obtiennent la responsabilité de la formation des sages-femmes. Le XIXe siècle est une période plutôt favorable pour les sages-femmes, dont le nombre ne cesse d'augmenter. [...] Intégrées en milieu hospitalier, en protection maternelle et infantile et dans le secteur libéral et disposant d'un ordre (1945), les sages-femmes forment désormais un corps professionnel constitué, régi par un ensemble de textes réglementaires » (Carayol, 2004).

Au quotidien, les sages-femmes se distinguent des autres soignants par leur tenue de travail, de couleur rose. Il y a au Bénin deux catégories de sages-femmes sur la base de leur niveau de formation : les diplômées du brevet de technicienne médico-sociale (BTMS) et les sages-femmes diplômées d'Etat (SFE). Les premières entrent à l'école de formation après le brevet d'études du premier cycle (BEPC) et les secondes après le baccalauréat. Sur les treize sages-femmes présentes sur le territoire de la Pendjari, une seule est diplômée d'Etat, toutes les autres sont titulaires du BTMS. Comme ailleurs où elle existe, la formation de sage-femme au Bénin est tout à fait particulière et pratique.

Les infirmières ont tout aussi leur histoire professionnelle distincte. C'est en tant que religieuses dans les hôtels-Dieu qu'elles ont fait leur entrée dans l'institution hospitalière en particulier et dans le métier médical en général. A partir de 1922, après la tragédie de 1914-1918, la laïcisation de l'hôpital permet de gagner une efficacité thérapeutique (Chevandier, 1997). Les infirmières entrent à l'école pour avoir un brevet de capacité donnant droit au titre d'infirmière diplômée d'Etat. Elles ont comme charge technique de surveiller les constantes physiologiques pour « *adapter les doses des traitements, d'administrer les traitements prescrits par les médecins en fonction des posologies et des rythmes* ». Si une infirmière prescrit d'elle-même, c'est en toute illégalité, sauf si cela est nécessaire en situation d'urgence.

Au Bénin, il y a deux catégories d'infirmiers : les adjoints recrutés deux ou trois ans après le certificat d'études primaires pour suivre une formation de trois ans, et ceux qui le sont après le BEPC pour devenir infirmiers diplômés d'Etat (IDE). Sur les quatorze infirmières en poste dans les maternités du territoire de la Pendjari, une seule est diplômée d'Etat ; les treize autres sont des infirmières adjointes. Comme on le voit, à travers l'histoire et la formation professionnelle, il n'y a pas de similitude entre la profession de sage-femme et celle d'infirmière. La première est plus ancienne, sa formation est plus longue et plus orientée vers la maternité. La deuxième est plus récente, sa formation est moins longue, et orientée vers les soins aux malades. Si la présence de l'infirmière est nécessaire en maternité pour les soins généraux, et donc salutaire, elle est, au regard de sa formation technique, catastrophique pour la prestation d'actes obstétricaux.

La fonction de matrone n'existe plus dans les pays industrialisés. Comme dit plus haut, elle a préexisté à celle de sage-femme et lui a cédé la place sous la double pression de l'Eglise et de l'Etat. Face à la pénurie du personnel et aux coûts élevés de la formation, les pays en développement, dans la politique de soins de santé primaires, ont réinventé la matrone en appui au contexte de l'obstétrique traditionnelle, faisant des femmes âgées des matrones expérimentées pour conduire les accouchements à domicile. Nous avons vu, dans la section consacrée aux normes de personnel, que toutes les maternités avaient au moins une matrone, en général des femmes âgées sans instruction scolaire, ou des jeunes tout au plus titulaires du certificat d'études primaires.

Les quinze maternités de la zone sanitaire de Tanguiéta totalisent trente-cinq matrones et aides-soignantes. Douze d'entre elles ne savent ni lire ni écrire, et ont reçu une formation « sur le tas » pour accompagner les sages-femmes ou infirmières de maternité dans les soins obstétricaux. En général, d'après celles que nous avons pu interroger, la formation consiste en quelques mois de stage dans une maternité, notamment celle du CSC. Elles suivent des cas pratiques d'accouchement avec la sage-femme ou l'infirmière et reçoivent des explications et des cours *in situ* sur l'utilisation et l'entretien du matériel médical. Dans la pratique, et cela est bien reconnu et attesté des autorités de la ZST, les matrones sont le personnel le plus disponible, celles qui s'occupent le plus des femmes. D'après l'infirmière d'un centre de santé très fréquenté,

> *« les gardes de nuit sont faites par les deux matrones. Elles les font à tour de rôle. Mais dans la journée je suis à la maternité avec elles ; les jours de fêtes, ce sont les matrones qui montent la garde »* (S.V., infirmière, entretien du 20 janvier 2010).

Dans la plupart des récits, nous avons noté des difficultés relationnelles évoquées par les femmes. Nous avons aussi constaté la présence des matrones dans le service et même dans la décision. Une des plus âgées de la zone, avec plus de 20 ans de pratique, ne sachant ni lire ni écrire, nous a expliqué son rôle et ses tâches. Elle assumait le nettoyage du centre, la consultation prénatale, les accouchements, les injections et la désinfection du matériel. Les matrones et aides-soignantes ont totalement abandonné le travail d'hôtellerie qui est le leur dans le profil de leur métier. Elles sont passées d'agents d'appui à techniciennes médicales, comme les professionnels aux côtés desquels elles sont censées travailler. Le récit suivant d'une infirmière de maternité montre que le travail d'hôtellerie est effectué par les usagères elles-mêmes.

> *« Dès que la femme arrive, je la mets sur le lit de consultation et je fais le toucher vaginal. Je prends le poids, la tension, le pouls et ceci à chaque 15 min. Quand tout est prêt, elle pousse et le bébé sort normalement dans les minutes qui suivent ; je lave le bébé et la maman. La femme qui l'accompagne nettoie la salle d'accouchement. Deux jours après, je les libère s'il n'y a pas de problèmes »* (H. S., infirmière, entretien du 17 janvier 2009).

Malgré les différences de profil, de formations et de compétences, la maternité semble indistinctement fonctionner avec la sage-femme, l'infirmière ou la matrone. Sur les 15 maternités, six sont dirigées par des infirmières adjointes. A croire qu'il est possible, avec une simple « formation », qu'une matrone ou une infirmière remplace valablement une sage-femme. A quoi servent alors les *curricula* de formation ? A qui servent les cultures de profession, les expériences pratiques de formation ? L'infirmière formée pour travailler à l'hôpital auprès de médecins peut-elle réellement gérer l'autonomie technique et professionnelle du métier de sage-femme pour lequel elle n'est pas formée ?

Les responsables politiques et techniques nationaux et locaux ont réfléchi à cette situation. Certains partenaires ont fourni une assistance par la formation des matrones en soins obstétricaux néonataux d'urgence. Ils ont mis en place, avec l'appui du Fnuap et des autres partenaires, une stratégie de tutorat visant à l'amélioration des performances des maternités par la mise sous tutelle technique de sages-femmes et infirmières peu compétentes. D'après le médecin coordonnateur des activités de santé maternelle, le docteur Hakim Gouda,

> *« le renforcement des capacités techniques du personnel se fait à travers des formations en Sonu et la mise en place du tutorat, une formation des agents sur site par un personnel qualifié et expérimenté. C'est une approche de formation qui insiste sur la pratique, l'application des formations théoriques. Grâce à l'appui du Fnuap, nous avons formé tous les prestataires sur les Soub. Compte tenu des réalités de la ZST, le personnel qualifié n'est pas toujours stable, nous avons obtenu de la fondation Unidea les moyens pour former les aides-soignantes (qui sont plus au poste) sur les soins obstétricaux néonataux essentiels (Sone). Grâce à Unidea, nous avons acquis du matériel pour pouvoir dérouler toutes les composantes des Soub (6 composantes dont 2 non offertes aujourd'hui). Unidea est en train de nous appuyer en matériel pour offrir une des deux composantes qui restent : la réalisation des aspirations manuelles intra-utérines (Amiu). Nous faisons aussi des audits de décès maternels qui sont des séances au cours desquelles nous cherchons à comprendre un décès maternel ; ses conditions de survenance sont passées au peigne fin. Ce sont en fait des activités d'investigation destinées à comprendre les circonstances des décès pour non seulement situer les responsabilités, mais aussi voir les axes d'intervention qu'on doit renforcer ou mettre en route. Ces audits ont démarré au début de 2008. La stratégie des audits existe depuis, ce n'est pas expressément la politique nationale qui l'exige de nous, mais c'est un choix délibéré au niveau de la ZST pour mieux appréhender les circonstances de survenance des décès maternels »* (Entretien du 15 janvier 2010).

Comme cela a été remarqué pour d'autres services hospitaliers et dans d'autres contextes, le personnel d'appui – et dans ce cas la matrone – est au centre des tâches capitales (Peneff, 1992). Par rapport à ces actions de formation, l'EEZS mène des supervisions tous les deux mois pour vérifier l'application qui en est faite, identifier les problèmes et apporter les solutions techniques et administratives. La supervision dans les maternités porte sur l'appréciation de l'hygiène et la prévention de l'infection, la qualité des soins, l'inventaire du matériel d'application et des plans d'actions correctives. Les méthodes de supervision sont l'observation directe ou indirecte, les entretiens avec les agents et le contrôle du remplissage des fiches et autres documents techniques. D'après le médecin superviseur,

> *« des efforts techniques sont observés çà et là. Mais des faiblesses subsistent. En matière d'hygiène et de prévention de l'infection, la composition du savon liquide ne respecte pas toujours les normes. La préparation de la solution de décontamination à base du chlore aussi n'est pas facilement assimilée. En matière de gestion des maternités, il se pose des problèmes dans la mise en œuvre des plans d'actions correctives, pratiquement nulle dans certaines maternités. En ce qui concerne la qualité des soins, le protocole d'accueil n'est pas partout conforme aux normes. Le lavage des mains non plus n'est pas conforme aux normes, de même que l'utilisation des ordinogrammes et des protocoles de soins de santé familiale. La désinfection se fait souvent avec le chlore, ce qui a pour inconvénient de détériorer à long terme le matériel. Cette désinfection et la décontamination ne respectent pas toujours les normes de temps dans toutes les maternités, à savoir 20 minutes pour la première et 10 minutes pour la seconde. Les affiches Gatpa et IEC ne sont pas toujours disponibles en lieu indiqué. Certains centres n'ont pas de registres de soins curatifs et la plupart n'ont pas de registres d'accouchements. Des responsables de maternité ne disposent pas de fiches pour tracer les courbes sanitaires de leurs unités, parfois elles ne savent pas comment remplir lesdites fiches même si elles existent. Du matériel comme les gants de ménage et les seaux à robinet sont indisponibles dans les maternités. Des agents ne maîtrisent pas la méthode Gatpa ».*

Nous voyons à travers ces problèmes révélés par les supervisions internes que le programme de formation n'est pas totalement à même de porter les matrones et les infirmières, et même certaines sages-femmes, au niveau de compétences requises pour des soins de qualité. La professionnalisation des soins obstétricaux ne saurait se réaliser par cette seule entremise de formation *in situ* dans un contexte technique, technologique et sociologique aussi complexe que celui de la maternité. Comme nous l'avons vu au départ avec l'approche de l' « ordre négocié », cette forme de travail médical ou ce compromis technique n'est possible que dans le rapport à un acteur conciliant, à savoir les gestantes et les parturientes, et toute la « communauté » qu'elles représentent. Les multiples erreurs et violences verbales et techniques caractéristiques de cet environnement professionnel trouvent leurs fondements et leurs reproductions continus dans le silence « complice » des acteurs directs et indirects, favorisé par un environnement socio-sanitaire producteur d'habitus maternel.

4.2 Hiérarchie technique en difficulté

Quelle sont la place, dans l'activité quotidienne de la maternité, de l'infirmier responsable du CSA, et celle du médecin-chef, responsable non seulement du CSC, mais de toute la circonscription sanitaire, dans la délivrance des soins gynéco-obstétricaux ? L'observation directe et les entretiens ne font pas ressortir cette activité technique. En tant que responsable du centre, l'infirmier avec titre de major et le médecin-chef ont des responsabilités de deux sortes dans la maternité : technique et administrative. Si le major n'est pas formé pour la gynécologie et l'obstétrique, le médecin-chef est censé avoir des compétences techniques, tout au moins élémentaires, pour appuyer la maternité. Pourtant, non seulement cette assistance technique n'est pas perceptible du point de vue administratif, mais les entretiens ont permis de faire ressortir des conflits entre les responsables de maternité et leurs supérieurs hiérarchiques à propos par exemple de l'acquisition d'instruments médicaux requis pour les soins gynéco-obstétricaux.

Les difficultés pour l'IFF d'engager les ressources des centres de santé rendent parfois difficiles les rapports entre maternité et dispensaire. Si les sages-femmes sont dans une culture d'autonomie et une relative compétence en accouchement et suivi de grossesse, qui justifient leur repli et présupposent une sécurité technique, ce n'est pas le cas pour les infirmières responsables de maternité. Mais l'expérience montre que les frontières entre maternité et dispensaire ont été tracées et sont respectées dans le vécu quotidien. La récurrence des problèmes techniques, les difficultés de gestion des usagers dans leurs représentations, connaissances et normes ne sont malheureusement pas des raisons suffisantes pour ouvrir l'espace de la maternité au médecin et au major. Nous avons vu, avec le récit d'une parturiente, que le major du centre a dû se déplacer en personne pour venir à son secours face au refus de l'infirmière de maternité de l'accueillir quand que le second jumeau ne sortait pas.

Bien des exemples montrent que malgré les réformes thérapeutiques, organisationnelles et institutionnelles, le « mur de Berlin » entre la maternité et le dispensaire est encore solide. La maternité est l'expression en miniature de l'organisation même du secteur de la santé au Bénin. Comme l'a constaté Elisabeth Paul, cette malgouvernance s'explique par la pléthore de directions centrales aux charges imprécises et l'inexistence de relations techniques fonctionnelles et hiérarchiques. Il y a aussi la difficile question de la coordination de l'action, tant de l'appui reçu des partenaires que des investissements réels dans le secteur. Ces problèmes enlèvent à l'institution médicale, à quelque niveau que ce soit, sa légitimité même, car

> *« ce qui définit une organisation, c'est que c'est un ensemble d'activités consciemment coordonnées. La régulation y a un auteur. Mais quel auteur ? La direction, bien sûr, et tout l'encadrement, hiérarchique ou fonctionnel, voire les conseillers extérieurs ; mais aussi les exécutants eux-mêmes : dans le fonctionnement quotidien de l'organisation, ils inventent eux aussi des règles. […] La régulation dans une entreprise, bien que celle-ci possède une direction officiellement désignée, est finalement complexe comme pour tout acteur collectif »* (Reynaud, 1989 : 103).

Les témoignages des sages-femmes et infirmières de maternité traduisent un conflit d'expression des rôles administratifs et techniques du médecin, parfois vu comme étranger à la maternité, qui n'est pourtant qu'une unité du centre.

> *« Sur le plan administratif, nous dépendons du médecin-chef de la commune de Cobly. Sur le plan technique nous dépendons de la sage-femme responsable de la zone sanitaire. Il n'y a pas de problème dans la collaboration avec les différents supérieurs hié-*

rarchiques. Les réactions suite à nos préoccupations ne sont pas automatiques, mais on finit par s'entendre. Quand nous recevons des ordres qui ne conviennent pas, on s'explique et on finit par s'entendre. Seulement, il y a des subventions d'investissement. Quand on nous donne ce matériel, il est assorti de délai d'épuisement. Si cela s'épuise avant et qu'on réclame, ils nous font parfois des histoires. Il faut revoir le mécanisme et le dynamiser » (Entretien avec N.G., sage-femme, décembre 2009).

Aussi, chaque maternité met en relation un ensemble d'agents soignants. Dans le plus petit groupe professionnel possible, il existe au moins une sage-femme/infirmière et une ou des matrones/aides-soignantes. Comme nous l'avons déjà mentionné, la matrone ou l'aide-soignante de maternité est la plus disponible du personnel paramédical de la maternité. Ses relations techniques avec la sage-femme, au cas où il y en a une, sont déterminantes dans le service effectué. Dans certaines maternités visitées, des relations conviviales fonctionnent entre la matrone et la responsable de maternité.

Mais pour la plupart d'entre elles, trois facteurs bloquent la bonne marche du binôme. Ce sont l'écart d'âge, le complexe dû au niveau de formation et le problème de la langue. La plupart des matrones de maternité sont des accoucheuses traditionnelles provenant du milieu dit « communautaire ». Elles sont en général trop âgées, du moins par rapport aux jeunes femmes affectées comme sages-femmes ou infirmières. Le statut de la femme âgée et les conflits de séniorité technique entre la matrone de l'obstétrique traditionnelle et la sage-femme de l'obstétrique moderne ne favorisent pas toujours le transfert de compétences de la seconde à la première. La maternité moderne est, de ce fait, le prolongement de la maternité traditionnelle. Les femmes de Cotiakou, l'arrondissement qui connaît le plus bas taux de couverture obstétricale de la ZST, disent : « *Si c'est seulement pour voir la vieille à la maternité du centre de santé, pourquoi ne pas accoucher à domicile ?* »

Dans ce climat, certaines matrones assez anciennes dans le métier se demandent ce qu'elles gagnent d'une infirmière sortant de l'école et ayant l'âge de leur benjamine. Cette question du niveau de formation, qui est associée à la compétence technique sans en être une causalité linéaire, se pose aussi pour les filles de salle et aides-soignantes dans leurs rapports avec les responsables de maternité. En général, d'après nos observations, certaines, pour remettre en cause leur soumission administrative et technique, s'enferment dans un silence complexé à cause de leur niveau d'instruction. Même quand ces femmes âgées, ou les plus jeunes d'entre elles, sont disposées à apprendre des infirmières et sages-femmes, il se pose le problème de la langue. C'est le cas du binôme infirmière-matrone rencontré en 2010 à Tchanhoun-Cossi, qui entretenait des relations très conviviales, mais qui ne communiquait pas aisément, parce que la matrone, assez ancienne dans le métier, n'avait pas été scolarisée, et que l'infirmière était étrangère au *biali*.

5. Maternités dans la zone sanitaire : un fonctionnement en vase clos

Considérée comme un service ou une unité médicale à l'intérieur de l'organisation qu'est l'hôpital ou le centre de santé, la maternité conserve une autonomie organisationnelle qui l'isole pratiquement des autres services et rend difficile la production concertée des biens et services nécessaires à la santé des mères. Quand les maternités ne sont pas carrément isolées parce qu'elles se situent dans un contexte physique éloigné d'autres unités médicales, elles sont néanmoins situées à l'écart des autres bâtiments des centres de santé de tous niveaux : CSA, CSC, HZ. « *La maternité est là-bas* », c'est comme ça qu'on l'indique en général au visiteur. L'expérience montre que cet isolement physique est associé, sans qu'on établisse un lien de causalité, à un isolement pratique. Les sages-femmes et les infirmières de maternité présentent les infirmiers responsables de dispensaires ou les médecins-chefs de circonscription sanitaire, selon le cas, comme leurs supérieurs hiérarchiques. Elles présentent cependant la sage-femme de la ZS, basée au bureau de la ZS, comme leur supérieure technique.

> *« Dans le cadre de mes activités professionnelles, la sage-femme de la zone sanitaire est ma supérieure technique et le major est mon supérieur administratif. Il n'y a aucun problème entre mes supérieurs et moi. Dès que j'ai un problème technique, j'informe la sage-femme de la zone qui touche qui de droit pour le résoudre, de même le major se rapproche du médecin-chef s'il y a un problème. Les instructions techniques et administratives sont prises en compte mais pas tout. La plus belle femme du monde ne peut donner que ce qu'elle a »* (Entretien du 20 janvier 2010 avec S.V., infirmière).

Dans un contexte de décentralisation et de multi-partenariat institutionnel d'une part, d'insuffisance et d'inexpérience du personnel d'autre part, la relation entre les divers niveaux de production et de gestion des soins est importante pour la disponibilité et la qualité des soins. La chaîne des relations joue au-delà même de la ZS. La décentralisation, malgré l'autonomie de gestion qu'elle accorde à l'EEZS, impose de garder des liens avec les niveaux départemental et national pour des motifs essentiellement administratifs, mais aussi techniques. Sa gestion même requiert des relations entre le coordonnateur et les chefs de services sectoriels, notamment entre le coordonnateur et la sage-femme de la zone. Celle-ci, à son tour, entretient des relations avec les sages-femmes et infirmières des maternités, tant de l'HZ que des centres de santé et des maternités isolées. Dans la pratique professionnelle, le personnel du dispensaire, notamment l'infirmier responsable du centre ou le médecin-chef, reste marginalisé dans la délivrance des soins gynéco-obstétricaux, sauf logiquement pour les analyses de laboratoire et les achats de médicaments que les femmes viennent y effectuer. Cette distance relationnelle affecte sinon la production, du moins l'application des règles officielles d'offre de soins. Comme le constatent des auteurs :

> *« les différents groupes professionnels rendent les choses encore plus compliquées lorsqu'ils tentent de protéger leur territoire bien qu'il soit absolument clair qu'ils sont*

eux-mêmes incapables ou peu disposés à fournir ces services cliniques là où ils sont nécessaires » (Kowalewski & Jahn, 2001).

5.1. Maternités des CSC et des CSA : des vases non communicants

La circonscription sanitaire est l'ensemble des services de santé logés dans une commune ; la ZST en compte trois. Dans la circonscription sanitaire, la maternité est un sous-système de soins, allant de la maternité du CSC à celles des CSA, des UVS et aux maternités isolées (MI). La répartition inéquitable du personnel et des moyens dans ces catégories de maternités est faite en prévision de la référence pour certains soins, conformément d'ailleurs à l'organisation même de la ZST. La communication entre la maternité centrale et les autres maternités d'une part, et entre les maternités d'arrondissement d'autre part, en fonction de la proximité géographique, est attendue pour faciliter la gestion des patientes, et pour communiquer entre professionnels sur les ripostes nécessaires. Cependant, il ressort des récits des femmes et des observations que dans la pratique, chaque maternité est isolée, et, au mieux, se met en rapport direct avec celle de l'hôpital de zone. Les sages-femmes des maternités d'arrondissement réfèrent les femmes directement à celle de Tanguiéta, sans essayer de les envoyer à la maternité centrale pour qu'elle gère les complications présumées dans un contexte d'absence de laboratoire à ce niveau le plus bas.

Pourtant, l'allocation des ressources matérielles et humaines est faite pour permettre un rapport de hiérarchie technique dans le fonctionnement de la circonscription sanitaire. Les indicateurs de réalisation des activités collectés par la zone sanitaire sur la consommation des soins montrent parfois une surfréquentation de certains centres en opposition à la sous-fréquentation des autres. Aussi, certaines femmes évitent-elles les centres proches et se rendent-elles très loin à la recherche de la qualité. Des échanges entre centres ou entre professionnels sont prévus pour corriger ce déséquilibre. Au regard de la situation pratique, la maternité de la circonscription fonctionne par dislocation et destruction de l'ordre normatif (Carricaburu & Ménoret, 2005), empêchant la mise en application de la hiérarchisation des soins obstétricaux en soins de base et soins complets suivant le niveau des services sanitaires.

5.2. Maternités de l'HZ et des CSC/CSA

Si les rapports entre les maternités de la circonscription sanitaire sont peu dynamiques, la situation est encore plus prononcée entre ce premier ensemble et la maternité de l'hôpital de zone. La plupart des femmes qui ont été référées de leur propre chef, ou même à l'initiative de sages-femmes ou d'infirmières, ont rapporté les plaintes des sages-femmes et gynécologues de l'HZ à propos des mauvaises conduites de leurs collègues. Mais ces doléances ne sont pas exprimées directement entre professionnels de ces ordres de maternité. Seule l'EEZS exerce son pouvoir de supériorité, et bien plus dans sa dimension administrative. Les monitorings et autopsies verbales sont exécutés par cette équipe, qui met en œuvre le tutorat, dans le but, comme dit plus haut, d'améliorer les capacités du personnel inexpérimenté ou aux profils inadéquats.

Mais le système de contre-référence (qui consiste pour le médecin qui reçoit un patient mal référé à donner une suite à l'agent qui le lui a référé) ne fonctionne pas entre ces maternités et l'hôpital de zone. Les plaintes émanent aussi des agents des maternités de base, qui ont confié être sans nouvelles d'au moins 90% des femmes qu'ils ont référées. Cependant, les responsables de la ZS estiment que le système de référence fonctionne au mieux. De nombreux témoignages de sages-femmes et infirmières ayant référé des patientes ressemblent à celui-ci :

> *« Les grossesses à risques sont identifiées surtout au 3e trimestre par des touchers vaginaux. Si le col est dur ou si l'enfant se présente par le siège, le pied ou le bras, on déduit les risques et on réfère. Toutes les consultations sont couvertes par l'IFF. C'est donc dans ce cadre qu'elles sont référées en cas de besoin. L'ambulance les prend et les dépose à Tanguiéta, à St-Jean de Dieu. Jusque-là, nous n'avons enregistré aucune plainte en matière de prise en charge de la femme en complications. Rapidité de l'intervention, efficacité aussi. Nous n'avons pas souvent de feedback. No news, good news »* (Entretien avec N.G., sage-femme, janvier 2010).

En guise de conclusion du chapitre

D'abord, malgré son avantage quant à l'accès aux actes obstétricaux par les femmes, l'IFF n'est ni initiée, ni portée par ces femmes. Elles en sont plus objets que sujets, et en tant que telle, l'Initiative n'a pas une longue espérance de vie. Les difficultés de recouvrement et les conflits enregistrés dans sa mise en œuvre au niveau des comités de gestion en sont des présages.

Ensuite, ce manque de proactivité en général et de portage en particulier de l'IFF s'explique par le rapport au décès et à la mortalité maternelle. La grossesse n'est pas un problème de santé de l'ordre du biomédical, et la mortalité maternelle n'est pas un problème public. Si, en l'absence de lecture publique ou de portage public du problème, une initiative naît, elle n'a pas les contraintes sociales et politiques de rigueur, d'obligation et de communication. Dans l'espace local de la ZST, aucun acteur, fut-il politique, économique ou social, ne fait de la mortalité maternelle ou de la santé maternelle son objet de lutte. L'Initiative semble se cantonner à la logique à la mode de construction du problème de mortalité maternelle comme rapport au donateur, de légitimation du financement. Car malgré sa mise en œuvre, de nombreuses femmes continuent de décéder dans l'HZ, dans les centres de santé et à leurs domiciles sans riposte automatique de l'encadrement de la ZST, sans établissement des responsabilités et sans application de mesures correctives. En somme sans proactivité. Tout comme la SNRMMN, l'IFF est vague dans l'évaluation des parties prenantes, et absente dans l'implication des patientes. Elle se justifie par l'emploi incontrôlé du concept de « communauté » malgré les évolutions de ce qu'il est supposé désigner.

Au-delà des problèmes matériels périphériques qui entravent l'expression de la demande de soins, comme l'enclavement de certains villages, le système moderne de soins de la ZST est encore une toile de problèmes techniques et communicationnels. Les maternités sont dirigées par des matrones, aides-soignantes et infirmières adjointes. Ces agentes non qualifiées ne sont pas dans un cadre professionnel favorable à l'apprentissage par la pratique. La maternité moderne est parfois, et même le plus souvent, le prolongement de la maternité traditionnelle, avec, comme on l'a vu dans les récits introductifs, des pouvoirs démesurés dévolus aux agents subalternes et une absence de lecture du risque obstétrical. Dans le souci d'améliorer les soins, la communication est insuffisante entre :

- la sage-femme de la ZS et les autres sages-femmes ;
- la maternité de l'HZ et les maternités des circonscriptions sanitaires ;
- les médecins-chefs, les infirmiers responsables de CSA et les sages-femmes/infirmières des maternités des CSC/CSA ;
- les maternités des CSC, celles des CSA, et les maternités isolées ;
- les sages-femmes/infirmières et les matrones/aides-soignantes.

Conclusion de la 2e partie

Cette partie a d'abord fait l'historique de la déconcentration et de la décentralisation du système de soins au Bénin avant de prendre l'exemple de la ZST pour en analyser les capacités ainsi que la situation réelle du fonctionnement de ses services de santé.

L'IB a d'abord été, comme pour l'ensemble des pays du Sud, un levier pour l'accélération de l'application des soins de santé primaires, dont un aspect fondamental est l'institutionnalisation du district sanitaire. Les premiers textes réglementaires et législatifs sur la zone sanitaire datent de 1988, un an après l'IB. De cette période jusqu'au « renouveau démocratique » intervenu en 1991, l'Etat béninois a lancé de nombreux décrets et arrêtés de mise en œuvre de la ZS. Les premières applications réelles n'interviennent pas avant 1995, et le processus d'opérationnalisation des ZS est en cours jusqu'en 2012. Au total, sur une quarantaine prévue, 34 ZS sont fonctionnelles. A l'analyse des textes réglementaires et statutaires, l'Etat, au niveau national, a délégué une bonne partie de la demande de soins au niveau périphérique, n'attendant que 15% de celle-ci dans les établissements centraux de soins.

La ZST, qui couvre tout le territoire de la Pendjari, a connu un important flux de partenariats dès son lancement, et même bien avant cela. Elle a comme partenaires l'Etat, mais aussi des ONG internationales et des agences des Nations unies. Depuis fort longtemps, elle bénéficie de la présence des frères hospitaliers italiens de Saint-Jean de Dieu qui ont créé et tenu l'HSJDD depuis le début des années 1970. Devenu HZ, cet hôpital est un grand atout pour divers soins, dont les soins gynéco-obstétricaux. Malgré cet équipement, la ZST présente une carence majeure en ressources matérielles et humaines, et présente des indicateurs critiques de couverture en infrastructures, de pénétration des services et de couverture obstétricale. Dans la pratique des professionnels, des écarts significatifs s'observent avec les normes théoriques, tant de l'obstétrique moderne que de l'obstétrique traditionnelle. Il ne peut en être autrement si les carences sont d'ordre matériel et humain.

Face à ces indicateurs critiques, et en réponse à cette mode de la construction politique du problème de la mortalité maternelle, l'EEZS a initié l'IFF pour faciliter la référence, en prenant en charge les coûts de soins obstétricaux y relatifs. Mais en dehors de l'EEZS, qui est un acteur politique, cette Initiative n'est pas portée par un acteur public. Elle n'est même pas connue des femmes.

Elle connaît des difficultés de mise en œuvre, notamment dans le recouvrement des coûts, et envoie continuellement les responsables de la ZST tendre la main auprès des partenaires. Au fond, la ZST, avec l'IFF, offre un exemple en miniature de la tradition de conception et d'application des politiques sanitaires au Bénin. Le secteur est en mal de gouvernance, et les pratiques à l'œuvre dans les maternités se fondent sur les quatre paramètres du pouvoir tels que décrits par Bernoux, à savoir : la compétence, les relations avec l'environnement, la communication et l'utilisation des règles du jeu (Bernoux, 2009 : 184-187).

> *« Si l'on veut comprendre comment savoirs, représentations et discours prennent un sens pour l'action, il convient de toujours les rapporter aux contraintes quotidiennes de la vie des personnes d'une part, aux caractéristiques de leurs relations sociales d'autre part. Les éléments de la structure sociale ainsi que les systèmes de valeurs et les références culturelles jouent également un rôle »* (Adam & Herzlich, 2007 : 73).

Conclusion générale

Les politiques sanitaires publiques méritent tout autant que toutes les autres actions publiques une investigation en sciences sociales. Elles sont de surcroît proposées dans un secteur en difficulté dans l'offre publique étatique des pays en voie de développement. Depuis quelques décennies particulièrement, la santé de la mère, une composante de la santé de la reproduction, de la famille, de la femme, etc., concentre de nombreuses ressources et de nombreuses recherches en santé publique. Ce regain d'intérêt et cette production ne sauraient maintenir à l'écart l'anthropologie ou la socio-anthropologie dans ses perspectives politiques.

Les politiques publiques visant à améliorer la santé des mères et réduire leur mortalité dans le processus de l'enfantement ont été au cœur de cet ouvrage. La recherche a été conduite avec pour objectif de savoir comment ces politiques publiques normatives sont traduites en actions concrètes au quotidien dans les consultations prénatales, accouchements et consultations postnatales. Elle a cherché à analyser le fonctionnement des relations au quotidien entre d'une part, les acteurs chargés de délivrer les soins, et d'autre part, ces acteurs et les usagères des maternités. L'hypothèse théorique de la recherche a été qu'au sujet de la maternité, tout se négocie, tant dans l'espace traditionnel que dans l'espace moderne. Pour cela, le travail a consisté à pénétrer les étages de cette négociation à travers laquelle les intentions plurielles des acteurs techniques et des usagères s'associent empiriquement. Partant du sommet vers la base, les acteurs à la négociation sont les agences des Nations unies et les autres partenaires techniques et financiers du secteur de la santé, l'Etat et ses représentations territoriales (notamment le niveau départemental et périphérique), les équipes techniques et administratives de gestion des centres de santé, les femmes utilisatrices potentielles et réelles des maternités et l'ensemble des autres acteurs en toile de fond de l'espace social de ces femmes. Le gouvernement[93] de la maternité, dans ses dimensions matérielles et immatérielles, se construit et s'entretient entre ces différents acteurs à divers niveaux ; l'étude a essayé de poser des questions intermédiaires à chaque niveau. Au sommet même, il a été question de découvrir le processus et les résultats matériels de la relation institutionnelle, aux multiples enjeux, qu'entretiennent l'Etat et ses partenaires dans le domaine

[93] *Au sens foucaldien de prérogative de l'Etat sur les populations, et ici sur les usagères de la maternité.*

des soins gynéco-obstétricaux. Au niveau moyen, il a été question de découvrir les bases et formes de la construction des institutions chargées de gérer le système périphérique de soins, et d'évaluer, à travers une étude de cas, son niveau d'autonomie et ses capacités institutionnelles de conception et d'implémentation des initiatives d'amélioration de la santé des mères. Au niveau le plus opérationnel, à savoir l'espace traditionnel et moderne de la maternité, il a été question de voir comment se négocie l'enfantement dans l'histoire de l'individu en général, et dans la trajectoire de gestion de la grossesse et de l'accouchement en particulier. C'est en tant qu'espace socioculturel que la ZST a été un terrain socio-anthropologique.

Les objectifs de cette recherche, qui ont engendré ces questions et l'hypothèse de la négociation, sont partis du vécu des problèmes de délivrance des services de santé maternelle malgré les différentes initiatives et institutions créées pour les résoudre. Dès le premier chapitre, nous avons évoqué des situations concrètes qui laissent voir les divers ordres de difficultés que rencontrent les femmes ou les couples dans la gestion de la grossesse et de l'accouchement.

Pour analyser les matériaux mobilisés sur le terrain, nous avons choisi de nous positionner selon deux perspectives théoriques de la sociologie contemporaine française, tout simplement parce qu'elles nous semblent plus adaptées : la théorie de l'habitus, initiée par Pierre Bourdieu, et celle de la gouvernementalité, attribuée à Michel Foucault. L'habitus a été défini par Bourdieu lui-même comme « structures structurées et structurantes », « intermédiation » dans le sens d'« extériorisation de l'intériorité et intériorisation de l'extériorité ». Ce concept a été l'outil pour analyser les attitudes, les logiques et les comportements des femmes et des réseaux d'acteurs sociaux dans l'enfantement, plus précisément dans l'évaluation du danger et du risque obstétrical. Compris comme disposition mentale construite par le milieu social, l'habitus a servi à examiner la construction sociale de ces attitudes, logiques et comportements. Quant au concept foucaldien de gouvernementalité, il nous a été d'une utilité théorique sur trois dimensions. La première rend compte des institutions, procédures, analyses, réflexions, calculs et tactiques du pouvoir sur une population. Sur cette dimension, nous avons essayé d'examiner tout ce que les agences des Nations unies d'une part, et l'Etat d'autre part, mettent en place comme institutions, procédures, réflexions et tactiques pour « gouverner la maternité ». Toujours dans ce but, des institutions traditionnelles, des procédures, des réflexions sont aussi de règle dans l'espace traditionnel, avec la différence qu'à ce niveau, les auteurs sont matériellement moins puissants que les agences internationales et l'Etat. Sur les deuxième et troisième dimensions, la gouvernementalité suppose la tendance d'un pouvoir à dominer les autres et les prérogatives que l'Etat s'adjoint sur la population. C'est bien cette lutte de pouvoir qui est en jeu à tous les niveaux de la pyramide des acteurs de la maternité, tels que nous les avons cités du sommet à la base. Le jeu de pouvoir est à son comble dans les maternités, tant à l'intérieur des services qu'entre les agents et entre eux et les femmes. Le jeu de pouvoir est aussi à l'œuvre dans l'espace traditionnel, entre les différentes catégories d'acteurs et les femmes attendues sur leur rôle maternel.

Que retenir comme essentiel de ces analyses ?

D'abord, les Pendjariens, sur deux piliers essentiels de la vie sociale, à savoir la religion et la politique, ont une tradition monolithique malgré leur micro-diversité. Avec l'exogamie comme principe fondamental d'alliance, ils ont finalement développé une relation de parenté généralisée sur l'ensemble du territoire. Cette parentalité entretient un ensemble de règles de vie construites au travers de rituels de socialisation et de pratiques religieuses et politiques au fond identiques, à l'exception des groupes comme les Peuls, les Yorouba, les Dendi. Dans le quotidien du ménage et de la société pendjarienne, la femme est cantonnée à un rôle précis, allant jusqu'à subir le contrôle par autrui de son potentiel et de son œuvre maternels. Tenant une position en général secondaire dans le couple, le ménage et le village du point de vue du pouvoir sur les ressources matérielles et immatérielles, elle évolue dans sa propre trajectoire d'enfantement comme actrice de second plan, sans en avoir le plein pouvoir de décision. Cette situation, acceptée, vécue et entretenue avec sa complicité forcée, tient de l'ensemble des institutions qui trament la socialisation du petit d'homme, garçon et fille, selon des règles et des normes sexuées. A y regarder de loin, la gestion matérielle de la grossesse et de l'accouchement est une affaire de femmes, celles-ci étant d'abord gestantes et parturientes, mais aussi proches des gestantes et parturientes dans leurs divers liens de filiation ou d'alliance. Mais au fond, et comme le révèlent les quelques institutions éducationnelles, l'enfantement et les logiques qui structurent sa gestion sont entretenus par le cadre plus général de la société, aux différents paliers politique, économique, symbolique et religieux. C'est dans ce cadre général que les réflexes de soins, la gestion de la douleur, la réussite ou l'échec d'une grossesse ou d'un accouchement trouvent leur explication. Même si ces institutions se dépeignent continuellement dans leur forme matérielle, elles gouvernent toujours les comportements du recours aux soins modernes par les femmes enceintes. Comme l'ont montré des auteurs, la fonction reproductive de l'individu se construit socialement et biologiquement par un ensemble de rites (Massé & Benoist, 2002) qui jalonnent son existence. Dans le cas des Pendjariens, nous avons même établi que le social prime sur le biologique dans la construction du « pouvoir et du devoir enfanter ». Dès sa naissance biologique, l'enfant est récupéré par un ordre social qui le recrée. Cet ordre social est présent tout au long de sa croissance biologique et sociale, et lui propose, sans lui offrir la possibilité de refuser, un ensemble d'institutions faisant de lui un homme ou une femme, caractéristiques sociobiologiques garantissant la parentalité. La gestion de l'enfantement est si sociale et solidaire que dès la première expérience de grossesse, la jeune femme est dépossédée même de l'information sur son état. C'est bien pour inscrire la maternité dans un ordre social plus élevé que l'espace individuel. On pourrait conclure que l'intervention des institutions dès cette première expérience, et l'implication des acteurs les plus représentatifs de l'ordre social (tantes, oncles, responsables religieux) constituent une des stratégies de structuration de ce que nous avons choisi de nommer « l'habitus maternel ». Car il existe dans les soubassements mentaux des acteurs une lecture antithétique de la maternité, une lecture tout à fait compréhensible. En effet, la maternité vue comme problématique est inscrite dans l'ordre du sacré avec l'ensemble des rituels et des interdits qui couvrent la grossesse et l'accouchement. Mais il semble que du fait de sa sacralisation ou de cette inscription, la maternité soit assurée et protégée. D'où le silence des acteurs et leur imperturbabilité jusqu'au dernier souffle de la parturiente.

Comme on l'a noté par la suite, la conception des politiques sanitaires, qui prétendent s'inscrire dans les changements des paramètres de cette maternité, se développe en marge des cadres sociaux et même de leur considération. Nos analyses ont fait l'historique de la politique béninoise de santé et des changements dans le système politique et administratif de l'Etat depuis l'époque coloniale. Celle-ci a d'abord subi l'influence des régimes traditionnels, avec la prédominance des thérapies phytosanitaires et magico-religieuses, et celle du gouvernement colonial, marqué par la médecine coloniale endémique et curative (Bado, 1996). Pour des raisons certainement économiques et politiques, les régimes coloniaux et postcoloniaux n'ont pas connu d'importantes initiatives nationales de planification sanitaire. C'est avec le régime marxiste-léniniste que des tentatives de politiques ou d'« authentification » des politiques ont existé, sans résultats malgré la force verbale et idéologique des discours-programmes et des plans quinquennaux. Au Bénin, le renouveau démocratique des années 1990 a été salué par les Etats capitalistes et les agences des Nations unies, qui en ont profité pour insuffler ou pour ren-« forcer » la tendance à la planification sanitaire. Ont alors été produites de nombreuses politiques (de population, de santé familiale, de santé de la reproduction, de réduction de la mortalité maternelle, etc.) sous le contrôle idéologique, matériel, politique, financier et technique de ces agences.

L'analyse a permis de noter le rendez-vous manqué de certains acteurs, ainsi que les faiblesses techniques dans le montage institutionnel et opérationnel. Plus attendue en santé maternelle, la Stratégie nationale de réduction de la mortalité maternelle et néonatale est toute récente, créée spécifiquement pour s'attaquer concrètement aux complications obstétricales. Elle est à tout le moins très pertinente au regard de l'ampleur de la mortalité et de la morbidité maternelles. Mais malgré son application depuis quelques années sur les cendres des politiques précédentes, dont elle a récupéré les actions et le matériel, les fruits n'ont pas tenu la promesse des fleurs. Car de façon concrète, il y a un monde entre les normes de production des soins gynéco-obstétricaux, les théoriques et les pratiques. Quelques exemples ont été détaillés, à savoir l'assistance de l'accouchement par du personnel non qualifié, les niveaux et la qualité de l'équipement, les délais et procédures de la référence, la gestion de la complication obstétricale, les délais de remboursement des contributions à l'IFF, la puériculture, la consultation prénatale recentrée, etc. Même dans l'espace traditionnel, les normes relatives aux interdits pour la femme et l'homme, le cadre matériel de l'accouchement, les acteurs, etc., sont régulièrement transgressées.

Malgré sa proximité sociale, l'IFF pèche sur plusieurs points. Elle n'intègre pas réellement les acteurs de l'obstétrique traditionnelle dans son implémentation, malgré la force de leurs institutions dans la structuration du comportement obstétrical. Elle connaît pour cela de nombreuses difficultés dans l'organisation des références, ayant régulièrement du mal à prendre et à rendre opérationnelle la décision de référencer, même quand les moyens matériels et financiers sont mobilisés. L'espace social, non pris en compte par l'IFF malgré sa position première dans le recours aux soins, a une lecture, sinon parallèle, du moins peu cohérente, du danger et du risque obstétrical. Les écarts dans la lecture de ce dernier et des signes de danger mettent en souffrance les soins obstétricaux d'urgence à tous les niveaux. Des femmes continuent donc de mourir pour des raisons stupides, devant des agents de santé impuissants ou irresponsables face au risque obstétrical et aux signes de danger mortel.

Les institutions qui ont initié l'IFF et qui doivent la faire vivre (CS, EEHZ, CGHZ, etc.), présentent aussi, dans leur fonctionnement administratif, technique et financier – et c'est le plus fondamental dans ces échecs – des problèmes qui ne sont pas de nature à soutenir longtemps une telle initiative. De nombreuses modifications dans leurs règles de fonctionnement et de mobilisation des ressources en sont des preuves tangibles. La SNRMMN au niveau national et l'IFF au niveau local nous ont amené à interroger finalement le gouvernement béninois de la maternité à travers ses différentes ressources communautaires et institutionnelles. Le résultat est loin des attentes, et s'est vu confirmé dans le cadre plus général de la gouvernance du secteur de la santé. Au cours de la seconde mission de suivi du GRAP-A Santé intervenue en fin d'année 2010, Elisabeth Paul constatait encore que

> *«[…] la gouvernance du secteur connaît "une crise sociale et morale très profonde". […] Le secteur de la santé est caractérisé par de nombreux problèmes : grèves régulières du personnel sanitaire, leadership perçu comme insuffisant dans le chef du MS, désorganisation, course aux* per diem, *népotisme, gabegie ou encore conflits institutionnels – notamment du fait de la multiplication de structures au niveau central et de l'importance démesurée qu'a le niveau central (comptant plus de 800 personnes !) au mépris du niveau opérationnel – qui causent une frustration très critique des acteurs du secteur de la santé. Malgré les nombreuses études diagnostiques qui ont été réalisées tant au niveau central qu'au niveau régional et opérationnel au cours des dernières années, la mise en œuvre de réformes appropriées tarde et les choses ne semblent guère bouger pour améliorer la gouvernance »* (Paul, 2010 b).

En somme, avec les concepts d'habitus maternel (Bourdieu) et de gouvernementalité (Foucault), l'étude a tenté de comprendre les logiques des soignants d'une part et celles des soignées (dans la demande de soins gynéco-obstétricaux) d'autre part. Leurs comportements/pratiques sont comme des réponses dans un contexte de négociation entre différents acteurs, au rang desquels l'Etat et les partenaires. C'est à l'intérieur de nombreuses institutions que les bases de la négociation se tissent. Education, formation, soins, administration, gestion, etc. : que d'institutions pour gérer la maternité !

Les institutions éducatives sont de deux sortes. Les premières relèvent de l'Etat local et central en tant qu'acteurs politiques. Elles soutiennent les écoles pour les élèves en formation appelés à soigner, ainsi que les formations continues et les supervisions sur place pour les professionnels en exercice. Le tutorat et le monitoring se situent dans ce même groupe, ainsi que les différentes formations organisées avec l'appui des partenaires locaux en vue d'amener matrones, aides-soignantes, infirmières et même sages-femmes à savoir opérer les soins selon les normes. Comme dans toute institution, les choses sont plus complexes telles que présentées, obéissant à des règles et à des procédures, et réunissant des acteurs et des moyens en temps et en ressources matérielles, financières et symboliques.

Les secondes concernent la parentalité sociale, celle qui fait de la jeune fille et du jeune homme des corps et des esprits prêts à engendrer, à donner la vie. Le *fuani*, le *kundidi* et le *piéliku* relèvent de ce groupe. Ces institutions éducatives préparent les différents acteurs qui doivent communiquer dans le processus de conception, de gestion de la grossesse et de l'accouchement.

Ces deux groupes d'institutions fonctionnent isolément, sans communiquer entre elles. Les écoles de formation, ainsi que, dans la pratique, l'encadrement technique de terrain, sont parallèles aux institutions sociales qui œuvrent de leur côté pour faire des jeunes filles et des jeunes hommes des mères et des pères. Alors que les unes sont purement profanes et laïques, les autres se situent à la fois dans le profane et le sacré. Ces institutions de socialisation, comme on l'a vu, font appel au divin et au magique pour socialiser à la fois les humains et les choses.

Les soins offerts par et pour les acteurs en vue de l'enfantement sécurisé se développent aussi par l'intermédiaire d'autres institutions culturelles. Parmi celles-ci se trouvent l'annonce de la grossesse, les interdits, les consultations prénatales, l'accouchement (comprenant plusieurs actes, comme par exemple la gestion active de la troisième phase de l'accouchement, la césarienne, le forceps, la ventouse, la transfusion sanguine, etc.), les soins du post-partum, les soins au nouveau-né et à sa mère, etc. Ces pratiques relèvent encore des deux mondes obstétricaux, traditionnel et moderne, toutes évoluant bon gré mal gré. Alors que les acteurs de l'obstétrique moderne s'efforcent de mettre la recherche sur le compte des institutions de soins, ceux de l'obstétrique traditionnelle sont amenés à des évolutions consécutives aux changements dans les représentations, les normes et les cadres cognitifs provoqués par les modifications de l'environnement social. La rencontre de ces deux types d'institutions est régulière, tant dans les représentations que dans les pratiques. La négociation dans les maternités est à la fois mentale et pratique.

Au niveau local et même national, les institutions de soins sont encadrées par des entités administratives composant la zone sanitaire. Les différents comités de santé et de gestion, l'équipe d'encadrement et les organisations *ad hoc* en forment la trame. Chargées de produire les différentes politiques, leurs interventions portent à la fois sur la délivrance des soins et sur les idées de « bonne production ».

Dans cet organigramme multi-acteurs, l'Etat est interpellé à la fois en tant que service public et en tant qu'institution dont une proactivité est attendue face aux contextes locaux d'offre et de demande de soins. Au fond, s'agissant du micro-contexte local, loin de trouver une bonne place dans une offre de soins adaptés au contexte pendjarien – dont les comportements féminins et masculins se sont structurés dans le temps –, l'Etat est demandeur du côté de ses pourvoyeurs de ressources. Il est pour cela, dans sa forme nationale et locale, récepteur de stratégies qui le détournent presque toujours des attentes. L'habitus maternel construit par des institutions sociales, même si celles-ci s'affaiblissent continuellement, joue en défaveur du risque obstétrical et de la lecture technique de la morbidité et de la mortalité maternelle. Cette absence de reconnaissance du risque obstétrical explique, sinon les refus de référence en cas d'urgence, du moins les retards de recours aux soins et la faible utilisation des services de santé par les usagères. Pour les professionnels de santé, l'absence de l'Etat dans le service dû aux citoyens explique les inconduites techniques et les écarts constants par rapport aux normes professionnelles. On est tenté de dire qu'au fond, l'incapacité de l'Etat à jouer son rôle de service public offre aux acteurs, soignants comme soignées, un terrain de négociation sans arbitrage, où toutes les règles du jeu se construisent sur le terrain, et où chacun pense gagner le match, faute de règles du jeu claires. Le terrain maternel, sans arbitrage ou faiblement arbitré, est pour cela un espace parfois mortel, et dont les principaux enjeux semblent non sanitaires.

La question des enjeux autour de la santé a fait naître une abondante littérature. Fassin, à partir d'expériences au Sénégal, en Equateur et en France, montre bien comment la santé mobilise les enjeux : inégalité des individus construite à partir de l'ordre social, pouvoirs divers autour des savoirs thérapeutiques modernes et traditionnels, Etat et gestion de la santé, etc. (Fassin, 2000). Chacun des acteurs cités dans la section précédente mobilise des enjeux qui lui sont propres. Même les professionnels de la santé, notamment les médecins et les paramédicaux, choisissent ce métier et y travaillent pour des raisons en marge de la santé des usagers (Rubbers, 2003). Ces enjeux idéologiques, politiques, économiques, financiers, symboliques, ne sont pas toujours conciliables et commandent le rapport aux normes au niveau des centres de santé et dans tous les espaces administratifs, techniques et politiques en amont. Les jeux de pouvoir entre corps de métiers d'une part, et entre soignants et soignées d'autre part, mobilisent des enjeux symboliques et professionnels. Tant au niveau central que local de l'Etat, des enjeux économiques et financiers font se développer des actions diverses, en appel ou en réponse aux mouvements internationaux. « Déclin économique », « marginalité » ou « marginalisation » – pour reprendre Roch Mongbo – les zones sanitaires sont finalement dans une situation de « courtage » (Mongbo, 2007) pour leur développement, face à l'absence de l'Etat dans l'investissement matériel et idéel. A la façon de l'Etat qui « construit » le problème de la mortalité maternelle pour se composer une éligibilité à des donations, l'EEZS a fait de la mortalité maternelle son principal cheval de bataille. Ceci d'autant plus que les partenaires sont disponibles et sensibles à certains arguments rhétoriques favorables aux femmes, comme leur émancipation, l'égalité des sexes, la santé sexuelle et reproductive, la santé maternelle, etc.

La ZST compte plus d'une dizaine de partenaires dont la plupart sont investis dans la santé maternelle : Fnuap, USAID, Plan, Unidea, etc. Leurs ressources allant au recrutement et à la formation du personnel, les équipements médicaux, les moyens de transport, et même le financement de l'IFF proviennent de partenaires orientés vers cette thématique. La mobilisation des ressources comme expression de la capacité du pouvoir local a déjà été remarquée dans plusieurs Etats où la décentralisation, générale ou sectorielle, est en application. Au Bénin, l'expérience de la décentralisation est un défi pour les autorités locales, et particulièrement pour la ZST, en quête, comme le dit Gaudin, de légitimité et de légitimation de son pouvoir :

> *« La caractéristique principale de cette démarche est plutôt de redistribuer les capacités d'initiative. Le gouvernement multi-niveaux n'est pas le simple empilement de niveaux territoriaux, c'est le fait que les dynamiques de régionalisation et de décentralisation réduisent l'importance des relations de type* top-down *au bénéfice de nouvelles capacités d'initiative, réparties, et de rapports ouverts de coopération (mais aussi de concurrence) »* (Gaudin, 2004 : 78).

A y regarder de plus près, les enjeux sanitaires passent en arrière-plan du système. De nombreuses actions et investissements ne semblent pas viser réellement la santé maternelle. Si le fonctionnement politique, technique et administratif évolue tel quel, il est probable que l'on constatera que « *des décennies d'efforts véritables, d'erreurs et de réalisations dérisoires, de projets généreux et de discours ambigus ont abouti à un cuisant échec* » (Deschamps, 2000).

L'étude n'a toutefois pas épuisé tous ses défis de départ. Des groupes comme les Peuls et autres alliés des Pendjariens n'ont pas été profondément enquêtés. Aussi, certaines initiatives locales et nationales localisées mériteraient-elles une réflexion particulière, comme par exemple le cas du fonds d'indigence, introduit au dernier moment dans l'IFF. Pourraient être analysées les relations d'intervention entre des partenaires intéressés par la santé maternelle, comme par exemple les Italiens avec l'Unidea, et les Américains avec Plan Bénin.

Sigles et acronymes

ABNSSP	Appui Bénino-Néerlandais aux Soins de Santé Primaire
ABPF	Agence Béninoise pour le Planning Familial
ADMAB	Association pour le Développement de la Mutualité Agricole au Bénin
AGEFIB	Agence de Financement des Initiatives de Base
AMADES	Anthropologie Médicale Appliquée au Développement et à la Santé
AMCES	Association des Œuvres Médicales Privées Confessionnelles et Sociales
AMIU	Aspiration Manuelle Intra-utérine
ANRS	Agence Nationale de Recherche sur le Sida et les hépatites virales
AOF	Afrique Occidentale Française
APAD	Association Euro-africaine d'Anthropologie et de Développement
APAE	Association pour la Promotion de l'Agriculture et de l'Education
APCGR	Accueil et Prise en Charge des Grossesses à Risque
BCG	Bacille bilié de Calmette et de Guérin
BEPC	Brevet d'Etudes de Premier Cycle
BTMS	Brevet de Technicien Médico-social
CADZS	Cellule d'Appui au Développement des Zones Sanitaires
CAME	Centrale d'Achat de Médicaments Essentiels
CAR	Chargé de l'Administration et des Ressources
CEPE	Certificat d'Etudes Primaires et Elémentaires
CESAG	Centre Africain d'Etudes Supérieures en Gestion
CFA	Communauté Française d'Afrique
CGHZ	Conseil de Gestion de l'Hôpital de Zone
CHD	Centre Hospitalier Départemental
CHU	Centre Hospitalier Universitaire
CIPD	Conférence Internationale pour la Population et le Développement
CNEEP	Comité National d'Exécution et d'Evaluation des Programmes
CNHU-HKM	Centre National Hospitalier Universitaire Hubert Koutoukou Maga
CODESRIA	Conseil pour le Développement de la Recherche en Sciences Sociales en Afrique
CODIR	Comité de Direction
COGEA	Comité de Gestion de l'Arrondissement
COGEC	Comité de Gestion de Commune
CPMI	Centre de Protection Maternelle et Infantile

CPN	Consultation Prénatale
CREDESA	Centre Régional de Développement et de Santé
CS	Comité de Santé
CSA	Centre de Santé d'Arrondissement
CSC	Centre de Santé de Commune
CTB	Coopération Technique Belge
CTJ	Conseiller Technique Juridique
CUGO	Clinique Universitaire de Gynécologie-Obstétrique
DC	Direction de Cabinet
DDS	Direction Départementale de la Santé
DDZS	Direction du Développement des Zones Sanitaires
DEA	Diplôme d'Etudes Approfondies
DH	Direction des Hôpitaux
DI	Dispensaire Isolé
DNSME	Direction Nationale de la Santé de la Mère et de l'Enfant
DPP	Direction de la Planification et de la Prospective
DRH	Direction des Ressources Humaines
DSIO	Direction des Soins Infirmiers et obstétricaux
EDSB	Enquête Démographique et de Santé au Bénin
EEZS	Equipe d'Encadrement de la Zone Sanitaire
EHESS	Ecole des Hautes Etudes en Sciences Sociales
ENIIAB	Ecole Nationale des Infirmiers et Infirmières Adjoints du Bénin
FAP	Femme en Age de Procréer
FC	Financement Communautaire
FCFA	Franc de la Communauté Française d'Afrique
FCI	Family Care International
FE	Femme et Enfant
FNUAP	Fonds des Nations-Unies pour la Population
FS	Formation Sanitaire
FSI	Fonds Sanitaire des Indigents
FSS	Faculté des Sciences de Santé
GARE	Grossesses à Risques Eventuels
GATPA	Gestion Active de la Troisième Phase de l'Accouchement
GRAP-A	Groupe de Recherche en Appui à la Politique sur la mise en œuvre de l'Agenda pour l'Efficacité de l'Aide
GSAP	Groupe de Solidarité pour l'Agriculture et le Progrès
GTZ	Deutsche Gesellschaft für Technische Zusammenarbeit
HSJDD	Hôpital Saint Jean de Dieu
HZ	Hôpital de Zone
IB	Initiative de Bamako
IEC	Information Education Communication
CCC	Communication pour un Changement de Comportement

IFF	Initiative Femme pour Femme
INSAE	Institut National de Statistiques et d'Analyse Economique
IRD	Institut de Recherche pour le Développement
IST	Infection Sexuellement Transmissible
LASDEL	Laboratoire de Recherche sur les Dynamiques Sociales et le Développement Local
MCZS	Médecin Coordonnateur de Zone Sanitaire
MDE	Médecin Diplômé d'Etat
MDEF	Ministère du Développement, de l'Economie et des Finances
MI	Maternité Isolée
MI	Moustiquaire Imprégnée
MM	Mort Maternelle
MMN	Mortalité Maternelle et Néonatale
MSF	Médecins Sans Frontières
MSP	Ministère de la Santé Publique
MSR	Maternité Sans Risques
OAPIC	Organisation pour l'Appui et la Promotion des Initiatives Communautaires
ODES	Organisation pour le Développement Economique et Social
OMD	Objectifs du Millénaire pour la Développement
OMS	Organisation Mondiale de la Santé
ONG	Organisation Non-Gouvernementale
ONU	Organisation des Nations Unies
ONUSIDA	Organisation des Nations-Unies pour le Sida
OSC	Organisation de la Société Civile
PADZS	Programme d'Appui au Développement des Zones Sanitaires
PALP	Programme d'Appui à la Lutte contre le Paludisme
PCA	Paquet Complémentaire d'Activités
PCIME	Prise en Charge Intégrée des Maladies de l'Enfant
PEV	Programme Elargi de Vaccination
PHPP	Prévention de l'Hémorragie du Post-partum
PISAF	Programme Intégré de Santé Familiale
PMA	Paquet Minimum d'Activités
PMI	Protection Maternelle et Infantile
PNLS	Programme National de Lutte contre le Sida
PNSF	Politique Nationale de la Santé Familiale
PNUD	Programme des Nations unies pour le Développement
PPPF	Programme de Promotion du Planning Familial
PSFNSS	Politique de Santé Familiale, Normes et Standards des Services
PSI/ABMS	Population Services International /Association Béninoise pour le Marketing Social
PTF	Partenaire Technique et Financier

PTME	Prévention de la Transmission Mère-Enfant
RAC	Réseau Aérien de Communication
RGPH	Recensement Général de la Population et de l'Habitat
RMM	Ratio de Mortalité Maternelle
RMMN	Réduction de la Mortalité Maternelle et Néonatale
ROBS	Réseau des ONG pour le Bien-être Social
SA	Secrétariat Administratif
SAA	Soins Après Avortement
SF	Santé Familiale
SFE	Sage-femme d'Etat
SGG	Secrétaire Général du Gouvernement
SGM	Secrétariat Général du Ministère
SGOT	Sérum Glutamooxaloacétate Transférase
SGPT	Sérum Glutamopyruvate Transférase, (ALAT, Alanine-Aminotransférase)
SIDA	Syndrome de l'Immunodéficience Acquise
SM	Santé Maternelle
SMN	Santé Maternelle et Néonatale
SNIGS	Système National d'Information et de Gestion Sanitaire
SNV	Service Néerlandais de Développement
SOBEPED	Société Béninoise de Pédiatrie
SONE	Soins Obstétricaux Néonataux Essentiels
SONU	Soins Obstétricaux Néonataux d'Urgence
SOU	Soins Obstétricaux d'Urgence
SOUB	Soins Obstétricaux d'Urgence de Base
SOUC	Soins Obstétricaux d'Urgence Complets
SR	Santé de la Reproduction
SRMMN	Stratégie de Réduction de la Mortalité Maternelle et Néonatale
TLB	Technicien de Laboratoire
TMM	Taux de Mortalité Maternelle
TPI	Traitement Préventif Intermittent
UNICEF	Fonds des Nations-Unies pour l'Enfance
USA	United States of America
USAID	United States Agency for International Development
UVS	Unité Villageoise de Santé
VAR	Vaccin Anti-Rougeole
VIH	Virus de l'Immunodéficience Humaine
ZS	Zone Sanitaire
ZST	Zone Sanitaire de Tanguiéta

Références bibliographiques

Abouzahr C. (2001), Mobilisées mais prudentes : *Les efforts des organisations internationales pour mettre la Maternité Sans Risque à l'ordre du jour*, *in* V. D.

Adam P. & Herzlich C. (2007), *Sociologie de la maladie et de la médecine*, Armand Colin, Paris.

Aïach P. & Fassin D. (1994), *Les métiers de la santé. Enjeux de pouvoir et quête de légitimité*, Anthropos-Economica, Paris.

Assaba C. (2000), *Vivre et savoir en Afrique*, L'Harmattan, Paris.

Aubin F. (1973), *Croyances et pratiques populaires turques concernant la naissance*, Archives des sciences sociales des religions, 36 (1), pp. 188-188.

Augé M. (1989), L'autre proche, *in* M. S. (dir.), *L'autre et le semblable* (pp. 19-33), Presses du CNRS, Paris.

Bado J.-P. (1996), *Médecine coloniale et grandes endémies en Afrique 1900-1960 : lèpre, trypanosomiase humaine et onchocercose*, Khartala, Paris.

Bako-Arifari N., Ouatara F., Gruénais M.-E. & Vidal L. (s.d.), *La référence vécue par les femmes*, consulté le 20 juin 2009 sur http://www.ur002.ird.fr/recherches/ sante_ reproduction/ aquasou/ Reference Nassirou.pdf

Balmer & Brouard S. (2005). *Les conséquences des choix politiques*, Revue française de science politique, 55 (1), pp. 155-187.

Bardin L. (1977), *L'analyse de contenu*. Presses Universitaires de France, Paris.

Bare J.-F. (2001), *L'Evaluation des politiques publiques de développement*, L'Harmattan, Paris.

Barennes H. & Prual A. (19 septembre 2008), *Facteurs de la mortalité maternelle,* consulté le 15 février 2009, sur Institut de la Francophonie pour la Médecine Tropicale: http://www.ifmt.auf.org/IMG/pdf/Mortalite_Maternelle-2.pdf

Barth F. (1969), *Ethnic groups and boundaries*, Bergen, London.

Bartoli L. (2008), Venir *au monde. Les rites de l'enfantement sur les cinq continents*, Payot, Paris.

Baxerres C. (2010*), Du médicament informel au médicament libéralisé. Les offres et les usages du médicament pharmaceutique à Cotonou (Bénin)*, Thèse de doctorat d'anthropologie sociale, Ecole des Hautes Etudes en Sciences Sociales.

Beaudevin C. (2010), *Faqr al-dam, "l'indigence du sang", comme héritage. Représentations et enjeux sociaux des hémoglobinopathies héréditaires au sultanat d'Oman*, Université Paul-Cézanne Aix-Marseille III.

Beauvalet-Boutouyrie S. (1994), *Des sages-femmes qui sauvent les mères ?* Histoire, économie et société (2), pp. 269-290.

Belmont N. (1968), T.F. Forbes, *The midwife and the witch*, L'Homme, 8 (1), pp. 97-98.

Beninguisse G. (2003), *Entre tradition et modernité - Fondements sociaux de la prise en charge de la grossesse et de l'accouchement au Cameroun,* L'Harmattan, Paris.

Berche T. (1998), *Anthropologie et santé publique en pays dogon,* Karthala, Paris.

Bergsjo P. (2001), *Est-ce que les soins prénatals aident à réduire la morbidité et la mortalité maternelle ? in* de Brouwere V. & Van Lerberghe W., *Réduire les risques de la Maternité. Stratégies et évidence scientifique* (pp. 37-58), ITG Press, Anvers.

Bernoux P. (2009), *La sociologie des organisations,* Seuil, Paris.

Bierschenk T. (1995), *Rituels politiques et construction de l'identité ethnique des Peuls au Bénin*, 2 (31), pp. 457-484.

Bierschenk T. (1999), *Structures spatiales et pratiques sociales chez les Peuls du Nord du Bénin*, *in* R. Botte, J. Boutrais & J. Schmitz, *Figures peules* (pp. 195-209), Karthala, Paris.

Blundo G. (17 février 2006), *La gouvernance au quotidien en Afrique,* consulté le 17 mai 2010, Editorial Le bulletin de l'APAD: ttp:/apad.revues.org/document129.html

BM-OMS-FNUAP (1987), *Prévenir la mort tragique de la femme. Rapport sur la Conférence internationale sur la Maternité sans Risque,* Nairobi.

Boesen E. (1997), *Identité et démarcation: les pasteurs peuls et leurs voisins paysans*, *in* T. Bierschenk & P.-Y. Le Meur, *Trajectoires peules au Bénin. Six études anthropologiques* (pp. 21-47), Karthala, Paris

Boëtsch G., Rabino-Massa E. & Bello S. (1998), *Accouchement et mortalité maternelle à l'Hôtel-Dieu de Marseille au milieu du XIXe siècle*, Bull. et Mémoire de la société d'Anthropologie de Paris, pp. 425-441.

Boëtsh G. & Ferrie J.-N. (1999), *La naissance du Peul. Invention d'une race frontière au sud du Sahara*, *in* R. Botte, J. Boutrais, & J. Schmitz, *Figures peules* (pp. 73-97), Karthala, Paris.

Bonifacy A. L. (1907), *De certaines croyances relatives à la grossesse chez les divers groupes ethniques du Tonkin,* Bulletin de l'Ecole française d'Extrême-Orient, 7, pp. 107-110.

Botte R., Boutrais J. & Schmitz J. (1999), *Figures peules,* Karthala, Paris.

Bourdieu P. (1987), *Choses dites,* Ed. de Minuit, Paris.

Bourdieu P. (1980), *Le sens pratique,* Ed. de Minuit, Paris.

Bourque R. & Thuderoz C. (2002), *Sociologie de la négociation,* La Découverte, Paris.

Boussaguet L., Jacquot S. & Ravinet P. (2006), *Dictionnaire des politiques publiques,* Presses de Sciences politiques, Paris.

Bronislaw P. (1909), *L'accouchement, la grossesse et l'avortement chez les indigènes de l'île Sakhaline*, Bulletins et Mémoires de la Société d'anthropologie de Paris, pp. 692-699.

Buttiens H., Marchal B. & De Brouwere V. (2004), *Editorial : Skilled attendance at childbirth : let us go beyond*, Tropical Medicine and International Health, 9 (6), pp . 653-654.

Campbell O. M. (2001), *Qui fait quelles politiques de santé maternelle dans les pays en développement ? Une analyse des cinq dernières décennies*, *in* V. De Brouwere & W. Van Lerberghe, *Réduire les risques de la maternité. Stratégies et évidence scientifique* (pp. 441-477), ITG Press, Anvers.

Carayol M. (2004), *La sage-femme : acteur incontournable de la périnatalité en France*, Santé, société et solidarité (1), pp. 97-2004.

Carricaburu D. & Cohen P. (2002), *Regards croisés sur la santé. Itinéraires de recherche en anthropologie et en sociologie,* L'Harmattan, Paris.

Carricaburu D. & Ménoret M. (2005), *Sociologie de la santé. Institutions, professions et maladies,* Armand Colin, Paris.

Chambeni L. T. (2004), *Regards sur les peuples autochtones de l'Atakora. Des origines à nos jours,* Natitingou.

Chasles V. (2007), *Recours aux soins et santé maternelle en Inde rurale : le cas de l'Andhra Pradesh*, *in* A. Adjamagbo, P. Msellati, & P. Vimard, *Santé de la reproduction et fécondité dans les pays du Sud* (pp. 299-328), Bruylant-Académia, Louvain-La-Neuve.

Chevandier C. (1997), *Les métiers de l'hôpital,* La Découverte, Paris.

Chrétien J.-P. (2005-2011), *P. Mercier, Tradition, changement, histoire. Les « Somba » du Dahomey septentrional.,* Annales. Économies, Sociétés, Civilisations, 1969, vol. 24, n° 3, pp. 640-648, consulté le 10 février 2011 sur Persée: url : http://www.persee.fr/web/revues /home/ prescript/article/ahess_0395-649_1969_num_24_3_422085_t1_0640_0000_1

Collière M.-F. (1982), *Promouvoir la vie. De la pratique des femmes soignantes aux soins infirmiers,* InterEditions, Paris.

Contandriopoulos A-P., Champagne F., Sicotte J-L., & Lemay A., (1996), *Eléments financiers incitatifs/dissuasifs du système de santé au Canada,* Université de Montréal, Groupe de recherche interdisciplinaire en santé, Montréal.

Cornevin R. (1981), *La République populaire du Bénin. Des origines dahoméennes à nos jours,* Maisonneuve et Larose, Paris.

Dalou C. & Tourne C.-E. (avril 1991), *Motiver à l'allaitement maternel. Apport de la préparation des couples à la naissance*, Les dossiers de l'obstétrique, p. 183.

Dammann E. (1978), *Les religions de l'Afrique*, Payot, Paris.

D'Aquino P. & Dicko S. (1999), *Contribution à l'histoire du Djelgodji (Burkina Faso). Les bases historiques de l'occupation peule de l'espace*, *in* J. B. Roger Botte, *Figures peules* (pp. 267-301), Karthala, Paris.

De Brouwere V. &. Van Lerberghe W. (2001), *Réduire les risques de la Maternité. Stratégies et évidence scientifique* (pp. 411 à 440), ITG Press, Anvers.

De Brouwere V., Van Lerberghe W. & Tonglet R. (1997), *La "Maternité sans risques" dans les pays en développement: les leçons de l'histoire,* consulté le 29 juin 2010 sur www.itg.be: http://www.itg.be/itg/generalsite/infservices/downloads/shsop06.pdf

Delafosse M. (1922), *Les Noirs de l'Afrique,* Payot et Cie, Paris.

Des Forts J. (2001), *Violences et corps des femmes du Tiers-monde. Le droit de vivre pour celles qui donnent la vie*, L'Harmattan, Paris.

Deschamps J.-P. (2000), *Les enjeux de santé publique dans les pays en développement. Sciences, société et éthique*, Médecine Sciences, 16 (11), pp. 1211-217, EDK Ed.

Diarra A. (15 juin 2007), *La production de la violence au fil des décisions dans quelques services publics de santé maternelle au Mali,* consulté le 4 mai 2010 sur Le bulletin de l'APAD, n°25, La *violence endémique en Afrique* : http://apad.revues.org/document207.html

Diarra A. (2010), *Socio-anthropologie de la prise en charge de l'accouchement au Mali.* Thèse de doctorat en Anthropologie sociale et Ethnologie de l'Ecole des Hautes Etudes en Sciences Sociales, Marseille.

Dujardin B. (2003), *Politiques sanitaires et attentes des patients. Vers un dialogue constructif,* Karthala, Paris.

Dujardin B. *et al.* (2003/4), *Ajustement structurel, ajustement culturel ?* Santé Publique, 15, pp. 503-513.

Dumez H. & Suquet J.-B. (2009), *Les jeux de la règle. Une approche interdisciplinaire,* L'Harmattan, Paris.

Durkheim E. (1919), *Les règles de la méthode sociologique,* F. Alcan, Paris.

Durkheim E. (1975), « *Communauté et société selon Tönnies* », article extrait de la Revue philosophique, 27, 1889, pp. 416-422.

Eben-Moussi E. (2006), *L'Afrique doit se refaire une santé. Témoignage et réflexion sur quatre décennies de développement sanitaire,* L'Harmattan, Paris.

Erny P. (2006), *Les Premiers pas dans la vie de l'enfant d'Afrique noire.* L'Harmattan, Paris.

Failon J. (2007), *Approche socio-anthropologique de la micro-assurance santé. Étude de deux systèmes de micro-assurance santé au Bénin,* mémoire de licence, Université de Liège.

Fainzang S. (1986), *"L'intérieur des choses" : maladie, divination et reproduction sociale chez les Bisa du Burkina,* L'Harmattan, Paris.

Fanchette S. (1999), *Migrations, intégration spatiale et formation d'une société peule dans le Fouladou (Haute Casamance, Sénégal),* in R. Botte, J. Boutrais, & J. Schmitz, *Figures peules* (pp. 165-192), Karthala, Paris.

Fassin D. (2000), *Les enjeux politiques de la santé. Etudes sénégalaises, équatoriales et françaises,* Karthala, Paris.

Fnuap Bénin (décembre 2008), *Plan d'Action du septième programme de coopération entre le gouvernement du Bénin et le Programme des Nations Unies pour la Population (Fnuap) 2009-2013,* consulté le 20 mai 2010 sur http:benin.unfpa.org : http://benin. unfpa. org/ Benin_ et_ unfpa/CPAP.pdf

Foucault M. (2004), *Sécurité, territoire, population. Cours au Collège de France. 1977-1978,* Gallimard/ Seuil, Paris.

Fourn L., Fayomi E. & Zohoun T. (1998), *Santé mère/enfant au Bénin : réalisation et défi. (Médecine d'Afrique Noire,* 45 (2), pp. 82-84, Sopemi Éd.

Gaudin J.-P. (2004), *L'action publique. Sociologie et politique,* Presses de Sciences politiques et Dalloz, Paris.

Gbangbadé S., Akoutey V. D. & Kanhonou L. (2007), *Etat de la recherche dans le domaine de la mortalité maternelle et néonatale au Bénin,* CRDI, Cotonou.

Gbénahou H. (2008), *Socio-Anthropologie de la prévoyance en matière de santé chez les Fon au Bénin. Cas des populations bénéficiaires des AMASCO dans le département du Zou,* mémoire de master 2, Université de Liège.

Graham W. J., Bell J. S. & Bullough C. H. (2001), *L'assistance qualifiée à la naissance peut-elle réduire la mortalité maternelle dans les pays en développement ? in* V. De Brouwere & W. Van Lerberghe, *Réduire les risques de la Maternité. Stratégies et évidence scientifique* (pp. 105-140), ITG Press, Anvers.

Grätz T. (2003), *Administration étatique et société locale à Tanguiéta (Nord du Bénin) Une analyse politique suite à des interprétations des événements de février 1996 à Tanguiéta,* Université de Mainz, Institut d'Ethnologie et d'études africaines, Mainz.

Grodos D. (2004), *Le District sanitaire urbaain en Afrique subsaharienne. Enjeux, pratiques et politiques,* Karthala, Paris.

Grossman-Kendall F., Filippi V., Koninck M. D. & Kanhonou L. (2001), *Giving birth in maternity hospitals in Benine: Testimonies of women,*Vol. 9 (N°18, Images of Sexuality and Reproductio), pp. 90-98.

Gruénais M.-E., Delaunay K., Eboko F., & Gauvry E. (22 septembre 2006), *Le Sida, un objet politique,* Le Bulletin de l'APAD, n°17, consulté le 16 janvier 2007 sur Anthropologie de la Santé: htt://apad.revues.org/document476.html

Habermann A. (1942), *Monographie de la subdivision de Tanguiéta,* Tanguiéta, Cercle de Natitingou, Archives nationales du Bénin, dactylographié.

Hakizimana A. (2002), *Naissances au Burundi. Entre tradition et planification,* L'Harmattan, Paris.

Hall P. A. & Taylor R. C. (1997), *La science politique et les trois néo-institutionnalismes,* Revue française de science politique, 47 (3), pp. 469-496.

Herzlich C. (2005), *Santé et maladie. Analyse d'une représentation sociale,* Editions de l'EHESS, Paris.

Hôpital Saint-Jean de Dieu de Tanguiéta (2007), *Plan directeur 2008-2012.*

Huber H. (1969), *Le principe de la réciprocité dans le mariage Nyendé,* Africa: Journal of the International African Institute, 39 (3), pp. 260- 274.

Hugon A. (1er juin 2007), *L'historiographie de la maternité en Afrique subsaharienne,* consulté le 13 mai 2009 sur Clio, Histoire, femmes et sociétés: http://clio.revues.org/index1466.html

Id21 Health Highlights (2008, March 23), *Maternel and child health. Research findings for development policymakers and practitioners,* consulté le 21 avril 2010 sur Eldis: http://www.eldis.org/id21ext/publications/Maternchild23.pdf

Impact (février 2007), *Evaluating Removal of Delivery Fees in Ghana.Removing financial barriers helps the poorest women access needed obstetric care,* consulté le 23 juin 2009 sur Impact : http://www.abdn.ac.uk/~wdu016/uploads/files/Impact_Evaluating/Removal/Delivery/Fees/in/Ghana.pdf

Insae (2004), *Cahiers des villages et quartiers de ville département de l'Atakora,* Cotonou.

Insae (2007), *Enquête Démographique et de Santé (EDSB III) Bénin 2006,* Cotonou.

Institut de recherche et débat sur la gouvernance; Centre d'études internationales de l'Université de Virginie (2010), *Acteurs non étatiques. Le rôle de la société civile dans la coproduction des services de santé et dans la définition des politiques publiques sanitaires. Expériences en Chine, aux Etats-Unis et en France,* Acteurs non étatiques et politiques de santé publique, (p. 29). Washington.

Jacques B. (2007), *Sociologie de l'accouchement,* PUF-Le Monde, Paris.

Jaffré Y. (4 octobre 2006), *Les services de santé "pour de vrai". Politiques sanitaires et interactions quotidiennes dans quelques centres de santé (Bamako, Dakar, Niamey),* consulté le 4 mai 2010, sur Le bulletin de l'APAD, n°17, Anthropologie de la Santé: http://apad.revues.org/document475.html

Jaffré Y. & Olivier de Sardan J.-P. (2003), *Une médecine inhospitalière. Les difficiles relations entre soignants et soignés dans cinq capitales de l'Afrique de l'Ouest,* Karthala, Paris.

Jaffré Y. & Prual A. (1993), *« Le corps des sages-femmes », entre identités professionnelle et sociale,* Sciences sociales et santé, 11 (2), pp. 63-80.

Jaffré Y., Diallo Y., Vasseur P. & Grenier-Torres C. (2009), *La bataille des femmes. Analyse anthropologique de la mortalité maternelle dans quelques services d'obstétrique d'Afrique de l'Ouest,* Editions Faustroll Descartes, Paris.

Jahn A. & De Brouwere V. (2001), *La référence pendant la grossesse et l'accouchement : concepts et stratégies, in* De Brouwere V. & Van Lerberghe W., *Réduire les risques de la maternité. Stratégies et évidence scientifique* (pp. 239-258), ITG Press, Anvers.

Kendall C. (2009), *La santé, in* Atlani-Dualt L. & Vidal L.), *Anthropologie de l'aide humanitaire et du développement. Des pratiques aux savoirs des savoirs aux pratiques* (pp. 155-174), Armand Colin, Paris.

Kismodi E. (4 septembre 2008), *Genre, santé des femmes, droits de l'homme*, consulté le 20 juillet 2010 sur Fondation génévoise pour la formation et la recherche médicales: http: //www.gfmer.ch/Formation_Fr/Pdf/Genre_sante_femmes.pdf

Kouagou R. K. (1984), *L'identité Tammari,* mémoire de maîtrise, Université nationale du Bénin, Facultés des Lettres, Arts et Sciences Humaines.

Kouandété M. (1978), *Kaba. Un aspect de l'insurrection nationaliste au Dahomey,* Silva, Cotonou.

Koukpo R. S. (2005), *Le droit de la santé au Bénin: état des lieux,* Agence Universitaire de la Francophonie, Réseau des chercheurs "droit de la santé", Animation Régionale de Dakar, Cotonou.

Koussey N. (1977), *Le peuple Otammari : essai de synthèse historique des origines à l'invasion coloniale européenne en 1897,* Facultés des Lettres, Arts et Sciences Humaines, Université Nationale du Bénin.

Kowalewski M. & Jahn A. (2001), *Des professionnels de santé pour les services obstétricaux : Expériences de couverture de la population par des soins obstétricaux de qualité, in* V. De Brouwere & W. V. Lerberghe, *Réduire les risques de la maternité. Stratégies et évidence scientifique* (pp. 141-158), ITG Press, Anvers.

Laget M. (1977), *La naissance aux siècles classiques,* Annales. Economies, Sociétés, Civilisations (5), pp. 958-992.

Laplantine F. (1992), *Anthropologie de la maladie,* Payot, Paris.

Lascoumes P. (1990), *Normes juridiques et mises en oeuvre des politiques publiques*, L'année sociologique (40), pp. 43-71.

Lascoumes P. & Le Galès P. (2007), *Sociologie de l'action publique,* Armand Colin, Paris.

Lasdel (mars 2010), *Programme scientifique 2010-2012*, consulté le 2 avril 2010, sur www. lasdel.net: http://www.lasdel.net/programscientific1012.pdf

Legrosse P. (1999), *Perception de redevance de pâturage et transhumance des Peuls au Massina (Mali)*, in Botte R., Boutrais J., & Schmitz J., *Figures peules* (pp. 241-266), Karthala, Paris.

Leroy M. (2008), *La participation dans les projets de développement : une analyse critique,* Les Ateliers Demaille, Paris.

Lestrange M. T. & Passot-Guevara B. (1981), *De la grossesse au sevrage, chez les Bassari, les Peuls et les Boin de Salemata (Sénégal oriental)*, Journal des africanistes, 51 (1-2), pp. 23-41.

Levi-Strauss C. (1967), *Les structures élémentaires de la parenté,* Mouton, Paris.

Levy-Bruhl L. (15 janvier 2003), *Les primitifs et les médecins européens,* consulté le 11 mars 2011 sur Socio-anthropologie n°15/1999: http://socio-anthropologie. revues.org/ index49.html

Malinowski B. (1921), *La sexualité et sa répressions dans les sociétés primitives.*

Malson L. (1964), *Les enfants sauvages : mythes et réalité,* Payot, Paris.

Massé R. (2002), *Culture et dépression à la Martinique : itinéraire épistémologique d'une recherche anthropologique*, (I.e. Sociétés, Éd.) *Regards croisés sur la santé. Itinéraires de recherche en anthropologie et en sociologie* (2), pp. 17-36.

Massé R. (29 novembre 2010), *Les nouveaux défis pour l'anthropologie de la santé.* Consulté le 11mars 2011 sur Anthropologie et santé: http://anthropologiesante.revues.org/116

Massé R. & Benoist J. (2002), *Convocations thérapeutiques du Sacré,* Karthala, Paris.

Maupoil B. (1988), *La géomancie à l'ancienne Côte des esclaves,* Institut d'ethnologie, Paris.

Maurice A.-M. (1986), *Otiau-Otammari-Osuri. Peuples du Nord Bénin,* Académie française d'Outre-mer, Paris.

Mauss M. (1968), *Sociologie et Anthropologie,* Les Presses universitaires de France, Paris.

MDEF-MSP (2006), *Stratégies pour l'atteinte des objectifs n°4, 5 et 6 des OMD au Bénin,* Etudes, Cotonou.

Mercier P. (1954), *Cartes ethnodémographiques de l'Afrique occidentale,* Ifan, Dakar.

Mercier P. (1954), *L'habitation à étage dans l'Atakora,* Etudes daahoméennes, II, 30-78.

Mercier P. (1968), *Traditions, changements, histoires. Les Somba du Dahomey septentrional,* Anthropos, Paris.

Mercier P. (1949), *Vocabulaire de quelques langues du Nord-Dahomey,* II, pp. 73-83.

Mestre C. (2003), *Recouvrement des coûts, accès aux soins et enjeux politiques à Madagascar (Toamasina), in* I. Gobato, *Les pratiques de santé dans un monde globalisé* (pp. 109-128), Karthala, Paris.

Ministère de la Santé publique (2006), *Etude d'évaluation de la situation actualisée des plateaux techniques des formations sanitaires publiques, niveau par niveau et vérification de leurs conformités aux normes dans les six départements du Sud Bénin,* Cotonou.

Ministère de la Santé, de la Solidarité et des Personnes âgées (1996), *Politique des normes des services de santé de la reproduction et planification familiale.*

Ministère de la Santé (2007), *Le système de soins de santé du Bénin. Prinicipales caractéristiques systémiques et propositions de renforcement,* Cotonou.

Ministère de la Santé (2006), *Plan National de Développement Sanitaire 2007-2016,* Cotonou.

Ministère de la Santé publique (2001), *Normes et standards en matière d'activités, d'effectifs de personnel, d'infrastructures et d'équipements pour les zones sanitaires.*

Ministère de la Santé publique (2002), *Programme National de Santé de la Reproduction,* Cotonou.

Ministère de la Santé publique (2006), *Stratégie Nationale de Réduction de la Mortalité Maternelle et Néonatale.*

Ministère de la Santé (2007), *Rapport général des Etats généraux de la santé du Bénin,* Cotonou

Ministère de la Santé (1998), *Santé familiale. Politiques, normes et standards des services,* Cotonou.

Ministère du Développement, de l'Economie et des Finances du Bénin (juin 1996), *Déclaration de politique de population révisée.*

Minsztberg H. (1982), *Structure et dynamique des organisations,* Editions d'organisation, Paris.

Moha M. (2008), *Les relations entre agriculteurs et éleveurs en contexte de crise alimentaire à Roumbou-Sakabal,* Afrique Contemporaine, 1 (225), pp. 137-160.

Mongbo R. L. (2 juillet 2007), *Des courtiers ruraux pour le développement au Bénin. Rapport d'une recherche conduite au Bénin dans le cadre du projet « courtiers locaux du développement »,* consulté le 12 mars 2008, sur le bulletin de l'APAD, n° 11, *Le développement négocié : courtiers, savoirs, technologies :* http://apad.revues.org/document711.html.

Mongbo R. L. (1995), *The appropriation and dismembering of development intervention. Policy, discourse and practice in the field of rural development in Benin,* Thesis of PhD in socio-anthropology, Landbouwuniversiteit Wageningen, Wageningen.

Morel M.-F. (1991), *Jacques Gélis, Accoucheur de campagne sous le Roi-Soleil. Le traité des accoucheurs de G. Mauquest de La Motte,* Annales Economies, Sociétés, Civilisations, 46 (3), pp. 640-641.

Moussa H. (15 juin 2007), *Devoir de soigner et droit d'exercer la violence : ethnographies des consultations de la planification familiale à Niamey/Niger,* consulté le 4 mai 2010 sur le bulletin de l'APAD, n°25, La violence endémique en Afrique : http://apad.revues.org/document205.html

MSF Belgique (12 décembre 2008), *Sans argent, pas de soins. L'impact des soins payants sur la santé. Expériences de MSF sur les barrières financières aux soins de santé,* Université de Liège.

Muller P. (2000), *L'analyse cognitive des politiques publiques. Vers une sociologie politique de l'action publique,* Revue française de science politique, 50 (2), pp. 187-207.

Nantet B. (2008), *Histoire du Sahara et des Sahariens : Des origines à la fin des grands empires africains,* Ibis Press, Paris.

N'tcha J. K. (1983), *L'anthropologie économique des Bètammaribè dans l'Atacora,* Faculté des Lettres, Arts et Sciences Humaines, Université Nationale du Bénin.

N'tia R. (1993), *Géopolitique de l'Atakora précolonial,* Afrika Zamani, 1, pp. 107-124.

Olivier de Sardan J.-P. (1995), *Anthropologie de développement. Essai en socio-anthropologie du changement social,* Karthala/APAD, Paris.

Olivier de Sardan J.-P. (29 octobre 2010), *Anthropologie médicale et socio-anthropologie des actions publiques,* consulté le 20 décembre 2009 sur Anthropologie et santé : http://anthropologiesante.revues.org/86

Olivier de Sardan J.-P. (2008), *La rigueur du qualitatif. Les contraintes empiriques de l'interprétation socio-anthropologique,* Bruylant-Academia, Louvain-la-Neuve.

Olivier de Sardan J.-P. & Souley A. (4 octobre 2006), *L'accouchement c'est la guerre. De quelques problèmes liés à l'accouchement en milieu rural nigérien,* A.D. santé Éditeur, consulté le 16 janvier 2007 sur le bulletin de l'APAD: http://apad.revues.org/document483.hml.

OMS (2008), *Mortalité maternelle en 2005 : estimations de l'OMS, l'Unicef, le Fnuap et la Banque mondiale,* Washington.

OMS (2008), *Mortalité maternelle en 2005 : estimations de l'OMS, l'Unicef, le Fnuap et la Banque mondiale,* consulté le 23 mai 2009 sur http :.//whqlibdoc.who.int/publications/2008/9789242596212_fre.pdf

Ouatara F. (30 septembre 2007), *Une étrange familiarité,* consulté le 4 mai 2010 sur Cahiers d'études africaines : http://etudesafricaines.revues.org/index4765.html.

Padénou G.-H. & Barrué-Pastor M. (2006), *Architecture, société et paysage bétammaribé au Togo. Contribution à l'anthropologie de l'habitat,* Presses universitaires du Mirail, Toulouse.

Padioleau J. G. (1982), *L'Etat au concret,* PUF, Paris.

Paillé P. & Mucchielli A. (2008), *L'analyse qualitative en sciences humaines et sociales,* 2e édition, Armand Colin, Paris.

Passot B. (1996), *Le Bénin : les hommes et leur milieu,* L'Harmattan, Paris.

PATH-UNFPA (2006), *Pour répondre à un besoin. Vers un renforcement des programmes de planification familiale,* New York.

Paul E. (2007), *Rapport de la mission de préparation d'une étude sur l'amélioration du financement du système de santé au Bénin,* CTB, Bruxelles.

Paul E. (2010), *Rapport de la mission exploratoire au Bénin du Groupe de recherche en appui à la politique sur la mise en oeuvre de l'agenda pour l'efficacité de l'aide.*

Paul E. (2010), *Rapport de la première mission d'encadrement au Bénin du Groupe de Recherche en Appui à la Politique sur la mise en oeuvre de l'agenda pour l'efficacité de l'aide.*

Peneff J. (1992), *L'hôpital en urgence,* Métailié, Paris.

Pesse J. (2006), *La situation des pratiques traditionnelles de guérison dans le Borgou : chronique d'une mort annoncée. Etude de cas : l'association des tradithérapeutes de N'Dali.* Mémoire de licence en ethnologie, Université de Neuchâtel.

Petitat A. (1994), *La profession infirmière. Un siècle de mutations, in* P. Aïach & D. Fassin, *Les métiers de la santé. Enjeux de pouvoir et quête de légitimité* (pp. 227-259), Anthropos Economica, Paris.

Pillet-Schwartz A.-M. (1999), *Approche régionale d'un ilôt de "l'archipel peul". L'émirat du Liptako d'hier à aujourd'hui (Burkina Faso), in* Botte R., Boutrais J. & Schmitz J., *Figures peules* (pp. 211-237), Karthala, Paris.

Pirotte G. & Poncelet M. (16 juin 2008), *Société civile et nouvelle gouvernance au Bénin. Quelques réflexions illustrées à partir de l'analyse du nouveau secteur ONG à Cotonou,* consulté le 10 mars 2009, sur le Bulletin de l'APAD n°26: http://apad.revues.org/3573

Pison G., Guyavarch E., Kodio B. & Etard J. F. (2001), *La mortalité maternelle en milieu rural au Sénégal,* consulté le 24 avril 2010 sur http://www.iussp.org/Brazil2001/ s10/ S16_02_Pison.pdf

Poncelet M. (10 mars 2008), *Colonisation, développement et sciences sociales. Eléménts pour une sociologie de la constitution du champ des "arts et sciences du développement" dans les sciences sociales francophones belges,* consulté le 15 juin 2009 sur le Bulletin de l'APAD n°6 : http://apad. revues.org/2503

Poncelet M. & Pirotte G. (2007), *L'invention africaine des sociétés civiles : déni théorique, figure imposée, prolifération empirique,* Mondes en développement, 3 (35-2007/3-n°139), pp. 9-23.

Pouget P. C., Youssouf, Y. D. & Schlee G. S. (2000), *L'ethnicité peule dans des contextes nouveaux. La dynamique des frontières,* Karthala, Paris.

Priuli F. F. (31 mai 2006), *Récit de la catastrophe de Porga du mercredi 24 mai 2006*, consulté le 10 juin 2010 sur Fondation genevoise pour la réforme et la recherche médicales: http://www.gfmer.ch/Activites_internationales_Fr/Catastrophe_de_Porga_2006.htm

Prost A. (1973), *Les langues de l'Atacora,* Bulletin de l'Institut fondamental de l'Afrique noire, série B, XXXV (4), pp. 444-511.

Quivy R. & Campenhoudt L. V. (1995), *Manuel de recherches en sciences sociales,* Dunod, Paris.

Raynaut C. (2001), *Comment évaluer les politiques de lutte contre le sida en Afrique ? in* Bare J.-F., *L'Evaluation des politiques de développement. Approches pluridisciplinaires* (pp. 317-354), L'Harmattan, Paris.

Renaud M. (mars-avril1994), *Expliquer l'inexpliqué : l'environnement social comme facteur-clé de la santé,* Interface.

Resweber J.-P. (8 janvier 2007), *Soin, sacré, maternité,* consulté le 23 mai 2009 sur Le portique, 3-2006 Soin et éducation (I), Problèmes d'éducation fondamentale : http:// leportique.revues.org/index898.html

Reynaud J.-D. (1989), *Les règles du jeu. L'action collective et la régulation sociale,* Armand Colin, Paris.

Ridde V. (2004), *L'Initiative de Bamako 15 ans après un agenda inachevé,* HNP, Washington.

Rivière C. (1981), *La naissance chez les Evé du Togo,* Journal des africanistes 51, pp. 71-95.

Ronsmans C. (2001), *Comment mesurer les progrès vers une amélioration de la santé maternelle ?* in De Brouwere V. & Van Lerberghe W., *Réduire les risques de la maternité: Stratégies et évidence scientifique,* ITG Press, Anvers.

Rubbers B. (2003), *Devenir médecin en République démocratique du Congo. La trajectoire socioprofessionnelle des diplômés de l'Université de Lumumbashi,* L'Harmattan, Paris.

Rumeau-Rouquette C. (2004), *L'effet des politiques sur les résultats périnatals en France,* Santé, société, solidarité (1), pp. 57-68.

Sabatier P. A. & Schlager E. (2000), *Les approches cognitives des politiques publiques : perspectives américaines,* Revue française de science politique, 50 (2), pp. 209-234.

Saïzonou I. G. (2006), *La qualité de la prise en charge des urgences obstétricales dans les maternités de référence au Bénin : Le point de vue des « Echappées Belles » et leurs attentes,* 11 n°5 pp. 672–680, mai 2006 (5), pp. 672-680.

Salau R. N. (1947), *Contribution à l'étude de la race Soumba (Nord-Dahomey),* Comptes-rendus mensuels des séances de l'académie des sciences coloniales, 7, pp. 218-262.

Sambiéni E. N. (1999), *L'impact des rites de naissance et funéraires sur le développement socio-économique dans la commune de Cobly,* mémoire de maîtrise, Université nationale du Bénin, Cotonou.

Sewane D. (1999), *La lance et le serpent – rituels du dikuntri et du difuani chez les Tammariba du Togo,* Thèse de doctorat, Sorbonne, Ecole Pratique des Hautes Etudes (sciences religieuses), Paris.

Sewane D. (2002), *La nuit des Grands Morts. L'initiée et l'épouse chez les Tamberma du Togo,* Economica, Paris.

Sewane D. (2003), *Le Souffle du mort. La tragédie de la mort chez les Batammariba du Togo, Bénin,* Plon, Paris.

Sewane D. (2004), *Les Batammariba. Le peuple voyant. Carnets d'une ethnologue,* La Découverte, Paris.

Simon E. (2004), *Les initiatives de promotion des thérapeutiques traditionnelles au Bénin, nouveaux enjeux thérapeutiques, politiques et religieux.* Thèse de doctorat en ethnologie, Université de Montpellier III-Paul Valéry.

Souley A. & Adamou M. (2004), *La maternité Issaka Gazobi et l'hôpital National de Niamey,* Etudes et travaux n°19, Lasdel, Niamey.

Steudler F. (1974), *L'hôpital en observation,* Armand Colin, Paris.

Strauss A., Fagerhaugh S., Suczeck B. & Weiner C. (1985), *Social organization of Medical Work.,* The University Chicago Press, Chicago, Londres.

Sundari T. K. (1992), *The untold story : how the health care systems in developing countries contribute to maternal mortality,* International Journal of Health Services, 22 (3), pp. 513-528.

Surel Y. (1998), *Idées, intérêts, institutions dans l'analyse des politiques publiques,* Pouvoirs (87), pp. 161-178.

Tabutin D. (1991), La surmortalité féminine en Afrique du Nord de 1965 à nos jours : aspects démographiques. *Population* (4), pp. 833-854.

Thébaud F. (6 juin 2005), *Editorial,* consulté le 23 mai 2009 sur Clio, Histoire, femmes et sociétés: http://clio.revues.org/index1440.html

Thirion M. (1993), *L'allaitement maternel. Des données nouvelles pour tordre le cou aux idées reçues,* La revue du praticien-Médecine Générale, Tome 7 p. 226.

Thoening J.-C. (1998). Politiques publiques et actions publiques. *Revue internationale de politique comparée, 5* (2), pp. 295-314.

Thomas L. (2003), *Politics of the Womb : Women, Reproduction and the state in Kenya,* University of California Press, Berkeley, L.A., London.

Thomas L.-V. & Luneau R. (1980), *La terre africaine et ses religions. Traditions et changements,* L'Harmattan, Paris.

Thonneau P. F. (2001), *Mortalité maternelle et avortement dans les pays en développement, in* De Brouwere V. & Van Lerberghe W., *Réduire les risques de la maternité. Stratégies et évidence scientifique* (pp. 159-180), ITG Press, Anvers.

Tiando E. (1993), *L'historiographie de l'Atakora,* Afrika Zamani, 1, pp. 95-106.

Tiando E. (1978), *Perspectives d'approche historique des populations de l'Atakora. L'exemple des Waaba, Tangamba, Daataba,* mémoire de maîtrise, Université nationale du Bénin.

Tillier A. (2002), *Des criminelles au village. Femmes infanticides en Bretagne (1825-1865),* Annales. Histoire, Sciences Sociales, 57 (6), pp. 1712-1714.

Tizio S. & Flori Y. (1997), *L'initiative de Bamako : santé pour tous ou maladie pour chacun ?* Tiers-Monde (38), pp. 837-858.

Tönnies F. (1912), *Communauté et société. Catégories fondamentales de la sociologie pure,* PUF, Paris.

Tournay V. (2011), *Sociologie des institutions,* PUF, Paris.

Turcotte-Tremblay A.-M., Haddad S., Yacoubou I. & Fournier P. (2010), *Mutuelles de santé : stratégies pour améliorer l'adhésion et la fidélisation au Bénin.*

UNFPA (2003), *La mortalité maternelle : mise à jour 2002. Les soins obstétricaux d'urgence en point de mire,* New York.

UNFPA (2005), *Etat de la population mondiale 2005. La promesse d'égalité. Egalité des sexes, santé en matière de procréation et objectifs du millénaire pour le développement.*

UNFPA (2007), *Mortalité Maternelle : Mise à jour 2006. Grossesse, accouchement et plus : Investir dans les sages-femmes et autres personnels compétents dans la pratique de sage-femme.*

UNFPA (2008), *Rapport annuel 2007 de l'UNFPA,* Division de l'information et des relations extérieures, New York.

Unidea (août 2005), *Etude sur la demande en santé de la population de la zone sanitaire de Tanguiéta-Matéri-Cobly.*

Unidea (2005), *Evaluation de l'Initiative femme pour femme,* Tanguiéta.

Valarié P. (1998), *Gouverner l'archipel urbain. Actions et réseaux de santé publique à Béziers, in Les figures urbaines de la santé publique. Enquêtes sur des expériences locales,* pp. 47-83, La Découverte, Paris.

Vidal L. (2010), *Faire de l'anthropologie. Santé, science et développement,* La Découverte, Paris.

Vidal L. (1996), *Le silence et le sens. Essai d'anthropologie du sida en Afrique,* Anthropos-Economica, Paris.

Villeneuve A. D. (1937), *Etude sur une coutume somalienne : les femmes cousues,* Journal de la Société des Africanistes , pp. 15-32.

Wendy J. G., John C., Sohinee B. & Colin H. (2006), *Maternal and Perinatal Conditions, in* D. T. Jamison, J. G. Breman, A. R. Measham, G. Alleyne, M. Claeson, D. B. Evans, et al., *Disease Control Priorities in Developing Countries* (pp. 499-529), Oxford University Press and The World Bank, Washington.

Wittgenstein L. (2006), *De la certitude (traduction française),* Gallimard, Paris.

Zone sanitaire de Tanguiéta-Cobly-Matéri (2010), *Annuaire des statistiques sanitaires 2009,* Tanguiéta.

Zone sanitaire de Tanguiéta-Cobly-Matéri (2010), *Etude sur les SONU, les connaissances et les pratiques des communautés en matière de soins de santé maternelle et néonatale dans la zone sanitaire de Tanguiéta au Bénin,* Tanguiéta.

Zone sanitaire de Tanguiéta-Cobly-Matéri (2010), *Analyse des fiches de référence et de contre référence de la zone sanitaire pour l'année 2009,* Tanguiéta.

Zone sanitaire de Tanguiéta-Cobly-Matéri (2007), *Evaluation de l'Initiative Femme pour Femme phase II.*

ANNEXES

Annexe 1

SITUATION GÉOGRAPHIQUE DE LA PENDJARI

Carte 1
Carte politique et administrative du Bénin

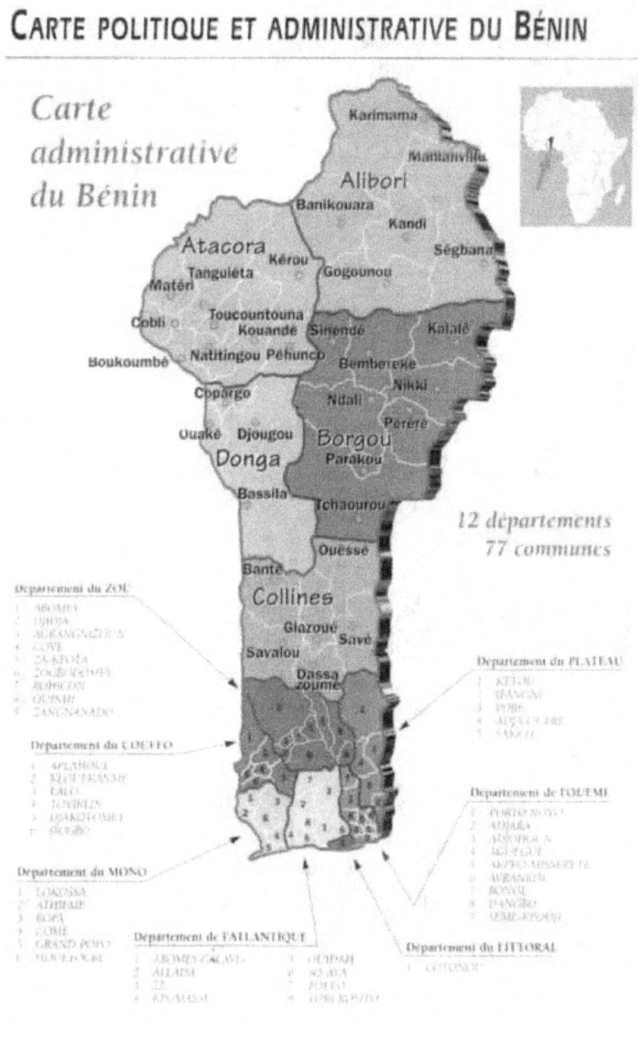

Carte 2
Situation géographique du pays de la Pendjari

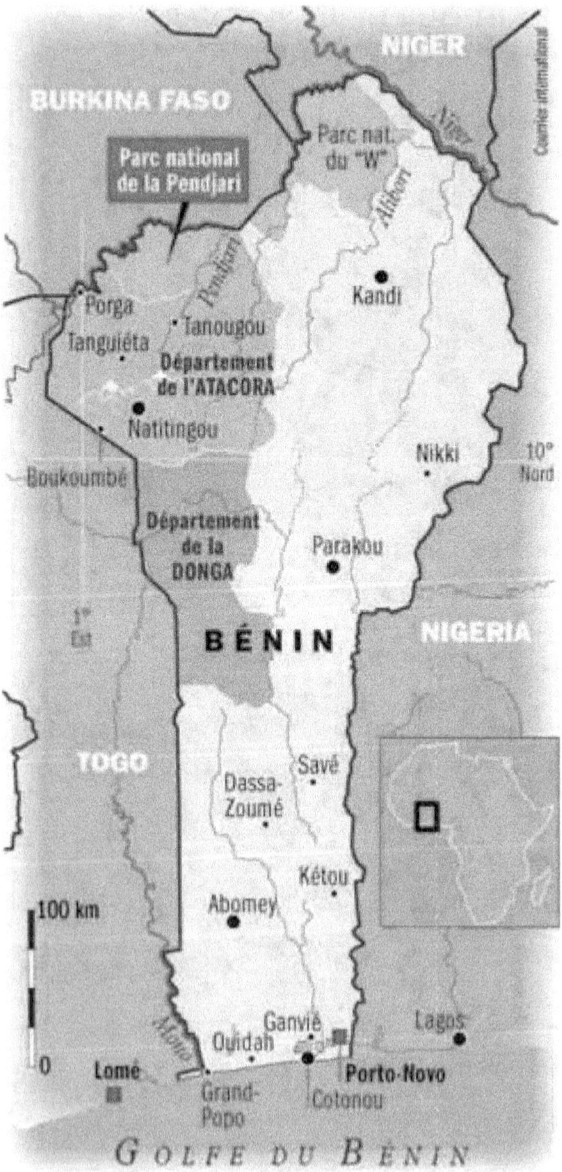

Carte 3
Situation du pays de la Pendjari dans l'Atacora

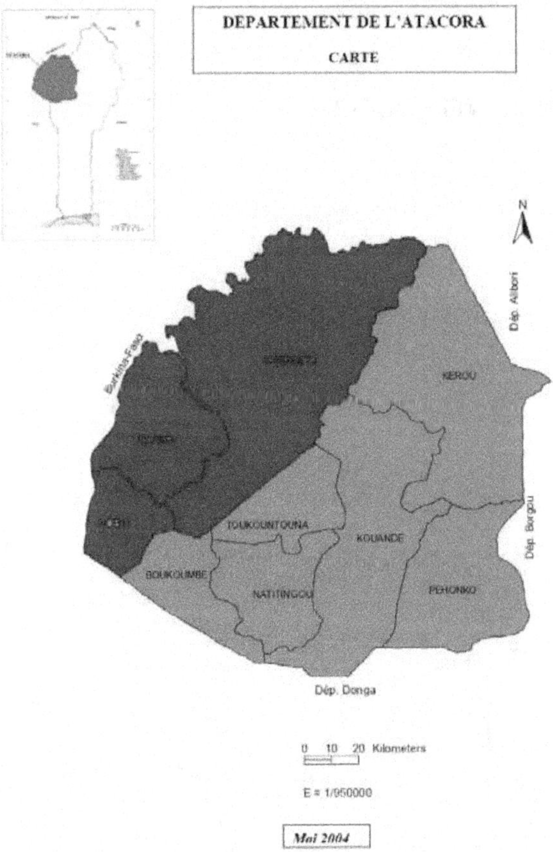

Annexe 2

INFRASTRUCTURES SANITAIRES DE LA ZONE

Carte 4
Infrastructures sanitaires du territoire de la Pendjari en 2009

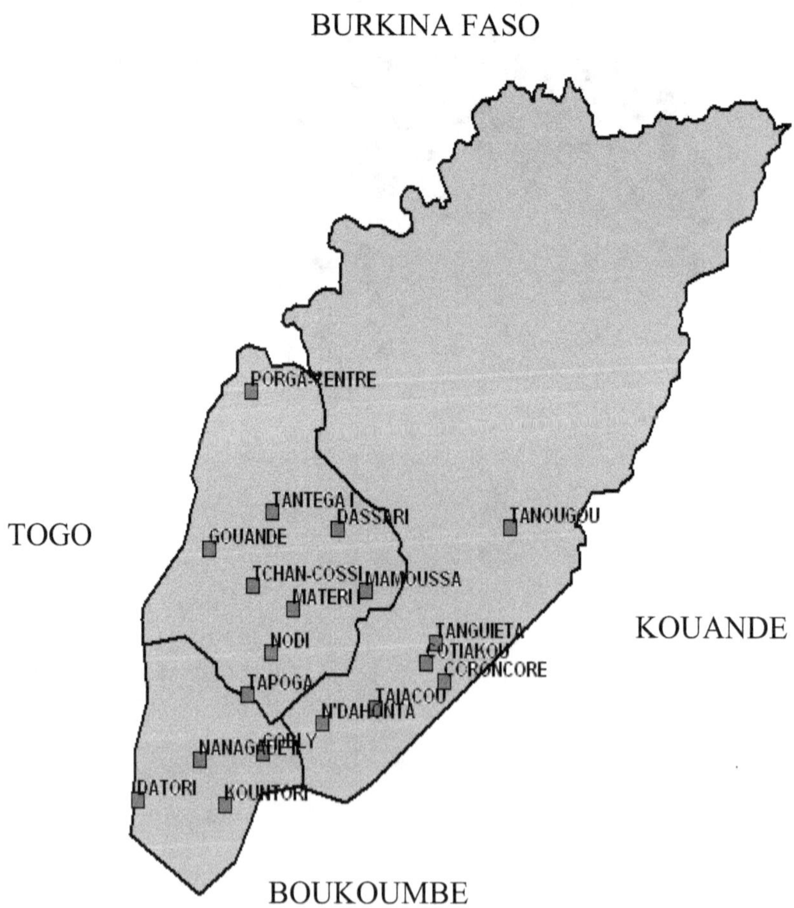

Source : Annuaire statistique sanitaire 2009 de la ZST

Carte 5
Infrastructures dans la commune de Matéri en 2010

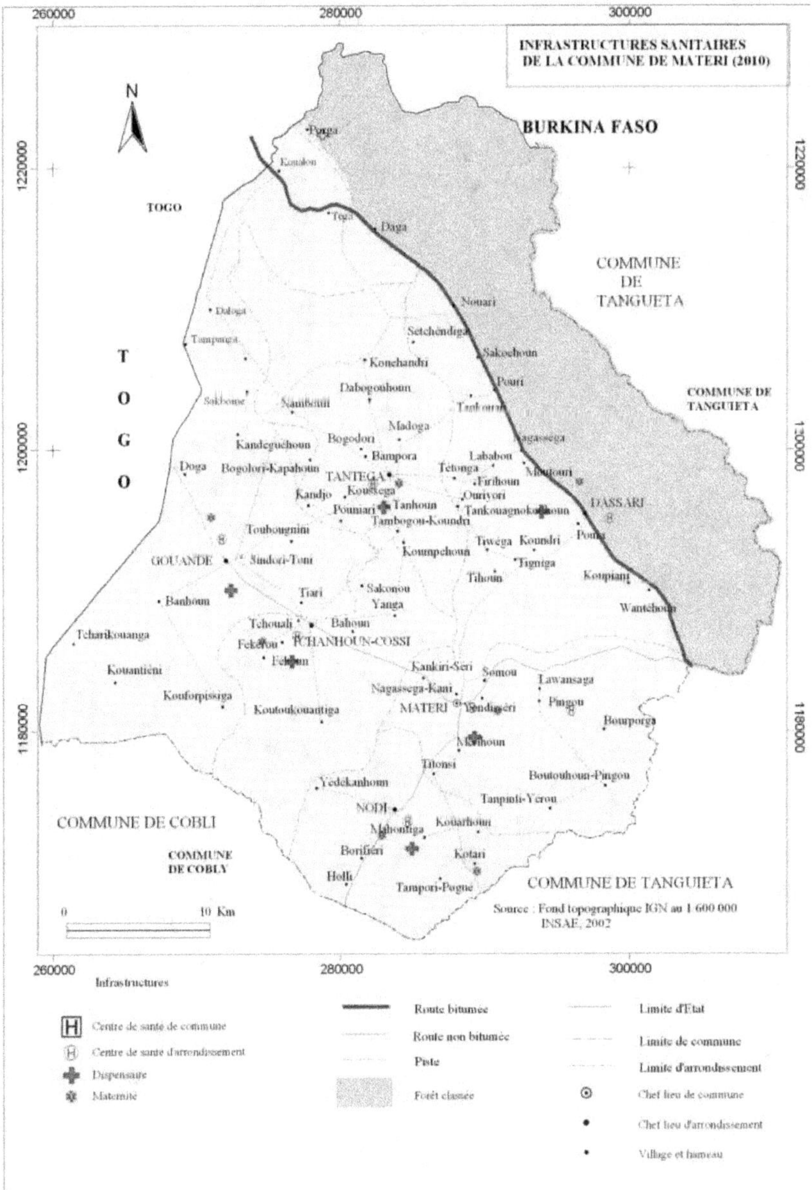

Source : SDAC Matéri 2010

Carte 6
Infrastructures sanitaires dans la commune de Cobly en 2010

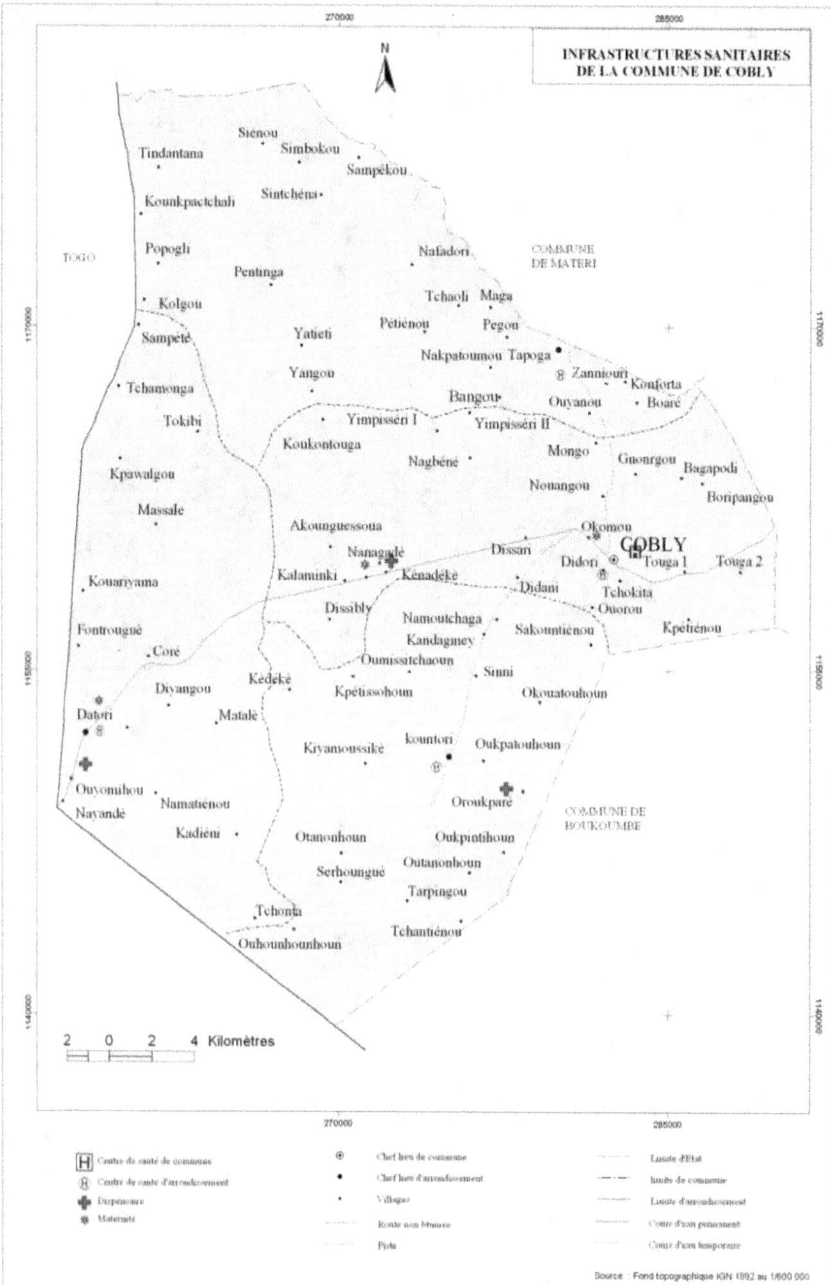

Source : SDAC Matéri 2010

Annexe 3

STATISTIQUES DES RH DE LA ZONE SANITAIRE

Tableau 31
Répartition des agents des centres de santé en 2009

Statut	Nombre	%
Agents Permanents de l'Etat	22	11
Agents Contractuels de l'Etat	13	6
Contractuels sur Mesures Sociales	118	57
Financement Communautaires	51	25
Autres financements	2	1
Total	**206**	**100%**

Source : EEZS Tanguiéta, 2009

Tableau 32
Personnel du secteur public selon la catégorie socioprofessionnelle

Profession	Total
Médecin Diplômé d'Etat	4
Infirmier Diplômé d'Etat	15
Sage-femme d'Etat	11
Infirmier breveté	38
Technicien de laboratoire	3
Technicien de l'action sociale	2
Technicien de l'hygiène	7
Attaché des services administratifs	1
Technicien supérieur de statistiques	1
Contrôleur des services financiers	2
Assistant des services financiers	5
Préposé des services administratifs	27
Secrétaire des services administratifs	2
Chauffeur	6
Aide-soignant	49
Agents d'entretien des services de santé	33
Total	**206**

Source : EEZS Tanguiéta, 2009

Tableau 33
Personnel technique de l'HZ selon la catégorie socioprofessionnelle

Personnel médical et paramédical	Effectif
Médecin diplômé d'Etat	16
Infirmier diplômé d'Etat	14
Infirmier ophtalmologiste	1
Sage-femme	6
Infirmier breveté	41
Infirmier adjoint école interne	4
Ingénieur des travaux en analyse biomédicale	4
Technicien de laboratoire Niveau B	1
Autre techniciens de laboratoire	4
Assistant d'hygiène	1
Assistante psycho-sociale	1
Responsable de radiologie	1
Technicien supérieur en imagerie médicale	1
Technicien supérieur en kinésithérapie	2
Aide-kinésithérapeute	2
Technicien orthopédiste	2
Aide-technicien orthopédiste	2
Cordonnier	1
Instrumentiste	1
Aide-soignant	54
Responsable du service de phytothérapie	1
Responsable de la pharmacie	1
Instrumentiste	1
Total	**162**

Source : HSJDD, 2009

Tableau 34
Personnel administratif de l'HZ selon la catégorie professionnelle

Profession	Effectif
Directeur	1
Administrateur des hôpitaux	1
Chef du personnel	1
Comptable	4
Secrétaire des services administratifs	5
Secrétaire adjoint des services administratifs	1
Aide-comptable	1
Opérateur(trice) de saisie	2
Technicien supérieur en maintenance	1
Responsable de la cuisine	1
Cuisinier	3
Aide-cuisinier	3
Blanchisseur	7
Agent d'entretien	19
Mécanicien	1
Magasinier	2
Electricien	2
Chauffeur dont 1 ambulancier	4
Gardien-portiers	4
Tailleur	1
Total	**64**

Source : HSJDD, 2009

Tableau 35
Synthèse des activités d'hospitalisation par service de l'HSJDD

Services	Nbre de lits	Hospitalisés	Journées d'hospitalisation	Taux d'occupat° des lits	Durée moyenne de séjour
Chirurgie	54	1 723	22 436	115	12
Gynéco-obstétrique	32	2 798	15 135	131	6
Médecine	40	2 098	18 347	127	9
Pédiatrie	90	5 910	56 485	174	10
Clinique privée[94]	15	-	-	-	-
Total	**231**	**12 529**	**112 403**	**135**	**9**

Source : HSJDD, 2009

[94] *La clinique privée est une clinique catégorielle de 15 lits qui reçoit les malades de tous les services.*

Tableau 36
Synthèse des activités du centre nutritionnel

Statut	Entrées			Sorties			Décès			Non libérés au 31/12/2009		
	M	F	T	M	F	T	M	F	T	M	F	T
Orphelins	9	3	12	1	1	2	0	0	0	8	2	10
Malnutris	101	93	194	100	92	192[95]	0	0	0	1	1	2
Enfants dont les mères ont une carence en lait	11	2	13	5	2	7	2	0	2	4	0	4
Total	**121**	**98**	**219**	**106**	**95**	**201**	**2**	**0**	**2**	**13**	**3**	**16**

Source : Registre/HSJDD, 2009

Tableau 37
Couverture de la zone en infrastructures sanitaires en 2009

Commune	Arrondissement	Nombre de CS publics	Nombre de CS privés
Tanguiéta	Tanguiéta	3	1
	Taïacou	1	0
	Cotiacou	2	0
	N'dahonta	1	0
	Tanongou	2	0
Matéri	Matéri	1	0
	Gouandé	1	0
	Tantéga	1	0
	Dassari	1	1
	Tchanhoun	1	0
	Nodi	1	0
Cobly	Cobly	1	1
	Datori	1	0
	Tapoga	1	0
	Kountori	1	0
ZST		**20**	**3**

Source : EEZS Tanguiéta, 2009

[95] *Dont 33 sorties contre avis médical (19 garçons et 14 filles)*

Tableau 38
Synthèse des données sur la PTME dans la zone en 2009

Indicateurs	Cobly	Matéri	Tanguiéta	Zone
Nombre de femmes reçues en première consultation prénatale sur le site PTME	3 388	3 705	3 131	10 224
Nombre de femmes enceintes dépistées en CPN	3 408	2 410	2 455	8 273
Nombre de femmes enceintes dépistées séropositives en CPN	23	9	47	79
Nombre de gestantes séropositives ayant accouché sur le site	4	1	31	36
Nombre de gestantes séropositives ayant reçu une monoprophylaxie pour réduire la transmission mère enfant	25	2	20	47
Nombre de femmes séropositives ayant accouché sous protocole Névirapine	4	0	18	22
Nombre de gestantes séropositives mises sous trithérapie ou sous triprophylaxie pour réduire la transmission mère enfant	0	1	8	9
Nombre de femmes séropositives ayant accouché sous protocole trithérapie	0	0	6	6
Nombre d'enfants nés dans le site de mères séropositives	4	1	29	34
Nombre d'enfants dépistés nés dans le site	4	1	29	34
Nombre d'enfants infectés nés dans le site de mères séropositives	0	0	4	4
Nombre d'enfants nés dans le site de mères séropositives et dépistés négatifs	0	0	0	-
Nombre d'enfants nés de mères séropositives sous allaitement maternel exclusif	4	1	19	24
Nombre d'enfants nés de mères séropositives sous allaitement artificiel exclusif	1	0	10	11
Nombre de prestataires formés présents au poste	3	5	5	13

Source : CIPEC Natitingou, 2009

Annexe 4

Documents de politique sanitaire consultés au ministère de la Santé

1. Actes du premier congrès de la société de gynécologie et d'obstétrique du Bénin et du Togo à Cotonou du 24 au 26 mars 1988 ;
2. Maternité sans risques, initiative de Bamako et devenir des grossesses en milieu rural ;
3. Les populations de l'Atacora et la maternité sans risques, résultats d'une enquête CAP ;
4. Vers une maternité sans risque, document de synthèse de la banque mondiale ;
5. Prévenir la mortalité tragique de la mère ;
6. Santé de la femme et mortalité sans risque : le rôle de l'obstétricien et du gynécologue ;
7. Mortalité maternelle. Pire qu'on l'imaginait ;
8. Atacora : le symbole du concept des zones sanitaires au Bénin ;
9. Les réformes du secteur de la santé : priorités et enveloppes de prestations;
10. Politique nationale de développement sanitaire, Cotonou ;
11. La nouvelle stratégie sanitaire nationale de la République populaire du Bénin : les grandes orientations période 1989-1993 ;
12. La décentralisation des systèmes de santé. Concepts, problèmes et expériences de quelques pays ;
13. Projet de stratégie nationale sanitaire 1994-1999 ;
14. Processus de table ronde. Concertation sur le secteur santé. Tome 2 ;
15. Processus de table ronde. Concertation sur le secteur santé. Tome 2. Politiques, stratégies et programmation ;
16. Référence et contre-référence dans la zone sanitaire de Tanguiéta : description d'une année ;
17. Les politiques de district de santé ;
18. Politiques et stratégies nationales de développement du secteur de la santé 1997-2001 ;
19. Evaluation sur la mise en œuvre de l'Initiative de Bamako à Cotonou ;

20. Séminaire-atelier national de clarification sur l'approche zone sanitaire ;
21. La place de l'hôpital Saint-Jean de Dieu dans la perspective de la zone sanitaire de Tanguiéta, étude de la possibilité de la création d'un district de santé intégré à Tanguiéta;
22. Développement des zones sanitaires. Ce qu'il faut en savoir ;
23. Les systèmes de santé nationaux : réorientation pour la voie de la santé pour tous : principes directeurs pour l'élaboration des politiques ;
24. La zone sanitaire : stratégie de développement du système sanitaire au Bénin ;
25. Eliminer les risques liés à l'avortement : le devoir d'une politique de santé publique ;
26. Carte blanche du ministère de la Santé publique ;
27. Normes et standards en matière d'activités, d'effectifs de personnel, d'infrastructures et d'équipements pour les zones sanitaires ;
28. Publication par les organisations des nations unies d'une déclaration sur la réduction de la mortalité maternelle ;
29. Zone sanitaire, cogestion et décentralisation au Bénin ;
30. Politiques et stratégies nationales de développement du secteur santé 2001-2006.

Annexe 5

APPLICATION DE LA GRATUITÉ DE LA CÉSARIENNE

Message de la ministre de la Santé sur la gratuité de la césarienne

C'est ainsi qu'en avril 2008, le Gouvernement a décidé de commencer par la césarienne pour soulager les populations les plus pauvres et sauver la vie de la femme en couche et du nouveau-né. Annoncé pour le 1er décembre 2008, la mesure de gratuité sera effective à partir du 1er avril 2009 par la grâce de Dieu et l'amour des hommes. Ce n'est pas un « poisson d'avril ». Quel est le contenu de la gratuité de la césarienne ?

L'Etat prend en charge le kit opératoire, l'acte opératoire et un forfait pour l'hospitalisation ; le tout pour un montant de cent (100) mille francs CFA par césarienne sur toute l'étendue du territoire au profit des femmes béninoises.

Béninoises, Béninois, la tournée effectuée dans les départements a permis de recenser les besoins en ressources humaines, en équipements et autres matériels. Tous les problèmes relevés ne pourront pas être résolus dans l'immédiat. Quarante hôpitaux ont fait plus de 14 000 césariennes en 2008, soit environ 4% des naissances attendues. Le nombre de césarienne est estimé à 17 000 au moins en 2009. Le gap prouve que des femmes devant bénéficier de la césarienne meurent silencieusement à domicile ou dans la communauté. Le nombre de décès maternels avoisine 2 000 femmes par an au Bénin. Ce nombre élevé s'explique par les trois retards, à savoir :

- le premier retard est celui de la prise de décision de recourir aux soins, en plus de l'information et de la sensibilisation des femmes et des familles sur les signes de danger, ce retard sera réduit en grande partie par la mesure de gratuité ;
- le deuxième retard est lié au délai mis pour atteindre l'hôpital ; le transport gratuit de la femme en situation d'urgence est effectif dans certaines localités de notre pays ;
- le troisième retard a trait au délai mis pour opérer la femme admise à l'hôpital pour la césarienne.

Ce retard sera complètement réduit par la mesure de gratuité car l'équipe de garde dispose de kits de prise en charge de la césarienne et ne perdra plus de temps. La césarienne sera immédiate. Dans ce cadre les directeurs des hôpitaux sont instruits pour prendre des dispositions en vue de rendre disponibles les services 24 heures sur 24 et 7 jours sur 7 tout au long de l'année. Le remboursement du forfait retenu se fera dans un mois au plus après réception et vérification du dossier par l'Agence Nationale de Gestion de la Gratuité de la Césarienne. Les difficultés de personnel seront progressivement résolues avec l'appui des partenaires au développement. Les blocs opératoires seront renforcés par les équipements provenant de l'appel d'offre de cinq (5) milliards. Les moyens de communication entre les formations sanitaires seront améliorés et des ambulances seront progressivement mis à la disposition des formations sanitaires en ont besoin. En résumé, la mesure de gratuité est une opportunité pour renforcer le système de santé par la mise œuvre progressive des recommandations issues des Etats Généraux de la Santé. La mesure de gratuité est une subvention de l'Etat pour améliorer le pronostic maternel et du nouveau-né au cours de la période d'accouchement.

Vivent les mères ! Vivent les enfants ! Vive le Bénin !

Je vous remercie.

27 avril 2009

Tableau 39
Remboursement des césariennes gratuites du 1er avr. au 31 déc. 2009

N°	Etablissement	Total	Nombre de césariennes réalisées
1	Hôpital de Zone de Ouidah	16 000 000	160
2	Hôpital de Zone d'Abomey-Calavi	52 300 000	523
3	Hôpital de Zone de Suru-Léré	41 900 000	419
4	Hôpital de Mènontin - Cotonou	40 300 000	403
5	Hôpital Saint Luc de Cotonou	34 500 000	345
6	Hôpital Saint Jean de Cotonou	31 100 000	311
7	Hôpital Bethesda de Cotonou	21 800 000	218
8	Hôpital d'Instruction des Armées	2 300 000	23
9	Hôpital La Croix de Zinvié	16 100 000	161
10	Hôpital de la Mère et de l'Enfant Lagune - Cotonou	133 600 000	1 336
11	Centre National Hospitalier UKM	126 900 000	1 269
12	CHD Ouémé-Plateau	71 000 000	710
13	Hôpital de Zone d'Adjohoun	8 100 000	81
14	Hôpital de zone de Sakété	17 200 000	172
15	Hôpital de Zone de Pobè	21 800 000	218
16	Hôpital El-Fateh de Porto-Novo	16 100 000	161
17	Centre de santé Le Bon Samaritain	10 000 000	100
18	Hôpital de Zone de Comé	16 200 000	162
19	Hôpital de Zone de Lokossa	18 800 000	188
20	CHD Mono et du Couffo	28 900 000	289
21	Hôpital de Zone de Klouékanmè	7 100 000	71
22	Hôpital Saint Camille de Dogbo	2 400 000	24
23	Hôpital de Zone d'Aplahoué	15 800 000	158
24	CHD Zou-Collines	89 200 000	892
25	Hôpital de Zone de Savalou	23 300 000	233
26	Hôpital de Zone de Savè	7 000 000	70
27	Hôpital de Zone de Dassa-Zoumè	20 100 000	201
28	Hôpital de Zone de Covè	19 100 000	191
29	CHD Borgou-Alibori	55 600 000	556
30	Hôpital Saint Martin de Papané	22 100 000	221
31	Hôpital de Zone de Boko	16 200 000	162
32	Hôpital Evangélique de Bembéréké	33 700 000	337
33	Hôpital de Zone de Kandi	18 000 000	180
34	Hôpital de Zone de Banikoara	22 000 000	220
35	Hôpital Sounon Séro de Nikki	41 200 000	412
36	Centre de santé de Ségbana	4 100 000	41
37	Hôpital de Zone de Malanville	13 000 000	130
38	Hôpital de Zone de Bassila	9 500 000	95
39	Hôpital de Zone de Natitingou	3 300 000	33
40	Hôpital de Zone de Kouandé	3 600 000	36
41	Hôpital Saint Jean de Dieu de Tanguiéta	35 600 000	356
42	Hôpital Ordre de Malte de Djougou	35 100 000	351
43	CHD Atacora-Donga	3 100 000	31
TOTAL GENERAL		**120 800 000**	**12 250**

Source : www.santeaubenin.com

Tableau 40
Remboursement des césariennes gratuites du 1er janv. au 28 fév. 2010

N°	Etablissement	Total	Nombre de césariennes réalisées
1	Hôpital de Zone de Ouidah	1 800 000	18
2	Hôpital de Zone d'Abomey-Calavi	11 900 000	119
3	Hôpital de Zone de Suru-Léré	4 100 000	41
4	Hôpital de Mènontin - Cotonou	26 700 000	267
5	Hôpital Saint Luc de Cotonou	18 600 000	186
6	Hôpital Saint Jean de Cotonou	19 500 000	195
7	Hôpital Bethesda de Cotonou	7 600 000	76
8	Hôpital d'Instruction des Armées	-	-
9	Hôpital La Croix de Zinvié	6 900 000	69
10	Hôpital de la Mère et de l'Enfant Lagune - Cotonou	33 400 000	334
11	CNHU Hubert K. Maga - Cotonou	34 700 000	347
12	CHD Ouémé-Plateau	33 400 000	334
13	Hôpital de Zone d'Adjohoun	4 400 000	44
14	Hôpital de zone de Sakété	1 300 000	13
15	Hôpital de Zone de Pobè	7 500 000	75
16	Hôpital El-Fateh de Porto-Novo	6 700 000	67
17	Centre de santé Le Bon Samaritain	9 800 000	98
18	Hôpital de Zone de Comé	4 700 000	47
19	Hôpital de Zone de Lokossa	6 900 000	69
20	CHD du Mono-Couffo	13 600 000	136
21	Hôpital de Zone de Klouékanmè	2 500 000	25
22	Hôpital Saint Camille de Dogbo	-	-
23	Hôpital de Zone d'Aplahoué	3 300 000	33
24	CHD Zou-Collines	37 500 000	375
25	Hôpital de Zone de Savalou	7 100 000	71
26	Hôpital de Zone de Savè	4 600 000	46
27	Hôpital de Zone de Dassa-Zoumè	6 500 000	65
28	Hôpital de Zone de Covè	5 200 000	52
29	CHD Borgou-Alibori	12 600 000	126
30	Hôpital Saint Martin de Papané	9 400 000	94
31	Hôpital de Zone de Boko	3 600 000	36
32	Hôpital Evangélique de Bembéréké	5 900 000	59
33	Hôpital de Zone de Kandi	4 200 000	42
34	Hôpital de Zone de Banikoara	5 800 000	58
35	Hôpital Sounon Séro de Nikki	12 200 000	122
36	Centre de santé de Ségbana	2 000 000	20
37	Hôpital de Zone de Malanville	3 400 000	34
38	Hôpital de Zone de Bassila	2 400 000	24
39	Hôpital de Zone de Natitingou	3 600 000	36
40	Hôpital de Zone de Kouandé	400 000	4
41	Hôpital Saint Jean de Dieu de Tanguiéta	9 070 000	91
42	Hôpital Ordre de Malte de Djougou	16 700 000	167
43	CHD Atacora-Donga	800 000	8
TOTAL GENERAL		**294 400 000**	**4 123**

Source : www.santeaubenin.com

Annexe 6

NORMES OFFICIELLES DES SERVICES DE SANTÉ

Tableau 41
Normes et standards en infrastructures de santé au Bénin

Module des services de santé	Surface minimale en m²			
	UVS	CSA	CCS	HZ
Module unique servant pour accouchement et unité de soins	38			
Dispensaire		107	163	
Maternité		151	232	
Logements		120	195	300
Locaux accompagnants		83	138	140
Blocs sanitaires		10	12	32
Bloc administratif			141	328
Laboratoire			34	77
Urgence				127
Pharmacie				67
Imagerie médicale				104
Bloc opératoire				161
Maternité gynécologie				74
Hospitalisation				591
Morgue				38
Cellule de maintenance				163
Surface brute couverte pièce	38	471	921	2202
Surface couverte avec circulation (20%)	45	565	1105	2642
Surface minimale de terrain à prévoir pour le centre	900	5000	20000	30000

Source : Ministère de la Santé Publique, 2001

Tableau 42
Standards d'instruments médicaux par niveau pour les maternités

N°	Instruments	Quantité		
		CSA	CSC	HZ
1	Pince à disséquer GM	02	02	
2	Pince en cœur	02	02	
3	Pincer à disséquer MM	02	02	
4	Pince à disséquer PM	02	02	
5	Pince à disséquer à griffes MM	02	02	
6	Pince à disséquer à griffes PM	02	02	
7	Pince de Péan droite	02	02	
8	Pince de Péan courbe	08	08	
9	Pince de Péan droite 160 mm	02	02	
10	Pince de mosquito	08	08	
11	Pince de Kocher droite	02	02	
12	Pince de Kocher courbe	08	08	
13	Pince à faux germes 240 mm	08	08	
14	Pince de Pozzi	02	02	
15	Pince de Museux	01	01	
16	Pince à rompre poche des eaux	04	04	
17	Abaisse-langue en bois	200	200	
18	Pince à badigeonner	02	02	
19	Bocal pour pinces médicales	02	02	
20	Pince métallique pour tube à essai	08	08	
21	Support en bois pour 12 tubes à essai	02	02	
22	Porte-aiguille de Hegard 160 mm	01	01	
23	Porte-aiguille de Hegard 180 mm	01	01	
24	Ciseaux épisiotomie angulaire de 145 mm	02	02	
25	Ciseaux à chirurgie droits de 170 mm	02	02	
26	Ciseaux à chirurgie courbes de 170 mm	02	02	
27	Ciseaux à dissection courbes de 145 mm	02	02	
28	Ciseaux à dissection courbes de 180 mm	04	04	
29	Ciseaux à pansement angulaires de 180 mm	01	01	
30	Sonde alimentaire nasale prématurés 5FR polyéthylène	10	10	
31	Bassin de lit adulte (inox)	04	04	
32	Bassin de lit fracturé	02	02	
33	Bassin pour placenta + couvercle (inox)	03	03	
34	Spéculum vaginal bivalves 64x20 mm	02	02	
35	Spéculum vaginal bivalves 85x30 mm	02	02	
36	Spéculum vaginal bivalves 100 x35 mm	02	02	
37	Spéculum vaginal bivalves 110 x 40 mm	02	02	
38	Bassin réniforme 825 ml inox (Haricot GM)	02	02	
39	Bassin réniforme 475 ml inox (Haricot PM)	02	02	
40	Tire-lait à main (caoutchouc et verre)	02	02	
41	Boîte à stériliser les aiguilles 205 x 120 x 12 mm inox	02	02	
42	Mètre ruban 1,5 m coton plastifié (centisouple)	02	02	
43	Urinal femme 900 ml polypropylène stérilisable	02	02	
44	Toile adulte	01	01	
45	Tablier tout usage plastique	05	05	
46	Hystéromètre type SIMS 320 mm	02	02	

N°	Instruments	Quantité		
		CSA	CSC	HZ
47	Minuterie 60 minutes	01	01	
48	Extracteur à vide (jeu complet)	01	01	
49	Appareil manuel pour ressuscitation néonatale	01	01	
50	Poire	02	02	
51	Toise pour enfant	01	01	
52	Boîte d'accouchement	02	02	06
53	Boîte à pansement+couvercle 2,13 l inox (boîtes à gants)	02	02	04
54	Aspirateur manuel électrique	01	01	01
55	Toise nourrisson	02	02	02
56	Poissonnière	02	02	02
57	Four pasteur (poupine)	01	01	01
58	Boîte de curetage (vide)	02	02	02
59	Stéthoscope obstétrical de Pinard	02	02	08
60	Sphygmomanomètre anéroïde+brassard 300 mm (tensiomètre)	02	02	
61	Stéthoscope de Laennec	02	02	04
62	Brassard de rechange pour sphygmomanomètre	02	02	
63	Flacon compte-gouttes	02	02	02
64	Obus d'oxygène+ humidificateur + masques + lunettes	02	02	02
65	Autoclave de table capacité 25 litres	01	01	01
66	Balance bébé suspension 25 kg x 500 g	01	01	
67	Balance bébé clinique métrique 15,5 kg x 5 g	01	01	
68	Pantalon pour balance bébé suspension	02	02	
69	Pèse-personne portée maximale 125 kg	01	01	
70	Pèse-personne électronique portée maximale 150 kg	01	01	
71	Thermomètre	06	06	
72	Bocal pour thermomètre	01	01	
73	Plateau à instruments peu profond 48 x 33 x 1,9 cm (inox)	03	03	
74	Boîte à instruments 31 x 19,5 x 6,3 cm (GM) + couvercle	02	02	
75	Boîte à instruments 22,5 x 12,55 cm (PM) + couvercle	02	02	
76	Pèse-bébé	02	02	03
77	Bac à lavement	02	02	
78	Tambour pour stérilisateurs verticaux 240 x 160 mm	01	01	
79	Tambour pour stérilisateur verticaux 290 x 160 mm	01	01	
80	Tambour pour stérilisateurs verticaux 340 x 160 mm	01	01	
81	Sonde cannelée et spatulée	02	02	
82	Bocal pour pinces métalliques 180 mm en polypropylène (porte-pince à servir)	02	02	
83	Bandelettes pour tests d'urine (albumine + sucer)	02	02	
84	Stérilisateurs deux portoirs	01	01	
85	Stérilisateurs un portoir	01	01	
86	Pince à clamper	02	02	
87	Gaz butane (bouteille)	01	01	
88	Raccord + détecteur	01	01	
89	Brosse à ongles nylon	05	05	
90	Pelvimètre	02	02	
91	Boîte de rangement	02	02	
92	Boîte à forceps	02	02	
93	Pince à double emploi de Michel	02	02	
94	Jeu de bougies pour dilatation cerclage			04

N°	Instruments	Quantité		
		CSA	CSC	HZ
95	Aspirateur endo-utérin			02
96	Spéculum vierge			08
97	Spéculum moyen			08
98	Spéculum large			08
99	Hystéromètre			02
100	Projecteur			04
101	Cardiotocographe			01
102	Lunettes d'oxygénothérapie nourrisson			02
103	Masque enfant			02
104	Masque adulte			02

Source : Ministère de la Santé Publique, 2001

Tableau 43
Standards de mobilier médical pour les maternités

N°	Instruments	Quantité		
		CSA	CSC	HZ
1	Chariot à roulettes	02	04	04
2	Table d'examen gynécologique+matelas deux éléments	02	02	04
3	Table d'accouchement + matelas	02	02	04
4	Lit d'hospitalisation + matelas	15	15	06
5	Potence métallique + panier	17	19	16
6	Table de chevet	17	15	06
7	Tabouret praticien	02	02	06
8	Escabeau à double marches	04	04	04
9	Chariot de soins	02		
10	Armoire vitrée à deux battants	01		
11	Table à instruments réglable sans plateau	01		
12	Bac fiche	01		
13	Table de vaccination néonatale			01

Source : Ministère de la Santé Publique, 2001

Tableau 44
Standards d'équipements en chaîne de froid et en consommables

N°	Instruments	Quantité		
		CSA	CSC	HZ
1	Réfrigérateur à pétrole/électrique (240 L)	01	01	01
2	Glacière pour PEV	02	04	02
3	Caisse isotherme	04	06	02
4	Porte-vaccin giostyle	04	04	02
5	Porte-vaccin RCW2	02	10	04
6	Porte-vaccin JNV	04	04	02
7	Indicateur de froid	02	10	02
8	Accumulateur de froid	04	01	01
9	Congélateur	01		08
10	Seringues kit A+ kit B	100	200	
11	Clamp à cordon ombilical (couleur bleue)	QSP		
12	Abaisse-langue en bois	QSP		
13	Boîte de gants en latex poudré	04		
14	Gants de ménage	04		
15	Stérilisateur à un portoir		04	
16	Stérilisateur à deux portoirs		04	
17	Thermomètre			02

Source : Ministère de la Santé Publique, 2001

Tableau 45
Normes et standards en matière d'effectifs de personnel en maternité

N°	Qualification professionnelle	Effectifs par		
		CSA	CSC	HZ
1	Agent d'entretien des services de santé	1	2	04
2	Aide-soignant(e)	4	4	11
3	Sage-femme	1	3	04
4	Sage-femme anesthésiste/réanimateur		1	1
5	Infirmiers/infirmières	1	2	2
6	Gynécologue			1

Source : Ministère de la Santé Publique, 2001

Annexe 7

Récit des événements de Porga

Le mercredi 24 mai 2006 à l'hôpital Saint Jean de Dieu de Tanguiéta on était sur la fin d'une longue journée de consultation et d'interventions en urgence pour des péritonites dont deux étaient d'origine typhique... Déjà à plusieurs kilomètres de loin on voyait une fumée immense qui s'élevait. Arrivés sur les lieux nous avions constaté amèrement, un vaste champ de corps humains calcinés et des squelettes par-ci et par-là. Alors nous avons couru au centre de santé de Porga où les frères de Saint Jean de Dieu qui étaient là nous ont présenté le triste tableau : c'était un nombre énorme de gens complètement brûlés qui criaient, et la peau qui tombait. Donc chaque camionnette a pris une dizaine de blessés, la police aussi en a chargés et à l'hôpital en moins d'une heure il y avait 80 brûlés. Tout l'hôpital s'est mobilisé. Heureusement, il y avait aussi des coopérants dont un réanimateur et un orthopédiste. Le travail a démarré pour faire le minimum qui pouvait parer au pire. Malheureusement déjà pendant que l'on faisait les soins, deux de ces brûlés sont décédés aux urgences et à 8 heures du matin on terminait de faire les premiers gestes. On avait dû faire, hélas, un tri et choisir ceux qui avaient quelque chance de survivre et ceux qui n'en avaient aucune. C'est ainsi qu'on a confié au Prieur de la maison, frère Jean Claude Maboko, 23 brûlés sans espoir qu'on a essayé d'accueillir dans la salle de conférences sous la maternité et les autres ont été gardés provisoirement à l'école de la pédiatrie nouvellement mise en fonction. Nous avons dû libérer les malades hospitalisés et qui allaient un peu mieux pour faire de la place. C'est ainsi que les 78 brûlés qui restaient ont pu trouver un accueil et avoir les premiers soins. Beaucoup n'ont pas pu avoir une prise de voie veineuse parce que tout le corps était brûlé et déjà au cours de la nuit et des 48 heures qui ont suivi, le nombre de décès a été très élevé. Depuis ce jour, on travaille au bloc opératoire nuit et jour et pour enlever les garrots qui empêchent la circulation, faire des incisions de décharge, etc., et des grands, grands pansements. Le troisième jour nous avons eu la visite du Ministre de l'Intérieur avec une grande délégation. Ils nous ont apporté un peu de moyens pour perfuser, pour faire les pansements. Le Professeur Chobly Martin, chef de la réanimation du CNHU de Cotonou est venu avec une ambulance Samu et des coopérateurs qui sont encore avec nous. Le Ministre de la Santé et le Ministre chargé de la Famille sont aussi venus dans la nuit du 27 mai avec une aide financière de la part du Président de la République et du matériel ; sur la route ils se sont même arrêtés pour acheter un gros rouleau de tissu pour nous aider car les draps, tout le matériel fait défaut : cela a été réconfortant pour nous. Plusieurs ONG privées, pharmaciens, se sont organisés pour nous envoyer des aides, mais le besoin est tellement énorme si bien que les aides arrivent et finissent en même temps. Nous avons aussi de gros problèmes d'électricité qui ne peut pas être fournie par la centrale de la ville, donc ce sont nos groupes qui continuent à tourner et au moment qu'on arrête pour la révision c'est des problèmes à l'hôpital. A la date du 31 mai, nous avons fait un bilan très triste : sur 80 brûlés arrivés à l'hôpital, 3 seulement ont pu être traités parce qu'ils avaient des formes légères, et 52 sont décédés. Il ne nous reste plus que 28 brûlés. C'est un chiffre minime par rapport au nombre de victimes que nous avons reçues vivantes, mais c'est encore énorme pour leur prise en charge, et malheureusement nous savons que parmi les 28, il y a encore un certain nombre à haut risque, car la surface corporelle brûlée, sans tenir compte de la profondeur des brûlures, pour certains, dépasse 80%. Un avion italien est arrivé le 29 mai avec des spécialistes et du matériel. La Ministre de la Santé, le matin du 29, annonce qu'un chargement est en route pour nous aider encore. Ce qui s'est réalisé.

Le Directeur médical, Frère Florent Priuli, (Priuli, 2006)

Table des matières

Tableaux

Graphiques

Photos

Le Bénin
aux éditions L'Harmattan

Dernières parutions

CHRONIQUES POLITIQUES BÉNINOISES
Autopsie d'une démocratie en berne
Djossou Jules
Le Bénin traverse des turbulences avec une succession de crises sociopolitiques et d'affaires scabreuses. Des citoyens se sont érigés en vigiles des libertés. Mélangeant humour et dérision, l'auteur exprime ici son indignation face à cette classe politique qu'il décrit comme plus préoccupée par le résultat que par la responsabilité, plus attirée par le gain que par le devoir, plus intéressée par le titre que par le service.
(Coll. Points de vue, 17.00 euros, 178 p.)
ISBN : 978-2-343-04940-3, ISBN EBOOK : 978-2-336-36695-1

ORIGINES (LES) DU MOUVEMENT NATIONAL EN AFRIQUE NOIRE : LE CAS DU BÉNIN (1900-1939)
Anignikin Sylvain Coovi - Préface de Catherine Coquery-Vidrovitch
La question nationale constitue l'un des points les plus controversés de l'histoire de l'Afrique, la difficulté venant peut-être du fait que le débat porte souvent sur la période de la «décolonisation». Le phénomène est alors saisi dans ses manifestations les plus spectaculaires, mais rarement dans ses fondements. Dans cet ouvrage, la démarche de l'auteur consiste à s'interroger sur ces fondements de façon à dégager «les origines du mouvement national en Afrique, le cas du Dahomey».
(Coll. Études africaines, 38.50 euros, 276 p.)
ISBN : 978-2-343-03907-7, ISBN EBOOK : 978-2-336-36666-1

AMAZONES (LES) DE LA SPARTE NOIRE
Les femmes guerrières de l'ancien royaume du Dahomey
Alpern Stanley B. - Traduit en français par Christiane Owusu-Sarpong
Les femmes guerrières du Dahomey, surnommé jadis «la petite Sparte noire», s'enorgueillissaient de posséder un corps endurci depuis l'enfance par un exercice rigoureux. Si, à l'origine, elles constituaient les gardes du palais royal, elles se transformèrent, à partir des années 1760, en troupes professionnelles avec leurs propres fanfares, drapeaux et insignes. Armées principalement de mousquets, de machettes et de massues, elles s'entraînaient, tiraient et se battaient mieux que les hommes, jusqu'au moment où le royaume fut vaincu par la France en 1892.
(34.50 euros, 340 p.)
ISBN : 978-2-343-04802-4, ISBN EBOOK : 978-2-336-36273-1

NÉGOCIER LA DÉMOCRATIE EN AFRIQUE
L'exemple du Bénin
Hinnou Patrick - Préface d'Yves Sintomer
Comment les logiques des élites politiques s'accommodent-elles des forces sociales et des citoyens ordinaires au niveau des arènes locales ? À partir du département du Mono, cet ouvrage élucide l'appropriation du multipartisme intégral, questionne la domination masculine de la politique, met en mouvement les logiques enchâssées du vote, sonde les limites de la gouvernance locale et découvre la recette du *made in Bénin* contre une société civile «attrape-tout».
(Coll. Études africaines, 47.00 euros, 478 p.)
ISBN : 978-2-343-03297-9, ISBN EBOOK : 978-2-336-36082-9

RÉINVENTER L'UNIVERSITÉ
Approches de solutions pour l'emploi des jeunes au Bénin
Hazoumê Marc-Laurent
Cette étude sur la résorption du chômage concerne le Bénin. Mais la réorientation de l'Université, telle que proposée, pourrait concerner un grand nombre de pays africains. Cet essai tente donc de répondre à d'importantes questions que pose tous les jours un système qui n'évolue guère. Puissent alors les propositions devenir une ouverture à des débats constructifs sur les systèmes éducatifs africains dans la perspective d'une atténuation du chômage des jeunes diplômés.
(Coll. Études africaines, 16.50 euros, 166 p.)
ISBN : 978-2-343-04088-2, ISBN EBOOK : 978-2-336-35716-4

COHABITATION INTERCULTURELLE AU BÉNIN
Poids des préjugés ethniques et quête de la paix
Ogui Gaston
L'altérité et l'ipséité, thèmes brûlants au cœur du débat du vivre-ensemble, s'expriment tantôt en termes de rivalités, tantôt en catégories d'enrichissement réciproque. La cohabitation interculturelle revêt au Bénin une certaine spécificité. Comment gérer aujourd'hui ces deux types de relations, rivalité et amitié, afin qu'elles soient facteurs d'une paix durable et d'une cohésion nationale avérées où chacun assume pleinement sa différence tout en s'ouvrant à l'acceptation de l'autre ?
(Coll. Afrique : politiques publiques, sécurité, défense, 16.50 euros, 164 p.)
ISBN : 978-2-343-03609-0, ISBN EBOOK : 978-2-336-35790-4

CONSTITUTION (LA) BÉNINOISE DU 11 DÉCEMBRE 1990 : UN MODÈLE POUR L'AFRIQUE ?
Mélanges en l'honneur de Maurice Ahanhanzo-Glélé
Études coordonnées par Aivo Frédéric Joël
Au-delà d'être «la constitution de tous les records en Afrique», «la constitution Glèlè» qui a arrimé, avec un succès étonnant, le Bénin au train de la démocratie libérale, fascine par son intangibilité et l'attractivité du modèle politique qu'elle porte. Mais plus que ses records de longévité, de stabilité et d'immuabilité, c'est l'originalité des idées constitutionnelles de Maurice Ahanhanzo-Glélé que ses amis, collègues et disciples ont voulu mettre en lumière dans ce livre.
(Coll. Études africaines, 69.00 euros, 800 p.)
ISBN : 978-2-343-03682-3, ISBN EBOOK : 978-2-336-35614-3

ASSEMBLÉE (L') NATIONALE DU BÉNIN (5e LÉGISLATURE, 2007-2011)
Histoire d'une décadence
Debourou Djibril
En avril 2007 s'ouvrait la 5e législature de l'Assemblée nationale du Bénin, après des élections tenues dans un contexte politique confus. Elle fut le théâtre d'une âpre lutte pour le pouvoir, les interventions de l'opposition bloquant toute action judiciaire contre une presse volontiers licencieuse. L'auteur tente d'expliquer l'éclosion puis l'évolution de la crise politique majeure qui s'est jouée alors, initiée dans le dessein d'emporter le régime du changement prôné par Boni Yayi.
(Coll. Études africaines, 22.00 euros, 224 p.)
ISBN : 978-2-343-00490-7, ISBN EBOOK : 978-2-296-53784-2

CONTRIBUTION (LA) DE LA DÉCENTRALISATION AU DÉVELOPPEMENT LOCAL
L'exemple du Bénin
Muberankiko Gervais
Le développement durable est l'une des préoccupations majeures des dirigeants africains. Mais les plans de développement n'ont pas porté les fruits escomptés. Pour remédier à ce déficit, la décentralisation est la solution la plus adéquate, étant donné qu'elle exige la responsabilisation des autorités locales et la participation des populations. Elle est une des solutions à la crise de gouvernabilité des États africains en général et béninois en particulier et une condition nécessaire à l'enracinement de la démocratie et du développement.
(Coll. Etudes africaines, 16.50 euros, 162 p.)
ISBN : 978-2-336-00912-4, ISBN EBOOK : 978-2-296-51512-3

ÉMERGENCE DE L'ART D'INSPIRATION CHRÉTIENNE AU BÉNIN (XVIIe - XXe SIÈCLES)
Missions chrétiennes et arts locaux
Cakpo Érick
Depuis les expansions européennes des XVe et XVIe siècles, les missionnaires ont souvent considéré l'art chrétien occidental comme utile à la transmission du message chrétien hors d'Europe. Après cette période d'européo-centrisme, leur politique iconographique s'efforça d'aboutir à la création d'un art sacré adapté à l'imaginaire, aux langages d'images et aux sensibilités diverses des cultures extra-européennes. Quelles sont les raisons de ce changement de paradigme ?
(Coll. Ethnoesthétique, 16.50 euros, 160 p.)
ISBN : 978-2-336-00199-9, ISBN EBOOK : 978-2-296-51242-9

SOCIÉTÉ (LA) BAATONNU DU NORD-BÉNIN
Son passé, son dynamisme, ses conflits et ses innovations
Debourou Djibril
Grâce à des adaptations souvent très ingénieuses, les Baatombu (Bariba) ont pu vivre et construire leur histoire dans la savane du Borgu. Se fondant uniquement sur les activités politiques tumultueuses des Wasangari (la noblesse), les observateurs prédisent la fin de cette solidarité et la disparition imminente de l'État baatonnu. Qu'en est-il réellement ? Voici une étude détaillée de la société baatonnu et une réflexion sur la question complexe de son avenir.
(Coll. Etudes africaines, 55.00 euros, 710 p.)
ISBN : 978-2-336-00633-8, ISBN EBOOK : 978-2-296-51287-0

PRINCESSES MOSSI
Africaines de la tradition
Gerbaud Thibault
Au Burkina Faso, au sein de leurs quartiers, des femmes évoquent le mariage et l'éducation propres à leurs statuts de reine et de princesse de la société traditionnelle mossi. En rapportant une histoire dynastique, un héritage, et portant une culture, une identité, elles dépeignent une double réalité, celle d'hier et celle d'aujourd'hui. Elles dévoilent ainsi leur acceptation et leur critique de la société actuelle où la place de la femme se redéfinit.
(20.00 euros) ISBN : 978-2-336-00788-5

BONI YAYI ou le grand malentendu
Le quatrième président du renouveau démocratique béninois
Victor Topanou Prudent
Ce livre est une analyse du premier quinquennat du président du Bénin, Boni Yayi. L'étude porte ainsi sur les déterminants du vote qui constituent les lourdes hypothèques qui pèsent sur la jeune démocratie béninoise. Mais au-delà du factuel, ce livre est une réflexion sur l'état de cette démocratie, ses fondamentaux, ses perspectives, ses incertitudes et dont les conclusions débouchent inexorablement sur la responsabilité des élites, leur sagacité mais aussi leur cupidité.
(Coll. Points de vue, 18.00 euros, 178 p.)
ISBN : 978-2-296-99280-1, ISBN EBOOK : 978-2-296-50236-9

DÉVELOPPEMENT DU BÉNIN
L'éducation au coeur de l'« Émergence »
Hazoumê Marc-Laurent - Préface de Félix Iroko
Pour atteindre les objectifs du Millénaire d'ici 2015, il va falloir aller à l'essentiel, c'est-à-dire faire de l'éducation, dans son aspect multidimensionnel, ce moyen puissant pour redonner espoir à toutes les couches de la société. Le Bénin est le cas concret choisi par l'auteur pour étayer l'ensemble de sa réflexion.
(Coll. Etudes africaines, 21.00 euros, 218 p.)
ISBN : 978-2-296-99464-5, ISBN EBOOK : 978-2-296-50132-4

ACQUIS (LES) ÉCONOMIQUES DU BÉNIN DE 1960 À 2010
Sous la direction de Robert R. Akinde – Préface de Christine A.I. Nougbodé Ouinsavi
De la date de son accession à l'indépendance (le 1er août 1960) à nos jours, l'histoire politique et économique du Bénin est marquée par deux périodes : une instabilité politique avec un système économique de type socialiste (de 1960 à 1990) et l'avènement de la démocratie avec une économie de marché tournée vers la mondialisation (de 1990 à nos jours). Voici un bilan exhaustif des acquis économiques et commerciaux du Bénin.
(Coll. Etudes africaines, 25.00 euros, 242 p.)
ISBN : 978-2-296-96746-5

L'HARMATTAN ITALIA
Via Degli Artisti 15; 10124 Torino
harmattan.italia@gmail.com

L'HARMATTAN HONGRIE
Könyvesbolt ; Kossuth L. u. 14-16
1053 Budapest

L'HARMATTAN KINSHASA
185, avenue Nyangwe
Commune de Lingwala
Kinshasa, R.D. Congo
(00243) 998697603 ou (00243) 999229662

L'HARMATTAN CONGO
67, av. E. P. Lumumba
Bât. – Congo Pharmacie (Bib. Nat.)
BP2874 Brazzaville
harmattan.congo@yahoo.fr

L'HARMATTAN GUINÉE
Almamya Rue KA 028, en face
du restaurant Le Cèdre
OKB agency BP 3470 Conakry
(00224) 657 20 85 08 / 664 28 91 96
harmattanguinee@yahoo.fr

L'HARMATTAN MALI
Rue 73, Porte 536, Niamakoro,
Cité Unicef, Bamako
Tél. 00 (223) 20205724 / +(223) 76378082
poudiougopaul@yahoo.fr
pp.harmattan@gmail.com

L'HARMATTAN CAMEROUN
BP 11486
Face à la SNI, immeuble Don Bosco
Yaoundé
(00237) 99 76 61 66
harmattancam@yahoo.fr

L'HARMATTAN CÔTE D'IVOIRE
Résidence Karl / cité des arts
Abidjan-Cocody 03 BP 1588 Abidjan 03
(00225) 05 77 87 31
etien_nda@yahoo.fr

L'HARMATTAN BURKINA
Penou Achille Some
Ouagadougou
(+226) 70 26 88 27

L'HARMATTAN SÉNÉGAL
10 VDN en face Mermoz, après le pont de Fann
BP 45034 Dakar Fann
33 825 98 58 / 33 860 9858
senharmattan@gmail.com / senlibraire@gmail.com
www.harmattansenegal.com

L'HARMATTAN BÉNIN
ISOR-BENIN
01 BP 359 COTONOU-RP
Quartier Gbèdjromèdé,
Rue Agbélenco, Lot 1247 I
Tél : 00 229 21 32 53 79
christian_dablaka123@yahoo.fr

Achevé d'imprimer par Corlet Numérique - 14110 Condé-sur-Noireau
N° d'Imprimeur : 126502 - Dépôt légal : février 2016 - *Imprimé en France*

www.ingramcontent.com/pod-product-compliance
Lightning Source LLC
LaVergne TN
LVHW011150061026
849535LV00003B/679